卫生技术评估中的患者参与

[英]凯伦·M.费西（Karen M. Facey）
[丹]海勒·普劳格·汉森（Helle Ploug Hansen） 著
[澳]安·N.V.森格（Ann N. V. Single）

李 俊　张璐莹　顾洪飞 | 主译

清华大学出版社
北京

北京市版权局著作权合同登记号 图字：01-2021-4290

First published in English under the title
Patient Involvement in Health Technology Assessment 1st ed by
Karen M. Facey, Helle Ploug Hansen, and Ann N. V. Single
Copyright © Springer Nature Singapore Pte Ltd. 2017
This edition has been translated and published under licence from Springer Nature Singapore Pte Ltd.

此版本仅限在中华人民共和国境内（不包括中国香港、澳门特别行政区和台湾地区）销售。未经出版者预先书面许可，不得以任何方式复制或抄袭本书的任何部分。

注意：版权所有人信息须与原版书版权声明中的信息一致

本书封面贴有清华大学出版社防伪标签，无标签者不得销售。
版权所有，侵权必究。举报：010-62782989，beiqinquan@tup.tsinghua.edu.cn。

图书在版编目（CIP）数据

卫生技术评估中的患者参与 /（英）凯伦·M.费西 (Karen M. Facey)，（丹）海勒·普劳格·汉森 (Helle Ploug Hansen)，（澳）安·N.V.森格 (Ann N. V. Single) 著；李俊，张璐莹，顾洪飞主译. — 北京：清华大学出版社，2022.9
书名原文：Patient Involvement in Health Technology Assessment
ISBN 978-7-302-61878-2

Ⅰ. ①卫… Ⅱ. ①凯… ②海… ③安… ④李… ⑤张… ⑥顾… Ⅲ. ①医院—卫生服务—评估 Ⅳ. ①R197.32

中国版本图书馆CIP数据核字（2022）第174821号

责任编辑：孙　宇　辛瑞瑞
封面设计：吴　晋
责任校对：李建庄
责任印制：曹婉颖

出版发行：清华大学出版社
网　　址：http://www.tup.com.cn，http://www.wqbook.com
地　　址：北京清华大学学研大厦A座　　邮　编：100084
社 总 机：010-83470000　　邮　购：010-62786544
投稿与读者服务：010-62776969，c-service@tup.tsinghua.edu.cn
质量反馈：010-62772015，zhiliang@tup.tsinghua.edu.cn

印 装 者：三河市东方印刷有限公司
经　　销：全国新华书店
开　　本：185mm×260mm　　印　张：27　　字　数：489千字
版　　次：2022年11月第1版　　印　次：2022年11月第1次印刷
定　　价：112.00元

产品编号：087892-01

感谢菲利普、卡尔和格伦
在此书撰写中给予的支持

原著序 I

如果没有患者参与，就不是卫生技术评估！

原因很简单，因为患者参与能够改善卫生技术评估的质量、重要性和价值。在21世纪，如果没有患者的参与，很难想象卫生技术评估如何能以有意义的方式开展。

作为卫生技术评估机构的总裁兼首席执行官，以及国际卫生技术评估网络（INAHTA）主席，我大力倡导卫生技术评估中的患者参与。

《卫生技术评估中的患者参与》这本书探索了患者参与的基本原则，为产生基于患者的证据提供研究方法，描述了不同国家患者参与的实现方式，并提供不同利益相关方的各种观点。他们更进一步，深入了解所有利益相关方如何为患者参与作出贡献，使患者参与更加有力和有意义。

本书是真正的国际合作的产物，有来自国际卫生技术评估网络（INAHTA）全球各成员机构专家的贡献，更有各国患者组织、学术界、卫生技术开发者和医疗卫生筹资方的帮助。

您要做的不只是购买此书，更希望您能够阅读并且从中学习。希望借助此书能够激发您、您的同事、您所在的机构、网络对于卫生技术评估中患者参与的探讨。此书对于所有利益相关方而言都是重要的信息，我将在本人所属机构和所有国际卫生技术评估网络成员机构中竭尽全力去切实开展本书中建议的各项措施。

费西、森格和汉森在改善卫生技术评估的质量和相关性方面给予我们宝贵的资源。希望更多人能够响应他们的号召、开展行动。

布莱恩·奥洛克
加拿大药物和卫生技术署
加拿大安大略省渥太华
国际卫生技术评估网络主席
加拿大阿尔伯塔省埃德蒙顿

原著序 II

新卫生技术的开发，无论是实验室研究还是临床研究，都亟需不同形式的患者参与。卫生技术评估（HTA）同样也需要患者参与。然而，在全球范围内，缺乏有意义的方式让患者参与并影响卫生技术评估，这仍是一个值得关注的问题。本书将患者参与置于强有力的科学和政策背景下。连贯的案例显示，缺乏基于患者的证据和患者参与，卫生技术评估的科学基础还不够稳固。书中描述了实现该目标的可靠方法。例如，通过对患者参与卫生技术评估的互动方式进行分类、提供患者观点、明确患者偏好、帮助发现证据的不确定性等方式，作者为在卫生技术评估领域讨论患者参与的机会和挑战勾画了起点。建议所有从事卫生技术评估的人员都阅读本书。本书不能提供所有的答案，但它肯定能够激发那些强烈希望确保卫生技术评估有效性的人们去思考，对于在日常工作中引入患者观点他们能做些什么以及应该做些什么。

罗尔·朗森
国际卫生技术评估协会前任主席
国家卫生保健卓越研究所卫生技术评估中心
英国伦敦

译者序 I

当本书的英文版于2017年出版时，我们以及80多位共同作者希望这些文字能够提升对卫生技术评估中患者参与的良好实践以及对良好方法的认知。五年后的今天，患者参与的卫生技术评估情况已有所改善，国际社会已经认识到，卫生技术的价值由所有参与方共同确定，有许多国家进一步发展了患者参与的流程。此外，在世界上的一些地区，我们已经看到了在技术开发生命周期的初期就引入患者参与的证据，例如，在考虑卫生技术研究的优先重点时和临床试验设计中引入患者参与，以更符合患者需要和期望的结果。

然而，患者参与依然面临严峻挑战。在许多国家，患者要么被排除在卫生技术评估之外，要么参与程度非常有限，仅在缺乏透明度的流程中进行单向输入。罕见病或快速退行性疾病的患者往往会发现卫生技术评估的流程未能充分考虑他们的需要。同时，开发基于患者证据的研究也并没有得到很好的整合或收到明确的报告，导致许多卫生技术机构在评估中难以将科学研究与患者的需要、偏好和经验（基于患者的证据）相结合。

尽管如此，我们相信随着与患者关系的不断强化和成熟，卫生技术评估正在向患者学习并与患者一起进步。卫生技术评估向患者学习不仅表现为将患者作为数据来源之一，还表现为让患者成为评估流程的共同设计者，从而在卫生技术评估中更好地引入患者参与，并满足社会和文化的需要和期望。让患者参与卫生技术评估始于两者共同的目标。患者参与将通过与目标和场景相适应的实施方式得以持续，并通过经验、科学性地评估，以及卫生技术评估机构与患者社群之间的持续对话而不断改善。

卫生技术评估提供了一种基于科学证据和评审来确定卫生技术价值的方法，以实现卫生体系的公正和公平。然而，至关重要的是，我们在卫生技术评估中所提出的问题、我们在其中收集的证据，以及我们从中得到的结果都是由患者支持形成的，以确保卫生技术评估所提出的建议具有针对性并解决患者社群最关注的问题。

我们相信这本书将使读者对建立和加强卫生技术评估中的患者参与充满信心。

我们非常高兴通过本书为中国的卫生技术评估和患者社群提供患者参与卫生技术评估的科学方法和良好实践，为卫生技术评估中患者参与的发展提供支撑。我们期待听到你们的成就并学习你们的经验。

凯伦·M.费西

海勒·普劳格·汉森

安·N.V.森格

译者序 Ⅱ

这本书在全球卫生技术评估体系发展的新形势下应运而生！

卫生技术评估是目前国际上最流行的被广泛应用于卫生领域各方面决策的一种科学循证决策工具。作为国家医疗保险目录调整管理决策中体现"公平与效率"的重要组成部分，卫生技术评估获得了越来越多的关注和重视。21世纪以来，创新医疗技术不断涌现，对创新技术的价值判断引发国际社会及各国证据评审委员会的广泛关注；特别是对高价创新药物价值的评估，促使卫生技术评估者和证据使用者更加关注哪些目标人群获益，哪些亚组人群更获益且具有成本效果尤为重要。当临床和经济证据有限，难以做出价值判断时，HTAi和ISPOR等国际协会和科研院所推出患者参与卫生技术评估的方法，以期了解技术对患者的真实影响，有助于解决因证据基础薄弱带来的决策不确定性，进而帮助进行综合价值判断。特别是在罕见疾病治疗领域，因能够产生的临床证据较少，引入患者参与显得越发重要。

以多维度价值判断为基础的卫生技术评估的应用，促进了以价值为基础的卫生决策的透明度和科学性，有利于促进卫生技术评估在利益相关方中的可信度。然而，在不同的决策背景和视角下，价值的标准并不统一，存在广泛的差异（如对风险和不确定性、公平性、照护者成本和测量等），特别是忽略了在真实环境里技术对患者获益及长期影响。近年来，随着卫生技术评估体系的不断更新和完善，患者信息在卫生技术评估中的价值越来越受到人们的关注和认可。人们越来越认识到，卫生技术评估需要关注患者的体验和偏好。

在我国，以罕见病领域为代表的患者和组织不断主动发声，身份已从过去的"弱势群体"逐渐演变成医生、药企、政府管理机构的"合作伙伴"。2021年，诺西那生钠等罕见病药物通过患者参与卫生技术评估积累证据，最终成功获得国家医保目录谈判准入资格；这个典型案例也给患者和患者组织积极参与卫生技术评估、为准入决策提供证据提供了信心和借鉴。

患者参与卫生技术评估需要克服许多挑战，其中既有方法学上的挑战（如患者提供的信息潜在偏倚和代表性问题），也有机制上的挑战（需要得到政策制定者对此类证据和方法的认可和支持）。遗憾的是，无论是国际上还是国内，普遍缺乏针对患者参与卫生技术评估的指导性参考资料或者方法学指南。本书首次尝试将卫生技术评估中患者参与研究结果进行整合，以识别和解决这些挑战。对于开展国内有患者参与的卫生技术评估方法具有重大的实践指导意义和学术研究参考价值。

本书共分为三部分。三个部分侧重点各有不同，分别介绍了卫生技术评估中患者参与的概念、方法和现行机制，并提供了大量的案例研究。具体而言，第一部分介绍了对卫生技术评估中患者参与的理论基础，特别是明确了患者的界定和患者参与卫生技术评估的两种方式；第二部分介绍了患者方面相关证据的定性和定量方法，及其在方法学上的挑战。第三部分介绍了包括中国台湾地区在内的 11 个国家和地区开展患者参与卫生技术评估的现行机制和方案，并就此展开的广泛讨论，虽未能形成统一的答案，但可以引发更广泛的尝试。

本书适用于所有可能参与卫生技术评估研究设计、执行过程和证据结果转移转化的相关人士。

我衷心希望本书能成为每一位卫生技术评估工作者必备的案头参考书，随时随地翻阅，为日常研究工作赋能，带来方法和思维上的启发。我更希望本书的内容能够进入到国内的高校研究生课程、医疗保险管理人员培训课程，以及卫生技术评估相关学科的学术沙龙和研讨会议，并期待在各级卫生技术评估机构开展的具体研究能在罕见病诊治和保障相关的目录制订等决策中被应用和参考。我本人也会大力倡导在各级卫生技术评估机构和科研院校中加强本书内容的学习、交流和实践。

最后，衷心感谢所有为本书中文版翻译做出努力和贡献的专家和人士，感谢清华大学出版社对本书的出版发行提供的大力支持。我相信，在全球五大洲 80 多位专家集体智慧凝结的指引下，在不久的将来，中国学者一定会展示出植根于中国土壤的患者参与卫生技术评估的累累硕果。

赵 琨
清华大学万科公共卫生与健康学院卓越访问教授
国家卫生健康卫生发展研究中心研究员

译著序 Ⅲ

卫生技术评估已成为我国循证卫生决策的重要工具。"以患者为中心"的理念逐渐深入人心，患者参与卫生技术评估已成为国内外的重要发展趋势，作为重要的利益相关方，患者已广泛参与到很多国家和地区的药物与医疗技术的开发与评估中。

在卫生决策中，患者参与逐渐成为卫生健康事业发展的重要议题。倾听患者声音，关注患者体验，既是尊重医学伦理原则的基本体现，也是提升医疗服务质量和患者满意度的必由之路。近十年来，我一直从事健康偏好与健康结果测量、卫生技术评估、罕见病诊疗与保障相关的研究与教学工作。淋巴瘤之家创始人顾洪飞先生协同清华大学出版社引入并翻译了《卫生技术评估的患者参与》一书，全面翔实地介绍了患者参与卫生技术评估的概念和理论、研究方法以及典型国家和地区的案例等，尤其是对方法学的介绍系统且全面，我本人也获益良多。

近年来我国卫生技术评估研究取得了长足进步，但在理论研究和实践探索方面尚处于起步阶段，国内相关书籍与著作较少。在翻译团队努力下，《卫生技术评估的患者参与》即将付梓，我相信本书能为卫生技术评估各方利益相关方提供更多思考，为我国患者参与卫生技术评估研究与实践提供参考与借鉴；同时也能为我国卫生技术评估的研究与实践提供更全面广泛的视角。

李顺平
山东大学公共卫生学院教授
山东大学健康偏好研究中心主任
国家卫生健康委卫生经济与政策研究重点实验室副主任

译著序Ⅳ

2010年，我被确诊罹患淋巴瘤。幸运的是，常规的化疗和放疗便让我的症状完全缓解，随后我和400多名QQ群里的淋巴瘤病友一起成立了患者组织淋巴瘤之家。长期以来，淋巴瘤之家以传递科普和康复正能量为主要工作，一路见证了很多患者获益于一些昂贵的新药（如利妥昔单抗），但也目睹很多用不起这类靶向药的患者不得不放弃使用，最终导致无法挽回的后果。医保是患者得到最佳治疗的重要保障，作为患者组织，怎样才能将患者未被满足的保障需求传递给医保政策决策者？怎样为患者发声，让患者真正参与到医保倡导中去？在我脑海中一直没有清晰且可行的答案。

直到2017年3月，我受邀参加了在西班牙举办的全球患者组织经验交流会（IEEPO），来自伦敦政治经济学院的简·莫斯曼（Jean Mossman）为我们做了一次会前培训，我第一次听说了卫生技术评估这个词，她提出的由患者/患者组织提供证据来帮助决策新技术是否纳入医疗保障制度的路径让我看到了曙光；或许收集患者的经济负担、生活质量等数据是我们参与卫生技术评估可行之路。我在回国后就开始尝试这样的工作，虽然还不知道完成数据收集后提交给谁，最终有什么成效，但这次欧洲之行让我坚定了信念。同年，国家医保谈判制度首次施行，利妥昔单抗这个治疗淋巴瘤的重磅药物被成功纳入医保，患者的经济负担得到了极大缓解。由于存在一定局限性，这样的结果似乎和我们患者的"证据"收集工作并没有直接的关系，我不知道什么样的材料被递交上去并对医保谈判提供了多少有价值的参考，以及有没有患者参与了这次卫生技术评估工作。直到在一次和北京新阳光慈善基金会刘正琛秘书长的交流中，他推荐《卫生技术评估中的患者参与》（Patient Involvement in Health Technology Assessment）给我，我在学习之后萌生了将本书介绍给国内相关人员的念头，毕竟有很多和我一样在生病后创立患者组织的人也想为自身和病友群体的未来出一份力。

如今《卫生技术评估中的患者参与》中文版即将正式面世，将近3年的翻译出版工作属实不易。在此我要感谢北京大学医学部的李俊老师、复旦大学公共卫生学院的张璐莹老师及他们的学生和我一同为中文版的翻译工作付出的努力，同时也感谢清华大学出版社在本书的出版工作中给予的大力支持。另外，国家卫生技术评估中心赵琨主任、山东大学公共卫生学院的李顺平教授、罕见病联盟的李林康主任对本书进行了细致审阅；在出版的过程中，澳大利亚蒙纳士大学的陈刚老师、王春露博士也积极给予了建议，惠琴博士在出版前协助完成了不少工作。在此向以上各位的鼎力支持表示最真挚的谢意！

希望《卫生技术评估中的患者参与》的出版能为公共卫生学界带来新思路，患者组织借此工具能更有力地为患者发声，带来患者真实世界的积极改变！

顾洪飞

2022 年 11 月于上海

前　言

本书的诞生

没有患者参与，我们能评估卫生技术的价值吗？目前多数卫生技术评估机构在开展评估时鲜少甚至完全没有引入患者参与，其理由主要包括：引入患者参与成本太高、耗费太多资源、花费时间太长、产生偏倚过多、难以在科学研究过程中引入、没有既定的好的实践方式、缺乏方法学、能够增加的获益太少，以及认为患者参与只是政治需要。尽管上述实际问题真实存在，然而这些是否足以使我们去忽略一个潜在的重要信息来源？在不了解患者需求、偏好和体验的情况下，我们真的能了解大多数卫生技术的价值吗？

随着患者参与在卫生技术评估中的产生和发展，其价值和实际应用一直备受质疑。也许是因为我们大家的背景不同（统计学、人类学、利益相关方参与）和文化不同（英国、丹麦、澳大利亚），十多年前我们开始通过国际卫生技术评估大会(HTAi)交流想法，在这些问题上相互挑战。

2004年在克拉科夫举行的第一届HTAi年会上，举行了一场关于患者观点的小组会议。这是该次大会上HTA专业人士、研究者和卫生技术开发者讨论患者议题的唯一一个会场。凯伦·M.费西主持了该场会议，劳拉·桑皮埃特罗·科罗姆和海勒·普劳格·汉森进行了演讲。会议讨论很热烈，大家都表示HTA必须关注患者和公民。次年，凯伦和劳拉成立了患者和公民参与HTA的HTAi利益小组。2008年，在会前研讨会上，利益小组探讨解释了"参与"的含义——是指研究患者的观点还是参与HTA过程？历经诸多讨论和思考，我们在2010年发表了题为"卫生技术评估中的患者视角：一条通往有力证据和公正审议的道路"的文章。文中，我们提出了想法，患者视角即研究和参与，这一定义是源于更广泛的全球政策倡议，同时受HTA医疗卫生和科学传统的影响。同年，在都柏林举办的HTAi年会上，患者参与开始在利益小组以外的会议上备受关注。

2013年，在华盛顿举办的HTAi年会上，来自Springer出版社的蒂莫西·赖特森告诉凯伦·M.费西和海勒·普劳格·汉森，该研究领域还缺少一些东西——一本关于患者参与卫生技术评估的书籍。蒂莫西询问凯伦和海勒能否牵头编辑撰写此书。像大多数人一样，凯伦和海勒在现有繁重的工作下很难有额外时间来撰写书籍，将该领域的各种工作进行整合将是一项艰巨的任务；但他们并没有拒绝。相反，他们与HTAi相关小组的成员一同讨论。大家一致认为撰写本书非常有必要，有几个人主动请缨参与部分章节的撰写，所以凯伦和海勒接受了Springer出版社的邀请。然而，在创建了本书的大纲、联络可能的撰写者、审阅摘要之后，大家认为还需要在编辑团队中新增一员。所以，大家联系安·N.V·森格，她欣然接受了这一挑战。

那么，为什么我们要与五大洲80多位作者合作编写这本书呢？事实上，不仅仅因为该主题书籍的撰写需要大量的学术文本支持，同时我们也希望能够借此机会评估该领域，在已发表的诸多论文中寻找答案，学习不同作者撰写的章节内容。我们现在有研究方法吗？支持患者参与的最佳机制是什么？术语的使用统一了吗？其含义是什么？对患者参与进行定义会产生什么结果？HTA机构如何引入患者参与？有限预算和快速HTA有何影响？患者参与是否会产生影响？我们怎么知道接下来要发生什么？接下来需要发生什么？本书试图为这些问题提供初步的答案。

撰稿人

卫生技术评估是跨学科研究，因此，获得关于患者参与卫生技术评估的不同观点非常重要。本书的撰稿人来自不同组织的各类专业和职位。他们来自不同的国家，拥有不同文化，作者从自己的角度和经历进行写作。尽管所有作者都掌握英语，但他们在写作过程中仍会面临许多挑战，包括对常见单词概念的不同含义和实践的解读，以及回应其他章节中的见解。我们鼓励作者使用共同的语言和风格，保持章节之间一致性和连续性，从而使本书适宜于从头到尾的阅读，具有凝聚力，而非随机遴选拼凑的作品。我们无须赞同所有作者的观点，但鼓励他们用自己的观点来挑战我们的假设，并在这个快速发展的领域进行辩论和研究。

自2015年初以来，本书37章所有的作者与他们的同事和编辑们紧密协作。在撰写过程中大家曾面临难题、考验耐心，但坚守着完成此书的承诺。本书汇集了新的思考想法，以及适应于HTA体系更新后的思考，填补了患者参与HTA领域的知识和能力空白。几位作者在写作期间经历重病，但依然坚持撰写并完成了相关章节。我们特此向2016年12月去世的克里斯汀·安德森博士的家人表示哀悼。

内容和篇章结构

本书主要面向学者和卫生技术评估专业人士。第一部分探讨了患者参与HTA的概念性、政治性和伦理性的基本原理;第二部分描述了具体的研究方法;第三部分介绍了一系列HTA机构和利益相关方的实例,展示了如何实现患者参与以及改进流程的计划。我们希望本书能在硕士课程、博士课程和每个HTA机构中找到一席之地。此外,我们希望此书能够帮助HTA从业人员建立评阅患者参与相关证据、实施改进评估方法的信心。

现在,本书的撰写已完成。我们希望大家能读起来,使它成为"翻页器"。同时,我们希望您能一次又一次地重读,对患者参与HTA产生更深入和更全面的理解,并在开展患者参与时能否反思和改善自己的实践。

澳大利亚昆士兰州阿什格罗夫　　安·N.V·森格

英国爱丁堡　　凯伦·M.费西

丹麦欧登塞　　海勒·普劳格·汉森

致谢

我们认识到患者参与取决于患者和患者群体,并衷心感谢所有参与研究及参与卫生技术评估的患者、亲属、照护者和志愿者。感谢你们!

作者小传

凯伦·M.费西博士是爱丁堡大学名誉研究员、注册统计学家、公共卫生学院荣誉会员和皇家医学会会员。她曾在制药公司和英国药品管理局担任统计学家。2000年，她在苏格兰设立了第一个国家卫生技术评估(HTA)机构，并于2003年起担任独立顾问。过去十年，她一直活跃于HTAi国际小组，主持其政策论坛，并且是HTAi患者和公民参与HTA利益小组的创始主席。她是多家期刊的编委，包括《患者》《研究参与》《参与》。她的研究兴趣包括HTA政策、患者参与和罕见疾病。2014年，她因其在HTA和患者福祉方面的杰出工作而被评为英国100位领先的实践科学家之一。

海勒·普劳格·汉森，博士、硕士、注册护士，是丹麦的南丹麦大学公共卫生系、丹麦全科医学研究部和人文康复研究教授。她拥有哥本哈根大学人类学博士学位和硕士学位。自2001年以来，她一直活跃于HTA领域，除此之外，她还是丹麦HTA手册指南多个章节的作者。汉森博士与凯伦·M.费西一同担任国际医疗技术评估杂志特刊编辑。她在丹麦开展了几项人类学实地考察研究，涉及与男性和女性癌症患者相关的心理社会和康复领域。她出版了多部专著，发表了多篇同行评议文章。她还是挪威奥斯陆康复医院的护理学客座教授。

安·N.V·森格，专门研究患者参与和沟通。在过去的十年里，她一直是HTAi患者和公民参与HTA利益小组的成员，并且是多家期刊的非专业审稿人。之前，她曾就职苏格兰卫生技术委员会担任患者参与和沟通部门的主任，管理澳大利亚的科学参与项目，并担任患者团体的秘书。她为各种关于患者参与和相关内容的论文作出贡献，其中还包括为患者编写HTA术语表。她对患者故事，尤其是对有患者或照护者参与的故事非常感兴趣。

目 录

第一部分 概念

第 1 章 卫生技术评估 / 3

第 2 章 伦理学依据探讨 / 19

第 3 章 有关术语、目标和组织工作的思考 / 32

第 4 章 卫生技术评估中基于患者的证据 / 44

第 5 章 构建患者直接参与 HTA 的图景 / 52

第 6 章 卫生技术评估中的患者意见 / 70

第 7 章 讨论：关注患者参与的 HTA 中的价值观和质量问题 / 85

第二部分 方法学

第 8 章 作为临床研究合作伙伴的患者为 HTA 提供信息 / 93

第 9 章 开发患者报告结局（PRO）和患者报告结局量表（PROM）/ 108

第 10 章 离散选择试验 / 125

第 11 章 层次分析法 / 138

第 12 章 民族志田野调查 / 152

第 13 章 让患者参与卫生技术评估的协商性方法 / 166

第 14 章 社交媒体分析 / 175

第 15 章 质性证据整合 / 184

第 16 章 对卫生技术评估中的患者参与进行评价 / 194

第 17 章　讨论：在卫生技术评估中理解患者的视角、经验和偏好 / 203

第 18 章　讨论：促进基于患者的卫生技术评估的研究 / 211

第三部分　各国家、地区的方案与利益相关方的观点

第 19 章　澳大利亚 / 221

第 20 章　巴　西 / 227

第 21 章　加拿大 / 231

第 22 章　丹　麦 / 248

第 23 章　英格兰 / 257

第 24 章　欧洲卫生技术评估网（EUnetHTA）：HTA 核心模型中的患者视角 / 270

第 25 章　德　国 / 279

第 26 章　意大利 / 292

第 27 章　苏格兰 / 299

第 28 章　瑞　典 / 311

第 29 章　中国台湾 / 323

第 30 章　比较效果研究 / 328

第 31 章　有关不同国家和地区所采用的方法的讨论 / 339

第 32 章　讨论：患者直接参与卫生技术评估——有证据证明变革真的产生了吗？ / 346

第 33 章　患者参与药物开发和评估 / 354

第 34 章　患者参与医疗技术开发和评估 / 364

第 35 章　患者组织的角色 / 373

第 36 章　讨论：卫生技术评审委员会主席的观点 / 384

第 37 章　对未来发展的思考 / 392

缩略语 / 401

Part 1

第一部分

概念

第1章 卫生技术评估

凯伦·M. 费西

Karen M. Facey

（本章译者：李俊、金琪灵，黄黎烜亦有贡献）

1.1 引言

本章探讨卫生技术评估（HTA）的历史及其过程和方法方面的发展情况，重点介绍与患者参与有关的内容，为本书后续章节奠定基础。卫生技术评估是旨在向国家、地区或医院的卫生服务决策者提供卫生技术使用相关信息，辅助其决策的一种政策分析。HTA 是一项系统性的评估工作，对卫生技术使用带来的影响进行辩证地评估，并对卫生技术在特定情景下的使用所带来的社会、经济、法律和伦理学影响进行评价。它不仅是一项科学研究活动，还需要对证据在当地卫生系统适用性进行跨学科的审慎讨论及价值判断。卫生技术评估的结论可能会建议使用或放弃某项卫生技术，也因此面临着政界、公众和利益相关方的多重监督。因此，将与待评估的卫生技术有特定利益相关的各方（尤其是患者）纳入评估过程的呼声由来已久。然而，考虑到患者提供的信息（patient input）的潜在偏倚和代表性问题，以及患者提供的证据的科学诚信，这种做法颇具争议。

1.2 背景与历史

卫生系统，不论是通过税收、社会保险、个人保险，还是自费方式筹资，都需要对其服务进行组织规划，以有效利用可用资金，为所服务的人群及时、公平地提供有效、安全、以人为本的护理（Committee on Quality Health Care in America,

2001），必须对接受治疗的对象、治疗方式、治疗场景和时长做出选择（Newdick，2004），不仅要考虑单个患者的情况，也要考虑如何尽可能向该卫生系统的全体潜在受众提供最佳服务（Drummond 等，2006），因此，资源分配问题的解决常常以最大化全体人口的健康获益为目标，因为任何一种投资都有其机会成本（即放弃了以这笔资金投资其他项目的可能性所带来的成本）（Metzler 和 Smith，2012）。

丹尼尔斯和萨宾（Daniels 和 Sabin，2008）指出，医疗保健中的资源分配决策"常常伴随着道德上的分歧，针对此类决策，必须建立一个公平而慎重的过程，以确定其合法性和公平性"。他们认为：

1. 资源分配的决策依据必须有着公开（完全透明）的程序。
2. 资源分配决策所基于的理由必须被所有利益相关方所认可。
3. 资源分配的决策应当可以根据新的证据和论点进行修订。
4. 应具备措施以保证以上三个条件都得到满足。

其实早在30年前，美国参议院就指出："昂贵的新医疗技术和操作，应在有充分理由证明其合理性后再普遍投入使用"（Office of Technology Assessment，OTA，1976）。因此，技术评估办公室（OTA）撰写了一份报告，举例说明诊断用品、可植入设备、疫苗、外科手术、药物和干预程序等医疗技术在发展、目的和用途上的多样性（OTA，1976）。报告指出，这类新技术的使用通常基于技术可行性、安全性和预期需要或需求而决定，但也应考虑并评估更广泛的影响，包括对患者、患者家属及整个社会（对环境、伦理和文化价值观的影响）、医疗体系、法律和政治体系、经济的影响。

- 患者。
- 患者家属。
- 整个社会（环境影响、道德观念、文化价值观）。
- 医疗制度。
- 法律和政治制度。
- 经济。

OTA（1976）指出，在为决策者提供政策选择时，为了系统地考虑到医疗技术这些更为广泛的影响，需要采用一种综合的政策研究形式。最初于1965年出现，用于评价其他形式的技术的"技术评估"这种正式的过程被提出。"技术评估"被描述为对技术应用的短期和长期社会后果（如社会、经济、伦理、法律等方面）进行的系统研究，研究中需考虑到意料之外的、间接的或迟发的社会影响（OTA，1976）。

OTA（1976）指出，技术评估的独特特征包括：
- 基于预先指定的明确的分析框架。
- 范围广泛，研究对社会、伦理、法律和其他系统的影响，有些影响可能不会立即显现。
- 由多学科小组进行。
- 能够明确找出将受技术影响的群体，并评估技术对各方造成的影响（以及二次影响）。

该报告（OTA，1976）对每个潜在影响领域给出了需要考虑的问题清单。框图 1-1 展示了有关新心脏瓣膜对患者和家庭影响要考虑的问题

框图 1-1：评估医疗技术对患者影响的问题：心脏瓣膜的例子（OTA 1976）

该技术对患者可能有什么影响？

接受治疗的患者的生活质量如何？

能够正常活动，轻度受限，还是完全失能？

（从理论上来说，接受人工心脏置换的患者可以期待恢复体力活动、工作及接近于正常人的生活。）

可预料到哪些心理效应？由于手术带来的家庭经济负担和社会成本导致的愧疚？焦虑？非人化的感觉？失去独立自主性？如果受者对于依靠无生命的机械性力量提供动力非常介意，可能会产生焦虑甚至患上精神疾病。在接受透析的慢性肾脏疾病患者中已观察到此类反应。此外，类固醇等某些可能用作辅助治疗的药物，本身具有影响精神的效应。

如果使用核动力人工心脏，可能有必要确认甚至监测患者的活动，以保护核燃料并在其死亡后将其回收。患者可能需要放弃我们大多数人认为理所当然的某些个人自由。

使用该技术是否需要管制？个人是否会失去身体的自由？

因心脏病导致的死亡有时（尽管并非总是）迅速而无痛。尽管人造心脏延年益寿的好处显而易见，但必须使受者意识到植入手术可能会失败，进而导致死亡。

使用该技术是否可能会增加绵长而痛苦的死亡风险？

一旦手术完成，只能通过去除或停用人造心脏来逆转手术的结果，但这会

导致患者的死亡。

如果患者认为新技术带来的获益无法抵消其弊端，其效应是否可以逆转？患者是否能够选择死亡？

对患者家庭有什么影响？

植入人工心脏将使患者得以生存，对家庭的其他成员带来极大的益处。另一方面，除非植入心脏的费用由某些第三方支付者承担，否则巨大的经济负担可能会使患者的整个家庭陷入贫困，并破坏家庭内部关系。

给家庭带来的费用是多少？新技术将如何影响家庭结构？

核动力人造心脏中所含的钚虽然受到良好防护，但仍会产生辐射，这可能对经常靠近患者的家人造成一定危害。

对与患者近距离接触的家属会带来身体上的危害吗？

家属心理上是否可以接受该设备或手术？

是否需要家属的产期积极配合或帮助？

新技术将如何影响个人或家庭财力？如果家庭必须为使用新技术付费，他们将被迫放弃购买哪些物品？

1.3 卫生技术评估的发展

1.3.1 卫生技术评估的传播

尽管OTA被批评为"不必要的机构"（Banta，2009）并于1995年被关闭，但它刺激了其他国家的技术评估活动的开展（Banta，2009）。丹麦和瑞典两国的国家机构分别于1982和1987年开始对各种形式的健康干预措施（包括医疗技术、教育项目、医疗活动的组织）进行系统评估，以为政策制定和医疗实践提供参考（Sigmund 和 Kristensen，2009；Jonsson，2009）。因此，OTA技术评估的理念和流程被传承下来，只不过有了新的名称——"卫生技术评估"，而其定义，则直接取自OTA对卫生技术评估的定义。这些理念和流程经受了时间的考验，现已被国际学会和专业组织所采用（框图1-2）。

> **框图1-2: 定义**
>
> "卫生技术"体现了科学知识在医疗和预防中的应用,具体包括诊断用品、治疗方式、设备、药物、康复疗法、预防措施、医疗活动组织方式和支持系统等旨在提供医疗保健服务的技术。
>
> "卫生技术评估"是一个多学科参与的过程,它以系统、透明、公正、可靠的方式总结了与卫生技术使用有关的医学、社会、经济和伦理问题等信息。其目的是为制定安全、有效、以患者为中心、寻求价值最大化的卫生政策提供参考。尽管目标在于制定政策,卫生技术评估仍须始终牢固地扎根于研究和科学方法。
>
> (EUnetHTA, 2016a)
>
> "卫生技术评估"是一个科学研究领域,在卫生技术的引入和使用上为政策决策和临床决策提供参考信息。卫生技术包括药品、设备、诊断用品、手术/操作以及其他临床、公共卫生和组织干预措施。
>
> 卫生技术评估涉及多个学科,致力于研究卫生技术在特定的医疗环境和可用的替代方法背景下临床、经济、组织、社会、法律和伦理学影响。卫生技术评估的范围和方法可以针对特定卫生系统的需求进行调整,但其过程和方法应保证透明、系统、可靠。在全世界的卫生系统中,卫生技术评估都对决策起着至关重要的作用。
>
> (HTAi, 2016)

过去20年中,卫生技术评估繁荣发展,国际卫生技术评估机构网络(INAHTA)成员日益增多。INAHTA是由非营利性卫生技术评估机构组成的学会,在全球五大洲31个国家/地区中,拥有51个机构成员(INAHTA, 2016)。此外,世界卫生组织(WHO)2014年发布的一项宣言对卫生技术评估给予认可,认为其具有严格的结构化研究方法,程序透明并具有广泛的包容性(译者注:即考虑各方利益)。它建议所有成员所在国在政策制定过程中运用卫生技术评估以确保药物和器械合理、有效使用;在全民健康覆盖政策,及卫生系统可持续发展的相关政策制定过程中也应使用卫生技术评估(WHO, 2014)。

1.3.2 卫生技术评估流程

卫生技术评估有自己的科学基础,即对研究中获得的证据进行严格的评估。然而，由于卫生技术评估旨在对特定健康干预措施在为全国、区域或地方使用及组织方式提供决策依据信息，因而在不同医疗体系中，评估的过程不尽一致。评估时，充分考虑医疗体系的职责、结构、诊疗路径和政策驱动因素（第31章）。卫生技术评估被描述为如下两点。

- 评估（assessment）：对有关卫生技术相关方面的（国际）证据进行严格审查和科学综述（Garrido等，2008）。
- 评价（appraisal）：在考虑（本地）价值观等因素后，对评估信息进行更广泛地考量（Garrido等，2008）。

评估活动植根于循证医学的进步，在过去几十年间得到了长足发展。然而，卫生技术评估已超越了循证医学，注重将证据置于本地医疗系统下解读。这种解读通常需要由多个利益相关方组成的顾问小组进行。在直接用于医疗决策（如报销决策）的卫生技术评估制度中，此过程称为评价，但在其他仅仅提出建议的制度中，可能不使用此术语（第28章）。

在过去的10年中，人们还认识到卫生技术评估可能需要将其职权范围在传统评估/评价范围基础上加以扩展，在卫生技术开发和使用的整个生命周期中影响证据的产生（Facey，2015）。卫生技术评估机构可以为主要为其他用途设计的临床研究（如监管机构批准）或专门研究卫生技术的特定影响的研究（如比较效益、经济学评估或使用者态度）提供有用的建议。HTA评估的证据存在重大不确定性时，可以利用所谓"管理准入协议"的方式，鼓励进一步收集证据，以收集的具体结果来确认有前景的医疗卫生技术的价值。两种情况下，卫生技术评估机构都可以基于对卫生技术评估有价值的证据给出建议。

1.3.3 卫生技术评估的方法

卫生技术评估建立在科学研究的基础上，试图通过回答清晰、结构化的研究问题，揭示某项卫生技术使用带来的（直接和间接、有意和无意）影响，通常使用循证医学的PICO框架（Sackett等，1997）。

- P：人群（需治疗的人群）。
- I：干预（该卫生技术的技术规格，即如何提供该技术）。
- C：参照物（当前卫生服务中使用的卫生技术）。
- O：结果（哪些结果/影响重要）。

这些问题主要通过二手研究（已发表文献的系统综述及相关研究的批判性评估）加以回答，如果找不到文献，则通过一手研究（新研究）回答。最早出版的、用英文撰写的详细介绍卫生技术评估细节的手册之一来自丹麦卫生技术评估中心（DACEHTA），于 2001 年出版。它于 2007 年进行了修订（Kristensen 和 Sigmund，2008），并基于以下内容，提出了"全面的卫生技术评估"模型：

- 临床有效性。
- 成本效益组织问题（cost effectiveness organisational issues）。
- 患者问题。

该手册涵盖了卫生技术评估的规划、伦理学考量、系统文献综述（针对卫生技术评估的各个方面）、旨在了解利益相关方视角的一手研究（包括定性研究、调查、登记信息分析和健康状况测量）、临床有效性、患者各方面问题、组织问题、经济问题、综合及质量保证，以此为决策奠定良好基础。

在 20 世纪 90 年代和 21 世纪初，参与欧洲卫生技术评估的协调与发展 EUR-ASSESS[①] 和欧洲卫生技术评估联盟 ECHTA[②] 项目的卫生技术评估机构开展了卫生技术评估合作（Banta 等，1997；Jonsson 等，2002）。随后在 2006 年，欧洲委员会资助建立了欧洲卫生技术评估网络（EUnetHTA）和随后的 3 项欧盟成员国联合行动[③]。从方法论的角度来看，这项工作的核心是建立包括 9 个领域的卫生技术评估核心模型（HTA CoreModel®）（EUnetHTA，2016b）：健康问题和当前的卫生技术、描述／技术特征、安全性、临床有效性、成本／经济学评估、伦理学分析、组织问题、患者和社会问题、法律问题。

HTA CoreModel® 是一份长达 400 页的详细报告，它描述了应如何研究每个领域，包括可能与每个领域相关的评估要素（研究问题）以及二手研究和一手研究的方法。

古德曼（Goodman，2014）撰写的另一本卫生技术评估手册以其《卫生技术评估 101 课》为基础，有介绍方法论的章节，也有过去 10 年中出现的政策话题，如有效性比较研究、有条件进入协议（风险分担计划、患者获取计划）和新型、快速卫生技术评估等。这些形式的评估，成本效果研究卫生技术各方面影响，一般称为"全面卫生技术评估"（full/comprehensive HTA）。

尽管每个国家卫生技术评估的重点和方法不同，但所有卫生技术评估机构在评估国际临床试验评估中获取的临床证据时，均会考虑当地医疗系统中的临床路径，从而评估该技术的临床有效性。这些机构希望了解新的卫生技术与目前的标准疗法相比的"附加价值"。这些附加价值通常无法在整体人群中看出，因此有可能需要找

[①] 欧洲卫生技术评估的协调与发展。
[②] 欧洲卫生技术评估联盟。
[③] 联合行动由欧盟委员会和成员国共同资助。

到一个特定的、能够获得更大附加价值的子群体，或因替代品有限而对新技术需求更大的子群体。

许多卫生技术评估机构在评估过程中，还会考虑对经济方面的影响，如成本效益问题（是否物有所值）和对预算的影响（所有预期接受治疗的患者每年的治疗总费用）。只有少数卫生技术评估机构会系统、明确地评估社会、法律或伦理问题，或是组织机构和患者方面的问题。

进入 21 世纪后，卫生技术评估在方法学上的主要变化之一是从全面卫生技术评估转变为对药品报销决策提供依据的快速评估，这意味着卫生技术评估在药物上市时便已发生，而此时仅有的证据只是向监管机构提交的、可能尚未发表的临床研究证据（Facey 等，2015）。为了给报销决策提供参考，卫生技术评估必须以比全面卫生技术评估更为快速、更大量开展的方式进行。对评估人员来说，这些快速卫生技术评估，也需要不那么消耗资源的新流程。因此便出现了一种转向：卫生技术评估的研究人员逐渐不再系统回顾所有已发表的证据并全面报告卫生技术的全部影响，而是从卫生技术开发商那里收集证据，或者对其他系统综述进行快速的文献综述。这使得决策者收到的卫生技术评估报告篇幅有所缩减（Watt 等，2008）。在过去的 10 年中，在不断有新国家开始实施卫生技术评估的同时，大多数国家已选择采用快速评估。因此，对卫生技术使用带来的更广泛的影响的评估也就不复往昔（Nielsen 等，2011）。

卫生技术评估常常发现证据具有一些"不确定性"，原因可能是：
- 对照临床研究的短期研究成果可能无法反映临床实践。
- 缺乏参比卫生技术的横向比较数据。
- 该卫生技术及其参比技术对患者带来的终生成本和影响证据不足。

快速卫生技术评估导致这些问题更加突出，因为只能在短时间内从有限来源获得证据。

这些不确定性通常是评价咨询委员会或利益相关方咨询委员会讨论的关键领域。霍夫曼（Hofmann）的确指出，在经济评估、伦理、法律和社会问题分析、卫生技术评估结果报告以及评估和决策中，都需要进行价值判断（Hofmann 等，2014）。但是，很少有卫生技术评估机构明确表明其科学和社会价值判断（Rawlins，2014；Hofmann 等，2014）。

正如 OTA 所指明的那样，由于价值观可能存在差异，在评估过程应尽可能地广泛听取各方意见，包括在某些问题上持反对意见者。丹尼尔斯和萨宾（Daniels 和 Sabin，2008）也指出，决策必须有理有据，并且需要利益相关方对这些证据达成共识。此外，由于卫生技术评估越来越多地用在费用报销决策上，决定患者能否获得医疗卫生干预，公众和患者对卫生技术评估的兴趣也与日俱增。因此，各利益相关方和学术团体，确定了卫生技术评估的结构、方法、过程和用途等原则问题（Wilsdon 和 Serota，2011），并在上述四方面强调让利益相关方参与卫生技术评估的必要性。

1.4 卫生技术评估中的患者参与

卫生技术评估由五大支柱保证质量，分别是有效性、安全性、高效性、及时性和公平性。第六支柱——以患者为中心也应被包括进去［美国优质医疗服务委员会（Committee on Quality Health Care in America），2001］。此外，人们已经认识到，患者参与卫生技术评估有助于实现民主、技术治国、科学和工具层面的目标［安大略省卫生技术咨询委员会公共参与小组委员会（OHTAC Public Engagement Subcommittee），2015］。

在本章（以及本书的其余部分）中，我们用"患者"指代对待评估技术相关的疾病有直接经验或有可能符合接受该技术条件的人（如可能受邀接受疫苗接种或使用某种诊断的特定群体），包括患有或曾患该疾病的个人、非正式陪护人员（有时也称作照顾者），以及为患者主张权益的志愿团体，如患者组织、自助团体、使用者团体和患者协会，但不包括可能在卫生系统中使用除该技术外其他服务的一般公众也不包括临床专家。

"参与"（involvement）是一个广泛使用的术语，但在不同国家可能会有不同理解，也可能使用从事（engagement）、参加（participant）、赋权（empowerment）等其他术语来表达"参与"这个词在本书中所表示的意义（Barello 等，2014）。本书使用国际患者和公民参与卫生技术评估兴趣小组（HTAi 兴趣小组）提出的概念，认为通过考虑患者的视角可加强卫生技术评估，具体来说，患者参与卫生技术评估有两种不同但互补的方式（改编自 Facey 等，2010），即：

- 针对患者的各个方面（经历、偏好、视角）开展的研究。
- 卫生技术评估过程中的患者参与。

库尔特（Coulter，2004）指出，由于卫生技术评估涉及价值判断，因此应该允许更多的患者和公众参与。她认为，以患者为中心的卫生技术评估，可了解患者想知道哪些问题的答案，可调动他们确定卫生技术评估的优先事项、设计并开展评估与评价、接受和运用卫生技术评估的结果，并对政策重点和资源配给展开辩论。在 2010 年，高文等（Gauvin 等，2010）提供了一个框架，以考虑卫生技术评估每个阶段可使用的不同程度的患者和公众参与。本书第 5 章对该框架进行了进一步完善，介绍了在本书第三部分对其工作进行介绍的卫生技术评估机构已经开始使用的患者参与的具体机制。

库尔特还指出，卫生技术评估研究过程应使用各种方法了解各类患者经验、观点和偏好。《DACEHTA 关于卫生技术评估的手册》（Kristensen 和 Sigmund，2008）和欧洲卫生技术评估网络核心模型（EUnetHTA，2016b）提出了从有关患者处获得有关其视角和经历的有力证据的方法，但这些方法只适用于全面卫生技术评估。对于许多专注于临床有效性和成本效益评估的卫生技术评估机构，以及必须快速完成这项工作的机构来说，以何种方法获得患者为中心的可靠证据仍是一个问题（参见第 4 章）。正如卫生技术评估中的其他问题一样，计划是关键。此类研究应提前周密计划（Facey 等，2010），并鼓励开展跨学科的国际合作。本书的第二部分将介绍了解患者方面相关证据的定性和定量研究方法，以及对方法学挑战的讨论。

2014 年，HTAi 为就"患者参与卫生技术评估的价值和质量标准"达成共识，以德尔菲法进行了国际调查（HTAi 2014），结果如表 1-1 和框图 1-3 所示。价值标准显然要么与研究、要么与参与相关，而基于研究具有自身伦理学标准的假设，质量标准可能和参与关系更大。

表 1-1 HTAi 认定的患者参与卫生技术评估的价值（HTAi；2014）

价值	描述
相关性	患者具有为卫生技术评估提供必要证据的独特知识、视角和经历
公平性	与其他利益相关方一样，患者有权为卫生技术评估做出贡献，应该参与到促进有效参与的相关流程中
平等性	参与评估的患者致力于理解具有特定健康问题患者的各种需求，同时权衡卫生系统（试图公平分配资源供所有使用者使用）的各种要求，从而促进卫生技术评估的公平性
合法性	患者的参与有助于受卫生技术评估建议/决定影响的人参加这一过程，从而有助于提高决策过程的透明度、可靠度和可信度
能力建设	患者通过参与卫生技术评估，破除这一参与的种种障碍，并增强了患者与卫生技术评估组织的合作能力

框图 1-3：HTAi 患者参与卫生技术评估的质量标准（HTAi，2014）

一般性卫生技术评估流程

1. 卫生技术评估机构应指定好策略，向其工作人员或委员会成员指出应通过何种流程来引导患者有效参与，在此过程中，应该承担何种职责。
2. 卫生技术评估机构应指定适当的渠道确保并支持患者的有效参与。
3. 卫生技术评估参与者（包括研究人员、工作人员、评审人和委员会成员）需接受培训，掌握在卫生技术评估过程中，如何适当地邀请患者参与其中，并正确地考虑患者的视角。
4. 患者和患者组织有机会接受赋能培训，以便为卫生技术评估做出最大贡献。
5. 定期对卫生技术评估中的患者参与过程进行反思和回顾以持续改进，并考虑到所有参与者的经历。

对于具体的卫生技术评估

6. 应运用积极主动的沟通策略，并且尽可能地触达，告知和赋能患者充分参与卫生技术评估。
7. 应建立明确的时间表，并提前通知截止日期，确保能够从众多患者中获得足够信息。
8. 评估机构应指定一名工作人员，负责支持患者为评估做出有效贡献。
9. 应记录患者的视角和经历，并报告患者的贡献对结论和决策有何影响。
10. 为卫生技术评估作出贡献的患者组织应获得反馈，了解哪些贡献最有帮助，并获得来自评估机构的建议，帮助他们在未来继续参与卫生技术评估。

1.5 讨论

卫生技术评估机构的角色和职能千差万别。有些进行全面卫生技术评估，另一些则进行快速卫生技术评估。有些负责评估，有些负责评价，有些两者兼而有之。有些评估一次评估一项卫生技术；有些则一次对一种疾病相关的多种卫生技术进行评估。有些向卫生技术开发者提供其试验设计的科学建议，有些通过管理（患者信息）登记队列以收集卫生技术评估的信息，经未来的二次评估提供证据。

卫生技术评估委员会在当地的社会和政治背景下，对现有的证据进行判断，试图通过公平过程作出有理有据、一致同意的决定。正如库尔特（Coulter，2004）所指出的那样，个体的需求和整体的需求之间的平衡不能只留给"专家"来完成。患者（同时也是公民）需要了解决策者面临的选择，需要有机会参与确定优先事项和利弊权衡，但这种参与必须能够促进对于卫生系统所有用户的决策公平性（Coulter，2004）。事实上，正如梅农等（Menon等，2015）所指出的那样，患者的参与有助于解决各种卫生技术评估中出现的决策不确定性。

当临床和经济证据有限，或者附加值接近预先确定的阈值，或价值判断困难之时，若允许患者参与卫生技术评估，就可以通过解释技术对患者的真实世界的影响帮助做出价值判断。随着加速注册路径的出现（Eichler等，2015；Food and Drug Administration，2015）、罕见疾病治疗药物、精准医疗增多，能够产生的临床证据较少，引入患者参与也就愈发重要。患者参与也适用于药物之外所有其他形式的卫生技术，这些技术的证据基础一向比较薄弱。

卫生技术评估被描述为"连接研究世界和决策世界之间的桥梁"（Battista和Hodge，1999）。在此基础上，我个人想表达的是，患者的参与则点亮了桥梁上的灯光。患者参与可以改变任何卫生技术评估作出的价值判断，具体来讲，是通过阐明卫生技术的非预期或间接影响，发现未满足的临床需求，以及对患者至关重要的结果，并估计附加价值。

1.6 结论

本章从对卫生技术评估的回顾开始，展示了它40年前被发展出来时的目的，即评估使用一项卫生技术带来的所有影响，并为此针对患者和其家属设计了一系列明确的问题。随着卫生技术评估的发展、领域扩大到指导报销决策，综合评估不再那么常见，许多决策机构将评估重点转移到了临床有效性和成本效益上。卫生技术评估中对患者视角和经历的系统研究，经常被帮助患者参与评估的程序所取代。对患者各方面和患者参与的研究具有补充作用，两者都是HTAi定义卫生技术评估中患者参与的基础。患者参与的重要性在于，它能提供独特的患者视角，从而有助于解读临床证据基础，并为卫生技术评估过程中不可避免的价值判断提供参考。

致谢

感谢芬恩·伯勒姆·克里斯滕森（Finn Børlum Kristensen）、埃贡·琼森（Egon

Jonsson)、米歇尔·穆乔姆达尔（Michelle Mujoomdar）和各位共同编者对本文初稿提出的意见和建议。文中所有观点都是作者个人观点，如有任何错误，均由作者完全承担。

作者是一名独立咨询师，为卫生技术评估机构和患者组织提供有偿和无偿工作，并收取出席会议的费用。她还有偿为制药业承担咨询工作，这些咨询可能与卫生技术评估提交的文件和药物研发中患者参与的策略有关。

原著参考文献

Banta HD, Werkö L, Cranovsky R, et al. Introduction to the EUR-ASSESS project. Int J Technol Assess Health Care. 1997;13:133–43.

Barello S, Graffigna G, Vegni E, Bosio AC. The challenges of conceptualizing patient engagement in health care: a lexicographic literature review. J Participat Med. 2014;6:e9.

Battista RN, Hodge MJ. The evolving paradigm of health technology assessment: reflections for the millennium. CMAJ. 1999;160:1464–7.

Committee on Quality Health Care in America. Crossing the quality chasm: a new health system for the 21st century. Washington DC: Institute of Medicine; 2001.

Coulter A. Perspectives on HTA: response from the patient's perspective. Int J Technol Assess Health Care. 2004;20:92–6.

Daniels N, Sabin JE. Accountability for reasonableness: an update. BMJ. 2008;337:a1850. doi:10.1136/bmj.a1850.

Drummond MF, Sculpher MJ, Torrance GW, O'Brien BJ, Stoddart GL. Methods for the economic evaluation of health care programmes. 2nd ed. Oxford: Oxford University Press; 2006.

Eichler H-G, Baird LG, Barker R. From adaptive licensing to adaptive pathways: delivering a flexible life-span approach to bring new drugs to patients. Clin Pharm Ther. 2015;97:234–46.

EUnetHTA. Common Questions. http://www.eunethta.eu/about-us/faq#t287n73 (2016a). Accessed 25 Jan 2016.

EUnetHTA. EUnetHTA joint action 2, work package 8. HTA Core model® version 3.0 (pdf). Copenhagen: EUnetHTA; 2016b. http://eunethta.eu/sites/5026.fedimbo.belgium.be/files/HTACoreModel3.0.pdf. Accessed 11 Apr 2016.

Facey K, Boivin A, Gracia J, Hansen HP, Lo Scalzo A, Mossman J, et al. Patients' perspectives in HTA: a route to robust evidence and fair deliberation. Int J Technol Assess Health Care. 2010;26:334–40.

Facey K, Henshall C, Sampietro-Colom L, Thomas S. Improving the effectiveness and efficiency of evidence production for health technology assessment. Int J Technol Assess Health Care.2015;31:201–6.

Food and Drug Administration. Fast track, breakthrough therapy, accelerated approval, priority review. Washington DC: FDA; 2015. http://www.fda.gov/forpatients/approvals/fast/ucm20041766.htm. Accessed 9 May 2015.

Garrido MV, Zentner A, Busse R. Health systems, health policy and health technology assessment. In: Garrido MV, Kristensen FB, Nielsen CP, Busse R, editors. Health technology assessment and health policy-making in Europe. Copenhagen: World Health Organisation on behalf of European Observatory on Health Systems and Policies; 2008. p. 53–78.

Gauvin F-P, Abelson J, Giacomini M, Eyles J, Lavis JN. "it all depends": conceptualizing public involvement in the context of health technology assessment agencies. Soc Sci Med. 2010;70:1518–26.

Goodman CS. HTA 101 – an introduction to health technology assessment. Bethesda MD: National Library of Medicine; 2014. https://www.nlm.nih.gov/nichsr/hta101/HTA_101_FIN. Accessed 5 Apr 2016.

Hofmann B, Cleemput I, Bond K, et al. Revealing and acknowledging value judgments in health technology assessment. Int J Technol Assess Health Care. 2014;30:579–86. doi:10.1017/S0266462314000671.

HTAi. HTAi values and quality standards for patient involvement in HTA. (2014.) http://www.htai. org/fileadmin/HTAi_Files/ISG/PatientInvolvement/v2_files/Info/PCISG-Info-PosterValuesandStandards-30-Jun14.pdf. Accessed 31 Oct 2016.

HTAi. What is HTA? http://www.htai.org/htai/what-is-hta.html. (2016.) Accessed 25 Jan 2016.

INAHTA. International network of agencies for HTA. (2016). http://www.inahta.org/. Accessed 4 May 2016.

Jonsson E. History of health technology assessment in Europe. Int J Technol Assess Health Care. 2009;25(Supplement 1):42–52. doi:10.1017/S0266462309090412.

Jonsson E, Banta HD, Henshall C, Sampietro-Colom L. Special section: European collaboration for health technology assessment – developing an assessment network. Executive summary of the ECHTA/ECAHI project. Int J Technol Assess Health Care. 2002;18:213–7. doi:10.1017/ S0266462302000235.

Klemp M, Frønsdal KB, Facey K. What principles should govern the use of managed entry agree- ments? Int J Technol Assess Health Care. 2011;27:77–83.

Kristensen FB, Sigmund HP. Health technology assessment handbook 2007 (2nd edition in English). Copenhagen: National Board of Health; 2008. http://sundhedsstyrelsen.dk/~/media/ ECAAC5AA1D6943BEAC96907E03023E22.ashx. Accessed 5 Apr 2016.

Menon D, Stafinski T, Dunn A, Short H. Involving patients in reducing decision uncertainties around orphan and ultra-orphan drugs: a rare opportunity? Patient. 2015;8:29–39. doi:10.1007/ s40271-014-0106-8.

Metzler DO, Smith PC. Theoretical issues relevant to the economic evaluation of health technolo- gies. In: Pauly MV, TG MG, Barros PP, editors. Handbook of health economic, vol. 2 ; 2012. Amsterdam (Oxford): North Holland (Elsevier).

Newdick C. Who should we treat? Rights, rationing and resources in the NHS. 2nd ed. Oxford: Oxford University Press; 2004.

Nielsen CP, Funch TM, Kristensen FB. Health technology assessment: research trends and future priorities in Europe. J Health Serv Res. 2011;16(Suppl 2):6–15.

Office of Technology Assessment (OTA). Development of medical technology – opportunities for assessment. Washington DC: United States Congress; 1976.

OHTAC Public Engagement Subcommittee. Public engagement for health technology assessment at health quality Ontario – final report from the Ontario health technology advisory committee public engagement subcommittee [internet]. Toronto: Queen's Printer for Ontario; 2015. http:// www.hqontario.ca/Portals/0/documents/evidence/special-reports/report-subcommittee- 20150407-en.pdf. Accessed 27 Aug 2016.

Rawlins MD. Evidence, values, and decision making. Int J Technol Assess Health Care. 2014;30:233–8. doi:10.1017/S02664623140000154.

Sackett DL, Richardson WS, Rosenberg W, Haynes RB. Evidence based medicine – how to prac- tice and teach EBM. New York: Churchill Livingstone; 1997.

Sigmund H, Kristensen FB. Health technology assessment in Denmark: strategy, implementation and developments. Int J Technol Assess Health Care. 2009;25(Supplement 1):94–101. doi:10.1017/S0266462309090485.

Watt A, Cameron A, Sturm L, Lathlean T, Badidge W, Blamey S, et al. Rapid vs full systematic reviews: an inventory of current methods and practice in health technology assessment. Int J Technol Assess Health Care. 2008;24:133–9.

Wilsdon T, Serota A. A comparative analysis of the role and impact of HTA – prepared for EFPIA, PhRMA, medicines Australia and EuropaBio. Charles River associates. Project no. D15891–00. 2011. http://www.efpia.eu/uploads/Modules/Documents/hta-comparisonreport-updated- july-26-2011-stc.pdf Accessed 12 Apr 2016.

World Health Organisation. Health intervention and technology assessment in support of universal health coverage. WHO Declaration WHA67.23. Agenda Item 15.7.N24 2014. http://apps.who. int/gb/ebwha/pdf_files/WHA67/A67_R23-en.pdf?ua=1. Accessed 31 Oct 2016.

第 2 章 伦理学依据探讨

拉尔斯·桑德曼、肯尼斯·邦德、比约恩·霍夫曼
Lars Sandman, Kenneth Bond, Björn Hofmann
(本章译者：李俊、金琪灵，刘方方亦有贡献)

2.1 引言

本章介绍并分析了患者参与卫生技术评估的 6 个伦理学依据，包括 3 个工具性原理依据和 3 个实质性原理依据：①患者参与卫生技术评估与医疗保健的目标和医疗需求的相关性；②患者参与卫生技术评估导致遵守决策的合法性；③通过患者参与卫生技术评估实现患者赋权所完成的能力建设；④通过患者参与卫生技术评估体现民主参与的公平性和合理性；⑤通过患者参与卫生技术评估、尊重患者自主权，所体现的公平性；⑥通过患者参与卫生技术评估体现的平等性。我们通过伦理学分析发现，这些依据都支持患者在特定前提下参与卫生技术评估。例如，"与医疗保健目标和需求的相关性"主要支持基于患者证据的使用，而其他依据则要求患者以某种形式直接参与卫生技术评估过程。也就是说，若要提高卫生技术评估的合理性，以此实现增强遵守决策的合法性，患者需要参与该评估过程；要实现平等性、民主参与、赋权和自主权等目标，也需要患者参与。为了使卫生技术评估中的患者参与获得有力的伦理学支持，这些前提条件必须得到满足。然而另一方面，所有依据都涉及代表性问题，即应让哪组患者提供证据或参与评估。

卫生技术评估致力于为医疗保健中的复杂决策提供参考信息，因此，其进程一直构建在坚实的伦理学理论基础之上。近年来，卫生技术评估中的伦理学研究也取得了重要进展 (Hofmann, 2008; Saarni 等, 2008)。卫生技术评估中的患者参与问题应在伦理学基础上加以考虑。关于可行与否的问题，经由基于伦理学依据所展开

的论述，才能得到经得起推敲且有充分论据支撑的答案。在伦理可行的基础上关于后果的问题，也可以通过伦理学论述得到回答。如此这般执行之后，会在伦理学上产生什么影响？这个问题的答案不仅能预见在伦理学价值观和规范方面的结果，也能够指示遵守伦理学价值观和规范的正确做法。我们的分析涉及以上所有问题，但其重点在于伦理上是否可行。我们之所以要对患者参与卫生技术评估的伦理学依据进行批判性分析，是为了帮助参与评估的人员了解提出这些依据的前提条件，从而使患者得以在这些依据的指导下参与评估。此外，还要确保加入患者参与可以改善评估效果，给患者带来更多的裨益。

2.2 患者参与卫生技术评估的伦理学依据

我们选择参考"国际卫生技术评估协会（HTAi）"标准中提出的患者参与卫生技术评估的价值取向，即相关性、公正性、公平性、合理性及能力建设（第1章）。我们将这些价值取向与医疗保健的核心伦理问题相联系，得到了以下的初步分析结果。为了评估相关性，我们需要知道为评估所进行的投入（input）应该与什么方面相关——这种情况下最好的关联方是医疗保健的目标，即健康，以及由此产生的医疗保健需求（Coulter，2004；Gauvin 等，2010）。为了评估公正性（即患者参与权），我们需要认识到这种权利既源自于患者的民主参与诉求，又源自对患者自主权的尊重（Gauvin 等，2010，第5章）。从公平性的角度来看，与医疗保健需求相关的信息是至关重要的（Gauvin 等，2010），而患者和其他利益相关方的不同需求之间又要加以平衡。合理性与民主参与关系密切，但其与公平性之间的区别在于：后者强调参与决策（不论参与的结果如何）的权利，而合理性的判断标准在于参与决策是否能为患者带来有益结果（Gauvin 等，2010）。合理性还涉及一个问题，那就是饱受争议的决策内容是否可以为各方所接受继而执行、得以遵从的（Gauvin 等，2010；Bridges 和 Jones，2007）。最后，为了评估患者参与是否能够实现能力建设，我们还需要确定患者在评估过程中应被赋予哪些权利。但是，除这个元作用外（译者注：即能力建设的作用），患者参与还可以实现患者或患者群体赋权，而赋权（及其与自治和权利的关系）本身也可以被视为一种伦理价值观的要求。

上述伦理学依据大致可分为两类：工具性依据和实质性依据（表2-1）。工具性依据表明患者参与评估可以获得"正确"的有效结果，从而支持了评估过程的患者参与。

表 2-1 患者参与卫生技术评估的伦理学依据

工具性依据	实质性依据
与医疗保健目标和医疗保健需求具有相关性	在民主参与方面 以及通过民主参与实现的公平性和合理性
合理性——遵从卫生技术评估决策	通过尊重自主权实现的公平性
通过患者赋权进行的能力建设	平等性

实质性依据是指支持患者参与评估，且不因患者实际参加与否而改变的伦理原则或规范。这些实质性理由并不排除会影响到患者参与的考虑，因为我们也希望了解患者对卫生技术评估的参与是否能真正实现这些实质性依据背后的规范或价值。

2.2.1 患者在卫生技术评估中的不同角色

我们参考第 4 章的分类，将各种伦理学依据分为"基于患者的证据"和"患者直接参与"这两种类型，并分别分析这两类依据。"基于患者的证据"指利用系统研究收集的患者观点数据，而"患者直接参与"则指的是患者真正参与到卫生技术评估流程中的某项评估或决策中，或者提供个体意见作为数据来源。

2.2.2 规范分析方法论

伦理学依据应与既定的伦理学原则、理论、观点相一致，或由这些既定理论产生，但不应仅是一种意见或偏好。为了评估现存依据是否符合这一要求，我们需要理解前文所提出的伦理学依据的意思（这需要进行概念的界定）及其对其他价值观和规范的影响。因此，我们将使用学界普遍接受的概念来分析这些伦理学依据。分析过程中，我们还将考虑它们与西方医疗中公认的伦理学价值观和规范的关系（Saarni 等，2008）。

2.3 患者参与卫生技术评估的工具性伦理学依据的规范分析

本节将依次分析表 2-1 中展示的工具性和实质性依据。

2.3.1 与医疗保健目标和医疗保健需求的相关性

为了达成医疗保健目标，我们所实施的干预措施必须是有效的，且能够在一些相关方面与该目标保持呼应。健康是大多数医疗保健系统的总体目标。最为合理的健康概念与患者的主观视角有关,因此能够为这一依据提供支持(Nordenfelt,2008)。因此,要想评估患者是否有医疗保健需求及其需求程度,就涉及对患者主观经验的了解(Gustavsson 和 Sandman,2014)。此外,若是不了解医疗保健服务的提供条件,甚至连客观意义上的健康都无法实现。因此,让患者参与卫生技术评估的重要理由之一,就是增加评估活动与其结果指标(也就是健康的各方面)之间的相关性,同时也要考虑到服务提供过程对服务结果产生的种种影响(Coulter,2004;Gauvin 等,2010;IAP2,2015)。然而,我们仍需解决将患者主观经验和观点纳入考量会带来的一些关键问题。

首先,应当在何种程度上考虑患者的主观观点是在学界仍存有分歧的问题(Nordenfelt,2008)。对"健康"的已知定义中,没有任何一种是仅根据个人偏好来确定的,人们通常都会明确区分患者的需求和偏好,且更加强调前者(Gustavsson 和 Sandman,2014)。因此,如何平衡患者的主观观点和其他需考量的相关因素这一问题需要得到广泛讨论。

其次,我们需要处理好患者主观观点可能存在的多样性。"人各有异,不可一概而论"是一个合理且有实证支撑的假设,而出于这一假设,以患者个人为中心的医疗模式在医疗保健领域越发流行(Munthe 等,2012)。因此,我们需要决定如何处理其中的多样性,而具体工作包括如何调整结果指标,将医疗保健服务提供的哪些方面纳入考量等。这可以被称为"选择性偏倚问题"。我们如何确保将患者对健康的所有不同观点都纳入考量?我们应该将所有观点纳入考虑而无视它们在患者群体中出现的频率,还是应该专注于几个普遍观点?此外,如果不同患者或患者群体对医疗结果或医疗服务提供方式的偏好存在冲突,我们该如何平衡他们对于健康的不同看法?这意味着患者的参与可能会使评估结果与某些患者或患者群体的相关性变强,但可能不会增加(甚至可能降低)评估结果与另一些患者或患者群体间的相关性。因此,"相关"本身或许就是个不可能实现的理想状态,而我们需要意识到相关水平很可能有强弱程度之分。

最后,我们需要考虑"有效性问题"。如果提高了卫生技术评估与患者的相关性,可能会增加评估的复杂程度,因为有些问题因缺乏有效数据或数据之间相互矛盾而无法解决。因此,如果卫生技术评估有效性的标准是该评估能否提供具有强有力的证据支持的唯一建议,那么相关性的提高就可能牺牲卫生技术评估的有效性。由于公共卫生视角下的目标通常与个人主观视角目标有着较大差异,如果卫生技术评估因患者参与而产生了与公共卫生目标相反的结果,将会使公共卫生政策面临挑战。

相关性依据得到最大化满足的方式通常是通过基于患者的证据以及对患者观点（而非患者直接参与）进行系统性的定性、定量研究。然而，即使在研究中也可能存在"代表性问题"研究参与者是否充分代表了所讨论患者群体的多样性（第3章）。

2.3.2 合理性——遵从卫生技术评估决策

如果一项技术根据患者相关结果指标进行评估，并针对患者需求进行调整，该技术就更有可能被患者选择（Gauvin 等，2010；Bridges 和 Jones，2007）。因此，患者选择与否和评估有效与否都将对合理性依据造成影响。也就是说，某一决策可能主要被与之相关的患者或患者群体所接受，而如果该决策不那么明确，就可能更难具有遵从性。进一步可能出现的问题是，如果卫生技术评估与患者的相关性提高了，那么某些专业人员可能会认为其（在专业标准下的）相关性降低了，从而影响专业人员对这些决策和用途的遵从性。"专业人士应该无条件遵从患者对治疗提出的要求"是很难令人接受的观点，因为患者的要求可能在伦理学上并不正当。因此，在讨论患者本身，或者讨论以患者为中心的医疗模式的时候，是否应无限制接受患者观点，仍有待进一步商榷。但也有人认为，在患者观点和专业人士看法之间寻求平衡，采用系统性视角看待相关性，才是最为合理的立场（Sandman 和 Munthe，2009）。

实现决策遵从性的另一种方法是为相关患者代表选出一位"大使"作为代表。与相关性依据的不同之处在于，代表角色要求"大使"直接参与卫生技术评估流程，以便了解该技术本身，以及其实施和评估过程。在这样的角色下，患者代表可以呼吁整个患者群体接受并遵从评估的积极或消极结果。我们不应把这一依据视为支持患者参与的直接论点，而应该视作一个辅助性论点，因为患者很可能认为这一依据不具有说服力。对于合理性依据来说，有几个前提至关重要。

首先，其代表性面临挑战，这是任何患者参与中都面临的问题。代表性本身就需要分析，例如，考虑患者、患者经验和观点的多样性，如何在卫生技术评估中让这些患者或观点得到最大程度的表达？（Gagnon 等，2015）在合理性方面，患者代表需要在患者社群中具有牢固可靠的地位，成为能够实际影响政策贯彻和接受的大使。

其次，患者代表在卫生技术评估过程中的参与程度越大，越被视为专业。甚至患者代表与卫生技术评估社群或其他更具影响力的群体的关系密切程度已超过与其代表的患者群体的关系（第3章）。米勒瓦（Milewa，2008）描述了某些患者群体与制药行业代表联系以谋取自身利益的过程，从长远来看，这种做法可能会损害他们在患者社群中的公正立场。为了维持在患者中"可信"的地位，代表们可能需要保持对患者团体和卫生技术评估社群呼声的认真聆听，并得到两者的持续支持。

最后，患者担任大使并参与评估是否真的能令卫生技术评估的决定或建议得到更好的接受和遵从？这仍是一个悬而未决的问题。对卫生技术评估流程和结果的了解（乃至于产生洞见）甚至可能反而推动对最终决定的反对。通过患者代表使患者团体相信卫生技术评估结果，会与尊重患者自主权，或赋予患者权利等价值观背道而驰，是一种充满家长式作风的操纵性行为。将患者代表视为独立于卫生技术评估社群成员以及患者利益和观点的拥护者，并不总是意味着他们能成为促成评估决定被接受和遵从的使者。这个事实提示我们需要进一步讨论是否需要对患者代表作为大使的所作所为进行一定限制。

2.3.3 通过患者赋权进行的能力建设

伦理学家观察到，在过去的几年中，医疗保健领域的自主权范围已从尊重患者自主权扩展到增强患者自主权（通常称为赋权）（Sjostrand 等，2013）。赋权在医疗领域的伦理学规范中的普遍适用也可为能力建设这一依据提供支持。

在卫生技术评估流程中，患者参与为何能赋予患者或患者群体权利呢？这是因为有效行使自主权就必须先获得信息，而通过参与卫生技术评估，患者可以更好地获取相关信息。显然，在卫生技术评估中赋予患者权利不仅要求直接参与的患者代表充分了解情况，也要求患者代表能使其所代表的患者群体更好地了解情况。通过直接参与卫生技术评估，患者代表可以了解只有通过直接参与才能获得与患者决策相关的各方面信息。他们不仅能将此类信息传达给其代表的患者群体，还可以将患者群体对于某些信息的需求传达给卫生技术评估机构。由于这一依据有着明确的支持证据，我们也随之研究了在使该依据合理化的进程中可能面临的一些挑战。

首先，我们应明确赋权意味着什么？如果赋权意味着更强的决策权和执行权，那么知情权本身可能并不能带来很好的决策能力。有时，如果患者发现情况比预想的还要复杂，或者有多种备选方案难以抉择，行使自主权就有可能变得更加困难。具体情况包括：数据有局限性、方法存在缺陷、医疗保健预算受到影响、医疗专业人员面临问题。这些问题的存在并不意味着卫生技术评估社群应该继续让患者一无所知，相反，它们体现出患者代表应该要对可以为其社群赋权的信息类型和程度加以判断。

其次是"患者的选择"。不同患者的偏好和观点有所不同，而不同的信息可能会为不同的患者群体赋权。因而加入卫生技术评估流程的患者群体可能不会收到相关信息。

患者群体赋权还有一种实现方式，即予以患者在评估中施加影响和作出决策的机会。此处，前文提及的患者选择问题再次出现。如果给一个患者群体赋权，则其他受影响的群体不能相应被赋权，而被赋权群体的利益也可能不符合全部患者或社会的最佳利益。因此，对某个特定群体的权利的强化可能有悖公平。

群体代表性的问题还引发了一个更普遍的问题：是否有可能通过允许群体代表参与或作出决策的方式来给一个群体赋权？答案是：只有当群体利益一致，且代表的决策能够体现一致利益时，这种做法才算合理。仅邀请代表参与的模式可能没有实现赋权于整个群体，但这种做法至少实现了对该群体中某个子类别人群的赋权，从而在决策中体现其偏好、价值和期望，或者使其成员能够认同卫生技术评估的体系。

这些问题指出了该依据的一些先决条件和局限性，以及对赋权对象和赋权程度作出价值判断的必要性。

2.3.4 关于工具性依据的总结性意见

能够实现预期结果的依据才能站得住脚，这是由工具性依据的本质所决定的。能否实现预期结果取决于许多经验因素。我们已经说过，那些宝贵的、有待评价的"目的"，即使有强有力的证据支持其实现，也不会因为有了患者参与卫生技术评估就水到渠成；或者说，它们的实现至少还需要一些前提条件。因此，我们需要特别关注这些前提条件。为了获取更强有力的支持，我们应该进一步考虑患者参与的实质性伦理学依据（Entwistle 和 Watt，2013）。

2.4 患者参与实质性伦理学依据的规范分析

无论患者参与能够给卫生技术评估带来何种积极影响，患者参与都有充分的实质性伦理学理由。

2.4.1 通过民主参与实现的公正性和合理性

大多数民主理论都具备这样一个基本特征：允许所有利益相关方在与他们相关的问题上拥有发言权（Gauvin 等，2010；Facey 等，2010）。我们认为，在患者参与上，最强有力的依据来自协商民主（deliberative democracy）思想（第 13 章）。民主治理的理想状态下，公民可提供知情且慎重考虑的意见。有人以这种协商民主观点支持患者代表参与生物医学研究中涉及伦理冲突的决策（Kim 等，2009）。在这里，患者参与的概念与患者权益倡导团体或患者代表的概念不同。后两者受特定利益的驱动,而前者的参与是基于公共产品(common good)的观念。因此,从公平性的角度来看,协商民主参与的理念似乎更有成效。与此同时,患者参与可能需要一般公众代表的加入作为补充。一般公众代表指福利社会中的纳税人,或可能间接受到卫生技术评估决定影响的其他患者群体。

协商民主的基本目标是就一项政策建议达成共识。因此,这项依据最主要支持的可能是战略性决策中的患者参与,如医保报销政策、卫生技术评估的指导性价值观以及针对争议性技术的问题等。这就要求利益相关方的不同代表不是因少数服从多数而达成的所谓共识,而是真正愿意接纳其他人的观点和论点(Fishkin 和 Luskin,2005)。协商民主与商谈伦理学(discourse ethics)关系十分密切,两者都提倡言论自由,都对变革和其他观点持开放和接受的态度,也都不允许权力关系影响协商(Habermas,1984)。我们基于这一依据指出了一些民主参与可能面临的挑战。

首先,即使所有这些限制我们都可以接受,民主决策也可能得出一些我们不能接受的结果。如果接受了医疗体系中的一些核心价值观,且希望一以贯之并保持理性论证的可能性,我们就会发现不是所有的价值判断都会得到支持。例如,即使大多数人认为在医疗保健治疗方面人们有理由歧视某些群体,但考虑到平等和公平的普遍价值观和规范,这种歧视仍是不可接受的。然而如果理性论证不能给出明确的答案,民主决策就依旧是我们解决问题的最佳选择。

其次,即使我们确定了民主决策的适用范围,我们仍然面临如何正确表达的问题。

最后,群体动力学(Ryfe,2005)理论和达成共同决策的困难程度(Sunstein,2007)都说明,影响决策的权力关系总是存在的。

2.4.2 通过尊重自主权实现的公正性

西方医疗保健体系的一个主要准则是尊重患者自主权,即能力健全者的决定应当被尊重。这种价值观要求我们允许患者做出决定,即要求患者直接参与卫生技术评估的决策(Sandman 和 Munthe,2009)。

我们能通过允许某个团体的代表做出决定,从而实现对该团体自主权的尊重吗?其他材料中有论点认为尊重患者代表的决定并不意味着尊重了患者的自主权,因为患者并未实际做出这一决定(Brostrom 等,2007)。即便患者代表作出的决定与患者在相同情况下会作出的决定是一致的,这一论点仍然成立。

而在更为宽松的解释下,如果法定代表作出决定是根据患者群体的偏好和利益(假定该患者群体内部偏好和利益一致),那么该患者群体的自主权就得到了尊重。

虽然对于团体自主权界定问题的理论还需要进一步发展，但这条依据本身肯定是适用的。不过，我们还是可以指出几个需要回答的问题：

首先，患者代表是否能够充分理解待评估技术，以确保他们在卫生技术评估过程中体现自主性？"理解"也分不同程度，不同患者代表在卫生技术评估过程中体现的自主性也高低之分。（这一点也同样适用于其他决策者。）

其次，自主决策需要足够的决策力（Sjostrand 和 Juth，2014）。某些患者——尤其是认知能力与常人不同的患者可能达不到需要的决策能力，因此在这种患者构成的群体内部，是很难找到代表的（在群体外却有可能找到）。

再次，即使患者有能力作出决策，也仍然可以考虑通过培训和教育提高其自主能力。如果对患者代表进行卫生技术评估培训，就可以让他们更了解具体情况，但这种做法可能会引发这样的悖论：患者代表对卫生技术评估进程的态度或偏好也会受到影响，他们会变得专业，甚至融入了卫生技术评估界。

最后，我们还需面对的一个问题是自愿性：患者代表会从患者组织处得到强有力的指示，但这些指示可能与他们自己的观念相冲突。

为尊重患者群体自主权，我们有必要采取不同的方法。

2.4.3 公平性

在许多国家，卫生技术评估都是确定医疗保健优先级过程中的重要一环。然而，卫生技术评估的"投入"并不全面，因为卫生技术评估过程常常还需要同时考虑患者需求和成本效益，然后才能确定重点，并最终得到产出（output）（Hofmann，2013）。即便整个评估过程中的量值（values）已经得到了肯定（如瑞典和挪威等国有明确的条例和标准来确定医疗保健各项内容的重要程度），对这些量值的实际应用过程也会因具体患者群体而异（Hofmann，2013）。

哪些技术在经费的覆盖范围内？针对特定技术，如何解读这些量值？患者需求等因素要如何评估？这些问题都指出了卫生技术评估直接参与者和优先级的设定可能对评估结果造成影响。患者，尤其是属于弱势群体的患者，如果在这些问题上获得发言权，就可能在治疗可及性上得到更公平的待遇。如果卫生技术评估的"投入"是通过基于患者的证据来决定，那么这一目标就可以在一定程度上得以实现。但若是要想对医疗资源的分配过程产生真正的影响，患者必须直接参与到报销政策的制定或实际的报销决策当中。这个理由可能遭到质疑，需要加以考虑。

首先，我们碰到了另一种形式的患者选择问题；在允许某一个特定的患者群体被代表时，也存在着分配公平的风险——因为该群体会以牺牲其他利益相关方的利益为代价来维护自己的利益。相反，如果我们让更为广泛的各类患者群体代表或公众代表参与进来，就可能会强化社会上已有的一些偏见（因此可能与关于公平的成文价值观相冲突）。

其次，如果患者代表仅仅出于其患者同伴的需要，不对一些证据进行合理解读，也不将这些对证据的合理解读作为决策依据，这种做法就违背了需求驱动的公平性原则。当涉及患者权益的组织领导者拥有巨大影响力，或当患者团体和代表背后有着来自制药行业的强烈影响或经费支持时，这个问题尤其需要警惕（Milewa，2008）。如上所述，这种典型问题是显而易见的。

因此，公平性的确是支持患者参与的一条适用原则，但我们仍需探讨其合理化的前提。由于公平性问题关乎一个系统不同部分之间的关系，某种程度上来说只有系统性方法适用于它，而非参与者的个体化观点。可见，能在很大程度上被决策结果影响利害关系的群体（如患者）不具备采取这种系统视角的条件，我们也不该对此抱有期望。这种平等性观点所支持的是基于患者的证据，而非让患者直接参与，以此得到对患者需求、患者所受相关影响和相关成本等方面的准确评估。

2.5 结语

在本章中，我们对支持患者参与卫生技术评估的一些强有力的伦理学依据进行了规范分析。显然，患者参与得到了一系列伦理学依据的支持，但这些依据的合理性也是有前提条件的。我们的批判性分析不是出于对患者参与正当性的怀疑，而是恰好相反。通过强调这些伦理学依据的重要前提及相应挑战，我们指出了应用这些依据，实现合乎伦理学要求的患者参与，卫生技术评估机构需要解决哪些问题，如表 2-2 所示。

表 2-2　伦理学依据、参与类型和需考虑的问题概览

伦理学依据	患者参与	卫生技术评估中需考虑的问题
与医疗保健目标和医疗保健需求的相关性	基于患者的证据	患者的主观观点应如何与总体的健康目标或医疗保健需求中更为客观的方面取得平衡
		如何处理因患者观点多样性而造成的选择性偏倚问题
		如果卫生技术评估最终给出了不太明确的建议，如何处理有效性问题

续表

伦理学依据	患者参与	卫生技术评估中需考虑的问题
合理性——遵从卫生技术评估决策	基于患者的证据(为保证相关性)和患者直接参与(为保证大使角色的产生和拥护)	考虑以上关于相关性的问题
		在影响决策遵从和接受度的相关性方面,患者和专业人士间可能产生的冲突应如何处理
		谁有资格担任"大使"
		我们应该如何最小化"大使"被患者群体以外的利益相关方绑架或成为其中一分子的风险
		在政策获得接受、实现贯彻与让患者代表保持其独立性、成为其患者群体的真正代表之间,哪一个更重要(暂不考虑对贯彻/接受程度的影响程度的话)
通过患者赋权进行的能力建设	患者直接参与	当患者群体中发生冲突时,如何在信息分配和有效决策之间取得平衡
		公布信息时如何处理选择性偏倚问题
		在让患者代表参与实际决策时,如何处理选择性偏倚问题
		如何处理选择性偏倚可能带来的公平性或平等性问题
通过尊重自主权实现的公正性	患者直接参与	作为患者群体代表的决策者,如何处理选择性偏倚问题
		如何处理选择性偏倚问题可能导致的公平性或平等性问题
		如何确保患者代表充分了解情况,足以行使其自主权
		由于认知问题,患者群体往往缺乏自主能力,这部分患者群体如何得到充分的代表
		如何在为患者代表赋予更多自主权的同时,令其仍然能够充分代表其背后的患者群体
公平性	基于患者的证据或患者直接参与	如何避免选择性偏倚引起的公平性问题
		怎样才算普遍意义上的公平分配,应该让患者观点在其中发挥多大程度的影响

原著参考文献

Bridges JFP, Jones C. Patient-based health technology assessment: a vision of the future. Int J Technol Assess Health Care. 2007;23:30–5.

Brostrom L, Johansson M, Nielsen MK. "What the patient would have decided": a fundamental problem with the substituted judgment standard. Med Health Care Philos. 2007;10:265–78. doi:10.1007/s11019-006-9042-2.

Coulter A. Perspectives on health technology assessment: response from the patient's perspective. Int J Technol Assess Health Care. 2004;20:92–6.

Entwistle VA, Watt IS. Treating patients as persons: a capabilities approach to support delivery of person-centered care. Am J Bioeth. 2013;13:29–39. doi:10.1080/15265161.2013.802060.

Facey K, Boivin A, Gracia J, Hansen HP, Lo Scalzo A, Mossman J, et al. Patients' perspectives in health technology assessment: a route to robust evidence and fair deliberation. Int J Technol Assess Health Care. 2010;26:334–40. doi:10.1017/s0266462310000395.

Fishkin JS, Luskin RC. Experimenting with a democratic ideal: deliberative polling and public opinion. Acta Polit. 2005;40:284–98. doi:10.1057/palgrave.ap.5500121.

Gagnon MP, Desmartis M, Gagnon J, St-Pierre M, Rhainds M, Coulombe M, et al. Framework for user involvement in health technology assessment at the locale level: views of health managers, user representatives and clinicians. Int J Technol Assess Health Care. 2015;31:68–77. doi:10.1017/s0266462315000070.

Gauvin F-P, Abelson J, Giacomini M, Eyles J, Lavis JN. "it all depends": conceptualizing public involvement in the context of health technology assessment agencies. Soc Sci Med. 2010;70:1518–26. doi:10.1016/j.socscimed.2010.01.036.

Gustavsson E, Sandman L. Health-care needs and shared decision-making in priority setting. Med Health Care Philos. 2014;18(1):13–22.

Habermas J. The theory of communicative action. Boston: Beacon Press; 1984.

Hofmann B. Priority setting in health care: trends and models from Scandinavian experiences. Med Health Care Philos. 2013;16:349–56. doi:10.1007/s11019-012-9414-8.

Hofmann BM. Why ethics should be part of health technology assessment. Int J Technol Assess Health Care. 2008;24:423–9. doi:10.1017/s0266462308080550.

IAP2. Public participation spectrum. 2015. https://www.iap2.org.au/documents/item/83.

Kim SYH, Wall IF, Stanczyk A, De Vries R. Assessing the public's views in research ethics controversies: deliberative democracy and bioethics as natural allies. J Empir Res Hum Res

Ethics. 2009;4:3–16. doi:10.1525/jer.2009.4.4.3.

Kreis J, Schmidt H. Public engagement in health technology assessment and coverage decisions: a study of experiences in France, Germany, and the United Kingdom. J Health Polit Policy Law. 2013;38:89–122. doi:10.1215/03616878-1898812.

Milewa T. Representation and legitimacy in health policy formulation at a national level: perspectives from a study of health technology eligibility procedures in the United Kingdom. Health Policy. 2008;85:356–62. doi:10.1016/j.healthpol.2007.09.001.Milewa T. Representation and legitimacy in health policy formulation at a national level: perspectives from a study of health technology eligibility procedures in the United Kingdom. 卫生政策。2008;85:356–62. doi:10.1016/j.healthpol.2007.09.001.

Munthe C, Sandman L, Cutas D. Person centred care and shared decision making: implications for ethics, public health and research. Health Care Anal. 2012;20:231–49. doi:10.1007/s10728-011-0183-y.

Nordenfelt L. The concept of work ability. P.I.E. Peter Lang: Bruxelles, New York; 2008.

OHTAC Public Engagement Subcommittee. Public engagement for health technology assessment at health quality Ontario–final report from the Ontario health technology advisory committee public subcommittee [internet]. Toronto: Queen's Printer for Ontario; 2015. http://www.hqon- tario.ca/Portals/0/documents/evidence/special-reports/report-subcommittee-20150407-en.pdf Accessed 27 Aug 2016.

Ryfe DM. Does deliberative democracy work? Ann Rev Pol Sci. 2005;8:49–71.

Saarni S, Autti-Rämö I, Lühman D, Hofmann B, Velasco-Garrido M, Lopez de Argumedo M et al. Ethical analysis. HTA core model for medical and surgical interventions 2008. https://meka.thl. fi/htacore/model/HTA%20Core%20Model%20for%20Medical%20and%20Surgical%20 Interventions%201.0r.pdf.

Sandman L, Munthe C. Shared decision-making and patient autonomy. Theor Med Bioeth. 2009;30:289–310. doi:10.1007/s11017-009-9114-24.

Sjostrand M, Eriksson S, Juth N, Helgesson G. Paternalism in the name of autonomy. J Med Philos. 2013;38:710–24. doi:10.1093/jmp/jht049.

Sjostrand M, Juth N. Authenticity and psychiatric disorder: does autonomy of personal preferences matter? Med Health Care Philos. 2014;17:115–22. doi:10.1007/s11019-013-9509-x.

Sunstein CR. Group polarization and 12 angry men. Negot J. 2007;23:443–7. doi:10.1111/j.1571-9979.2007.00155.x.

第3章 有关术语、目标和组织工作的思考

海勒·普劳格·汉森、杰基·思德利特
Helle Ploug Hansen, Jackie Street
（本章译者：李俊、傅淼淳、金琪灵，黄黎烜亦有贡献）

3.1 引言

在本章中，我们会关注解决患者参与卫生技术评估的3个问题。首先，卫生技术评估研究人员、患者组织和评估机构在指称那些参与卫生技术评估的患者时常用的一些术语，包括"患者""患者权益倡导者""患者代表""患者伙伴"和"消费者"等，我们将予以回顾。前文已经在医疗总体背景下，描述过这个问题。丹特（Dent）和帕霍尔（Pahor）写道："整个患者参与医疗领域都涉及大量的有关内涵、定义和目的的问题"（Dent 和 Pahor，2015）。他们还认为，要想在不同国家之间进行医疗实践比较，这一情况会变得更加复杂（Dent 和 Pahor，2015）。其次，我们会讨论对术语的选择，以及随之而来的对参与者的选择，将会如何影响卫生技术评估中患者参与的目标实现。我们认为，问题在于卫生技术评估中推行患者参与的目标不明确。而当这个目标与各种其他目标，如成本控制或已有严格定义的临床效益，存在竞争关系时，问题就更加突出。最后，我们要关注并解决关于领导力和组织变革的问题，因为要想实现某些患者参与卫生技术评估的目标，需要新的组织领导方法。我们将简要介绍3种组织患者参与卫生技术评估的模式。患者参与的术语使用，相关目标的性质和保障患者参与的组织工作，这些都是当前在热烈探讨的话题，希望本章能对此作出贡献。

传统意义上，卫生技术评估在某些国家/地区被视为对健康技术的安全性、临床效果和成本效益进行的基于证据的独立评估，其中患者的经验和喜好可以提供有

第一部分　概念 | 33

第3章　有关术语、目标和组织工作的思考

用参照，但并非必要（第1章）。而在丹麦等另一些国家，患者的观点和经验已成为完整卫生技术评估不可或缺的一部分（Kristensen 和 Sigmund，2007）。本书的第3部分将介绍世界各国和地区在患者参与卫生技术评估方面开展的工作。然而，尽管 EUnetHTA 已在其 HTA 核心模型（CoreModel®）中整合了患者和社会方面的内容，并将这两方面内容作为评估的有机组成部分，和其他部分同等对待，但 EUnetHTA 仍指出，目前看来，经济学评估和临床有效性在卫生技术评估中的作用更为重要（第24章）。

此外，一些卫生技术评估报告的研究人员和参考其评估结果的决策者将患者参与视为一种潜在风险，认为其会妨碍基于证据作出的独立决策，并对"非专家"或"非专业"公众参与高度技术性评估和决策的能力表示质疑（Russell 和 Greenhalgh，2014；Lopes 等，2015）。另一些人则态度相反，他们认为在考虑患者视角、将其纳入 HTA 以考虑患者价值观这一点上才刚刚起步，还需要进一步推进患者参与度（参见第3章3.3）。为了应对这一挑战，卫生技术评估实践者有必要获取新技能、学习新知识、进行新实践并发展新能力。同样，针对卫生技术评估研究人员、医生和患者之间的关系，也需达成共识、批判反思并落实执行。因此，对决策过程中领导力和权力的分配进行反思对于卫生技术评估至关重要。

总体而言，从临床试验和经济模型得出的证据，可能与从患者观点和经验得出的、基于患者的证据存在矛盾（第4章）。尤其是患者对服务或技术的价值认同，可能与评估体现的价值并不一致。患者价值观也可能与卫生技术评估中的专家或大多数人所持的价值观有所不同（Street 等，2008）。此外，就像卫生技术开发人员和临床医生有自己的观点和偏好，患者的观点和偏好也可能因结果上的既得利益而产生偏差。这些利益需要以正确的方式回应并处理。卫生技术评估必须以患者为中心（Bridges 和 Jones，2007），但也必须明确怎样才对患者全体最为有利（第2章）。由于患者群体常常重视过程的公平性和透明度，而只要满足这两个条件，他们就可能妥协接受结果。然而这个想法本身需要谨慎地思考对待。

要厘清卫生技术评估中这类潜在的观点冲突，重要的是明确谁应该发表意见、如何以及何时发表意见。我们认为，在讨论卫生技术评估中有效实施患者参与的时机、方式、基础之前，必须先对指称那些参与评估的患者的术语以及支持这些术语使用的理由进行思考。我们认为，我们尤其需要深入思考让患者参与卫生技术评估的首要目标，以及患者及其代表在卫生技术评估中扮演怎样的角色。

3.2 卫生技术评估中用于指称"患者"的术语

卫生技术评估中用于指称患者参与的术语对于界定参与人员的角色和地位至关重要。迈恩（Menon）和斯塔芬斯基（Stafinski）（2011）发表的关于卫生技术评估中患者和公众参与角色的综述，指出了用来指称此类参与者的各种术语。我们认为，通过选择相关术语，我们在某种程度上就界定了潜在的参与者类型、其具体资格条件、所需具备能力及其利益。一些机构已经在着手对公众和患者参与的目标以及相应的参与者性质进行界定。例如，欧洲药品管理局（EMA）仅邀请患者加入讨论临床试验的科学建议委员会，让委员会得以聆听该病患者的经历（EMA，2014）。但只有欧洲的行会、协会等伞形组织（umbrella organisations）才可以在涉及流程设计和政策制定的各委员会取得席位，提供更加开阔的政策视角，产生影响。然而卫生技术评估报告和文章显示，人们选择并使用术语时往往很少考虑这些问题。下文将回顾患者参与卫生技术评估的常见术语。

3.2.1 患者

词源上来说，"患者"（patient）的概念源自拉丁语"patientem"，意为承受、支持、痛苦、忍耐和允许（Harper，2016）。如今，"患者"一词通常是指由于需要治疗和照护而正在使用或曾使用过医疗保健系统的患有疾病或障碍的个人。在卫生技术评估中，该术语被以一种广泛的方式来使用，用来指出患者的观点、经验、偏好、需求和参与非常重要，尽管经常不提及具体原因。例如，HTAi 患者和公民参与 HTA 的兴趣小组（HTAi 兴趣小组）的网站主页上如此写道："我们的愿景：以患者和公民视角改善卫生技术评估"（HTAi，2016a）。该网站上的各种链接都直接使用"患者"一词，对其所指未加以明确界定。在 HTAi 对患者参与目的的陈述中，可以找到其对该术语最为详细的解释："确保卫生技术评估和决策参照那些亲身体验过控制过该疾病、或是有能力代表患者发言的非正式照护者的独特知识与观点（HTAi，2016a）。"

另一些作者则清晰地界定了"患者"一词。第 32 页通过从反面着笔，界定了什么是患者："为保证相关性，患者（而非某位公民、纳税人、医疗服务提供方或付费方）的视角必须得到考虑"。而费西等（2010）则将患者定义为"任何当前或潜在的卫生服务使用者或卫生技术受益者""对特定疾病或状况拥有宝贵的经验性知识的人"。在卫生技术评估中广泛纳入各类患者是困难的。例如，未受教育或文化程度低的患者、无家可归的患者、独自生活的患者、承受高度"社会耻辱"者（例如患有性病、酗酒或滥用药物者）或社会地位较低的患者可能更难参与卫生技术评估。尽管许多机构意识到遗漏了这些人群并努力尝试将其纳入评估，但我们认为，卫生技术评估中的患者代表可能永远都是不完整的，而考虑"患者意见"这一提法本身也存在固有缺陷。可参见第12章有关知识产生的论述。该章作者指出，知识永远是简化性的、选择性的。

3.2.2 患者权益倡导者和患者代表

患者代表和患者权益倡导者这两个术语经常交换使用。HTAi兴趣小组主页"常见问题"版块（HTAi，2016b）就是如此。该版块区分了卫生技术评估中的"患者"和"患者代表或患者权益权益倡导者"，但没有区分"患者权益倡导者"和"患者代表"。霍夫曼和邵尔尼将倡导视作患者代表支持患者"赋权""自主权""卫生系统改善"的潜在目的。换言之，"倡导者"这个角色可能更多被限制在为其所在患者群体要求获得"更多的、更好的服务"的范畴（Hofmann Saarni，2011）。在澳大利亚的一项定性研究中，一些参与者"质疑联合性组织和一些患者（"消费者"）代表能否合理代表卫生技术评估中各种利益相关的患者和患者组织"（Lopes等，2015）。在这种情况下，"患者权益倡导者"似乎是一个更合适的术语，因为个人一般都可以为患者发声，但不一定能"代表"所有患者群体。患者权益倡导者或患者代表被界定为代表患者参与，或代表特定患者群体、幸存者或照护者观点的人群。有时候，是指为了代表那些因患病而衰弱者、疾病快速发展者、沟通能力受限者（HTAi，2016b）。患者权益倡导者或患者代表这两个术语也可以用来指称在疾病过程中支持患者及其照护者，并协助他们在通常复杂的卫生系统中与各方协商的专业人员。在卫生技术评估中，这两个术语通常用于指称倡导某一广泛群体（如癌症幸存者和罕见病患者）的利益或某一特定群体（如阿尔茨海默病患者）的观点的个人或组织。患者利益倡导组织通常是非营利组织。患者权益倡导者的现代概念出现于1950年代，起因是关注研究试验中的癌症患者参与（Keating和Cambrosio，2012）。

如果不同的患者倡导组织对某一卫生技术的观点不同，并坚持己见，那么在有关此技术的争论中，观点就有可能两极分化。在这种情况下，少数人的观点（不一定在广大患者群体中得到共鸣）可能会影响评估的准确性。例如，关于学语前聋儿童是否应接受人工耳蜗的争论，失聪群体更为广泛的看法可能还未得到考虑（Batterbury，2008）。但这种现象很少有案例公开发表，因此很难判断它对卫生技术评估的实际影响。而另一方面，乳腺癌等疾病关注度高、又有众多强大的相关患者权益倡导机构，可能更容易起支配作用，使得那些低关注度疾病的倡导机构的声音难以得到注意。在就特定技术采用和（或）公共经费支付该技术进行无偏倚的分析和群体讨论时，患者权益倡导者可能会受到其所服务群体的束缚，无法反思回应与其所在群体观点冲突的证据。一些卫生技术评估医生也同样担忧制药业或医疗器械行业产生影响了那些患者权益倡导组织正宣扬的观点（Lopes 等，2015）。照护者也可以以患者权益倡导者或代表的身份行事。这种做法有些问题，因为照护者"可能拥有自己的经验和观点，构成其知识库的一部分"（HTAi，2016b）。但需要强调，照护者的需求是很重要的，需要将他们视作自身的代表加以考虑。

3.2.3 作为消费者的患者

一些研究人员认为，"消费者"这个术语的含义足够广泛，可以包含患者、普通大众、照护者等（Royle 和 Oliver，2004；Bastian，1998）。当然，该术语也可指称那些不定期使用医疗保健系统（如进行筛查或接种疫苗）的公民，但可能不被视为"患者"的人。但是，将患者包括在"消费者"这个总括性术语中，意味着认为"销售者"和"消费者"之间具有平等关系。而对于患者而言，在治疗方面经常没有多少选择，作出选择和决定可供参考的信息也不充分，因此这种平等关系通常是不可能的。另外，患者可能身患重病，负担着疾病带来的种种需求。有些疾病的患者更容易成为"作为消费者的患者"。这些疾病带来的负担可能不那么重、存在大量长期幸存者，或者更为一般人群所了解。一般而言，尽管患者是卫生技术的消费者，但一般买卖双方之间的契约关系并不适用，因为这显然涉及一种不平等的伙伴关系。在大多数情况下，患者（特别是身处公共经费支付系统中的患者）无法更改或难以更改其服务提供方或治疗选择方案。特里特（Tritter，2009）指出，有必要意识到医疗参与和消费主义之间的张力关系：把患者当作消费者对待可能会限制患者和公众参与的发展。在基于相互尊重而非商业协议做出共同决策时，该术语可以说非常不合适。

3.2.4 作为公众的患者

因为患者可能偏袒一方，所以将患者视为更广泛公众的代表通常不合适。另一方面，假设患者认识不到特定决策更广泛的社会后果，也可能是错误的（Hodgetts 等，2014），明确公众或患者意见的作用有助于区分公众意见和患者意见。卫生技术评估中，公众利益和患者利益通常不同，因此应分别搜集两类意见。代表患者利益的个人不应被要求同时代表广大公众的利益。Gauvin 等（2010）在一篇"公众参与"概念确定的文献中突出强调了一些问题，例如，他们的研究表明，就谁是"公众"、谁应该成为"公众"以及定义"公众"的最佳术语,那些文献几乎都没有达成共识(Gauvin 等,2010)。他们认为,直到最近,"消费者"一词被用来指称公众,这反映了 1970 年代和 1980 年代以市场为导向的意识形态。

3.2.5 作为专家的患者

在疾病体验、技术应用的适用性和重要性等方面,患者都可以被视作专家。"作为专家的患者"这个术语通常出现在有关患者参与卫生技术评估原因的讨论中。例如,欧洲患者学会(EUPATI)的盖斯勒(Geissler)写道:"他们(患者)是生活质量的专家。他们知道与疾病共存是什么样的。他们甚至可以彼此进行疾病评估……"(EUPATI,2016)。"除非患者有所参与,否则知情研究、知情评估和知情决策都无法开展……""作为专家的患者"这一术语,与将患者认作"外行"代表的想法截然相反。作为专家的患者可以被定义为某个特定患者群体的患者代表。他们可能靠自己的知识、人际关系和贡献能力,以专家身份,与医疗专业领域中的其他专家一起参与卫生技术评估。如今,诸如欧洲患者学会之类的不同组织都为作为专家的患者提供培训课程。哈茨勒和普拉特(Hartzler 和 Pratt,2011)的一篇文章讨论了患者专业知识和临床医生专业知识可能产生的不同贡献。举例来说,他们体现出患者的专业知识包括通过叙述性行动策略和视角表达的个人话题,而临床医生专业知识则具备医学性和规范性,是知识导向的(Hartzler 和 Pratt,2011)。

我们在此所反思的不同术语都是规范性陈述。规范性陈述通常被评价为积极或消极、好或坏、对或错。就研究或卫生技术评估而言,作为专家的患者、患者代表、患者权益倡导者、患者伙伴等术语(第 8 章)被看作积极、良好。积极陈述常常被默认为尝试描述现实的事实性陈述。尽管规范性陈述、规范及其含义是人类生活中不可或缺的一部分,但卫生技术研究人员对其进行反思仍很重要,例如提出"我们所使用的术语有的固有含义有哪些类型"等问题。

3.3 患者参与卫生技术评估的目标

卫生技术评估研究人员对术语的选择,以及随之而来的对参与者的选择,可能会影响患者参与卫生技术评估的目标包括能力建设、患者赋权和知识获得。尽管卫生技术评估组织让患者参与评估的原因并不总是很明显,但患者参与仍有一系列潜在的目标(Abelson 等,2007)。不同目标的选择推动了"和参与者的不同组合"(Abelson 等,2007,第 40 页)。确定患者参与的目标将有助于确定实现这些目标所需的参与者类型。在卫生技术评估中，患者参与的目标可能是以下几种。

- 民主目标：评估要更知情、更透明、更便于追责、更合乎情理，以改善决策过程。因此，决策过程必须在患者和更广泛的公众的支持下，过程公平、透明。如果利益相关方观点得到充分代表，则可以防止卫生技术评估出现偏倚——尤其是决策中，由于政治压力而产生的偏倚（Busse 等，2002；Liberati 等，1997；Gallego 等，2011；Van der Weyden 和 Armstrong，2004）。此外，这个目标基于公民具有权利和责任这一理念，患者身为公民当然也具有权利和责任。让公民参与对其将有直接影响的决策，是参与式民主或协商民主的基本原则。卫生技术评估中的患者是受评估报告和后续决定影响最大的公民，因此，可以认为他们有权参与，且在评估流程中具有特殊地位。

- 科学目标：为卫生技术评估建立更可靠而全面的科学基础，结合社会价值观和伦理价值观（第 2 章），以及患者的问题、生活经历、治疗结果效果和个人偏好。

- 手段目标：基本的信念是，让患者参与卫生技术评估将改善这一评估，并在评估所有阶段中作出质量更高的决策。了解患病的生活经验可能对评估框架和实施方式的制定至关重要。例如，斯提托等（2008）和费西等（2001）通过患者的经验报告，阐明了糖尿病患者的生活经验可能会对检测和治疗糖尿病性视网膜病技术的可接受性和使用产生怎样的影响。

- 发展性目标：与提升患者赋权相关，将患者看作是自己的疾病治疗伙伴。卫生技术评估如果没有患者参与，会限制患者了解可用的治疗方案，会彻底削弱和剥夺他们的权力。如果公众提升对卫生技术和卫生技术评估的了解，可以增强公众和患者为卫生技术政策问题作出贡献的能力（Gauvin 等，2015）。

患者以不同方式在不同阶段参与卫生技术评估时，这些目标有时可能会出现冲突或导致评估产生偏倚或准确性下降，尤其在参与 HTA 的患者和照护者可能在结果中存在既得利益时。在昂贵的药物只能将寿命延长数周或数月、或者没有长期益处时，情况尤其如此。因此在某些情况下，患者、患者权益倡导者或患者代表可能会被视为"偏袒一方者"，他们可能对技术抱有强烈的信念，并因此不太愿意参与"基于证据的"讨论。患者群体尤其可能会受到有说服力的个人的影响，或临床医生、卫生技术开发人员等利益相关方的意见的影响。这并不一定意味着这些人的观点是不合理的，或者不应该将它们纳入讨论，而是意味着这些患者群体可能不愿意在有临床证据的情况下，改变自己的观点。当然我们需要考虑到，循证医学本身代表了一种特殊的世界观，在某些情况下可能确实忽略了患者的需求和偏好（Jensen，2004；Hansen，2004），许多系统都有处理此类利益冲突的程序。但在某些情况下，偏袒一方的观点的影响可能会导致并非基于证据的程序或技术被纳入政策范围。例如，在20世纪90年代，美国许多健康管理组织由于担心被患者起诉，而被迫为乳腺癌患者提供自体骨髓移植和大剂量化疗。这些起诉常常有各州法律能够支持。直到1999年，人们才发现，这样的疗法与标准治疗相比并无更多益处，在许多情况下，甚至造成了不必要的痛苦（Deyo，2009）。因此，卫生技术评估研究人员非常应该对使评估的技术照顾到各利益相关方不同视角的、论证严密的分析。当然，偏袒一方的观点不仅会来自患者，还可能来自临床医生、卫生技术开发人员和（或）研究人员等其他利益相关方。此类利益相关方也可能导致评估准确性下降或产生偏倚。

3.4 组织患者参与

患者参与的目标和对参与者（患者、患者权益倡导者、照护者等）的选择显然将对患者参与卫生技术评估的组织工作以及参与的机制产生影响（第5章）。然而有关患者参与的执行工作不能仅仅关心目标设定和正确术语选择，还需要关注领导和组织工作的作用，特别需要关注卫生技术评估参与者与研究人员或评估委员会成员之间的关系问题。两名丹麦研究人员提出了一个由3种患者参与模式组成的框架，我们在此对其进行简要介绍。这3种模式是基于用户参与医疗保健的研究文献而建立（Holm-Petersen 和 Navne，2015）。每个模式都反映了关乎制定议程者（医生、患者或两者同时）的一个不同出发点。我们认为这3种模型可能与卫生技术评估和患者参与密切相关，有助于了解"患者"与卫生技术评估研究人员之间的关系（其他模式参见第5章）。

3.4.1 注重服务

"注重服务"将患者定位为消费者和/或作为公众的患者。该模式与新的公共管理思想相一致——强调从商业性视角看待服务提供，包括对客户满意度的关注。如果卫生技术评估研究人员希望调查患者在治疗、设备或医院服务等方面的偏好、需求和期望等，这种模式可能适用。我们通常把这种患者参与模式和患者满意度调查联系起来，而这也是组织患者参与卫生技术评估的最简单的方法，因为它基于"专业性管理"（Holm-Petersen 和 Navne 2015，第120页）。那些关系交由专业人员（在这里是指由卫生技术评估研究人员）来界定。但是，正如本章前部分所讨论的，这个模式并不完美，例如，它将患者定位为"消费者"（参见第3章3.2.3）。

3.4.2 支持性参与

要理解支持性参与这一模式，需把患者视为专家、权益倡导者或患者代表。这种参与模式支持患者作为积极的行为主体，参与解决特定人群的治疗、研究和设备使用的需求问题（Holm-Petersen 和 Navne，2015），并在评估过程中运用相关知识。这种模式充分理解并积极组织患者参与卫生技术评估，强调患者的自主权、自我照护和赋权。这种参与模式假设患者最了解自己的照护，让患者承担主要责任。而卫生技术评估研究人员的作用是支持、告知和动员患者。这基于患者管理，需要处理好卫生技术评估研究人员和患者及其家属的关系（Entwistle 等，2012）。但如本章中前文所讨论的那样（参见第 3 章 3.2.1、3.2.2 和 3.2.5），这种理解参与的方式也需要进一步明确哪些患者群体确实有能力参与。此外，在领导角色和实施可能性方面还暴露出许多问题，例如：

- HTA 研究人员可能不愿意放弃控制权和责任。
- 患者可能由于培训、疾病负担、身心和（或）社会经济原因，缺乏参与卫生技术评估中问题界定和讨论的能力（Entwistle 等，2012）。
- 要将决定权交给患者 / 患者代表时，可能需要考量伦理问题（Entwistle 等，2012）。
- 组织面对面会议而非电话会议时可能存在资金问题（Holm-Petersen 和 Navne，2015）。

3.4.3 平等伙伴关系

平等伙伴关系的概念尤其见于研究共同决策的文献。在共同决策中，研究人员和患者均从其特定视角贡献了相关知识。议题由患者和卫生技术评估研究人员共同设定，两者的关系以平等为基础。在患者参与卫生技术评估方面，这种模式与我们介绍的所有术语以及患者参与卫生技术评估的 3 个目标关系密切。但正如我们对患者作为偏袒一方者这一概念进行讨论时所特别指出的那样，平等伙伴关系这一模式也带来了许多问题。

3.5 结论

在本章中，我们回顾了卫生技术评估中患者参与的术语，目标和策略方法之间错综复杂的关系。我们认为，无论卫生技术评估研究人员使用哪些术语、如何理解

第 3 章 有关术语、目标和组织工作的思考

并开展患者参与，对这些术语、目标和组织进行批判性反思都是非常关键的。本书的第三部分将清晰地展现出，患者组织、卫生技术评估机构和研究人员对这一问题越发敏感，也越发意识到为卫生技术评估中的患者参与提供清晰定义和流程的必要性。要想避免患者和研究人员、评估人员之间的混乱与潜在的不满和不信任，这点非常重要。如果在设计患者参与 HTA 时未考虑到这些方面，可能会使得 HTA 变成纸上谈兵，有其名而无其实。未来，卫生技术评估中的患者参与一定不能仅仅体现好的意图，还要反思相关术语使用、相关目标制定。卫生技术评估研究人员还面临着极大的责任和伦理挑战，因为他们必须有能力接触到边缘人群和难以找到或难以参与项目的患者群体（包括急性病患者、无家可归者、教育程度低或沟通困难者、精神障碍者和无社交网络者）。定性研究和人种志研究特别适合此类研究（第 12 章）。此外，在卫生技术评估中，利益相关方之间经常（甚至总是）存在权力不平衡的情况——参与评估的患者在与临床医生和卫生技术开发人员辩论时，有时会面临准备不足且资金不足的问题。但正如本书第三部分所示，为解决权力不平衡或知识不对称，人们开始转向培训、指导和患者教育。我们认为，本章中讨论的问题仍需要进行更系统、更严格的研究，以便有效地支持患者和患者代表参与未来的卫生技术评估。

原著参考文献

Abelson J, Giacomini M, Lehoux P, Gauvin FP. Bringing 'the public' into health technology assessment and coverage policy decisions: from principles to practice. Health Policy. 2007;82:37–50.

Bastian H. Speaking up for ourselves: the evolution of consumer advocacy in health care. Int J Technol Assess Health Care. 1998;14:3–23.

Batterbury SCE. Evaluation and exclusion from the public arena: the case of the British deaf community: chapter 11. In: Boyle R, Breul JD, Dahler-Larsen, editors. Open to the public: evaluation in the public sector. New Brunswick: Transaction Publishers; 2008.

Bridges JF, Jones C. Patient-based health technology assessment: a vision of the future. Int J Technol Assess Health Care. 2007;23:30–5.

Busse R, Oravin J, Velasco M, Perleth M, Drummond M, Gurtner F, et al. Best practice in undertaking and reporting health technology assessments. Working group 4 report. Int J Technol Assess Health Care. 2002;18:361–422.

Dent M, Pahor M. Patient involvement in Europe – a comparative framework. JHOM.

2015;29:546–55.

Deyo RA. Marketing, media, wishful thinking, and conflicts of interest: inflating the value of new medical technology. Permanente J. 2009;13:71–6.

EMA. Revised framework for interaction between the European medicines agency and patients and consumers and their organisations. EMA/637573/2014 adopted. 2014. http://www.ema.europa.eu/docs/en_GB/document_library/Other/2009/12/WC500018013.pdf. Accessed 19 Nov 2016.

Entwistle VA, Firnig D, Ryan M, et al. Which experiences of health care delivery matter to service users and why? A critical interpretive synthesis and conceptual map. J Health Serv Res Policy. 2012;17:70–8.

EUPATI, Patient education!. 2016. https://www.eupati.eu/. Accessed 11 Oct 2016.

Facey K, Boivin A, Gracia J, et al. Patients' perspectives in health technology assessment: a route to robust evidence and fair liberation. Int J Technol Assess Health Care. 2010;70:1518–26.

Facey K, et al. Organisation of services for diabetic retinopathy screening. Health technology assessment report 1. Glasgow: Health Technology Board for Scotland; 2001.

Gallego G, Casey R, Norman R, Goodall S. Introduction and uptake of new medical technologies in the Australian health care system: a qualitative study. Health Policy. 2011;2–3:152–8.

Gauvin FP, Abelson J, Giacomini M, Eyles J, Lavis JN. "It all depends": conceptualizing public involvement in the context of health technology assessment agencies. Soc Sci Med. 2010;70:1518–26.

Hansen HP. Evidence-based nursing: must or mantra? In: Kristiansen IS, Mooney G, editors. Evidence-based medicine. In its place. London: Routledge; 2004. p. 33–50.

Harper, D. Online etymology dictionary, 2001–2016. 2016. http://www.etymonline.com/index.php?term=patient&allowed_in_frame=0. Accessed 11 Oct 2016.

Hartzler A, Pratt W. Managing the personal side of health: how patient expertise differs from the expertise of clinicians. J Med Internet Res. 2011;13(3) doi:10.2196/jmir.1728.

Hodgetts K, Hiller JE, Street JM, Carter D, Braunack-Mayer AJ, Watt AM, et al. Disinvestment policy and public funding for assisted reproductive technologies: outcomes of deliberative engagements with three key stakeholders. BMC Health Serv Res. 2014;14:204.

ofmann B, Saarni SI. Who can and who should represent the patient? Int J Technol Assess Health Care. 2011;27:403.

Holm-Petersen C, Navne LE. Hvad er ledelse af brugerinddragelse? En gennemgang af mål og tre individuelle brugerinddragelsesmodeller. (How to lead patient involvement? Goals and models that organize relations). Bruggerinddragelse Tidsskrift for Forskning i Sygdom og Samfund (J Res Sick Soc). 2015;22:103–33.

HTAi. Interest groups – patient and citizen involvement. 2016a. http://www.htai.org/interest-groups/patient-and-citizen-involvement.html. Accessed 19 Nov 2016.

HTAi FAQ for HTA agencies and policy makers. 2016b. http://www.htai.org/interest-groups/patient-and-citizen-involvement/resources/for-hta-agencies-and-policy-makers/faq-for-hta-agencies-and-policy-makers.html. Accessed 29 Nov 2016.

Jensen UF. Evidence, effectiveness and ethics: Cochrane's legacy. In: Kristiansen IS, Mooney G, editors. Evidence-based medicine. In its place. London: Routledge; 2004. p. 20–33.

Keating P, Cambrosio A. Cancer on trial. Chicago: University of Chicago Press; 2012.

Kristensen FB, Sigmund H, editors. Health technology assessment handbook. Copenhagen: Danish Centre for Health Technology Assessment, National Board of Health; 2007.

Liberati A, Sheldon TA, Banta HD. Eur-ASSESS project subgroup report on methodology: meth- odological guidance for the conduct of health technology assessment. Int J Technol Assess Health Care. 1997;13:186–219.

Lopes E, Carter D, Street JM. Power relations and contrasting conceptions of evidence in patient involvement processes used to inform health funding decisions in Australia. Soc Sci Med. 2015;135:84–91.

Menon D, Stafinski T. Role of patient and public participation in health technology assessment and coverage decisions. Expert Rev Pharmacoecon Outcomes Res. 2011;11:75–89.

Royle J, Oliver S. Consumer involvement in the health technology assessment program. Int J Technol Assess Health Care. 2004;20:493–7.

Russell J, Greenhalgh T. Being rational and being 'human': how national health service rationing decisions are constructed as rational by resource allocation panels. Health. 2014; 185:441–57.

Street J, Braunack-Mayer AJ, Ashcroft R, Facey K, Hiller J. Virtual community consultation? Using the literature and weblogs to link community perspectives and health technology assess- ment. Health Expect. 2008;11:189–200.

Tritter JQ. Revolution or evolution: the challenges of conceptualizing patient and public involve- ment in a consumerist world. Health Expect. 2009;12:275–87.

Van der Weyden MB, Armstrong RM. Evidence and Australian health policy. MJAFI. 2004;180:607–8.

第 4 章　卫生技术评估中基于患者的证据

索菲·斯坦尼斯维斯卡、索菲·韦尔科

Sophie Staniszewska, Sophie Werkö

（本章译者：李俊、金琪灵、曾治，刘方方亦有贡献）

4.1 引言

本章介绍了基于患者的证据，此类证据可以是基于患者对其诊疗和健康的经历、观点、看法、需求、偏好或态度的（Staniszewska 等，2010），此外，探讨了基于患者的证据这一概念及其在卫生技术评估中的作用，并将其与患者的意见进行了比较。本章还探讨了基于患者的证据面临的一些挑战。出现这些挑战的原因在于临床研究的证据等级有时被刻板地应用。我们回顾了卫生技术评估中使用基于患者的证据的案例研究，以及如何克服对基于患者证据的误解，以期此概念在卫生技术评估中得到更加广泛的使用。本章分析了搜集和使用基于患者证据的障碍和促成因素。要扫清障碍，促成基于患者证据的使用，需要所有的利益相关方采取共同行动。发展基于患者的证据时"共同生产"十分重要，基于患者的证据应当被视为一种有待进一步研究、发展的概念。

我们认为，基于患者的证据是一种重要的知识类型，可以从多种类型的研究中产生，应在卫生技术评估广泛使用。我们将基于患者的证据理解为一个复杂概念，其具体概念和理论探讨可参见其他文献（Staniszewska 和 Werko，2017）。

就研究类型、方法论和方法而言，基于患者的证据既可以产生于定性研究，又可以产生自定量研究（Staniszewska 等，2014；Staniszewska 等，2010）。需要注意的是，基于患者的证据与通过患者（或患者群体、非正式照护者）直接参与卫生技术评估提供的信息是不同的（第 5 章）；基于患者的证据和患者直接为卫生技术评估提供的信息具有互补性，而在其他卫生技术评估中，它们可能截然相反。关键区别在于患者为卫生技术评估提供的信息通常并非源自研究，而是属于个人或机构观点。然而患者提供的信息可以帮助评估基于患者的证据的有效性。例如，在第28章瑞典的案例中，患者观点印证了基于患者的证据。表4-1总结了这两个概念之间的一些差异。

基于患者的证据还可以为口头证据提供参考。口头证据是一个总括性术语。临床医生和患者各种非正式的口头意见，及他们的提供的观点、讲述的故事都属于口头证据（Sharma等，2015；Lomas，2005）。

表4-1 卫生技术评估中患者直接参与评估产生的信息与基于患者的证据的主要异同

基于患者的证据	患者直接参与评估产生的信息
通过研究产生，通常发表在同行评议期刊	基于个人、患者群体或组织的视角
研究类型多样，采用各种研究方法	无须特定方法论
利用优势和局限性已知的可靠科学方法，并提供可进行清晰解释的可靠结论	收集患者提供信息的方法的质量不确定，有时，甚至被认为其质量无关紧要
依赖质量评估，包括正式的批判性评估和同行评议	质量可能取决于真实性或角度多样性等因素
一般都有特定的研究问题，需要花费一些时间从一手研究或二手研究中产生基于患者的证据	评估流程中任何时候可以邀请患者直接参与。可以采取对话的形式，使患者能够立即回应新出现的问题
在考虑卫生技术评估的背景时，可能更有局限性。这取决于研究是否考虑了背景	可以考虑卫生技术评估问题的背景
以对既往研究的综述为基础，可以有效总结学界对某个患者关心的问题的全面、公正的看法	提供了一些视角，可能不全面，但内容丰富
产生证据所依托的研究一般在避免证据偏倚和平衡各方意见上有考虑，质量有保障	在患者提供的信息上，偏倚问题比较复杂，需要进一步探索

基于患者的证据以研究为基础，有时与患者合作产生，有时由研究人员产生，大多在同行评议期刊上发表。至于商业公司进行的基于患者的研究最终是否都会在同行评议期刊上发表，则尚不清楚。如果将来所有基于患者的证据都能以透明且可易于获取的方式发布，那么就可避免无用功。基于患者的证据可源自患者报告的结果（第9章）、离散选择试验（第10章）、层次分析法（第11章）、民族志田野调查（第12章）、包容性协商方法（第13章）和定性研究汇总（第15章）。

对定性、定量或混合方法研究进行整合，并用作基于患者的证据的基础，其效力可观。但需要注意的是，不管进行何种综述或汇总，都要保证一手研究的质量上乘，此外，还要确保所有研究均纳入系统性评估且汇总方法适当。基于患者的证据对实现完整卫生技术评估（也可称作全面卫生技术评估）具有关键性作用（第1章）。然而，我们认为，尽管基于患者的证据在卫生技术评估中的重要性已经有了早期的认识，对经济学评价的关注和对快速卫生技术评估的青睐，使基于患者的证据在日益变得重要的时代却遭到了忽视。既然要提到"全面"卫生技术评估，那么与技术评估相关的方方面面都应该被考虑到，特别是患者。过分依赖经济学评价、青睐快速卫生技术评估对此不利。

我们注意到，在卫生技术评估中使用基于患者证据上，一些国家和地区已经进行了有益尝试，如瑞典（第28章）、丹麦（第22章）、苏格兰（第27章）和德国（第25章）等。在丰富卫生技术评估证据类型和拓宽证据范围上，一些机构也已采取了切实行动（Staniszewska等，2014）。我们期待在未来，卫生技术评估机构能始终报告基于患者的证据。我们特别想强调的一点是，基于患者的证据和临床证据、经济学证据一样，都应该得到足够的重视。

4.1.1 探索基于患者的证据

为了探索基于患者的卫生技术评估证据，我们需要澄清"证据"的概念。对证据的评估是卫生技术评估的基石（Merlin等，2009），而构成高质量证据的关键因素是通过对资料、文献的回顾进行确认和查证（Davies等，2000）。人们眼中的证据，通常是以研究为基础的，并且是定量的（Sackett等，1997）。与临床研究有关的证据层次体系早已建立。其中，效力最高的，是对所有符合条件的随机对照试验进行的系统性综述，其次，是从至少一项经过适当设计的随机对照试验中获得的证据（Guyatt等，2000）。这种层次结构已在卫生技术评估中得到应用（Merlin等，2009），用来解决临床有效性问题及其他涉及患者的问题。

对基于研究的量化证据的关注，为循证医学以及随之而来的循证实践的发展提供了依据。萨基特（Sachett）等（1996）将循证实践定义为"认真、明确而审慎地使用现有最佳证据来指导个体患者诊疗的实践"。萨基特等（1996）指出，循证医学实践意味着将个人临床经验（包括对患者偏好和视角的考虑）与系统研究中可获得的最佳外部临床证据相结合。他们用"可获得的最佳临床证据"指通常来自基础医学相关研究，"尤其是来自以患者为中心的临床研究"的证据，但是，对最佳临床证据的确切性质，他们并未明确界定。我们赞同萨基特（1996）提出的观点，但我们

第 4 章　卫生技术评估中基于患者的证据

认为，还应该意识到，他们并未将"患者为基础的证据"发展成一个具有实质性内容的概念。他们认为，要考虑患者的视角的场合是临床诊疗。这就把来自患者的信息变成了个人化的感受，而非证据。尽管直接把他们的概念用在卫生技术评估中不一定合适，但是我们还是将它看作是患者为基础的证据这个概念的起源。我们认为，非常需要对"证据"进行概念化操作，并认真考虑"基于患者的证据"在卫生评估中的作用，将之与临床证据和经济学证据相提并论。

我们在本章中提到了"基于患者的证据"这个概念，并已经开始尝试对其进行定义，但我们仍需认识到，该术语在文献中出现的概率不高，在卫生技术评估中也并未得到普遍使用，定义也不够完善。"基于患者的证据"是牛津大学开设了一个硕士课程项目——"基于证据的医疗保健"的一个模块中使用的术语。这个项目持续了将近十年，与萨基特在牛津时期所倡导的基于证据的医学有关。在一篇有关慢性疲劳综合征的文献中，论及了如何搜集"基于患者的证据"。他们将患病经验和医疗服务体验作为临床实践证据的主要来源（Staniszewska 等，2010）。另一篇文献则介绍了近期以患者为基础的证据如何成为关键证据形式，为英国国家医疗服务体系研究所（NICE）患者经验指南和质量标准制定提供依据（Staniszewska 等，2014）。这些文献认为"基于患者的证据"包括患者的经历、看法、需求或对其诊疗和健康的态度等信息，甚至包括患者叙事、与健康相关的生活质量数据、质量调整生命年数或已发布的患者体验调查数据（Staniszewska 等，2010）。

此外，患者偏好作为一个研究领域，也在多个地区得到了发展。例如，2016 年 10 月在欧洲开始的，预计持续 5 年的创新医疗计划（IMI）中的 PREFER 项目。该项目旨在对医药产品评估中患者偏好数据的搜集和利用提供建议，以便为监管机构和卫生技术评估机构提供参考，方便决策（PREFER，2016）。

基于患者的证据这一术语在卫生技术评估领域仍然未被接受，且并不一定得到完全认可，但其在某种程度上已以不同的方式进入卫生技术评估。要确定产生这些证据的最佳方式，以便它们能够为卫生技术评估提供参考，仍需开展更多的工作。

这些证据在卫生技术评估和相关领域中的应用有几个重要的案例。瑞典卫生技术评估和社会服务评估局（SBU）开展的使用定性研究方法搜集患者经验的几次评估就是基于患者证据的实例（第 28 章）。这几次评估都关注人们对自身疾病、健康和生活质量的感知和体验，以及这对他们意味着什么。在整合这些基于患者的证据之前，利用专门用于定性研究的评估工具，对已发表的科学研究进行了严格的评估，以确定其相关性和质量。只有中等质量和高质量的研究会被包含在定性证据综述中。这样就生成了与卫生技术评估中的其他证据相似的（尽管其对证据等级的理解截然不同)、经过科学过程的、可靠的基于患者的证据。

在国际层面,应用基于患者的证据的例子之一是一体化卫生技术评估INTEGRATE-HTA(INTEGRATE-HTA,2013)项目。这是一个为期3年的项目,重点在发展用于以患者为中心的复杂卫生技术综合评估的概念和方法,并对缓和治疗患者进行案例研究(Wahlster 等,2016)。它创建了一个用于评估复杂技术的框架,将场景(context)、实施中的问题和患者的特征纳入考量,旨在提高卫生技术评估或系统综述对现实决策的价值,并回答如何生成基于患者的证据这个问题。关于如何使用基于患者的证据,本书第二部分和第三部分提供了更多的例子。在卫生技术评估中生成基于患者的证据时,我们需要让具有社会科学专长的人员参与到定性和定量的方法与方法论的发展和使用中。

4.2 整合基于患者的证据面临的阻碍因素

在卫生技术评估中识别和整合基于患者的证据存在一系列阻碍,包括确立基于患者的证据的地位、概念和方法带来的挑战,以及整合基于患者的证据与临床、经济证据的方法的匮乏。我们综合了本文几位作者各自的经验和专业知识,并以此为基础,在表4-2中对以上各种阻碍因素加以总结。

4.3 整合基于患者的证据的促进因素

基于我们各位作者各自的专业知识,我们总结了有利于卫生技术评估中识别和纳入基于患者的证据的潜在促进因素(表4-3)。

表4-2 基于患者的证据的阻碍因素

阻碍因素	问题
对基于患者的证据的了解状况	研究人员和临床医生有时对基于患者的证据不太了解
对这种方法的态度	患者的经历和观点过去被认为是质量不高、不具有代表性的个案
领导者问题	负责收集基于患者的证据的领导通常是社会科学背景。在发挥影响、实施改变的能力上,可能被认为落后于临床领导者
卫生技术评估中关注的问题类型	卫生技术评估使用的证据等级,主要考虑临床和经济学问题。基于患者的证据需要采用其他形式呈现
概念的发展	基于患者的证据这一概念发展不足,难以识别和应用

续表

阻碍因素	问题
方法的发展	基于患者的证据,作为一个科学领域,不像其他领域那样在方法发展上有战略性规划、针对性努力和支持
基于患者的证据与其他形式的证据的整合	尽管方法论上已经有所进展,出现了一系列定性和定量方法,但将基于患者的证据与临床、经济证据相结合的方法进展却不大
进行高质量研究以产生可靠的基于患者的证据的能力	卫生技术评估机构似乎热衷于聘用经济学家,但他们也需要具有社会科学背景,可以呼吁重视患者价值观、进行患者相关研究的人员
可靠的基于患者的证据	如本书第二部分所述,有必要讨论能够为卫生技术评估决策提供可靠证据的研究类型及研究背景的作用

表 4-3 基于患者的证据的促进因素

促进因素	潜在解决方案
范式转换	卫生技术评估界需要认识到,评估中使用的"证据",需要在概念上进行范式转换
提高基于患者的证据的地位	作为与临床证据、经济学证据同等重要的知识形式,基于患者的证据的地位需要得到认可
为政府、政策制定者和决策者提供参考	应该向政府、政策制定者和决策者普及有关基于患者的证据的知识,促使他们进行改革,在卫生技术评估中收集采纳基于患者的证据
确保资金到位	研究者、卫生技术评估资助方和医药行业提供的经费,在生成基于患者的证据中具有重要作用
概念和方法论发展	基于患者的证据是被忽视的财富,需要继续发展
支持卫生技术评估界、患者和患者组织	研究人员、临床医生和患者需要共同努力,证明基于患者的证据的优势

4.4 证据生成中的患者参与

在呼吁大力发展卫生技术评估中基于患者的证据的概念时,我们认识到我们需要与患者和公众一道,共同发展新的途径和方法。"共同发展"一词突显了生产者与"客户"之间可能存在的潜在关系,因为人们意识到,如果没有服务接受者的积极参与,服务的生产就很困难(Ostrom,2002)。患者主要是研究对象,作为基于患者证据的"提供者"至关重要,在创造基于患者的证据的概念化和方法论发展上,也应起到积极的合作者的重要作用（Stephens 和 Staniszewska，2015）。基于患者的证据的共同发展需要新的工作方式、文化和制度的支持，需要反映公众参与的精神（Wilson 等，2015）。

4.5 结论

本章介绍了卫生技术评估中基于患者的证据的概念，并尝试初步定义它。有必要在理论和方法上继续发展它，也有必要将它纳入卫生技术评估中，以确保对患者视角、体验等开展可靠的研究。现在我们已经达到了十分重要的临界点。我们承认卫生技术评估已经取得了重要的进展，同时，也敦促卫生技术评估界共同努力，通过将基于患者的证据纳入评估中，使之更适用于 21 世纪的实践。HTAi 患者和公民参与兴趣小组也将努力推动将基于患者的证据纳入卫生技术评估。

致谢

感谢 NICE 的大卫·哈斯拉姆（David Haslam）、麦克马斯特大学的德尔德雷·德让（Deirdre De Jean）和 3 位主编凯伦·费西、海勒·普劳格·汉森和安·森格的批评指正。本文的所有观点和错误，责任都在作者本人。

原著参考文献

Davies H, Nutley S, Smith P. Introducing evidence based policy and practice in public services. In: Davies H, Nutley S, Smith P, editors. What works? Evidence based policy and practice in public services. Bristol: The Policy Press; 2000. p. 1–11.

Guyatt GH, Haynes RB, Jaeschke RZ, Cook DJ, Green L, Naylor CD, et al. Users' guides to the medical literature XXV. Evidence-based medicine: principles for applying the users' guides to patient care. JAMA. 2000; 284:1290–6.

INTEGRATE-HTA. 2013. http://www.integrate-hta.eu. Accessed 1 Nov 2016.

Lomas J, Culyer AJ, McCutcheon C, McAuley L, Law S. Conceptualizing and combining evidence for health system guidance. Ottawa: Canadian Health Services Research Foundation; 2005.

Merlin T, Weston A, Tooher R. Extending an evidence hierarchy to include topics other than treatment: revisiting the Australian 'levels of evidence'. BMC Med Res Methodol. 2009;9:34.

Ostrom E. Crossing the great divide: coproduction, synergy, and development. In: McGinnis MD, Ostrom E, editors. Polycentric governance and development: readings from the workshop in political theory and policy analysis. Michigan: The University of Michigan Press; 2002. p. 346–74.

PREFER: Patient preferences. 2016. http://imi-prefer.eu. Accessed 30 Nov 2016.

Sackett DL, Rosenberg WMC, Gray JA. Evidence based medicine; what it is and what it isn't. Br Med J. 1996;312:71–2.

Sackett DL, Richardson WS, Rosenberg W, Haynes RB. Evidence based medicine. How to practice and teach EBM. Edinburgh: Churchill Livingstone; 1997.

Sharma T, Garner S, Kaur B, Choudhuri M, Naidoo B, Littlejohns P, Staniszewska S. Evidence informed decision-making: the use of 'colloquial evidence' at NICE. Int J Qual Health Care. 2015;31:1–2.

Staniszewska S, Werko S. Some of our evidence is missing: conceptualizing and using patient-based evidence in HTA. (forthcoming) 2017.

Staniszewska S, Boardman F, Gunn L, Roberts J, Clay D, Seers K, et al. The Warwick patient experiences framework: patient-based evidence in clinical guidelines. International Journal of Quality in Health Care. 2014;26:151–7.

Staniszewska S, Crow S, Badenoch D, Edwards C, Savage J, Norman W. The PRIME project: developing a patient-based evidence-base. Health Expect. 2010;13:312–22.

Stephens R, Staniszewska S. One small step⋯. Research Involvement and Engagement. 2015;1:1. Wahlster P, Brereton L, Burns J, Hofmann B, Mozygemba K, Oortwijn W et al. Guidance on the integrated assessment of complex health technologies – the INTEGRATE-HTA model. 2016. http://www.integrate-hta.eu/downloads/. Accessed 1 Sept 2016.

Wilson P, Mathie E, Keenan J, McNeilly E, Goodman C, Howe A, et al. Research with patient and public involvement: a realist evaluation – the RAPPORT study. Journal Health Services and Delivery Research. 2015;3 doi:10.3310/hsdr03380.

第 5 章　构建患者直接参与 HTA 的图景

凯伦·M. 费西[①]
Karen M. Facey

（本章译者：李俊、金琪灵、傅淼淳，黄黎烜亦有贡献）

5.1 引言

本书第一章已将患者参与（patient involvement）定义为产生基于患者为基础的证据的研究以 HTA 中患者的直接参与。本章探讨患者可能直接参与（participate）HTA 的各种过程（processes），介绍"公众直接参与政策制定阶梯"的各个梯级（从作用微乎其微到足以为公众赋权），讨论专门用于卫生政策、HTA 和患者的直接参与方法及支持患者（以及患者小组和非正式照护者）直接参与 HTA 所面临的障碍和促进因素，并介绍 HTA 机构在各个评估阶段可以使用的，不仅适用于单个患者的 HTA（individual HTAs），也适用于 HTA 的流程（HTA process）和更高层次的 HTA 政策的患者直接参与机制。由此形成一幅患者直接参与 HTA 马赛克图以供讨论和指导 HTA 机构根据自身情况，建立良好的患者直接参与机制。

5.1.1 定义"直接参与"

用来描述"直接参与"的术语按照研究领域和来源国而有所不同。某些情况下这些术语可以彼此替代，另一些情况下，一个术语的所指可能是另一个的子集。例如，在国际公众参与协会（International Association of Public Participation）"involvement"属于"participation"的多种形式之一（IAP2，2016）。如第 1 章所述，

[①] 欧洲患者论坛

"参与"是本书中的一个统领性术语，而"直接参与"是其中的一个子集。因此，为确保本书的概念清晰，本章在提及已发表的参考文献中的概念时，对部分术语作了调整。

5.1.2 HTA 中患者直接参与的案例

几十年来，患者一直集结成群，共同努力，以提高公众对其疾病的认识、促进患者教育并提高政界的积极性（Maxwell，2015）。早期具有代表性的患者行动主要与癌症有关，如 1944 年，有一个家庭为纪念过世的儿子，成立白血病和淋巴瘤协会（Maxwell，2015）。另一些与艾滋病有关。1980 年代初期，伴随着艾滋病的出现，建立了各种患者团体（Royles，2012）。

过去 15 年中，由于将 HTA 用作报销范围及医保准入的参考，患者团体呼吁，在 HTA 的协商评估过程（deliberative appraisal process）中，患者视角也应得到充分考虑。而同时，许多 HTA 机构为了更快生成报告，不得不精简工作，这导致用于获取基于患者的证据的研究资源减少（第 1 章）。因此，有必要发展了解患者视角的新方法。适应短周期 HTA 的患者直接参与是这些新方法中的一个主要途径。

患者直接参与 HTA 的合理性已经获得了伦理学、科学哲学、政治学和社会科学论证的支持（Gauvin 等，2011）。然而，许多 HTA 机构仍然对患者直接参与 HTA 有所担忧，包括患者提供的信息的不可靠性，以及由于利益冲突可能造成的偏倚（Facey 和 Hansen，2011）。

本章探讨如何支持患者直接参与 HTA、让其提供的视角对在很大程度上属于术语科学研究（scientific process）过程的 HTA 有所裨益。鉴于患者直接参与和公众直接参与之间存在重要区别，本章先回顾两者的相关框架，然后描述患者和公众直接参与 HTA 的具体方法，最后重点关注患者直接参与 HTA。

5.2 "直接参与"的概念化

十多年前，罗威和弗雷韦尔（Rowe 和 Frewer，2005）指出，公众直接参与（public participation）的定义并不准确。可以在许多情况下使用这个概念，但公众直接参与往往具有不同的目标和多样的形式。较新的一篇系统综述证实，患者直接参与医疗保健研究的概念仍然模糊不清。概念随着时间推移发生了变化，概念的视角也往往以偏概全、支离破碎（Barello 等，2014）。

最早出现的直接参与框架之一是"公民直接参与政策规划阶梯"（Arnstein，

1969，后简称"直接参与阶梯"）。直接参与阶梯有 8 个梯级，最底部是控制和治疗，相当于没有直接参与；其上是提供信息、咨询和安抚，算是象征性直接参与；再向上是伙伴关系、代表权和公民控制权，体现的是公民权利。在患者参与卫生服务研究和 HTA 这一主题中，直接参与阶梯作为相关性最高的论述，被广泛引用。然而阿尔斯坦（Arnstein）承认，她的模型过于简化，不少梯级间的区分度也并不如阶梯图所示那样明显（Arnstein，1969）。

30 多年后，特里特和麦卡勒姆（Tritter 和 McCallum，2006）指出，直接参与阶梯是在对行动主义进行概念化做出的将控制/权力置于顶部的梯级图示。特里特（Tritter，2009）对其进行反思，指出阶梯模型的假设权力总量有限——将权力让渡给一个群体就会减少另一个群体的权力。对此，他提出了不同的观点，认为卫生政策中存在不同种类的知识和权力，伙伴关系和共同合作可以带来更好的结果（第 3 章）。让公众直接参与的目标不是将权力拱手相让，而是支持不同视角的知识和专长得以共享，从而为卫生服务设计提供参考。这样的直接参与过程本质上是复杂且不断发展的，需要与所有利益相关方协商。这种知识共享的视角似乎更切合卫生技术评估。因为"权力"实际上掌握在卫生系统的手中。卫生系统会根据 HTA 建议，对是否采用某种卫生技术做出最终决定。

博伊文（Boivin 等，2014）指出，在卫生系统规划决策中，如果仅仅为公众直接参与的代表提供议席，而不提供适当的支持，就不太可能通过公众改变卫生保健政策的决定（公众至多是象征性参与）。他们参考了 3 个主要构念来解释公众对集体决策的影响。

- 可信度（技术专家过程，technocratic processes）：贡献有效的相关知识，从而引发相互学习、产生新的解决方案
- 合法性（民主过程）：为受卫生服务影响的人们发声
- 有权力和能力来产生影响

他们的结论是，只有获得了支持，直接参与者才能成为专业人员可信、合法而有权力和能力的知识来源，才能被视为"以经验为依托的专家"。

在 HTA 方面，加拿大的许多研究者一直在着手进行患者/公众参与的概念化，他们倾向于使用罗威（Rowe）和弗雷韦尔（Frewer）（2005）的分类。将他们使用的术语与本书使用术语进行比较后，我们可以发现，他们根据信息流动的方向将直接参与分为 3 类：

- 沟通（决策者→患者）
- 咨询（决策者发起该流程（process）：患者→决策者）

- 对话（决策者 ↔ 患者）

双向对话可以改变决策者和患者双方的意见，但其有效性取决于对话机制的公平性，以及其实现预期目标的能力和效率。这需要真正做到多方收集采纳相关知识和观点，也取决于如何选择参与者、信息获取的形式和信息的来源。其后，这些信息还必须经过处理，以确保在与其他信息结合时尽可能少丢失信息。为确保患者直接参与 HTA 达到最优化，必须考虑以上所有问题。

5.3 患者和公众直接参与 HTA 的发展历程回顾

1998 年，《国际卫生保健技术评估杂志》（*International Journal of Technology Assessment in Health Care*，IJTAHC 1998）出版了名为《消费者与技术》的一期专刊。刊中文章涵盖了患者在医疗保健中的权益倡导/赋权、发掘患者观点的定量方法比较，以及基于证据的信息交流相关问题。专刊的目的原本在于探索这些领域的发展及其对 HTA 的影响，但最终，重点似乎更多地放在了向患者灌输 HTA 以及 HTA 过程中的种种问题上，换言之，是向患者披露 HTA 相关信息，而非鼓励患者直接参与 HTA。

2004 年，库尔特对《国际卫生保健技术评估杂志》中介绍各国 HTA 方法的一系列文章表示失望，认为这些文章似乎暗示患者在 HTA 过程中处于边缘化的地位。她鼓励患者直接参与 HTA 的所有阶段（stages），并建议 HTA 应从患者向临床医生提出的不同问题（包括疾病特征、寿命、生活质量和不同治疗方式之间的取舍）和患者看重的结果着手。

2005 年，两项重要的国际项目令情况有所进展：HTAi 建立了患者/公民参与 HTA 兴趣小组，而 INAHTA 对 HTA 机构中的患者/公民参与进行了调查和讨论，并发表了一篇论文，指出：医疗保健中优先事项的决策取决于价值判断，因此，所有决策过程均应开放、透明和包容（Hailey，2005）。海利（Hailey）在文章结论部分指出，HTA 需要更加关注患者的意见，因为他们是直接受所评估技术影响的群体，但患者参与的具体方法则取决于每个 HTA 机构的职责、治理方式和资源情况，以及所评估的具体技术。布里奇斯和琼斯（Bridges 和 Jones，2007）指出，HTA 所依赖的证据发生了演变，在循证医学的传统证据等级体系之上，开始囊括经济学、生活质量等更为多样化的证据。布里奇斯和琼斯（2007）认为需要让患者与 HTA 达成伙伴关系，从而使 HTA 更加以患者为中心；HTA 在考虑其他方面的同时，也要考虑患者的观点和偏好。

尽管已经取得了这一进展，高文（Gauvin）等（2010）却报告，许多 HTA 机构出于对科研诚信的考虑，在实施患者/公众直接参与 HTA 时遇到了困难。他们报告了自己所做的混合方法研究，发现患者/公众是否直接参与 HTA 取决于：
- 被评估的技术
- HTA 机构的体制环境（institutional context）
- 希望参与者的利益与 HTA 机构的利益
- 患者/公众提供的信息是否被认为是合理的证据

近年来，针对患者（和公众）参与，学者通过调查（Hailey 等，2012；Whitty，2013；EPF，2013）、系统性综述及访谈（Menon 和 Stafinski，2011），对 HTA 机构进行了研究。有 33～40 个国家的 HTA 机构对调查进行了回应。在国际卫生机构技术评估网络的调查中（Hailey 等，2012），有 22 个 HTA 机构（占回应机构的 67%）有患者和公众参与；欧洲患者论坛调查（2013）中，18 个机构（45%）表示有患者参与。在 HTA 的各个阶段中，参与的类型和水平差异很大，但大多数机构表示，患者团体可以参与议题选定、为评估提供信息并审查建议草案。然而，在报告中呈现或融入患者观点、给出"患者友好"的评估报告摘要，或对患者直接参与的影响进行评估的 HTA 机构则较少。实际情况当然比呈现出的更差，因为可以推测，不让患者参与的机构并未对调查做出回应。

2011 年，HTAi 兴趣小组领导了 IJTAHC 的一期特刊的编写。该期特刊论文主题包括针对患者视角的研究、HTA 项目中的患者直接参与，以及证实患者参与 HTA 所产生的影响的必要性（IJTAHC，2011）。

加尼翁（Gagnon 等，2011）指出，HTA 若能纳入患者的经验证据，可以更准确地评估卫生技术的价值。梦恩和斯塔芬斯基（Menon 和 Stafinski，2011）也认为，在健康获益逐步增加的时代，患者对卫生技术相对价值的见解可能越来越重要，但对于依靠传统形式的证据来评估价值的决策者来说，这可能会有难度。他们的结论是，在 HTA 中，使用可靠的方法来收集患者的观点至关重要（Menon 和 Stafinski，2011）。

时间更近的一篇文献综述（Gauvin 等，2015）仍然发现，很难依靠文献判断 HTA 中什么样的患者/公众直接参与才算有意义，因为：
- 关于患者直接参与的定义看法不统一。
- 关于其有效性和影响的研究不足。
- 将患者直接参与整合融入其他类型证据的最佳方法仍未确定。

然而，有证据表明，有充分理由相信，患者/公众参与 HTA 可以实现以下目标：
- 民主目标

- 科学目标（纳入基于患者的证据）
- 工具目标（在评估的每个阶段做出更佳的决策）
- 发展目标（增强对卫生技术评估的意识，增强能力建设以促进为 HTA 作出贡献。）

以上依据是患者直接参与 HTA 的依据。我们在第 2 章已经对这些依据和其他伦理学依据进行了讨论。

5.4 患者直接参与 HTA 的阻碍因素和促进因素

HTA 中的患者直接参与问题仍有争议（Gauvin 等，2010），关于参与对象、时间和方式，人们观点不一。患者/公众参与的范围和类型，根据负责 HTA 的机构的权力、权威性（是设在政府内还是政府外、是否提出决策建议、决定是否影响报销政策等）和政策不同而有所差异（Gauvin 等，2011；Kreis 和 Schmidt，2013）。高文等（2015）指出，由于资源和制度方面的限制，很难确定在 HTA 的哪个阶段使用哪种方法。因此，本节的目的是探究为何患者直接参与 HTA 仍存在争议，并找出其直接参与 HTA 的阻碍和促进因素。下一节将探讨患者直接参与 HTA，以增加 HTA 的价值的时间、原因、对象和方式等问题。

海利（2005）提出了患者/公众参与 HTA 的阻碍因素，这些障碍在 10 年后仍然普遍存在（Facey 和 Stafinski，2015）。表 5-1 对海利设计的表格进行加工，并添加了新的综述性参考文献，以更好地呈现这些障碍。

表 5-1 患者参与 HTA 的阻碍因素（改编自 Hailey，2005）

挑战	问题
消费者与研究者的互动	建立有信任、有成效的关系所需的时间
	对 HTA 机构（患者担心自己只能象征性参与）或患者团体（HTA 机构担心其中固执己见地不愿接受研究证据）态度的担忧
	对从卫生技术研发者处获得了资金的患者团体的客观性的担忧
资源	行政资源
	经费资源
	支持人员资源
参与机制	缺乏为 HTA 每个阶段全面设定直接参与的目标的方法（Gauvin 等，2015）
	通常由决策者选择。决策者能够以特定的方式塑造机制，从而控制直接参与（Boivin 等，2014)

续表

挑战	问题
明确"患者立场"	认识到卫生系统中,在价值观、期望、环境、文化、遗传学和经历上患者存在差异,但不可能征求所有人的意见
患者代表的性质和范围	难以确定哪些患者应该参与
	关于代表性的问题
	对利益冲突和卫生技术研发者影响的担忧
	难以涉及边缘化人群
技术要求	在科学过程和医疗保健政策备选方案上,相关知识/能力/资历/技能欠缺
	患者健康状况下降,影响其贡献意见的能力
培训和教育	缺乏专门针对患者的教育和培训
时间要求和报酬	时间投入
	要遵从紧迫的时间表
	应付给患者的款项
平衡来自研究者、文献和患者的信息	患者认为重要的问题与已研究的问题间缺乏一致性
	对方法论的担忧:如何平衡定性和定量证据与成本的关系,及基于患者的证据的可信度问题
	证据等级中基于患者的证据的贬值(Gauvin 等,2011)
使用患者提供的信息	不确定如何面对患者代表或如何使之参与卫生技术评估
	对象征性参与的担忧
	可能会增加评估所需的时间
	主持不佳的讨论可能无法使患者作出贡献(Boivin 等,2014)
	研究者/临床医生担心,科学讨论因纳入患者的视角而不再强有力
	患者带来的偏倚可能会扭曲支付决策
	患者团体担心不同来源的证据如何被处理、衡量和判断价值的问题,并担心其他证据有更强的影响力
	患者和专业人员之间的权力差异(Boivin 等,2014)
	利益冲突(Facey and Hansen,2011)
对 HTA 流程的认识不足	不理解 HTA 流程的影响
	患者不知道 HTA 有何作用或如何直接参与
对患者参与的评估很少	没有高质量研究表明患者参与确实有意义
	没有证据表明患者参与可以提高评估质量(Gauvin 等,2015)

第 5 章 构建患者直接参与 HTA 的图景

政治和科学相遇之处总是会有困难。然而尽管障碍重重，HTA 机构仍在制定支持患者参与 HTA 的流程。表 5-2 根据《HTAi 患者参与 HTA 的价值和质量标准》（第 1 章）中概括的 HTA 的环境描述了 HTA 的流程，并添加了 Gauvin 等（2010）提出的政策环境（policy context）。

尽管这些阻碍和促进因素是从 HTA 机构的角度撰写的，但其中许多也与患者团体有关。

表 5-2 患者直接参与 HTA 的促进因素

背景	促进因素	描述
政策	文化和政治环境	国家/地区政策鼓励患者参与卫生服务设计和提供
	成为 HTA 机构的关键业务	患者直接参与 HTA 被认为是常态，其程序可以公布和调整
	领导人问题	负责 HTA 的领导人与政治领导人鼓励/授权 HTA 机构让患者参与
HTA 流程		HTA 资助方审查 HTA 机构的患者参与机制的有效性
	依据得到阐明	确定 HTA 流程中各个阶段患者参与的原则、目的和目标
	一系列机制	根据评估阶段和目标提供不同的方法
		决定是否让患者个人、照护者个人、患者代表或患者团体参与
	评价	根据预期目标评估直接参与的方式
		了解参与患者的满意度
		根据各方面利益相关方的反馈修改流程
		发展直接参与流程的创新文化
具体的 HTA	认真的招募和支持	明确的招募策略
		可以代表卫生技术用户的患者团体来参与
		结构化的培训和支持
		患者彼此互动的机会
		与另一位患者代表结伴
		专职的联络人员
		提供指导

续表

背景	促进因素	描述
具体的 HTA	认真的招募和支持	准备材料、参加会议有补助
	充足的时间	提前通知即将开展的可能有关的 HTA
		HTA 中告知充分的信息，以便患者和患者团体可以与他人协作，准备好要提供的信息
	适当的材料	以易于理解的方式表达技术信息
		行政支持（打印文件）
	包容性会议	预备会：讨论患者最能够贡献价值的领域
		根据患者情况适当安排会议时间和地点
		由专业主持人主持会议，确保每个人都有机会参与跨学科的讨论
	清晰的报告	HTA 报告中，介绍患者参与的方式和带来的影响

Gauvin 等，2011；OHTAC（安大略省卫生技术咨询委员会），2015；Boivin 等，2014；Kreis and Schmidt，2013；Facey 和 Hansen，2011

5.5 构建患者参与 HTA 的图景

除表 5-2 中介绍的促进因素外，还有一些原则性问题需要考虑，如参与人员、时机和方式。如前所述，这些问题很复杂，无法通过简单的"阶梯"或"一刀切"的方法解决。需要一个适用于任何 HTA 机构的多维框架，无论其所处环境或当前 HTA 程序如何开展都能应用。

特里特和麦卡勒姆（Tritter 和 McCallum，2006）提出了一个二维的"直接参与马赛克图"（mosaic）作为阿恩斯坦的"直接参与阶梯"的替代方案。它可以根据参与方式、卫生服务使用者类别和结果来筹划和监测患者的直接参与。高文等（2010）利用这一概念制定了 HTA 患者／公众直接参与框架，为 HTA 每个阶段概括出 6 种"公众"的 8 个参与级别。

其后，高文等（2015）、OHTAC（2015）和加尼翁等（2015）强调了明确患者和公众参与的目标的重要性。专门为患者解释这项工作就意味着 HTA 中患者参与的目标是：

- 通过纳入患者的价值观和经验，提高范围界定（scoping）和建议的质量。

第 5 章 构建患者直接参与 HTA 的图景

● 通过关注重点人群的价值观和视角，为临床证据提供有益补充。

梦恩（Menon）等（2015）更进一步指出，当患者参与能减少评估中的不确定性时，可能产生的影响最大。他们在文中提及的"决策的不确定性"指的是在临床效益、投入资金的价值（value for money）、可负担性和是否采用某种技术（如何时停止治疗的规则）上的不确定性。

因此，为了发展 HTA 中患者参与的马赛克图，我们对高文的框架进行修改。借鉴表 5-2 所示的 HTA 环境，我们确定了在政策、HTA 流程及单个的 HTA 水平上的具体阶段和目标。高文等（2010）展示的是一般性的参与水平——政策、HTA 流程和单个 HTA，我们这里（如表 5.3 所示）则为患者参与的具体机制提出建议。该表制作过程中，咨询了本书第三部分各位作者，并收到了他们建议的、表中呈现的各种不同机制。

表 5-3 内容很复杂，但它提供了可为 HTA 机构所用，以支持患者参与其过程的各种不同机制，具有一定的通用性。我们并不期望每个 HTA 机构都在所有方面开展工作。该表展示的，并非最佳实践，也不是呼吁将特定的参与机制普遍化。HTA 机构可以借鉴该表创造自己的马赛克图——确定其 HTA 程序中的步骤、在各个步骤为什么需要患者参与、参与的对象和方式。第 25 章将介绍 HTA 机构如何使用马赛克图。

并非所有潜在的参与机制都在 HTA 中得到广泛使用。我们称之为"由患者提供的意见"的各种参与机制似乎越来越流行，在这类患者参与中，直接参与的负担落在患者或患者群体身上。他们积极地以书面或口头形式收集或向 HTA 提供具体信息。有关患者提供的信息的问题将在第 6 章中进一步探讨。

直接参与的质量如何，取决于患者或患者代表做出有价值的贡献的能力。因此，有必要培养患者和患者群体参与 HTA 的能力，并弄清他们如何才能做出最大的贡献。这是在制定《HTAi 患者参与 HTA 的价值观和质量标准》过程中提出的一个重要观点，在第一轮德尔菲调查后，增加了"能力建设"这一新的价值取向。这一价值取向在表 5-3 中得到了明确体现。为了实现患者在 HTA 中的有效参与，至少应该考虑表中的部分能力建设机制。

表 5-3 患者参与的马赛克图

时期（阶段）	原因（目标/价值观）	参与者	方式——HTA 机构可以安排的机制
政策			
公共部门决策，以决定是否资助的研究（在 HTA 之前或之后）	相关性	患者团体	直接参与决策委员会或其他确定优先项的流程，以确定公共资金优先资助哪些研究
不确定性		患者个体	
制定 HTA 流程	相关性	患者个体	对评估方法开展咨询/研究
	相关性	患者团体	
	公平性 合法性	患者团体	通过研讨会和患者团体反馈来发展患者直接参与方法
	相关性 公平性 合法性	患者团体	对患者直接参与方法进行正式评估和研究
	公平性	患者团体	公布患者直接参与政策，说明患者的权利和直接参与流程（process）
HTA 流程			
HTA 议题提案	相关性	患者团体	在线或通过纸质表格提交可能关注的主题（表格应在 HTA 研究者的支持下填写）
	相关性	患者个体[a]	与 HTA 的研究者一起进行小组讨论（焦点小组、德尔菲法等），确定潜在的课题
	公平性	患者团体	就备选议题及政策问题进行公众咨询
	相关性	患者团体成员	患者代表参与主题式话题征集委员会
沟通	公平性	患者团体	告知 HTA 的时间表，包括患者参与的时间点
	公平性	患者团体	考虑到病情和可能的合并症给患者带来的限制，施行无障碍的报告和沟通方法
	患者团体 合法性	个体患者	通过媒体宣传 HTA 建议
培养患者的贡献能力	能力建设 公平性	患者团体	指派专门负责患者参与工作的 HTA 工作人员，并为患者团体提供指定联系人
	能力建设	患者团体	为向 HTA 委员会提交的内容给予当面形式或书面形式的反馈

续表

时期（阶段）	原因（目标/价值观）	参与者	方式——HTA 机构可以安排的机制
	能力建设	患者个体	提供由 HTA 员工领导培训课程
		患者团体	
	能力建设	患者团体	支持为患者团体开发的培训课程
	能力建设	患者团体	为正在直接参与或可能在未来直接参与 HTA 会议的患者代表提供支持，举办会议，帮助他们建立联系
	能力建设	患者团体	推广可靠的在线培训资源
	能力建设	患者团体成员	提供旅费资助出席 HTA 会议
	能力建设	患者团体	为旅费、收入损失、提交材料的准备支付费用
		患者个体	
	能力建设	患者团体	组织患者代表一对一结对子
	合法性	患者团体	在会议组织委员会中纳入患者代表
	公平性 相关性	患者团体	为 HTA 有关项目提供捐款
具体的 HTA			
研究设计的科学建议	相关性	患者个体	患者在科学咨询会议上也被视为专家
	相关性	患者个体	由 HTA 研究者主持会议，引出科学咨询会议讨论话题
HTA 的范围界定/方案的制定	相关性	个体患者	通过访谈/焦点小组，确定关键问题，从而提炼研究问题并确定优先（如未满足需求较高）的患者群体
	相关性	患者团体	就 HTA 的范围/方案和 PICO[b] 的框架与利益相关方进行磋商
	相关性 平等性 公平性	个体患者	讨论 PICO[b] 框架的研讨会
一手或二手研究	公平性 平等性	患者团体	依据公共研究指南，提供有关设计、实施研究和报告研究结果的意见
提交患者提供的信息	公平性 相关性	患者团体	通过清晰的模板，提供 HTA 员工的支持性指导和帮助[c]

续表

时期（阶段）	原因（目标/价值观）	参与者	方式——HTA机构可以安排的机制
对报告草案开展咨询	相关性	个体患者	利益相关方对报告草案进行审议，以确保所有相关患者问题都包括在内
	平等性	患者团体	对建议草案的清晰度发表评论
	公平性	患者团体	讨论调查结果草案的会议
		弱势患者	
多个利益相关方对证据评估/建议制定进行审核或评价	公平性 平等性 合法性	患者个体	提供给评价委员会的专家证词
	公平性 平等性	患者团体	对可能被误解了的问题发表评论，讨论治疗对患者的价值
	相关性 合法性	患者团体	HTA报告中以单独章节总结患者相关问题的方方面面的问题
	合法性 相关性	患者团体	总结患者提供的意见
		公众代表	
上诉	公平性 合法性	患者团体	作为利益相关方，根据规定的程序上诉，或向法院上诉[d]
沟通	相关性	患者团体	提供信息，以撰写对患者友好的摘要
	合法性	患者团体	直接参与HTA决策新闻发布会
		患者个体	
	合法性	患者团体	发布HTA建议
	相关性	患者团体	与综合性患者组织共享患者团体提交的材料
受监管的健康服务获取	平等性 合法性	患者团体	扮演"安全港"的角色，为管理准入协议数据收集系统

[a] 包括非正式照护者/照顾者；[b] 人群、干预、对照、结果；[c] INVOLVE (2012), PCORI（参见本书第30章）；[d] 参见DECIDE的工作 (2015)

5.6 讨论

过去的 10 年中，各种调查和文献综述表明，一些 HTA 机构报告患者可以直接参与他们的 HTA。然而，这种直接参与通常仅限于适用于所有利益相关方的标准流程（如网上提交议题或征询公众对报告草案的意见），很少考虑哪些因素可以促进患者直接参与。另一些人认为，患者直接参与 HTA 仍有争议（Gauvin 等，2011），不应鼓励。

HTA 机构之所以不愿为患者直接参与 HTA 提供支持，个中原因有许多，包括：
- 部分患者组织的对抗性和所采取的游说策略。
- 担心患者群体的观点有偏倚或受到卫生技术开发者影响。
- 对缺乏代表性的担忧。
- 支持患者直接参与需要各种资源（人、财、物），还需要改变 HTA 流程以适应患者或患者团体参与。
- 患者提供的信息与科学证据应如何平衡的问题。

另一方面，患者团体对他们对 HTA 贡献的价值有所怀疑（SECOR，2012），他们需要做什么贡献，需要有多"科学"。
- 他们的贡献如何与科学证据相平衡。
- 参与证据的提交需要时间和精力，这会成为患者群体的机会成本，阻碍他们从其他志愿捐赠或可靠来源获得资金。
- 在没有完全参与、没有与其他参与者获得相同信息时，他们如何作为"合作伙伴"（或为解决潜在的决策不确定性）作出贡献。
- 他们中可能有人极具胜任力，多次在卫生政策制定过程中提供了意见，或能够清楚地分享相关经验，而这些人却被视为新手。

库尔特（2004）指出，患者需要了解决策者面临的艰难选择，并参与优先事项的确定和各种利弊权衡取舍。鉴于他们通常被视为与其相关的卫生技术的既得利益者，这可能会造成困难（参见第 3 章）。因此，让患者团体参与创建公平、一致、透明的 HTA 流程是非常重要的。为此，需要确保：受邀的直接参与者得到充分支持，并有足够时间表达意见；患者及其代表被当做经验专家对待，并得到与其他专家相同的待遇和对待（他们也需要像其他专家那样声明潜在的利益冲突、获得适当的反馈）。

直接参与是动态的（Tritter 和 McCallum，2006），应该是一种双向对话（Rowe

和 Frewer，2005）。因此，任何直接参与的基本要素都是通过对话来反思直接参与的流程，并不断加以改进（第 16 章）。

5.7 结论

患者直接参与的卫生技术评估有助于实现民主，但最重要的是，患者直接参与的卫生技术评估似乎可以发挥工具性的作用——通过揭示传统的基于临床和经济学证据所开展的技术评估中所缺失维度和视野，改善 HTA 中的价值判断。这可能包括：

- 将研究问题集中在对患者有意义的主题上。
- 描述受疾病影响的人群、他们的自然史、当前卫生技术的使用以及需求最大的人群。
- 对如何解读临床证据和可能实现的患者获益提出新的洞见。
- 为临床路径、技术使用的潜在后果与效用（utilities）等经济学模型的结构提供参考信息。
- 以对患者有意义的方式发布结果。

大多数 HTA 机构都有文献综述和经济学建模的系统性方法，因此也应该有类似的系统性的患者直接参与程序，用于收集意见并清楚地报告意见，并展示患者的直接参与对建议和决策提供的帮助。本文展示的患者直接参与 HTA 马赛克图是 HTA 机构可以借鉴的起点。其目的是对良好的患者直接参与流程加以概述，并促进和发展它们，以优化 HTA 流程（Gauvin 等，2010）。

表 5-3 呈现的"马赛克"得益于负责本书第三部分相关国家和地区案例撰写的各位作者的贡献，但其仍有待发展完善。表中的目标一栏，实际上等同于 HTAi 提出的患者参与的 HTA 的价值观。针对这一栏，他们提出了一些疑问。HTA 机构使用该表时，可将目标阐述得更加具体一些。例如，可阐述为：找出患者路径的信息，或理解副作用的影响。同样，"参与者"一栏也可能会有所不同并更加具体。此外，目前的呈现方式是马赛克图，我们期待发展出比它更好的表现形式。重点在于，要注意到可以采用一系列方法，并选择那些 HTA 机构和患者小组顾问认为最佳、可以为 HTA 增值的方法，同时也要认识到患者直接参与方式应当为组织量身定做，患者直接参与绝非易事，也需要不断演进。

本章探讨了如何支持患者直接参与 HTA，但我们的目的不是将患者直接参与的地位提升到基于患者的证据之上。实际上，鉴于 HTA 的严格性，基于患者的证据在 HTA 中不可或缺。然而，考虑到患者视角在大多数 HTA 中的消亡，似乎有必要确保患者视角经由某种系统化方式被纳入 HTA 中。至少在快速 HTA 中，某些方式是可以被纳入考量的。此外，尽管大家对患者提供的意见很感兴趣，确保其他形式的参与得到支持，从而避免患者或患者团体负担过重，也同样重要。

致谢

感谢玛丽·皮埃尔·加农（Marie-Pierre Gagnon）、拉尔斯·桑德曼（Lars Sandman）、塔尼娅·斯塔芬斯基（Tania Stafinski）、杜尔哈内·王-里格尔（Durhane Wong-Rieger），以及第三部分主要作者和参与本章各部分和各个版本手稿的各位共同编辑为本章提出宝贵意见。文中所有观点都是作者个人观点，如有任何错误，均由作者完全承担。

声明

作者是为卫生技术评估机构和患者组织提供有偿和无偿服务的独立咨询师，出席相关会议收费。她还有偿为制药业提供咨询，这些咨询可能与卫生技术评估提交的材料和药物研发中患者参与的策略有关。

原著参考文献

Arnstein SR. A ladder of citizen participation. J Am Inst Plann. 1969;35:216–24.

Barello S, Graffigna G, Vegni E, Bosio AC. The challenges of conceptualizing patient engagement in health care: a lexicographic literature review. J Participat Med. 2014;6:e9.

Boivin A, Lehoux P, Burgers J, Grol R. What are the key ingredients for effective public involve- ment in health care improvement and policy decisions? A randomized trial process evaluation. Milbank Q. 2014;92:319–50.

Bridges JFP, Jones C. Patient-based health technology assessment. Int J Technol Assess Health Care. 2007;23:30–5.

Coulter A. Perspectives on health technology assessment: response from the patient's perspective. Int J Technol Assess Health Care. 2004;20:92–6.

DECIDE. Developing and evaluating communication strategies to support informed decisions and practice based on evidence – patients and public. 2015. http://www.decide-collaboration.eu/ patients-and-public Accessed 1 Nov 2016.

EPF. Patient involvement in health technology assessment in Europe – results of the EPF survey. Brussels. EPF. 2013. http://www.eu-patient.eu/globalassets/projects/hta/hta-epf-final-report2013.pdf. Accessed 6 Mar 2016.

Facey K, Hansen HP. Patient-focused HTAs. Int J Technol Assess Health Care 2011; 27:273-274. doi:10.1017/S0266462311000572.

Facey K, Stafinski T. Tools to support patient involvement in HTA. In: G-I-N public toolkit: patient and public involvement in guidelines. 2nd ed; 2015. p. 141–59.

Gagnon M-P, Desmartis M, Lepage-Savary D et al. Introducing patients' and the public's perspec- tives to health technology assessment: a systematic review of international experiences. Int J Technol Assess Health Care 2011; 27:31-42. doi:10.1017/S0266462310001415.

Gagnon MP, Desmartis M, Gagnon J et al. Framework for user involvement in health technology assessment at the local level: views of health managers, user representatives, and clinicians. Int J Technol Assess Health Care 2015; 31:68-77. doi:10.1017/S0266462315000070.

Gauvin F-P, Abelson J, Giacomini M, Eyles J, Lavis JN. "It all depends": conceptualizing public involvement in the context of health technology assessment agencies. Soc Sci Med. 2010;70:1518–26.

Gauvin FP, Abelson J, Giacomini M, Eyles J, Lavis JN. Moving cautiously: public involvement and the health technology assessment community. Int J Technol Assess Health Care 2011; 27:43-49. doi:10.1017/S02664662310001200.

Gauvin FP, Abelson J, Lavis JN. Evidence brief: strengthening public and patient engagement in health technology assessment in Ontario. Hamilton, Canada: McMaster Health Forum; 2015.

Hailey D. Consumer involvement in HTA. Alberta: Alberta Heritage Foundation for Medical Research HTA Unit, 2005. http://www.ihe.ca/download/consumer_involvement_in_health_technology_assessment.pdf. Accessed 2 Feb 2016.

Hailey D, Werko S, Bakri R, et al. Involvement of consumers in health technology assessment activities by INAHTA agencies. Int J Technol Assess Health Care. 2012;29:79–83.

IAP2. IAP2's public participation spectrum. 2016. http://c.ymcdn.com/sites/www.iap2.org/resource/resmgr/Foundations_Course/IAP2_P2_Spectrum.pdf?hhSearchTerms=%22spectrum%22. Accessed 19 Aug 2016.

IJTAHC. Int J Technol Assess Health Care. 1998;14(1) IJTAHC. Int J Technol Assess Health Care. 2011;27(4).

INVOLVE. Briefing notes for researchers: involving the public in NHS, public health and social care research. Eastleigh: INVOLVE; 2012. http://www.invo.org.uk/wp-content/uploads/2012/ 04/INVOLVEBriefingNotesApr2012.pdf. Accessed 1 Nov 2016.

Kreis J, Schmidt H. Public engagement in health technology assessment and coverage decisions: a study of experience in France, Germany and the United Kingdom. J Health Polit Policy Law. 2013;38:89–122.

Maxwell GL. The state of advocacy in cancer. Gynecol Oncol. 2015;139:573–9.

Menon D, Stafinski T. Role of patient and public participation in health technology assessment and coverage decisions. Expert Rev Pharmacoeconomics Outcomes Res. 2011;11:75–89.

Menon D, Stafinski T, Dunn A, Short H. Involving patients in reducing decision uncertainties around orphan and ultra-orphan drugs: a rare opportunity? Patient 2015: 8:29–39. doi: 10.1007/ s40271-014-0106-8.

OHTAC Public Engagement Subcommittee. Public engagement for health technology assessment at health quality Ontario–final report from the Ontario health technology advisory committee public engagement subcommittee [internet]. Toronto: Queen's Printer for Ontario; 2015.

Rowe G, Frewer L. A typology of public engagement mechanisms. Sci Technol Hum Values. 2005;30:251–90.

Royles D. AIDS and AIDS activism. Encyclopedia of greater Philadelphia. Philadelphia: University of Pennsylvania Press; 2012. http://philadelphiaencyclopedia.org/archive/aids-and-aids-activism/ SECOR. CADTH patient input process review – findings and recommendations. 2012. https://www.cadth.ca/media/pdf/2012_SECOR_Patient-Input-Review_e.pdf. Accessed 8 Mar 2016.

Tritter JQ. Revolution or evolution: the challenges of conceptualizing patients and public involvement in a consumerist world. Health Expect. 2009; 12:275–287. doi:10.1111/j.1369-7625.2009.00564.x. Tritter JQ, McCallum A. The snakes and ladders of user involvement: moving beyond Arnstein. Health Policy. 2006;76:156–68.

Whitty JA. An international survey of public engagement practices in health technology assessment organisations. Value Health. 2013;16:155–63.

第 6 章　卫生技术评估中的患者意见

凯伦·M. 费西、安·N.V. 森格

Karen M. Facey, Ann N.V. Single

（本章译者：李俊、金琪灵、左右，刘方方亦有贡献）

6.1 引言

患者、患者照护者和患者组织为各类利益相关方参与的商议中提供的信息被称为"患者意见"。无论是书面还是口头形式的患者意见，目的都是为了分享患者从患病经历中获得的独特知识。以患者为基础的证据产生依赖于训练有素的研究人员以严谨的方式，对有关患者的方方面面问题开展研究。而患者意见的产生则依赖患者和患者组织收集信息，并以恰当的方式呈现，供利益相关方在评估的讨论过程中参考。患者意见不像科学证据那样经历过严谨的评估，但它却是对科学证据的有益补充，可以在从选择主题（topic selection）到发布结果（communication of results）的各环节中，协助评估者做出价值判断和决策。本章介绍了患者意见产生的 3 种途径：①对文件草案发表书面意见；②就具体评估问题填写结构化患者意见反馈表；③面对面参与评估委员会或咨询小组的讨论。此外，本章还探讨了卫生技术评估给患者和患者组织带来的负担、患者和患者组织需要的支持，以及学界对患者意见的潜在影响的担忧。

"患者意见"最初由加拿大药物和卫生技术局（Canadian Agency for Drugs and Technlogies in Health，CADTH）提出，但时至今日，这个提法并未被学界普遍接受。患者意见可以补充临床评估专家提供的信息，可以口头证据方式，提供重要的场景下信息（见 6.4.1）。患者意见可在卫生技术评估各个阶段呈现患者视野下的"真实世界"，使评估者在评估过程中更加关注技术对患者的影响（Staley 和 Doherty，2016）。

第 6 章 卫生技术评估中的患者意见

患者意见与专家提供的信息不同，它来自个体的经历，往往是敏感的，有时甚至是非常痛苦的经历。它并不是通过由专人主持的标准科学流程而产生并进入评估，而是通过患者、患者组织、评估机构工作人员和其他专家之间的各种互动，在评估之前、之中或之后产生。因此，患者意见面临着种种严峻挑战。

要充分履行提供患者意见的职责，患者和患者组织需要做很多准备，故我们有必要阐明患者意见能对卫生技术评估带来何种影响。一些评估委员会成员认为，评估以研究为基础，不能采信不可靠信息或传闻轶事（Lopes 等，2015；SECOR，2012）。但患者意见并非"传闻轶事"，它可以为临床研究（见第 8 章）和经济模型设计提供参考，有助于解释研究结果，有助于评估者将技术放置到具体医疗场景下考虑，有助于弥补文献中遗漏的重要结果（参见本书第三部分案例，如"该技术造成严重腹泻使我误工"或"我的自理能力大为改善，我可以自己穿衣服了"）。这些有关患者切身利益的信息对评估有实际参考价值，尤其是不同患者群体意见不一时（HTAi，2015a），或是临床获益（clinical benefit）存在不确定性（Menon 等，2015）时。澳大利亚一位原评估委员会主席认为，"患者组织提供的信息对决策的'价值观的建构'大有裨益"（Lopes 等，2015）。换言之，它能决定对卫生技术使用提出哪些问题，又将哪些问题作为评估重点。

患者意见是个新生概念，本章主要依据各国学者个人及他们与评估机构及患者组织互动中所积累的经验写成。我们认为，患者意见与基于患者的证据作用不同，但在一定程度上可说与之同样重要。患者意见可促使各方在直接参与卫生技术评估过程中共同学习、解决问题，实现有效地直接参与（Tritter，2009，参见第 5 章），但同时也伴随着代价和挑战。我们承认，要让人人都认可我们对"患者意见"的概念化不太可能，今后学者可就"患者意见"开展进一步讨论和研究。

6.2 征求书面意见

6.2.1 征求公众对评估范围的意见

卫生技术评估范围的确定常常参考人群 – 干预 – 对照 – 结果（PICO）框架（见第 1 章）。患者组织可就卫生技术评估范围发表意见。这有助于将对患者有重要意义的结果（outcome）纳入评估范围（Oliver 等，2009；Berglas 等，2016）。以英国为例，国家健康与临床卓越研究所（NICE）会先后公布评估范围草案、征求到的草案意见和最终的评估范围。仔细对比范围草案、草案意见和最终范围，就能发现患者意见对卫生技术评估产生的影响。通过对比一项复发—缓解型多发性硬化治疗评估的范围草案、草案意见及最终范围，可以发现患者组织意见影响到了评估范围，具体影响在患者亚群、参比技术上（NICE，2014）。

6.2.2 征求公众对评估报告草案的意见

对于一些评估机构来说，征求公众对评估报告草案的意见是征求患者意见的唯一渠道。公众意见征求，也可以有针对性地开展，以便相关患者组织及时了解意见征询的启动（Cowl 等，2015），可采用开放式征求意见，也可预先设定特定问题要求患者组织作答。NICE 则鼓励患者组织就评估报告草案推荐意见是否充分考虑患者视角发表意见（见第 23 章）。

评估报告往往篇幅较长、专业性强，患者组织（乃至医疗卫生专业人员）阅读难度大，发表针对性意见困难。如果征求意见期较短，患者组织又期望广泛征求患者意见，问题就会变得更加复杂。可通过缩短报告篇幅、使用通俗表达等方式对评估报告征询意见稿进行改编，或通过召开情况说明会等方式，在患者提交反馈意见之前为其答疑解惑（Cowl 等，2015），改善征求意见的效果。

6.3 提交结构化书面意见

6.3.1 征求评估主题

一些评估机构（如瑞典卫生技术评估委员会和苏格兰健康技术协会）接受患者组织等利益相关方提议的评估主题。然而，对利益相关方来说，主题征求表填写起来很烦琐，即便有评估研究人员的帮助也绝非易事。

6.3.2 提交给评价委员会/利益相关方咨询小组的书面意见

在许多卫生技术评估中，不再要求卫生技术研发者对已有文献进行系统性综述，而转而要求其提交结构化证据（第 1 章）。新的要求意味着患者组织也更有可能以结构化方式提交书面意见。一些评估机构（如苏格兰医药协会、NICE 和 CADTH）鼓励患者组织提交书面意见，而另一些机构（如澳大利亚医药福利咨询委员会、巴西的国家卫生技术公司委员会等）则在其网站上公开征求包括患者个人在内的公众意见。

英国和加拿大的评估机构率先使用标准化模板向患者组织征求意见，包括技术使用体验及对新药和现有药物的期望等（第21章、23章、27章）。

为分享征求书面意见的最佳实践，HTAi 患者和公民参与卫生技术评估兴趣小组公布了《药物评估患者组织书面意见模板》（HTAi，2014）。该模板在参考现有模板及 HTAi 内部意见基础之上设计而成。此后，HTAi 又设计了《干预技术（非药物）评估患者组织书面意见模板》（HTAi，2015b）。在该模板的意见征询过程中，HTAi 意识到应当针对诊断技术再开发一个模板，并最终于 2017 年发布诊断技术模板。

HTAi 的书面意见模板中，有一个部分专门填写患者组织提供的描述性信息。对哪些形式的信息对评估委员会最有意义，模板也提供了指引，并强调需要说明以下方面。

- 信息的来源：患者个人经历、患者组织帮助热线常见问题汇编、调查、社交媒体、研讨会或就诊情况记录等。
- 信息的力度：每个信息来源对应的患者数量和方法。
- 信息的广度：信息的代表性如何，在多大程度上可以代表可能使用该技术的患者的观点，是否能体现"罕见"观点。

书面意见模板要求患者组织回答几个最有可能影响评估委员会或咨询小组的主要问题，并提供了相应的填写提示。模板主要内容归纳如下。

HTAi 患者组织书面意见模板的主要内容（改编自 HTAi，2015b）：

疾病带来的影响

- 棘手的症状。
- 对患者日常活动的影响。
- 情绪和心理问题。
- 对患者家庭生活的影响。
- 经济影响。

有特殊问题的患者群体

- 对照护者的影响。

现有干预措施的使用经历

- 目前使用的主要干预。
- 可以在多大程度上控制或减轻疾病带来的影响。
- 现有干预的主要益处。
- 使用现有干预对患者日常生活的最主要影响。
- 令患者倍感压力或难以耐受的副作用。
- 对患者及其家庭带来的经济影响。

- 对照护者的影响。
- 现有干预未解决的问题。
- 接受现有干预的患者群体中有特殊困难的患者。

使用待评估的干预的体验（接受该技术的患者的意见）
- 使用该干预而非其他干预的主要原因。
- 该干预对疾病带来的最主要影响的控制或缓解程度（症状、日常生活、生活质量、就诊次数减少）。
- 该干预的局限性。
- 令患者难以忍受的副作用和患者愿意忍受的副作用。
- 该干预对患者日常生活带来的负担。
- 对患者和患者家庭经济上的影响。
- 干预对照护者的影响。
- 患者希望改变的方面。

对正在评估的干预的期望（尚未接受该技术的患者的意见）
- 研究结果对患者是否重要。
- 患者期待的最主要症状改善水平。
- 患者最希望从所评估的干预中看到什么。
- 可能无法使用所评估干预的主要原因。
- 所发现的优缺点。
- 对患者及其家庭的经济影响。
- 该干预对照护者的影响。
- 可能因该干预获益最多的患者群体。

HTAi 患者组织书面意见模板封面上有附加说明，以便各评估机构根据自己的情况进行修改（HTAi，2016b）。法国高级卫生管理局（Haute Autorité Santé）根据法国的情况对模板进行了翻译和改编（Nabarette 和 Guerrier，2016），而英国的 NICE 和 SMC 更新自己的模板过程中，则参考了 HTAi 的模板。瑞典、芬兰和澳大利亚等国和中国台湾地区也翻译、改编或试用了 HTAi 的模板。

6.3.3 关于提交书面意见的思考

采用标准化模板来搜集患者意见，操作相对简单，在快速卫生技术评估中非常实用，但它不能替代基于患者的证据，也并非患者直接参与评估的捷径。此外，提交书面意见这种参与形式给患者组织和评估机构带来了不少挑战，下文讨论其中的一些问题。

第 6 章　卫生技术评估中的患者意见

即便有书面意见模板，填写方法也需要专门学习，需要花费较多时间。许多患者组织都要求评估机构提供指南，以指导信息收集和填报。例如，泛加拿大肿瘤药物评审委员会（pan-Canada Oncological Drug Review）2013 年发布指南，指导患者组织如何开展患者调查和访谈并呈现调查和访谈的结果。HTAi 对该指南进行了改编（HTAi，2015a），以适应 HTAi 的书面意见模板。患者组织需要从患者处收集信息以提交书面意见，缺乏经验的组织可能需要伦理和法律方面的指导，才能在书面意见编制过程中维护好患者的尊严、权利和福祉（Single 等，2016）。具体而言，伦理和法律方面的指导包括：尽量使用现有信息来源、选择适当方法、囊括广泛人群、保护数据和隐私、确保受访者具有完全行为能力、知情同意，并了解意见征集的具体情况，譬如收集到的信息将如何使用、评估可能对信息提供者带来的潜在影响等（HTAi，2016a、2016b）。

卫生技术投入医疗卫生系统常规使用前，对卫生技术进行评估日渐常态化，卫生技术评估也成了患者体验新技术的唯一机会。加拿大治疗行动委员会（Canadian Treatment Action Council）呼吁 CADTH 发挥领导作用，将患者组织与临床试验参与者联系起来（Berglas，2016）。即使患者组织找不到体验过新技术的患者，他们至少可提交关于患者现实生活状况和对已有技术的体验的书面意见，这些信息也同样有价值。

一些评估机构允许患者在网上提交填写表格，发表患者意见。这可能导致收到大量意见，需要评估委员会或咨询小组中的研究人员或患者代表进行总结。如何为患者个人发表意见提供支持充满挑战。以患者组织为中介去与患者沟通，了解患者意见，似乎才是更好的解决方案。否则，就应直接调查患者，这同时还能避免将提供意见的责任强加到患者身上。

一些卫生技术评估可能会获得来自多个患者组织的多份书面意见。有人认为，基于同一问题的不同书面意见都很有参考价值；也有人认为，多个患者组织联名提交的书面意见更有价值，或患者组织与临床专家联名提交的书面意见更有价值（第 27 章）。在联名提交中，必须确保平等对待患者组织与临床医生，他们的所有观点差异也要记录在案。

患者组织所面临的一个主要问题，就是知道其书面意见在评估中发挥了什么作用（SECOR，2012）。患者书面意见有时会由研究人员综述，有时会由"公众合作伙伴"在评审会上代为宣读，而完整的患者书面意见则会收入评估委员会参考资料中。评估机构的"公众合作伙伴"身份多样，一般都是经过专门招募和培训的有偿或无偿志愿者。招聘他们的目的是确保评估充分考虑患者视角。

书面意见非常复杂，而评估委员会成员专业背景不同，又需要审查各种卫生技术产品，所以一般不参阅详细的证据材料，只参阅评估机构工作人员准备的证据概述，讨论过程中也只关注尚存在不确定性的方面。有时，患者会觉得自己的意见没有在评估会议上得到很好的表达，或者没有得到决策委员会的回应。这会对为一份书面意见投入大量时间和精力，调动大量资源的患者组织带来挑战。有经验的公众合作伙伴可以从患者组织提交的材料中提取相关信息来回应审议和讨论中出现的问题。这样的做法有利有弊。一方面，公众合作伙伴了解卫生技术评估的方法和委员会的运作方式；另一方面，患者组织如果事先知道评估中存在的不确定性方面，就可能提交不同的意见。这意味着公众合作伙伴必须具备相关能力并接受过参与讨论的相关培训。在撰写本文时，学界对公众合作伙伴在呈现患者意见上的作用尚有争议，在未来，这种争议有望被消除。

对患者组织提交的书面意见进行反馈有助于患者组织了解评估委员会的考量，思考如何改进意见呈现方式以产生更大影响（Genetic Alliance UK，2014）。反馈的形式多样，可以在卫生技术评估报告中说明哪些患者意见得到体现，在卫生技术评估网站上发布高质量书面意见的样例，发布既往提交患者意见者的经验分享视频、书面意见优缺点点评，以及召开面对面会议，就卫生技术评估结果展开讨论等。

在书面意见撰写过程中，患者组织和评估机构的对话非常重要。这种对话是患者直接参与卫生技术评估的关键渠道，有助于建立信任关系、增进相互理解。

6.4 面对面地提供患者意见

面对面地提供患者意见是患者发表意见的另一种方式。患者可以在卫生技术评估的特定节点上直接与评估机构对话，提供患者意见，也可以通过其他便于患者/患者组织参与的渠道来提供患者意见。经书面提交患者意见的优势在于患者组织可以在正式提交材料之前进行充分的准备，而面对面对话的优势则在于评估机构能够即时回应患者提出的问题，如有误解，可立即澄清。英国的 NICE 通过书面与对话结合的方式，为患者组织提供表达患者意见的机会。德国的联邦联合委员会（Federation Joint Committee，G-BA。译者注：该委员会是德国医生、牙医师、医院、健康保险基金自治联合会的决策机构，负责医学产品的获益评估）和卫生保健质量和效率研究所（IQWiG）则以召开患者"听证会"的方式（参见第25章）作为患者书面意见的补充。澳大利亚的 PBAC 也多次举办药物消费者听证会（参见第19章第5节），倾听患者组织或患者代表的意见。

面对面地提供患者意见可以通过两种方式实施：一是作为评估委员会的正式成员，享有与其他成员相同的地位和权利；二是就特定问题向评估委员会大会提供信息。前者是让患者主动、及时回应评估委员会疑问、提供补充信息或做出澄清的唯一渠道。下文详细介绍面对面对话的两种常见形式。

为确保患者可以面对面地充分发表意见，评估机构应该向患者说明会议流程，解释会议要求（如座次安排、着装要求、报告模式等）和评估机构对这对话的预期结果（HEE，2008）并报销患者在参与过程中产生的费用（一些评估机构根据报销政策支付参会费）。患者如有特殊困难（如行动不便、饮食禁忌、视障听障等），也需提前告知评估机构。所有参与者都要做好充分准备。主席（或主持人）需要接受相关指导，以有效引导患者发表意见（Thomas 和 Meredith，2015）。

6.4.1 评估机构向技术开发商提供科学建议（早期对话）

一些评估机构已经建立相应机制，就确证试验（confirmatory trials）的设计向技术开发方提出建议（此种"建议"有时也被称为"早期对话"）（CADTH，2016；NICE，2016；EUnetHTA，2016）。参与"早期对话"的人员包括评估机构工作人员和受邀参与的临床专家。最近，评估机构认识到患者可在"早期对话"中针对重要临床结果和临床研究的可行性发表意见，于是便开始邀请患者参与（Facey 等，2015）对话，以个人名义分享自我体验。不过，鉴于"早期对话"专业性强，患者如何才能有效地参与其中仍待探讨。有些评估机构允许属于某些具体疾病分期的患者参与对话（Facey 等，2015），另一些评估机构则会提前开展焦点小组访谈，解决一些问题，为评审会议做好铺垫（第 21 章）。

6.4.2 参与利益相关方委员会

在一个完整的卫生技术评估过程中（从确定主题到开展评估），患者和患者代表会受邀参加一系列患者委员会或咨询小组的工作。患者个人可分享自身患病体验，为参会者提供参考信息，患者组织则可通过分享与卫生技术相关的患者体验，补充科学证据（如患者是否会遵循使用说明），展示技术对患者的影响，提供实际诊疗路径、主要副作用、复杂结果对患者的实际意义、技术的远期影响等其他信息。鉴于此类会议的技术性较强，应提示患者为会议做好充分的准备，并由会议主席邀请患者在会议中发表意见。

6.5 提供患者意见——是负担还是福利?

6.5.1 负担和能力建设

为评估提供意见会给患者和患者组织带来负担。患者往往健康状况不佳,又是志愿参与,患者组织则可能缺乏资源。此外,一些患者组织在一年内可能会需要向多个技术评估提供患者意见,或为辖区范围内开展的多个卫生技术评估提供患者意见(例如,英国的患者组织分别向英格兰、威尔士和苏格兰的评估机构提供患者意见)。评估机构和患者组织可以约定好同时为多项评估准备哪些信息,或提前准备相关材料,以减轻患者和患者组织的负担。或者可以针对某些不确定的问题专门邀请患者发表意见(例如,对复杂临床结果的效应大小存在怀疑,或成本效益分析刚好高于通常可接受支付意愿阈值)。但挑战在于,如何提前发现这些不确定的问题。

伞形患者组织(译者注:指同时关注多种相似疾病的患者组织)编制的患者生活体验,普遍技术的使用情况,各个国家的患者组织均可参考。甚至可以考虑哪些信息是评估必须的,或考虑编制针对具体疾病和技术的患者意见集。另外,也可以参考美国 FDA(2016)主动发布主动组织研讨会,并撰写和发布《患者之声报告》患者意见报告的做法。这种做法实际上等于将征集患者意见的负担转移到了监管机构。

如本书第 5 章所述,如果评估机构想让患者直接参与卫生技术评估,他们就需要对参与评估的患者组织进行能力建设。患者提供意见能力建设培训的具体内容包括:

- 卫生技术评估的目的。
- 当地的卫生技术评估流程。
- 如何收集和报告最有可能影响卫生技术评估的患者意见。
- 如何在评估委员会审议会议上报告患者意见。
- 如何传达卫生技术评估建议意见。

评估机构派出支持人员(第 27 章),鼓励既往评估患者为新患者担任导师并分享其经历(Genetic Alliance UK,2014)后,患者提交给评估机构意见的数量增多,质量提高。此外,评估机构还可以推动建立患者组织联系网络、提供机会让患者组织参与会议,与患者组织联合开展研究和发表论文,以提高患者组织的参与能力。许多评估机构还提供实用性的工具,以支持患者发表意见,如 HTAi 兴趣小组网站提供的针对患者组织的指南、词汇表、视频和在线培训的网络资源链接（HTAi，2016c）。

6.5.2 加分项还是新砝码？

目前，患者意见对卫生技术评估带来的影响仍缺乏系统性证据。本书第三部分展示了一些国家和地区的案例，但仍需要继续更多案例来证明患者意见的贡献（第16章）。巴格拉斯（Berglas）(2016)报告，CADTH在5年时间里，收到了提交给142个卫生技术评估项目的297份患者意见，并介绍了CADTH在统一药物评审中如何把患者意见应用到评估范围界定、评估阶段和评价阶段。他们对其中30项卫生技术评估进行了定性综述，发现患者提供了119处关于健康状况、康复进展和健康可持续性的信息，并指出这些信息有助于构建评估框架、解释其他评估证据。

如第5章所述，达成患者直接参与的目标需要一系列配套机制。同样，一个卫生技术评估项目可能需要多种形式的患者信息。在实际操作中，NICE的做法是首先征求公众对《卫生技术评估范围草案》的意见，随后再召开面对面的对话会，敲定卫生技术评估范围。此外，还接受患者组织递交的患者书面意见，并邀请患者和患者组织代表加入评估委员会。SMC除了接受患者组织递交的书面意见，将其提交给评估委员会，还在近期举办了一场临床医生-患者联席会议，会后，发表临床医生-患者联合陈述（shared statement），供评估委员会参考。

目前，卫生技术评估的难点之一在于如何平衡不同形式的证据（参见第4章）。一直以来，卫生技术评估总是需要面对不同来源的证据。即使是在基于成本效益分析的卫生技术评估中，首先纳入分析的也是关于治疗环境（therapeutic context）、技术运行情况（functioning of the technology）和临床有效性的证据。有人提出，将患者意见作为新的砝码，与临床证据、成本效益证据放在同一个天平上去找到平衡点可能并不合适（SECOR，2012）。我们不这样认为。我们认为，在卫生技术评估中，患者意见同临床医生和研究人员提供的信息一样，都是评估证据或评价证据的辅助工具。

有人担心患者组织，尤其是接受了技术开发商资助的组织，可能存在潜在的利益冲突（Hughes和Williams-Jones，2013），为此，评估机构已尝试要求患者组织以各种方式公开利益冲突情况。在CADTH肿瘤学产品评估中，参与评估的患者组织必须获得两个及以上技术开发商的资助，且任一技术开发商都不可为该患者组织提供超过50%的运营经费（CADTH-pCODR，2015）。然而，很多罕见病只涉及一个技术开发商，这就为罕见病患者组织带来困难。SMC接受任何患者组织提交的信息，但会披露患者组织从制药业获得的资助比例（具体到是否得到待评估技术的开发商的资助），让评审委员会据此判断潜在的利益冲突（SMC，2016）。

无论采用何种方式来获取患者意见，在卫生技术评估报告中对患者意见进行总结归纳，在最终形成的评估建议意见中披露患者意见的影响，都非常重要。毕竟，卫生技术评估需要做到公平、透明和可问责。

6.6 讨论

本章介绍了评估机构如何通过征求患者意见了解患者积累的知识，鼓励患者和患者代表作为技术体验者直接参与评估（Boivin 等，2014）。患者意见可能不具备科学研究的严谨性，但作为信息提供者的患者需要具备可信度（能够贡献有效而相关的知识，引发相互学习，促进新的解决方案的产生）和合理性（能够代表受技术影响的人群）（Boivin 等，2014）。但必须认识到，在征求患者意见，要求一些"特殊患者"贡献知识、发表意见上，人们仍存有顾虑（第 3 章）。

征集患者意见会给患者组织和患者个人带来负担，患者能否成功发表意见，则与患者直接参与评估面临的阻碍因素和促成因素（第 5 章）关系密切。澳大利亚的一项研究证实了这一点。该研究指出，沟通不畅、透明性缺乏、任务截止时间点设置不当、代表性不充分、信息提供时机把握不当等，都是患者发表意见的阻碍因素（Lopes 等，2015）。

为了持续改善患者意见征集，我们需要通过征求患者、患者组织、评估机构工作人员、评估咨询小组和评估委员会等利益相关方的反馈意见，体现患者意见带来的影响。此外，评估机构间需要相互合作，并与其他机构（如监管机构和卫生技术开发商）展开合作，以确保患者的体验得到共享，确保将征求患者意见的焦点放在对卫生技术评估有切实影响的问题上。

征求患者意见的目的并不是要取代对患者进行研究。后者给患者带来的负担相对较轻，也不需要培养熟悉卫生技术评估的"专家型患者"；与之相反，征求患者意见是患者直接参与卫生技术评估的一种机制。它为所有的评估参与者之间开展建设性对话和共享式学习提供了宝贵机会，有助于弥合卫生技术评估所依托的证据和最终的决策之间的差距。

致谢

感谢 Sarah Berglas、Hervé Nabarette 和 Sophie Werkö 的宝贵意见和建议，感谢共

第一部分 概念 | 81

第6章 卫生技术评估中的患者意见

同编辑对本文早期版本提出的意见，感谢 Heidi Livingstone 协助核实有关 NICE 的信息。本文所有观点和错误责任都在作者。

作者 Karen M. Facey 担任独立咨询师，为评估机构和患者组织提供有偿和无偿服务，并有偿出席相关会议；为制药业提供有偿咨询，这些咨询可能与卫生技术评估提交材料和药物研发中患者参与的策略制定有关。

原著参考文献

Berglas S, Jutai L, MacKean G, Weeks L. Patients' perspectives can be integrated in health technology assessments: an exploratory analysis of CADTH common drug review. Res Involv Engagem. 2016;2:21. doi:10.1186/s40900-016-0036-9.

Boivin A, Lehoux P, Burgers J, Grol R. What are the key ingredients for effective public involve- ment in health care improvement and policy decisions? A randomized trial process evaluation. Milbank Q. 2014;92:319–50.

CADTH-pCODR. Pan-Canadian oncology drug review: patient engagement guide. 2015. https://www.cadth.ca/sites/default/files/pcodr/pCODR's%20Drug%20Review%20Process/pcodr-patient-engagement-guide.pdf. Accessed 15 Nov 2016.

CADTH. Scientific advice. 2016. https://www.cadth.ca/scientific-advice. Accessed 13 June 2016. Cowl J, Tyrrell H, Sakala C, Gracia J, Huang N. How to conduct public and targeted consultation. In: G-I-N public working group. G-I-N public toolkit: patient and public involvement in guide- lines; 2015. p. 17–39. http://www.g-i-n.net/document-store/working-groups-documents/g-i-n-public/toolkit/toolkit-2015. Accessed 13 June 2016.

EUnetHTa. Evidence generation – on the road to standardisation along the life-cycle of health technology. 2016. http://www.eunetHTA.eu/news/evidence-generation-road-standardisation-along-life-cycle-health-technology. Accessed 13 June 2016.

Facey K, Granados A, Meyer F, Moseley J, Avetisyan R, Houÿez F. Multi-stakeholder collaboration in generating the best possible knowledge – the SEED experience. Report of HTAi 2015 panel session. Canada: Health Technology Assessment International; 2015. http://www.HTAi. org/fileadmin/HTAi_Files/ISG/RegulatoryInteractions/HTAi_SEED_Panel_Report_final.pdf. Accessed 23 Aug 2016.

FDA. The voice of the patient: a series of reports from FDA's patient-focused drug development initiative. 2016. http://www.fda.gov/ForIndustry/UserFees/PrescriptionDrugUserFee/ucm368342. htm. Accessed 22 Aug 2016.

Genetic Alliance UK. Patient perspectives and priorities on NICE's evaluation of highly specialised technologies – patient charter. 2014. https://www.geneticalliance.org.uk/media/1850/hst- patient-charter_final.pdf. Accessed 27 Aug 2016.

Health Equality Europe. Understanding health technology assessment（HTA）. 2008. http://www. HTAi.org/fileadmin/HTAi_Files/ISG/PatientInvolvement/v2_files/Resource/PCISG-Resource- HEE_ENGLISH_PatientGuidetoHTA_Jun14.pdf. Accessed 13 June 2016.

HTAi. Patient group submission template for HTA of medicines. 2014. http://www.HTAi.org/filead- min/HTAi_Files/ISG/PatientInvolvement/v2_files/Resource/PCISG-Resource-HTAi_Patient_ Submission_Template_v1_30-May14.doc. Accessed 22 Aug 2016.

HTAi Patient and Citizen Involvement Interest Group. Completing a patient group submission template: guidance for patient organisations for health technology assessments and appraisal of medicines. 2015a. http://www.HTAi.org/fileadmin/HTAi_Files/ISG/PatientInvolvement/v2_ files/Resource/PCISG-Resource-GuidanceandChecklist-Dec14.pdf. Accessed 7 June 2016.

HTAi. Patient group submission template for HTA of health interventions（not medicines）. 2015a. http://www.HTAi.org/fileadmin/HTAi_Files/ISG/PatientInvolvement/v2_files/Resource/ PCISG-Resource-NonMeds_HTAi_Patient_Submission_Template_v1_Jun16.doc. Accessed 13 June 2016.

HTAi. Patient group submission template for HTA of health interventions（not medicines）– overview.

Instructions for HTA organizations. 2015b. http://www.HTAi.org/fileadmin/HTAi_Files/ ISG/PatientInvolvement/v2_files/Resource/PCISG-Resource-NonMeds_HTAi_Patient_ Submission_Template_COVER_v1_Jun16.doc. Accessed 22 Aug 2016.

HTAi Patient and Citizen Involvement Interest Group. Key ethical considerations for patient groups collecting and reporting information for HTA submissions: short guide. 2016a. http:// www.HTAi.org/fileadmin/HTAi_Files/ISG/PatientInvolvement/v2_files/Resource/PCISG- Resource-EthicsShortGuide_May16.pdf. Accessed 28 May 2016.

HTAi Patient and Citizen Involvement Interest Group. Key ethical considerations for patient groups collecting and reporting information for HTA submissions: long guide. 2016b. http:// www.HTAi.org/fileadmin/HTAi_Files/ISG/PatientInvolvement/v2_files/Resource/PCISG-Resource-EthicsLongGuide_May16.pdf. Accessed 28 May 2016.

HTAi. Health technology assessment international–for patients and patient groups. 2016c. http://www.HTAi.org/interest-groups/patient-and-citizen-involvement/resources/for-patients-and-patient-groups.html. Accessed 7 June 2016.

Hughes D, Williams-Jones B. Coalition Priorité cancer and the pharmaceutical industry in Quebec: conflicts of interest in the reimbursement of expensive cancer drugs? Healthcare Policy. 2013;9:52–64.

Lopes E, Street J, Carter D, Merlin T. Involving patients in health technology funding decisions: stakeholder perspectives on processes used in Australia. Health Expect. 2015;19:331–44. doi:10.1111/hex12356.

Menon D, Stafinski T, Dunn A, Wong-Rieger D. Developing a patient-directed policy framework for managing orphan and ultra-orphan drugs throughout their lifecycle. Patient. 2015;8:103–17. doi:10.1007/s40271-014-0108-6.

NICE Technology Appraisal Guidance [TA 320]. Dimethyl fumarate for treating relapsing-remitting multiple sclerosis. 2014. www.nice.org.uk/guidance/ta320/history. Accessed 13 June 2016.

NICE. Scientific advice. 2016. https://www.nice.org.uk/about/what-we-do/scientific-advice. Accessed 13 June 2016.

Nabarette H, Guerrier M. How to develop patient perspective in our rapid HTA process at the French National Agency for Health? Poster at HTAi annual meeting, Tokyo, Japan, 10–14 May 2016.

Oliver S, Armes DG, Gyte G. Public involvement in setting a national research agenda: a mixed methods evaluation. Patient. 2009; 23:179–90.

pan-Canadian Oncology Drug Review. Guide for patient advocacy groups: how to provide patient and caregiver input for a pCODR drug review. 2013. http://www.HTAi.org/fileadmin/HTAi_ Files/ISG/PatientInvolvement/v2_files/Resource/PCISG-Resource-pCODR_Patient_Guide_ May13.pdf. Accessed 31 Aug 2016.

SECOR. CADTH patient input process review – findings and recommendations. 2012. https://www.cadth.ca/sites/default/files/pdf/2012_SECOR_Patient-Input-Review_e.pdf. Accessed 13 June 2016.

Single ANV, Scott AM, Wale J. Developing guidance on ethics for patient groups collecting and reporting patient information for health technology assessments. Patient. 2016; 9:1–4. doi:10.1007/s40271-015-0143-y.

Scottish Medicines Consortium. Patient group registration form. 2016. https://www.scottishmedicines.org.uk/Public_Involvement/PGP_registration_form.docx. Accessed 15 Nov 2016.

Staley K, Doherty C. It's not evidence, it's insight: bringing patients' perspectives into health technology appraisal at NICE. Res Involv Engagem. 2016; 2:4.

Tritter JQ. Revolution or evolution: the challenges of conceptualizing patient and public involvement in a consumerist world. Health Expect. 2009;12（3）:275–87. doi:10.1111/j.1369-7625.2009.00564.x.

Thomas V, Meredith B. The role of the chair in patient and public involvement: training and support. In: G-I-N public working group. G-I-N public toolkit: patient and public involvement in guidelines; 2015. p. n64–75. http://www.g-i-n.net/document-store/working-groups-documents/ g-i-n-public/toolkit/toolkit-2015. Accessed 13 June 2016.

第 7 章 讨论：关注患者参与的 HTA 中的价值观和质量问题

维基·A. 恩特威斯特、斯泰西·M. 卡特

Vikki A. Entwistle, Stacy M. Carter

（本章译者：李俊、金琪灵、左右，黄黎烜亦有贡献）

7.1 引言

　　本章对本书的第一部分加以讨论。第一部分回顾了 HTA 的历史和发展状况及患者参与 HTA 的依据和形式。这些介绍性章节中反复提到的观点之一是，在某些人眼中，患者参与 HTA 仍然"存在争议"（第 5 章 5.4）。部分原因是担忧"纳入患者视角会降低论证的科学性"（表 5-1）或患者参与"可能会导致决策者无法做出基于证据的独立判断"（第 3 章 3.1）。我们认为以下的两点有助于有效解决这两个担忧：①识别并质疑无根据的假设，或其背后的错误推理，以避免其继续造成负面影响；②患者参与 HTA 的倡导者不应过分夸大患者参与 HTA 的重要性，且应承认其质量存在差异，进而推广最可靠、最有据可依的方法。下文提供一些具体建议，以确保在推动 HTA 的过程中，患者参与得到充分讨论和发展，以实现倡导者所期待的进步，打消怀疑者的顾虑。这些建议主要适用于具体的卫生技术评估项目，而非 HTA 的一般政策或一般流程。

　　"患者参与"和其相关术语指代的对象多样，使用方法也不一致，给人带来不少困惑。有鉴于此，我们遵循本书编者做出的规定，在本书中以"HTA 中的患者参与"作为概括性术语指代两种活动：①在 HTA 中使用"基于患者的证据"（patient-based evidence）；②"患者直接参与评估"。

7.2 处理和避免过度概括化

在患者参与问题上，最明显的错误推理可能就是过度概括化。第一部分中的各章清楚表明：参与 HTA 的患者的经历和社会身份可能多种多样（第 3 章），在 HTA 中引入"基于患者的证据"形式繁多（第 4 章及本书第二部分和第三部分），在 HTA 活动中可采用的"患者意见"等更直接的患者参与也形式多样（第 5 章、第 6 章和本书第三部分）。这些多样性在不同的情境之下各有优劣。企图高度概括患者参与，推理出一般规律，很可能并非明智之举。

同时，我们也要充分意识到患者参与中某些体验和"影响"的偶然性。批评家不应错误地归纳既往个别案例，得出"所有患者参与都会遇到类似问题"的结论。既往案例中，有些患者群体 / 组织在看到研究证实的技术效果后，仍不愿改变观点；也有受患者视角影响做出的决策日后出了问题（第 3 章）。同样，提倡患者参与评估者也不应以个别正面案例（如特定形式的患者参与为 HTA 提供了极独特、极有用的参考信息）为根据，暗示该形式（或其他形式）的患者参与无论在什么情境下都会做出同样积极的贡献。

7.3 认识到即使没有患者参与，HTA 也是有价值导向的

有人担心，患者参与可能影响 HTA 的质量。产生这种担忧的原因，在一定程度上是基于以下想法：没有患者参与，HTA 就会成为价值中立的科学活动。换言之，担忧者认为，决策者可以自然而然地运用正确的价值观来指导 HTA，而患者不能。之所以产生这种想法，可能是由于对 HTA 的目的进行了功利主义和技术官僚主义解读。HTA 的根本目的在于系统评估技术带来的（健康）获益、伤害和成本，从而决定是否将技术引入卫生系统，如何引入该技术，或是否继续采用某技术等。而功利主义的解读是，HTA 应确保卫生系统在现有资源范围内实现最大（健康）获益，并将可能伴随的伤害降到最低；技术官僚主义则假定可以依据随机对照试验结果、成本效益分析等标准方法来系统评估技术带来的（健康）获益、伤害和成本。

然而，对卫生技术评估的解读仅仅从功利主义和技术官僚主义出发是不够的。具体理由如下：

首先，应如何确定"（健康）获益""伤害"或"成本"？又如何对这些指标赋予

权重？这些问题尚有争议，且难以免除价值观的影响。虽然在原则性问题上，能达成一些共识（如减轻疾病负担对健康有益），但把特定的生物医学状态（biomedical states）和体验贴上标签并赋值，用来体现疾病的做法仍然存在争议。一个技术往往会影响到不同的亚群体和个体的多个生物医学状态和体验，而且影响各异。评价性研究，包括对临床效益和成本效益开展的评价性研究，都假设常态（normativity）的存在。即使有时并不清楚什么是"常态"，但这个假设仍然成立（Molewijk等，2003）。

其次，决策透明度、资源/利益分配公平性、维护个人自主权等价值可能也与临床效益、成本效益同样重要。一些利益相关方希望HTA机构能够反思这些价值是否在HTA过程中和（或）结果中得到充分体现。这种想法合情合理。但应该重视哪些价值，如何解读透明度、公平性和自主权，以及无法全部重视各种价值时，又应如何权衡取舍，这些问题都还有继续讨论的必要（第2章）。

依据价值观作出判断（译者注：后文简称"价值判断"）在HTA中不可避免、普遍存在，这一点霍夫曼等已充分阐述（Hofmann等，2014）。我们认为，无论是否有患者参与其中，HTA本身都带有价值判断，这才是更重要的是。强调HTA中固有的价值判断，也许是患者参与运动最重要的贡献，实际上也是促进患者参与的重要策略之一。一旦人们认识到HTA本身是受价值观影响的，就可以扩展与HTA"相关"的价值观的范围，关注患者和其他利益相关方（包括公民）视角也就变得更为必要。

7.4 反思患者参与评估的方式

在带有价值判断的HTA中，患者自然是利益相关方。撰写有关患者参与的文章应以HTA是带有价值判断的为出发点，并处处反映这种假设。但这并不意味着每种可能的患者参与形式，都与利益相关方的直接参与一样，能为HTA的改进和社会参与的扩大做出同等大小的贡献。正如汉森（Hansen）和思德利特（Street）在第3章中指出的那样，我们应理智地期待患者参与的成果及对正在进行中的研发活动的改善程度。

第1章提到，缩小卫生技术评估项目的评估范围和规模、以更直接的患者参与代替综述或"基于患者的证据"，已成为近年来HTA的新趋势。我们也认为，这种趋势令人担忧。总体上看，它很可能会显著降低HTA中患者参与的质量。如果有待研究的健康状况在相关人群中已经开展了范围合理的研究，认真梳理这些研究就能发现多样的感受和观点，其丰富程度可能会超过几个患者甚至是患者权益倡导者所了解的情况。

患者个人对健康状况或技术的看法注定是不全面的。只依靠相对直接的患者参与形式，就很难将患者个人视角纳入研究范围更广泛的评估中。当然，以某些特定方法纳入患者视角是否合适，取决于参与者、参与的具体环境和参与方式。然而，在全面了解待评估技术的情况和关键利益相关方的重点关切及背后原因时，HTA 工作人员和委员会成员可能会面临许多不确定性，存在价值观上的分歧。例如，HTA 委员会成员经常发现，某卫生技术的开发者和其他可能因该技术的广泛使用而受益者，会尽力让 HTA 支持该技术的使用。这些人常常会找到有利于技术通过评审的患者，并鼓励和支持这些患者为 HTA 提供意见，甚至直接参与 HTA。在委员会成员以各种方式听取或"体验"患者意见，或看到患者的直接参与时，需要牢记这一点。完全驳回这些患者的陈述显然不合适。报告中的陈述和意见往往源自患者的切身体会和重点关切，HTA 工作人员和委员会需要从患者视角去尽力理解，然而，他们也必须认识到，直接参与 HTA 的患者和他们的陈述可能经过了筛选，以符合某些利益，可能具有局限性。所以说，在 HTA 中做好患者直接参与绝非易事。

认识到患者直接参与的种种局限性，并不意味着不尊重参与 HTA 的患者，只是意味着要警惕患者直接参与存在局限性，存在其他可能影响决策的因素。这些局限性和影响因素可能会影响我们的认知，导致我们只能得到受特定立场影响的认识。典型的例子是癌症筛查诊断技术。如果某个国家十分重视早期筛查、治疗癌症，那么这个国家的癌症患者自然会支持更敏感的筛查诊断技术。技术可能导致的过度诊断和治疗，往往要通过人口水平的数据分析才能发现。患者从个人角度出发，是看不到的。除非患者参与过此类分析，否则便不太可能察觉到技术的潜在伤害，也不会提出反对意见。

特定立场下的认识具有局限性，也会影响到患者体验研究的结果。回顾患者体验研究时，必须认真考虑这些局限性。在 HTA 中回顾患者体验研究有助于我们把一些关键性问题考虑得更加清楚。例如，研究问题是什么？研究的设计和实施方式对研究结果的完整性、可靠性有何影响？患者纳入和排除标准、患者招募方式、观察和调查患者的方式、对患者回答的解读方式等，又对患者的体验和看法有何影响？这些问题，评审人员（可以是有相关经历的患者，也可以是相关问题的知情者）都要考虑。可以通过优化研究方法，促进研究质量和患者意见质量判断的准确性，以此来改善患者体验研究或患者意见征集效果。患者体验研究和患者意见征集的关注点，不应仅局限在临床效益和成本效益上，其他方面也应关注。

第 7 章　讨论：关注患者参与的 HTA 中的价值观和质量问题

7.5 关于"基于患者的证据"的讨论

在我们看来，"基于患者的证据"这个概念带来了一些负面的影响。我们不难理解为何要在 HTA 中使用"基于患者的证据"。因为自"循证医学"兴起以来，在为决策或行动寻找依据时，若能摆出"证据"，就更有说服力。不过，我们仍然要对"基于患者的证据"保持谨慎的态度。把基于"研究"等同于基于"证据"，甚至过度使用"证据"，认为"基于证据"即等同于行为是"正当的"或"恰当的"，实际上是一种简单粗暴的做法，甚至是过度简单粗暴的做法。如今，"证据"一词已经显得有些苍白乏力，早已失去昔日判定优劣的金标准的地位。能找到"关于 x"的证据，就有理由"开展 y"吗？其实，两者间究竟是什么关系，往往也不是那么清清楚楚、简单明了。在卫生服务中，有将"证据"直接拔高到"科学"的倾向。研究（评估）中应持重视哪些价值，研究者（评估者）应保持开放的态度。这种拔高，无益于"开放透明"，反而会使价值观变得模糊不清。

有时，临床效益、成本效益研究"证据"和"基于患者的证据"的区别，也并非乍看之下那样清晰明了。我们有理由认为，高质量的效益研究应始终反映对患者有意义的结果，而其中一些结果会由患者报告。效益研究如果能够做到这一点，就能满足第 4 章中为"基于患者的证据"规定的标准。

如果将效益研究证据与"基于患者的证据"画上等号，还可能鼓励另一种倾向，那就是患者会更加重视"基于患者的证据"的研究，或患者应当更重视"基于患者的证据"的研究，而非与之形成鲜明对比的其他类型的研究。我们认为，必须认识到对于患者而言，效益和可负担性，或者说能切实解决他们病症的卫生技术往往更重要，对某个技术是否能普及使用这种社会决定有着巨大的影响。将临床效益与成本效益信息与其他基于患者的证据对立起来，往往意味着其他人的关切与患者的关切之间存在分歧与隔阂。这么做无益。

7.6 结语

在卫生系统和社会是否采用某种技术这个问题上，在作出决策时，要充分认识和考虑如何在纳入公民、医疗卫生专业人员和其他专家视角的同时，也纳入患者视角。对此，我们表示强烈赞同，也希望与本书中其他作者一样，已经将这一点态度鲜明地进行了阐释。

在一本讨论患者参与 HTA 的专著中，重点关注患者如何参与 HTA，能为 HTA 带来多大的贡献，这是合情合理的。而将视角拓宽，去关注 HTA 如何考虑一切有权参与的利益相关方（包括患者和公民的）的价值关切（value concern）和想法，以及对这些关切和想法能考虑到什么程度，这或许更能推动有关 HTA 的讨论和行动。记住 HTA 本身就带有价值判断，就会发现 HTA 面临的更多方面的挑战。HTA 要求识别一系列"剪不断、理还乱"的价值观和见解，对其进行批判性分析并进行合理整合，这不可能通过"纯粹"的技术手段实现。指望 HTA 就一个特定技术的使用提出"一刀切"的普遍性建议也太不现实。如果要求 HTA 认真对待不同利益相关方（包括不同患者）的视角和见解，那么 HTA 机构做出的建议就要有更大的灵活性。这可能会使 HTA 变得更加复杂，但也可能使 HTA 更接近于"符合不同患者的利益的'最佳'状态"（第 3 章 3.1）。

原著参考文献

Hofmann B, Cleemput I, Bond K, Krones T, Droste S, Sacchini D, Oortwijn W. Revealing and acknowledging value judgements in health technology assessment. Int J Technol Assess Health Care. 2014;30:579–86.

Molewijk B, Stiggelbout AM, Otten W, Dupius HM, Klevit J. Implicit normativity in evidence based medicine: a plea for integrated empirical ethics research. Health Care Anal. 2003;11:69–92.

Part 2

第二部分

方法学

第8章　作为临床研究合作伙伴的患者为 HTA 提供信息

马丁·德维特、劳雷·戈塞克

Maarten de Wit, Laure Gossec

（本章译者：李俊、金琪灵，刘方方亦有贡献）

8.1 引言

本章介绍临床研究中"作为研究伙伴的患者"（patient research partners，PRPs）的概念，为如何在风湿病领域发展 PRPs 提出了相关建议。PRP 的经验性知识（experiential knowledge）十分宝贵，因而在临床研究中，越来越鼓励 PRP 全流程参与研究。

为改善患者参与临床研究的效果，参与研究的所有参与者都应认可信任、尊重、透明、伙伴关系、沟通、多样性、保密和共同学习等原则，以支持患者参与研究。在此基础上，本章为 PRP 在临床研究中的角色、参与的研究的阶段、PRP 的数量、招聘和选择方式，需要为 PRP 提供的支持和培训，如何致谢和报告 PRP 的贡献等提出了相关建议，供研究人员和 PRPs 参考，以便在与 HTA 高度相关的项目申报与拨款评估、研究议程设定、研究设计和实施、对患者有意义的终点和患者报告的结局指标等疾病结局指标的制定、研究结果的传播等方面开展合作。

英国的 INVOLVE（2016）、加拿大的"面向患者的研究战略"（Strategy for Patient-Oriented Research，ISPOR，2016）和美国的"以患者为中心的结果研究所"的工作（Patient-Centered Outcomes Research Institute，PCORI，第 30 章）等国家层面的行动，都体现了临床研究的公共资助方如何设计流程，方便研究人员与患者在临床试验的设计和实施中开展合作。近年来，卫生技术制造商也逐渐开始探索在法律的约束下与患者互动，提高临床试验的效率，让临床试验更有意义（第33章）。与此同时，人们越来越多认识到患者必须参与临床研究的设计，以确保研究设计满足HTA的需求。

案例研究和系统性综述表明，过去，在临床研究中，也征求过患者意见（Shippee等，2015；Boote等，2012）。在制定研究议程（Abma等，2014）、研究方案（Wilson等，2015）、传播研究结果（Gagnon等，2009）等环节，也与患者进行过更广泛的合作。但是，我们对患者参与整个研究过程了解多少？研究人员如何让患者在研究的每个阶段做出有意义的贡献？如何将患者纳入临床研究，变成临床研究的伙伴？本章针对卫生技术开发商和HTA机构，提出实用的建议和指引。

8.2 作为研究合作伙伴的患者

自21世纪初以来，患者在临床研究中的作用变得越来越重要。过去，研究对象只是被动地接受研究，而如今，他们同时也扮演评审者（patient reviewer）、顾问（patient advisor）和合作伙伴等角色。这三种角色与在知情同意状态下参与临床试验、捐献血液或组织、接受问卷调查的研究参与者角色不同，应明确区分开来。患者作为研究的合作伙伴与HTA机构开展合作，意味着患者既要获得平等的伙伴关系，能够与研究者直接对话，又要发挥管理和监督的作用（Dudley等，2015）。依据患者在研究中发挥的作用的不同，可产生两种截然不同的研究，一种是针对患者开展的研究、开展关于患者的研究、或为患者开展的研究，另一种则是与患者合作开展的研究（Staniszewska等，2012）。

在风湿病学中，PRP的概念最早由制定临床试验核心结局指标和测量工具的国际机构"风湿病临床试验结局指标工作组"（Outcome Measures for Rheumatology Clinical Trials，OMERACT）提出（Hewlett等，2006）。自2002年以来，PRPs开始参与患者重视的新测量维度（domains）确定和测量工具内容效度和包含患者负担的可行性评估。2007年，欧洲抗风湿联盟（European League Against Rheumatism，EULAR）开始接受PRP的理念，以支持患者在疾病管理建议制定中与研究者合作。那时候，患者和研究人员表示，他们缺乏建立这种合作关系的知识和技能。为此，EULAR制定了一部实用指南，指导和支持疾病管理建议制定的参与者在建议制定过程中开展合作（de Wit等，2011）。最近，OMERACT发布了包含患者参与的三大原则的操作建议，正式规定PRP如何参与结局指标的制定（Cheung等，2016），见框图8-1。

第 8 章 作为临床研究合作伙伴的患者为 HTA 提供信息

> **框图 8-1：OMERACT 提出的 PRP 参与的总体原则**
>
> OMERACT 应重视 PRP 的经验性知识对结局（或结果）研究的价值。
> 让 PRP 成为研究中不可或缺的全程参与者，是 OMERACT 提出的一个基本原则。
>
> 所有 OMERACT 参与者都认同，在患者参与研究上，应秉持信任、尊重、透明、伙伴关系、沟通、多样性、保密性和共同学习等原则。

PRPs 的目的，是以经验性知识的方式展示疾病对患者的影响及患者日常的卫生技术应用，确保在整个研究过程中，患者的洞见/意见都得到重视。PRP 与研究团队的其他成员享有平等地位，并积极参与研究。如果一位 PRP 代表一个患者组织，或看待疾病的视角已超越了个人体验，那他/她就可以被称为专家型患者。在某些情况下，患者的父母或照顾者也可以扮演 PRP 的角色。PRP 可以以各种方式贡献有关自己所患疾病的观点，如参与患者小组（patient panel）、患者参考小组（patient reference group）或指南工作组（guideline working group）（Pittens 等，2013），或担任研究指导小组（research steering group）或科学咨询委员会（scientific advisory board）成员（Teunissen 等，2013）。可以为研究重点和研究设计方案的确定、文献的综述、研究对象招募办法和数据收集方法的确定、研究结果的分析和解读、研究结果的传播等方面，提供患者的视角和观点。此外，PRP 还要通过适时发表患者观点或就如何获取患者观点提出建议，确保在研究的任何阶段，患者观点都得到体现。获取患者观点的办法包括涉及更多患者的调查、访谈、焦点小组或混合研究方法等。我们认为 PRP 参与卫生技术评估利大于弊，但要让患者以研究合作伙伴身份参与评估，做出全面贡献，必须为患者提供充分的支持。

> **框图 8-2：在 HTA 中 PRP 可能承担的任务**
>
> 发现患者重视的问题和未满足的需求，为 HTA 议程设置提供参考。
> 整理现有文献证据或发动新的定性研究，以促进评估纳入患者观点。
> 考虑 HTA 中的伦理问题。
> 对证据进行批判性审阅/回顾/综述。

> 确定患者的重视结果/结局，并优先考虑这些结果。
>
> 确定适当的目标群体或子群体。
>
> 为少数群体和难接触群体着想，鼓励研究人员特事特办，通过家访等办法，纳入这些群体的视角。
>
> 展示干预为现实世界带来的短期影响和长期影响。
>
> 评估不同的治疗方案给患者日常生活带来的负担。
>
> 介绍医疗卫生服务提供（health delivery）的当地情景信息（local context）。
>
> 倡导适宜干预技术的可及。
>
> 通过撰写面向业外人士的总结或报告等方式，向业外受众（lay audiences）传播评估/研究结果。

8.3 EULAR 提出的患者与研究人员开展合作研究的建议

EULAR 提出的如何与 PRP 开展合作研究的建议，回应了第 5 章所提出的患者直接参与 HTA 中面临的一些挑战，有助于研究人员和 PRP 规避偏倚产生或落入其他"陷阱"的风险。

8.3.1 作用

强烈建议 PRP 参与临床研究项目和建议、指南制定。其他研究项目也应考虑 PRP 的参与。

患者参与研究的具体方式，要根据研究目标和所在国家的卫生系统状况而定。理想情况下，真正意义上的患者参与，意味着通过各种征询意见的方法，或通过患者直接参与研究团队，让患者为 HTA 贡献自己的力量（如第 8 章 8.3.3 的案例）。创造患者和研究人员公开对话的机会，并建立可持续的关系，可能对双方来说都既费时又费力。因此，应结合具体任务和职责的强度，思考想让 PRP 做什么，PRP 能做什么。

8.3.2 研究阶段

在项目的所有阶段，都应考虑让 PRP 参与研究，提供经验性知识，以提高研究的相关性、质量和效度。

在过去的 10 年中，PRP 参与已经出现在了研究的各个不同阶段（Shippee 等，2015）。他们的参与，丰富了研究议程，为研究带来了患者相关的主题（Abma 等，

2014）。在研究公告起草、研究问题形成、治疗建议制定、基金申请审查以及研究结果传播和评估建议实施中，也有 PRP 的贡献。

尽管 PRP 参与 HTA 的形式和时间可以根据 HTA 项目的评估范围进行调整，但我们建议 PRP 尽早参与 HTA。研究表明，PRP 参与试验设计有助于选出与患者更相关的研究终点、更方便用户的工具和程序，还能为如何提高患者招募率提供宝贵建议（Haywood 等，2014；de Wit 等，2013）。

8.3.3 PRP 的数量

每个项目的 PRP 一般不少于一人（de Wit 等，2011；Cheung 等，2016），最好是两人。

这能确保 HTA 评审会议上，大家可以听到来自患者的不同观点；如果某位 PRP 因疾病复发或退出参与，另一位还能继续参与 HTA，以确保 PRP 参与的持续性。PRP 也使事先征询患者意见或患者事先准备评估用材料成为可能（de Wit 等，2011）。OMERACT 认为，研究领导团队必须确保在研究项目中恰当地体现患者的视角。

PRP 的主要使命是帮助研究团队做好研究设计和实施。也可基于对疾病的个人体验和从其他患者处了解的情况，就哪些评估阶段要考虑患者视角、如何获得这些视角提出建议。但保证良好代表性的责任不在 PRP。参与研究团队或研究指导委员会中的一位或两位 PRP 无法代表目标人群的全部视角。由于年龄、性别、社会经济地位、文化背景、疾病持续时间和严重程度以及其他因素差异，患者视角也有不同。因此，在 PRP 参与基础上，还应辅以其他形式的患者参与，以增强患者视角的多样性和效度（Legare 等，2011）。在下面的例子中，为制定 EULAR 银屑病关节炎疾病影响评分（EULAR psoriatic arthritis impact of disease score, PsAID），研究小组负责整合不同形式的患者参与（Gossec 等，2013；De Wit 等，2015a；Kirwan 等，2016）。

框图 8-3：患者全面参与临床研究的案例：银屑病关节炎治疗中患者报告的结果的研制

PsAID 是一个基于患者报告的结果（或患者重视的结局指标）产生的，针对银屑病关节炎这种特定疾病的生活质量测量工具。在 PsAID 的研制过程中，患者参与到了参与阶梯（participation ladder, 译者注：见第 5 章）的每一阶。

PRP作为整个研究团队的合作伙伴，以研究参与者身份参与了优先考虑维度确认研究及验证研究（validation phase，译者注：在验证研究中，研究者将某个测量指标与金标准测量进行对比，以确认对比指标的准确度，是了解和降低偏倚的重要手段；参考：Matthew P Fox, Timothy L Lash, Lisa M Bodnar, Common misconceptions about validation studies, International Journal of Epidemiology, Volume 49, Issue 4, August 2020, Pages 1392-1396, https://doi.org/10.1093/ije/dyaa090），还以顾问身份参与了在10个国家开展的认知访谈［cognitive interviews，译者注：这是一种访谈方法，一般要求受访者先做选择，然后再回答后续问题，报告在作答时的想法；参考Garbarski, D., Dykema, J., Croes, K.D. et al. How participants report their health status: cognitive interviews of self-rated health across race/ethnicity, gender, age, and educational attainment. BMC Public Health 17, 771（2017）. https://doi.org/10.1186/s12889-017-4761-2］。在认知访谈中，10位PRP参加了两次面对面召开的国际会议，并帮助：

- 确定银屑病关节炎患者重视的疾病带来的影响的维度。
- 指标的定义界定和表达方式。
- 将问卷初稿翻译成本国语言。
- 验证研究的结果解读。
- 帮助确定了要求患者回忆的时间跨度。
- 确定指标数量。
- 确定测量工具的形式和问卷问题选项。

所有同意参与研究的PRP都成为PsAID的共同作者。

两位专家患者还担任了项目指导小组成员。

8.3.4 招募

在招募PRP时，应明确交代期待PRP做出的贡献。

PRP招募的主动权在研究者。研究者最好联系合适的患者组织，并提供明确的工作描述，阐明期望PRP发挥的作用和参与评估的获益。并非每个疾病都有相应的患者组织。只有少数疾病是由接受过培训的PRP组成的患者网络。因此，一些研究团队不得不通过其他方式进行患者招募，例如通过患者杂志、医疗卫生专业人员、国家级的伞式患者组织或现有的虚拟患者网络［如英国的"研究中的患者（Patients in Research）"网络或美国"像我一样的患者"（Patients Like Me）网络］。EULAR通过国家级患者组织招募PRP，而OMERACT倾向于通过参与研究的医生在门诊招募PRP。这些参与研究的医生最适合评估哪些患者能够做好PRP。

任何招募策略都可能产生偏倚。研究阶段或研究任务不同、患者参与 HTA 的目标不同，各种招募策略的利弊也各不相同。例如，在筹资阶段，研究得到知名患者组织的认可是很重要的，而在发展某些疾病的生活质量工具时，PRP 的个人贡献就更重要。（译者注：换言之，在前一阶段，与患者组织接触更佳；在后一阶段，与患者个人接触更佳）

研究表明，在研究项目开始前，患者和研究者双方互相表明对对方的期望、期待何种程度的参与，有助于改善研究效果（Abma 等，2009）。这有助于研究人员实事求是地交代 PRP 所需投入的时间、参加会议的频率和具体的任务。反过来，患者代表也应告知研究者自己期待分享到哪些研究结果，期待如何与研究者合作开展研究。重要的是，双方应在平等对话基础上说明哪些能实现，哪些不能实现。

随着项目进展，研究人员和 PRP 对项目的认识逐渐清晰，需求和期望也可能随之产生变化，因此需要定期评估合作情况和效果，考虑如下问题：研究者是否为 PRP 提供了充分的信息和支持？PRP 的负担是否过重或过轻？研究项目结束是否会有后续活动？对于患者组织和研究者来说，也可将评估结果用于改进自己的工作流程、对患者的支持和政策。

8.3.5 选择

在选择 PRP 的过程中，应该考虑备选者在团队中的沟通技巧、参与动机，以及能否以令人信服的方式提供建构性意见。

近年来，我们已经认识到，PRP 的选择不仅要根据他们的经验性知识，看他们是否是某患者组织的成员，还要考虑他们在团队中合作的能力。一些研究人员可能认为，如果以语言技能、对临床研究的了解程度、是否能接受出差、与专业人士交流的能力如何为筛选标准，选出的患者都是受过高等教育的，这些患者不能完全代表研究所指向的患者人群（van de Bovenkamp，2010）。虽然 PRP 确实不能代表所有患者，严格的筛选条件也确实可能引起偏倚，但这些并不能成为放弃 PRP 参与的理由。应该用适当的研究方法来保证患者视角的多样性，而且对研究团队来说，教育程度较高的 PRP 也是宝贵的资源（Mayer，2012）。

研究者应该认识到，不同形式的参与需要不同的能力和技能，他们需要根据他们对角色和任务的预期来选择 PRP。一般来说，第一次涉足 PRP 参与的研究人员可以先牛刀小试，在自己的机构中找到两三个可能对临床研究感兴趣的患者。可以在介绍会上展示研究建议草案，然后试探患者对研究以及参与研究的程度/强度的兴趣。

8.3.6 支持

项目的主要研究者（主研，PI），必须为 PRP 的参与扫清障碍，鼓励他们为研究作出贡献，并考虑他们的具体需求。

研究者则要使 PRP 能够为研究做出有意义的贡献，这份责任至关重要（Nierse 等，2012；Hewlett 等，2006）。研究者应及时提供个性化的信息，并确保评审会议保持一种开放、安全的氛围（Elberse 等，2010）。支持的类型多样，包括确保用语易懂、解释难懂的术语或概念、提出开放式问题、邀请患者分享自己的视角、撰写面向外行的研究概要、提供图书馆或医学数据库访问权限，及提供后勤保障等。可以考虑向 PRP 提供一份具体的工作说明或正式合同，概述责任、保密条款、利益冲突、为 PRP 提供的支持和培训等。主研还可以在研究团队中指定专人负责为 PRP 提供支持。为了支持资源有限的临床试验团队，利物浦大学临床试验研究中心尝试开发了一个研究全程支持工具包，提供用于患者参与的规划、支持、记录和评估的资源（Bagley 等，2016）。

对患者参与留出符合实际的预算经费，及时报销相关费用，也是对 PRP 的一种支持。PRP 参与评估需要花费时间和金钱；应该考虑他们花费的差旅费、住宿费、出场/参会费、自行垫付费用，甚至工作时间补偿，并根据实际情况留出预算。对患者组织的补偿还可包括患者招聘、培训和支持费用。如何对 PRP 或患者组织的工作进行合理补偿，目前还没有公认的标准，取决于 PRP 的偏好和预计的时间投入等因素，应具体情况具体分析（de Wit 等，2016）（框图 8-4）。

框图 8-4：PRP 网络

EULAR 已经建立了一个 40 多名来自欧洲各地、受过培训的、代表 10 种风湿性疾病的患者的网络。这些患者广泛参与各种研究活动，包括制定疾病管理建议、审查拨款申请、参与临床研究、参加欧洲药品管理局 (European Medicines Agency, EMA) 和创新药物倡议 (Innovative Medicines Initiative, IMI) 联盟 HTA 委员会、帮助传播研究结果等。EULAR 秘书处指定了一位协调员，确保研究项目和 PRP 匹配，并在需要时提供支持和培训。研究人员和 PRP 可以获得用于了解如何合作的参考卡片（reference card）和背景情况介绍手册。PRP 受邀参与每年两次的培训和评估会议，在有其他培训时，也会收到通知。7 名成员参加了欧洲

> 患者学会组织的药物研发培训。2016 年，两名成员参加了 EULAR 的第一个风湿病健康经济学课程。

在一些国家，国家级组织负责为 PRP 提供支持。例如，在英国，NIHR 为加入咨询委员会的公众成员举办上岗培训会，以帮助他们融入评审委员会，了解自己的角色，并会见评审委员会的专业成员。NIHR 还提供了一个"结成伙伴关系"系统，并为公众成员组织团建活动，以便他们与其他成员熟悉、互相交流经验、提供支持。

8.3.7 培训

主研必须根据 PRP 角色提供必要的信息和培训。

要想 PRP 参与发挥最佳效果，就需要进行充分的能力建设。PRP 并不总是具备建设性有效合作的能力。因此，一些鼓励患者参与研究的机构会提供培训。此外，EUPATI 还为患者代表提供药物研发过程强化培训（见第 36 章）。EULAR 对 EULAR PRP 网络成员进行年度评估，并为他们提供为期数天的培训，邀请研究人员介绍患者参与的最佳实践，或开展学术文章批判性评价或统计学基础等方面的培训，欢迎 PRP 在培训中分享经验，提高沟通技巧，并学会在研究团队中处理权力不平衡的问题。

这些培训的一个重要目的是让参与者意识到，担任研究的合作伙伴存在哪些潜在优势和局限性。他们要学会正确认识个人的疾病和接受治疗经验的价值，也要学会平衡个人偏好、兴趣与研究的其他方面的关系。研究人员也掌握有效的患者直接参与有哪些必要条件。人们常常错误地认为，研究人员一定熟悉 PRP 直接参与的相关知识，具备相关能力（de Wit 等，2015b）。一些国家会让有经验的研究者来交流经验，辅导新手研究者，让他们了解患者的视角和参与性研究的附加值（de Wit 等，2015b）。

8.3.8 致谢

患者担任研究合作伙伴，对项目做出了贡献，就应得到认可或感谢。在发表文章、专著、报告等时，如有可能，应为患者署名。

另外，还可以通过其他物质或非物质方式来感谢患者对研究做出的贡献（见表 8-1）。为患者署名或及时报销垫付经费等非物质方式，都可以体现对患者贡献的认可和感谢。我们常常听到 PRP 抱怨，研究人员给他们的反馈较少，导致他们不知道自己的投入究竟有没有价值，不知道自己提供的意见和建议是否得到采纳。PRP 非常喜欢看到自己的投入产生实际影响。

表 8-1 对患者贡献表示认可或感谢的方式举例

精神层面的认可	物质层面的认可
● 告知 PRP，他们为项目或论文、报告等提出的意见或建议的采纳情况 ● 邀请 PRP 共同主持会议，或在大会上负责代表小组做汇报 ● 在研讨会或其他会议上为患者提供展现其视角的机会 ● 费用报销及时 ● 在致谢中提及 PRP 的名字，如符合国际医学期刊编辑委员会署名要求，可以将 PRP 列为共同作者 ● 基金项目申请获批或稿件收稿时及时告知 PRP ● 举办节庆活动时，邀请患者参加 ● 在项目开始前，与患者签署无偿合同（voluntary contract），项目结束后，开具参与研究证明	● 支付费用或每日津贴 ● 为患者出席会议或研讨会提供便利条件 ● 为患者获取科学信息、访问在线图书馆和 PubMed 等提供便利 ● 赠送生日礼物或礼品券 ● 提供儿童保育费或看护费 ● 帮患者订阅国家或国际风湿病杂志

尽管许多患者志愿承担 PRP 的角色，不求回报，但他们在时间和精力上的投入不可小觑，有些患者甚至会因为研究会议误工，提供相应补偿合情合理。对如何补偿参与委员会工作或研究项目的 PRP，一些机构制定了办法。INVOLVE 网站（www.invo.org.uk）上的其他资源栏目，对如何以经济补偿等方式致谢 PRP 投入的时间，贡献的专业技能和知识，提供了原则性指南和具体操作建议。EMA 已经制定了每日津贴办法。制药公司有时也会与 PRP 正式签署合同，按小时向 PRP 支付报酬。

8.3.9 报告

应在整个研究过程中报告 PRP 参与的具体性质，至少也要在研究计划书和结项报告中体现。

OMERACT 鼓励研究人员写明患者参与的策略。同行评审论文和科普文章发表事宜（publication policy，译者注：如是否发表在公开获取杂志，是否给患者署名等），应在团队会议上与 PRP 讨论。

《关于报告患者和公众参与情况的指南》要求（Staniszewska 等，2011）研究者在项目申请书和发表的科学文章中，公开患者参与计划和实施情况，及患者参与带来的积极影响和消极影响。要求报告患者参与情况，有助于避免形式主义（tokenism），提高研究透明度，也有助于研究者与患者相互分享经验、教训、挑战及如何避免陷阱，改善对患者参与情况的系统性评价。最后，临床研究的资助者也希望了解患者和 PRP 参与所带来的附加值，让他们能在该领域安心投资。

8.4 挑战

8.4.1 PRP 培训与"虚假专业化"的风险

第三章提及了对患者的专业性和他们在研究中的角色的担忧。公共研究网络为希望参与研究的患者提供了培训机会，于是人们也不再质疑患者接受培训后，是否会丧失其经验性知识，转而赞成对患者进行适当培训。但患者成为专业性的研究人员之后，与"真正的"研究人员观点趋同的风险仍然存在（Dudley 等，2015）。需要更加深入地思考，为了实现有效的 PRP 参与，并保持真实的患者体验，需要就哪些态度、知识和技能开展培训。

不仅需要对 PRP 开展培训，还需要对研究人员开展培训，让他们了解 PRP 参与的基本原则，并准备好接受 PRP 参与临床研究带来的实际影响。在目前研究人员仍普遍不愿让患者成为合作伙伴的情况下，对研究人员开展培训非常必要。让患者成为合作伙伴，意味着需要与 PRP 部分共享研究的控制权，并且保持一定的灵活性，例如，有些结局指标（outcome measures）在临床研究中不常使用，但患者认为非常重要，这些结果也需要纳入研究的测量中去。让患者成为合作伙伴，也可能意味着需要重新设计研究问题，改变纳入或排除标准，或者调整给药方式或繁杂的研究方案，以方便患者。国王基金（King's Fund）已经启动了一个共同领导计划，探索通过培训和干预，建立专业人员、患者和照护者之间开展合作的方式（Seale，2016）。

究竟应该在多大程度上去关心患者重视的问题，研究人员可能也会感到不知所措，或者不确定资助者或监管者在这件事情上，会容许多大的自由度。的确，PRP 参与研究很耗费时间，也可能会带来新的难题。但研究者和 PRP 也要同时看到参与式研究带来的现实意义、道德意义和法律意义。还应告知 PRP，在他们参与研究时，他们与研究者（同时也是医护人员）的关系有别于一般的医患关系，此时，他们之间是开展合作的同事关系（Hewlett 等，2006）。

这种平等关系是抛却权力或地位差异，建立真正对话的必要条件。

8.4.2 伦理考量

关于 PRP 参与临床研究的法律框架问题，我们没有太多经验可分享。PRP 不再是研究对象，研究者是否需要获得伦理批准才能将 PRP 纳入研究团队，我们也不确定。此外，在研究中，PRP 不会接受任何干预，他们是否必须签署知情同意书，我们也不清楚。INVOLVE 与国家研究伦理服务（National Research Ethics Services）联合发布的文件认为，以专业顾问身份参与研究，积极帮助制定研究规划，为研究提供建议时，不需要获得伦理批准。但如果患者参与时与研究对象有直接的接触，应咨询伦理委员会是否需要获得伦理批准。PRP 参与项目的实施，如共同主持焦点小组，参与访谈记录编码，或作为中间人向患者提供信息来协助招募患者，都需要咨询伦理委员会。主研应确保 PRP 具有正式的认证（译者注：极有可能是培训认证），或获得适当的支持和监督。最后，PRP 是否必须满足 ICMJE1（2015）规定的每一条署名条件，才能在同行评议论文上署名？在缺乏标准的情况下，研究者需要在向 PRP 致谢和给 PRP 署名之间做出公平的选择。

我们不了解私人出资的、由卫生技术开发商进行的研究的情况，但我们认为，这里提出的将患者视为研究伙伴的建议，将为日益普遍的"以患者为中心的药物研发"提供参考（见 33 章）。

8.5 结论

EULAR 的建议有助于研究人员组织患者参与研究，协助制定良好的患者招募策略、确定患者重视的结局变量并传播研究结果。PRP 的参与需要研究者投入一定的时间和精力。PRPs 和研究人员之间应该定期了解彼此的期望，这不仅有益于开展合作，还能防止患者参与流于形式。确保 PRP 能够代表患者的多样化视角，体现 PRP 的作用和附加值，仍然是一项具有挑战性的任务。PRP 的职责之一，是帮助研究团队在研究的任何阶段，都别遗漏患者的视角。他们加入研究团队的目的，并不是为了提高研究的代表性，因为两三个患者的视角永远不能代表整个患者群体的视角。要想获得全面的患者视角，应适当采用文献综述、问卷调查或叙事研究、焦点小组访谈或访谈等定性研究方法。PRP 可以帮助研究人员改进招募患者的策略，探索试验的最佳终点，或者在焦点小组访谈或问卷调查中按正确的顺序提出正确的问题。

在未来的 HTA 中（译者注：HTA 本身也是一种研究），研究人员和 PRP 的合作如何才能结出累累硕果，这还需要进一步探索。

原著参考文献

Abma TA, Nierse C, Widdershoven G. Patients as partners in responsive research: methodological notions for collaborations in mixed research teams. Qual Health Res. 2009;19:401–15. doi:10.1177/1049732309331869.

Abma TA, Pittens CA, Visse M, Elberse JE, Broerse JE. Patient involvement in research program- ming and implementation: a responsive evaluation of the dialogue model for research agenda setting. Health Expect. 2014; doi:10.1111/hex.12213.

Bagley H, Short H, Larman NL, Hickey HR, Gamble CL, Woolfall K, Young B, Williamson PR. A patient and public involvement (PPI) toolkit for meaningful and flexible involvement in clinical trials – a work in progress. Res Involv Engag. 2016;2:1–14. doi:10.1186/s40900-016-0029-8.

Boote J, Baird W, Sutton A. Involving the public in systematic reviews: a narrative review of organizational approaches and eight case examples. J Comp Eff Res. 2012;1:409–20. doi:10.2217/ cer.12.46.

Cheung PP, de Wit M, Bingham 3rd CO, Kirwan JR, Leong A, March LM, et al. Recommendations for the involvement of patient research partners (PRP) in OMERACT working groups. A report from the OMERACT 2014 working group on PRP. J Rheumatol. 2016;43:187–93. doi:10.3899/ jrheum.141011.

de Wit M, Abma T, Koelewijn-van Loon M, Collins S, Kirwan J. Involving patient research part- ners has a significant impact on outcomes research: a responsive evaluation of the international OMERACT conferences. BMJ Open. 2013;3 doi:10.1136/bmjopen-2012-002241.

de Wit MP, Berlo SE, Aanerud GJ, Aletaha D, Bijlsma JW, Croucher L, Da Silva JA, Glusing B, Gossec L, Hewlett S, Jongkees M, Magnusson D, Scholte-Voshaar M, Richards P, Ziegler C, Abma TA. European league against rheumatism recommendations for the inclusion of patient representatives in scientific projects. Ann Rheum Dis. 2011;70:722–6. doi:10.1136/ard.2010.135129.

de Wit M, Bloemkolk D, Teunissen T, Van Rensen A. Voorwaarden voor succesvolle betrokken- heid van patiënten bij medisch wetenschappelijk onderzoek. Tijdschr Gezondheidsr. 2016;94:92–102.

de Wit MP, Elberse JE, Broerse JE, Abma TA. Do not forget the professional - the value of the FIRST model for guiding the structural involvement of patients in rheumatology research.

Health Expect. 2015b;18:489–503. doi:10.1111/hex.12048.

de Wit M, Kvien T, Gossec L. Patient participation as an integral part of patient reported outcomes development guarantees the representativeness of the patient voice – a case-study from the field of rheumatology. RMD Open. 2015a;1:e000129. doi:10.1136/rmdopen-2015-000129.

Dudley L, Gamble C, Allam A, Bell P, Buck D, Goodare H, et al. A little more conversation please? Qualitative study of researchers' and patients' interview accounts of training for patient and public involvement in clinical trials. Trials. 2015;16:190. doi:10.1186/s13063-015-0667-4.

Elberse JE, Caron-Flinterman JF, Broerse JE. Patient-expert partnerships in research: how to stim- ulate inclusion of patient perspectives. Health Expect. 2010;14(3):225–39. doi:10.1111/j.1369-7625.2010.00647.x.

Gagnon MP, Lepage-Savary D, Gagnon J, St-Pierre M, Simard C, Rhainds M, et al. Introducing patient perspective in health technology assessment at the local level. BMC Health Serv Res. 2009;9:54. doi:10.1186/1472-6963-9-54.

Gossec L, de Wit MPT, Heiberg T, Maccarone M, Balanescu A, Balint P et al. Elaboration and preliminary validation of the psoriatic arthritis impact of disease (psaid) questionnaire. A 13-country eular initiative with involvement of patient research partners from each country. Paper presented at the EULAR congress, Berlin, 2013.

Haywood K, Brett J, Salek S, Marlett N, Penman C, Shklarov S, et al. Patient and public engagement in health-related quality of life and patient-reported outcomes research: what is important and why should we care? Findings from the first ISOQOL patient engagement symposium. Qual Life Res. 2014;24(5):1069–76. doi:10.1007/s11136-014-0796-3.

Hewlett S, De Wit M, Richards P, Quest E, Hughes R, Heiberg T, et al. Patients and professionals as research partners: challenges, practicalities, and benefits. Arthritis Rheum. 2006;55:676–80. doi:10.1002/art.22091.

ICMJE Recommendations for the conduct, reporting, editing, and publication of scholarly work in medical journals. 2015. http://www.icmje.org/icmje-recommendations.pdf. Accessed 12 July 2015.

INVOLVE. Website supporting public involvement in NHS, public health and social care research. 2016. http://www.invo.org.uk/. Accessed 10 Feb 2016.

ISPOR Strategy for patient-oriented research. Canadian Institutes of Health Research. 2016. http:// www.cihr-irsc.gc.ca/e/41204.html. Accessed 18 Oct 2016.

Kirwan J, de Wit M, Frank L, Haywood K, Salek S, Brace-McDonnell S et al. Patient as partners in health outcomes research: learnings from the field. Value Health. 2016;20(3):481–86.

Legare F, Boivin A, van der Weijden T, Pakenham C, Burgers J, Legare J, et al. Patient and public involvement in clinical practice guidelines: a knowledge synthesis of existing programs. Med Decis Mak. 2011;31:E45–74. doi:10.1177/0272989X11424401.

Mayer M. Seeking what matters: patients as research partners. Patient. 2012;5:71–4. doi:10.2165/11632370-000000000-00000.

Nierse CJ, Schipper K, van Zadelhoff E, van de Griendt J, Abma TA. Collaboration and co-ownership in research: dynamics and dialogues between patient research partners and profes- sional researchers in a research team. Health Expect. 2012;15:242–54. doi:10.1111/j.1369-7625.2011.00661.x.

Pittens CA, Vonk Noordegraaf A, van Veen SC, Anema JR, Huirne JA, Broerse JE. The involve- ment of gynaecological patients in the development of a clinical guideline for resumption of (work) activities in the Netherlands. Health Expect. 2013; doi:10.1111/hex.12121.

Seale B. Patients as partners. Building collaborative relationships among professionals, patients, carers and communities. London: The King's Fund; 2016.

Shippee ND, Domecq Garces JP, Prutsky Lopez GJ, Wang Z, Elraiyah TA, Nabhan M, et al. Patient and service user engagement in research: a systematic review and synthesized framework. Health Expect. 2015;18:1151–66. doi:10.1111/hex.12090.

Staniszewska S, Brett J, Mockford C, Barber R. The GRIPP checklist: strengthening the quality of patient and public involvement reporting in research. Int J Technol Assess Health Care. 2011;27:391–9. doi:10.1017/S0266462311000481.

Staniszewska S, Haywood KL, Brett J, Tutton L. Patient and public involvement in patient-reported outcome measures: evolution not revolution. Patient. 2012;5:79–87. doi:10.2165/11597150-000000000-00000.

Teunissen GJ, Visse MA, Laan D, de Boer WI, Rutgers M, Abma TA. Patient involvement in lung foundation research: a seven year longitudinal case study. Health. 2013;5:320–30. doi:10.4236/ health.2013.52A043.

van de Bovenkamp HM. The limits of patient power. Examining active citizenship in Dutch health care [dissertation]. Rotterdam: Erasmus University; 2010.

Wilson P, Mathie E, Keenan J, McNeilly E, Goodman C, Howe A, et al. Research with patient and public involvement: a Realist evaluation – the RAPPORT study. Health Serv Deliv Res. 2015; doi:10.3310/hsdr03380.

第 9 章 开发患者报告结局（PRO）和患者报告结局量表（PROM）

柯斯蒂·海伍德、马丁·德·维特、索菲·斯坦尼斯泽夫斯卡、托马斯·莫雷尔、萨姆·萨利克

Kirstie L Haywood, Maarten de Wit, Sophie Staniszewska, Thomas Morel, Sam Salek

（本章译者：李俊、刘春宇，黄黎烜亦有贡献）

9.1 患者自报临床结果量表开发

本章探讨以患者为中心的方法开发患者报告结局量表（PROM）患者报告结局（PRO），patient reported outcome，PRO；患者报告结局量表（PROM），patient reported outcome measures，PROM）。在过去 10 年中，临床结果量表从基于临床、以医生为中心，逐渐向以患者为中心转变，随之而来，诞生了"患者报告结局（PRO）"这个新概念。这一概念旨在帮助人们了解患者在患病及治疗时的主观感受、身体功能和生活状况。与早期使用的患者全面评估、健康状况检查表（health status checklist）、生活质量检查表（life quality checklist）或症状检查表（symptom checklist）等概念相比，"患者报告结局量表（PROM）"涵盖的内容更加全面。本章指出，在卫生技术评估中使用精心研发的反映患者视角的问卷，或患者报告结局量表（PROM），可为评估提供基于患者的宝贵证据；应邀请患者参与 PROM 的开发（US Food and Drug，2009），并逐渐邀请患者以研究伙伴的身份参与 PROM 开发的各个阶段（Staniszewska 等，2012；de Wit 等，2013；另见本书第 8 章）。这有助于患者成为支撑 PROM 的关键概念的决定者，有助于以公开透明、有据可查的方式，让患者参与重要临床结果的测量，从而改善量表的表面效度、内容效度、相关性和可接受性。

第 9 章　开发患者报告结局（PRO）和患者报告结局量表（PROM）

此外，本章还描述了 PROM 开发的 8 个关键阶段（图 9-1），并对 PROM 开发中的患者参与进行了反思。

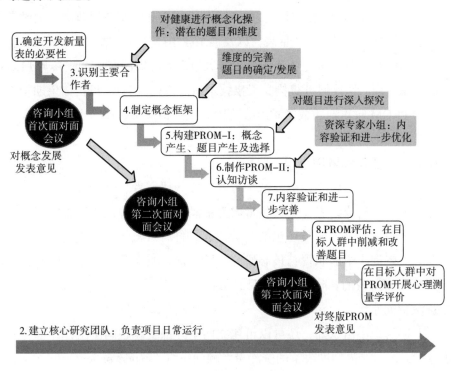

图 9-1　PROM 开发的主要阶段

9.2 患者报告结局量表（PROM）开发的主要阶段

9.2.1 确定开发新量表的必要性

开发新的 PROM，既费钱又耗时。既往的卫生技术评估，一般会尽量采用可满足预期目的的成熟量表。需求无法满足时，才会开发新的量表。

判断是否需要重新开发 PROM（Haywood 等，2014a）时，系统回顾是否已有相关 PROM，并评价其质量和可接受性是非常关键的。如果已有相关 PROM，则要先判断它们是否足以满足预期目的，同时依据其发展状况、相关性和可接受性方面的证据（Haywood 等，2012；Terwee 等，2007；Streiner 等，2014），考虑它们是否适用于计划应用范畴。

9.2.2 识别主要合作者

在新的 PROM 开发伊始之时，就应考虑最终用户和预期应用范畴。关键考虑因素包括由谁、何时以及如何完成量表，以及谁来收集或分析数据（如 HTA 机构）。患者代表、临床医师、临床研究者和测量学专家组成的专家团队应全程参与 PROM 的开发。设备制造商、医疗服务机构、卫生技术研发机构和 HTA 机构如果期望参考通过新开发的 PROM 收集到的数据做出战略决策或报销决策，那么也应派代表加入专家团队，参与 PROM 的开发。

1. 核心研究团队和咨询小组

核心研究团队规模较小，由测量学专家、临床研究者、临床医生和"作为研究合作伙伴的患者"构成，主要负责日常研究活动的开展。咨询小组规模稍大，除核心研究团队成员代表外，成员还包括患者代表、科研机构代表、研究资助方和卫生技术开发方。咨询小组的职责与核心研究团队不同，主要是从战略高度监督 PROM 开发，在 PROM 开发的各阶段发表意见，贡献思想。

2. 资深顾问小组

除了上述两个小组以外，还可以再建立两个外部资深顾问小组，即都将持续使用量表及量表测量结果辅助决策的资深患者顾问小组（expert patient reference group）和资深专家顾问小组（professional expert group）。在 PROM 开发的关键阶段，这两个小组将受邀对 PROM 的内容、结构、格式/形式（format）和适切性发表意见。此外，外部咨询小组还可以发挥一些其他的关键性作用。譬如，当定性研究结果（见第 9 章 9.2.4）和心理测量评估要求（见第 9 章 9.2.8）之间出现冲突时，外部咨询小组可协助寻找解决方案（Gossec 等，2014）。

9.2.3 制定概念框架

确定 PROM 的测量目的，是 PROM 开发中一个至关重要的步骤，但它却经常遭受忽视，许多项目对 PROM 测量目的是如何确定的也阐述不清。但指南指出，为 PROM 的测量目的提供清晰的概念框架是非常重要的（US Food and Drug，2009；Patrick 等，2011a）。

确定测量目的的第一步，是了解从医学视角如何解读某疾病（medical model of an illness，某疾病的医学模型）或从去感知某种疾病模型医学或疾病的角度，（disease model of an illness；某疾病的疾病模型）（US Food and Drug，2009；Patrick 等，2011a；Victorson 等，2014），如其生物学机制、症状、损伤/障碍程度等。在

第 9 章 开发患者报告结局（PRO）和患者报告结局量表（PROM）

此基础上，再充分了解一切潜在的患者自报症状和疾病影响，确定建立疾病的生物-心理-社会解读模型所需要的变量。

概念框架由"量表中的项目（items）、范畴/范围（domain）和概念之间的假设关系"支撑，以描述位于最上层的相关健康概念（US Food and Drug，2009）。换言之，概念框架囊括了在 PROM 中要包含的具体问题（即项目）或问题模块（即范畴/范围），以反映要评估的健康的具体方面（概念）。事实上，概念框架是一个"总结从文献和专家处获得的主要信息的工具"（Patrick 等，2011a），可为定性研究应包含哪些主题提供参考。随着定性研究产生新的发现，概念框架也不断演进。这些定性研究的新发现，实际上大致反映的是目标疾病患者关心的临床结果，换言之，这些临床结果是否纳入正在开发中的 PROM，研究者应当考虑（Parslow 等，2015；Gorecki 等，2010）（表 9-1）。

表 9-1　用于评估患有慢性疲劳综合征/肌痛性脑炎（CFS/ME）的儿童的健康相关生活质量（HRQoL）的新 PROM 的概念框架（Parslow，2016）

概念	范畴/范围	子范畴	项目
慢性疲劳综合征/肌痛性脑炎儿童健康相关生活质量	范畴	睡眠	不连续，或苏醒困难
		乏力、精力不足、疲劳	严重程度、频率、对日常生活的影响、久坐不起、持续时间较长的活动有困难
		无法集中精力	认知困难：思考、注意力和记忆力；严重程度、频率、对日常生活的影响
		个别症状：疼痛（头疼、嗓子疼、全身疼痛）、呕吐、眩晕	严重程度、频率、对日常生活的影响
		波动和反映	情况较好的日子和情况较差的日子，活动后症状加重
	身体机能	日常活动、活动度和一般活动	起床、洗漱、穿衣、站立、上下楼、走路、剧烈活动和持续时间较长的活动的困难程度
	社会功能	上学	出勤率降低、注意力不集中、无法按时完成作业/学业
		参加休闲活动和社交活动	玩耍、兴趣、休闲活动、与家人和朋友的社交活动、孤独/独处
	心理状况	情绪	情绪低落、烦躁、沮丧、感到孤独、受冷落、缺乏动力

续表

概念	范畴/范围	子范畴	项目
		担心和焦虑	普遍焦虑和特异性焦虑：症状、上学、未来、社会焦虑
		自尊	自尊、自信、无助感

9.2.4 构建 PROM-I：概念产生、题目产生及选择

当前有关 PROM 开发的指南指出：在收集数据及分析数据过程中，保持公开透明至关重要，这有助于建立完整的证据，确保从开始的概念的产生到最终的题目的产生，痕迹清晰可寻（US Food and Drug, 2009; Patrick 等, 2011a）。

1. 现有量表

现有 PROM 量表的内容和重点有助于概念框架和潜在题目的确定。在新的 PROM 开发中，大多数情况下，都可以找到很多针对相同疾病或具有类似关注点的量表，应对这些量表进行回顾。

患者报告结局测量信息系统（Patient-Reported Outcomes Measurement Information System，PROMIS）等机构已经创建了特定主题的"题库"（Health Measures, 2016）。这些"题库"包含从成熟量表和患者定性研究中提取的，且关联性通过项目应答理论（item response theory）检验的题目，形成了编制电脑化适性测验（computer adaptive testing，CAT，译者注：使用计算机来为个别受试选择试题的测验方式。）的基础（Reeve 等, 2007）。这类题库有助于开发新量表。例如，头痛影响测试（headache impact test，HIT）系列量表的发展，就参考了几个基于成熟的偏头痛/头痛量表和临床判断标准建立的题库（Bjorner 等, 2003）。在量表制定之初，修订并调整了题目和选项，以形成可以调用 HIT 题目库中的 54 个题目的 CAT 版的 HIT。同时，还开发了一个非常简短的，只包括 6 个题目的标准化量表 HIT-6（Kosinski 等, 2003）。

2. 现有文献

对定性文献进行系统综述和荟萃分析有助于深入理解患者的生活体验，并识别患者重视的临床结果，为概念框架和题库的发展做铺垫（Parslow 等, 2016）。

3. 专家：确定样本

参与者能在多大程度上代表目标人群及目标状况，需要考虑到其性别、年龄、疾病严重程度和临床表现的差异。这对概念和题目的产生、确保量表内容有较好的相关性和效度至关重要。例如，在强直性脊柱炎生活质量评估量表（evaluation of ankylosing spondylitis quality of life，EASi-QoL）开发过程中，对 29 名患者进行了深度访谈，并在英国针对 462 名患者开展定性研究（Haywood 等，2010）。量表开发者收集了不同临床表现和社会人口学特征的患者报告的疾病主要影响，并确保患者的关切和价值观在概念和题目的产生中得到反映。

在全球各国不断变化的监管制度和 HTA 的推动下，人们逐渐认识到，为了使 PROM 数据具有更大的普适性和广泛的文化相关性，来自不同文化和环境的患者应参与题目的产生和选择。这种直接参与力求避免的，是特定的文化特异性词语或短语和难以跨文化移植的概念。越来越多的 PROM 从发展之初就创建在普适性和文化可移植性基础上。例如，银屑病关节炎疾病影响问卷（PsAID）的开发，邀请了来自 12 个欧洲国家的 12 名能用英语流利交流且患过银屑病关节炎（Gossec 等，2014）的患者研究伙伴积极参与 PROM 发展的每个阶段。此外，项目还对来自 10 个国家的 140 名患者进行了国际横断面研究，要求他们对测量维度按重要性进行排序。研究的发现为测量维度的选择提供了更多的证据，并等于对开发中的量表进行了外部验证。虽然像 PsAID 这种全面的研究并非总能实现，但 PROM 开发人员应认识到综合运用多种方法的重要性。

社交媒体也被越来越广泛地用于题目的产生和 PROM 的优化。例如，多汗症生活质量问卷（HidroQOL）的开发，在题目产生过程中，就参考了多汗症患者组织成员在其在线论坛中的讨论（Kamudoni 等，2015）。社交媒体能捕捉到大量国际患者在论坛中表达的看法和意见，从而提高最终得到的量表的普适性。

4. 定性研究

通过可靠的定性研究更好地理解患者视角和经验，对于概念的产生和题目的产生至关重要，且有助于保证 PROM 的全面性和与目标人群的相关性（Brédart 等，2014）。定性研究可采用半结构化访谈、焦点小组访谈和改良德尔菲法等方法（Haywood 等，2010；Gossec 等，2014；Bartlett 等，2012）。PROM 开发人员往往不善于报告定性研究结果（Patrick 等，2011a）。近期发布的一些指南强调，要保持定性研究方法和其数据收集方法的透明度（US Food and Drug，2009；Patrick 等，2011a）。既往，定性研究的参与者是学者或临床研究人员；如今，越来越多的患者也以研究伙伴身份参与定性研究（Gossec 等，2014；第 1 章 1.8）。

5. 定性数据分析：PROM 开发中的质量保证

通过对大量的定性数据进行分析，可提炼出一系列题目，以清晰且有意义的方式，反映不断演变的概念框架，并为分数分配、拟测量概念量化提供依据。数据分析中，既要使用归纳性法发现新的规律和主题，也要使用演绎法推动概念框架的演变（Patrick 等，2011a）。

数据分析包括以下几个步骤。首先，应检查录音转写的准确性，以保证生成的数据是完整的、符合逻辑的（Patrick 等，2011a；Golics 等，2014）。数据分析中，力求利用参与者调查使用的词语和短语来体现概念框架中不断演变的概念、主题和次主题。数据分析应由多个训练有素的研究人员或编码人员开展。他们首先各自独立探索数据中的主题，然后再集体讨论不同数据样本中主题的一致性、不一致性和概念饱和程度。反复这个流程多次，最终完成数据分析。在专题图（thematic map）上清晰标注数据中出现的主题及其编码，有助于更好地讨论主题的规律，对研究问题进行良好的概念化。也可以通过观察同一个主题的出现频次，换言之，表达同一个主题的患者数量，来选择题目。例如，家庭自报结局量表（family reported outcome measure，FROM-16）制定过程中，研究者纳入了超过 5% 的受访者提及的题目。这个量表测量的是家庭自报的某种疾病对患者伴侣或家庭成员的影响（Golics 等，2014）。在定性数据分析中，受过培训的患者伙伴可以与有经验的编码者开展积极的合作（第 8 章）。在近期的多个 PROM 开发过程中，都出现了患者伙伴与编码者的合作。

按照一些指南建议，达到概念饱和的过程，也应在研究方案中详细说明（US Food and Drug，2009；Patrick 等，2011a）。要证明达到概念饱和，首先必须关注样本代表性。在完全达到概念饱和后，一般会继续对 10%～20% 的患者进行访谈，以确认真正达到饱和（Golics 等，2014；Salek 等，2016）.

使用 NVivo 等计算机辅助软件/程序做定性数据分析，会使数据管理、编码者间效度评估、概念饱和跟踪记录和质量保证审核（Patrick 等，2011a）更加容易。通过数据分析，建立起一个下一阶段研究团队能理解的数据模型。

6. 条目制定：产生与选择

数据分析完成后，核心研究团队将进一步完善概念框架，从既定的主题和子主题中发展出范畴和子范畴，并撰写量表题目，填入正在开发中的 PROM，形成较长的初始版本。题目制作需要将详细的转写文本转换成可理解的、无行话的、易于阅读的、确切的、普适的陈述，使患者能在看到问卷内容时，能想到自己的相关经历或体验。题目制作必须严格遵循问卷目标概念和测量目的（Patrick 等，2011b）；明确题目选择标准，有助于开发适当的题目。

定性研究数据分析阶段产生的大量数据往往会导致产生过多的潜在主题和相关题目。题目选择是一个迭代选择过程，在选择过程中，要考虑并纳入来自定性数据、多学科团队、患者研究伙伴和方法学专家的不同观点。

第9章 开发患者报告结局（PRO）和患者报告结局量表（PROM）

在指标选择过程中，一个重要的挑战是如何避免丢失患者视角。为此，应认真考虑确保患者观点得到保留的策略。例如，让患者参与重要主题排序，这样有助于促进概念模型的完善和题目的精简（Gossec 等，2014）。

（1）回顾时间段

需要特别注意设定适当的回忆期。所谓回忆期，指的是让受访者就某个概念或内容进行回忆的时间范围。回忆期究竟设置多长为宜，需要结合目标人群、调查目的和调查评估的频率，以及事件的内容和频率等一系列变量考虑。一般将回忆期设置在"目前"，甚至更短，如"过去一周"。如果将 PROM 用于临床试验等研究场景，将调查对象的回忆期设置在"当前"可能反而更合适。

（2）相应选项与测量

将患者的主观、定性经验转换为客观数值，以便进行科学交流，是 PROM 发展中的一个核心原则。如何选用恰当变量类别以体现患者体验，是问卷开发中至关重要的一步。量表变量种类繁多，有分类变量、描述性变量、Likert 分级变量、数值评分变量、视觉模拟变量等（Streiner 等，2014；Patrick 等，2011b）。

每道问题设置几个选项，要同时考虑准确性和实用性，并在两者间找到平衡。选项的数量越多，患者更能准确报告自己的体验，精确性和判别效度越好，信度和应答率也更高（Streiner 等，2014）。选项数量较少，则实用性更佳。良好实践建议设置 5～7 个选项（Streiner 等，2014）。选项间距要符合逻辑，并且"等距"，以便量表从一端到另一端，能体现出逐渐变化。虽然有些学派对这种方法提出疑问（Andrich，2011），但这仍然是开发新 PROM 量表时，初步设计问题选项的普遍做法。

在计算最后得分时，大多数 PROM 都是采用将各问题得分简单加合的办法，当然，具体采用什么方法，要看 PROM 的具体使用情况。例如，个人水平或集体水平的测量，最后得分可以以实际分数表示，也可以以百分比形式表示。对于可能在常规医疗场景中使用的 PROM，问题选项的适当性和可接受性，还受另一个因素影响——是否方便计算 PROM 得分，使临床医生和患者能及时获得可解释的、有意义的数据。

（3）问卷填写方式

问卷填写的首选形式是患者自填。在问卷制作之初，一定要考虑到问卷是否会由患者自填。如调查对象是认知障碍患者或幼儿患者，则只能由照顾者或其他人代填（Haywood 等，2014b）。

（4）与专家合作

PROM 开发是一个迭代过程，要经历起草、评估、进一步完善等几个阶段

（Patrick 等，2011b）。题目和题干是否合适、表达方式、回忆期和题目选项设定是否合适等，都应由咨询小组成员集体讨论决定。来自患者、经验丰富的临床医生和测量专家的意见，有助于通过分组、排序、合并、删除题目等方式优化题目，以支撑或改善测量维度。集体讨论后，将产生适用于认知访谈的详细 PROM。

9.2.5 制作 PROM-II：认知访谈

认知访谈阶段是对 PROM 进行重大修改的最后机会（Patrick 等，2011b）。认知访谈的重点，是验证新的 PROM 在认知访谈参与者所代表的目标人群中是否有意义，PROM 的可接受度如何，是否容易理解，是否全面（Brédart 等，2014；Patrick 等，2011b；Hay 等，2014）。认知处理有 4 个阶段，相应地，认知访谈也有 4 个阶段：理解——理解问题并进行回答；回忆——调动相关信息，生成答案；判断——确定回忆是否准确和完整；选项盘点——选择合适的选项（Tourangeau，1984；Patrick 等，2011b；Gorecki 等，2012；Hay，2014）。

有两种访谈方法经常使用。"出声思维"（thinking aloud），即受访者在回答问题时大声说出思考过程；"口头探究"（verbal probing），即邀请受访者回顾性地用自己的语言重述题目（Christodoulou 等，2008；Brédart 等，2014）。既往研究者大多报告开展了多轮半结构化访谈。访谈中，患者回答了整个 PROM 或其中的部分题目（Haywood 等，2010；Gorecki 等，2010；Hay 等，2014），患者和访谈者都重点关注了自认为较难填写或令人困惑的题目，认为这些题目需要进一步探索。在这个访谈过程中，访谈者应密切关注受访者"释放"的口头和非口头信号。如何运用认知访谈数据改进 PROM，目前尚无标准方法（Christodoulou 等，2008；Gorecki 等，2012），但最佳实践建议与"专家"（如核心研究团队或顾问团）一起讨论每轮访谈结果（Haywood 等，2010；Gorecki 等，2012；Hay 等，2014）。如果要对 PROM 做出重大修改，则需要随后再进行几轮访谈，并在访谈总结报告中体现对 PROM 所做的改变。每轮访谈的受访者数量不同，需要的总样本量也不等。有研究报告三轮访谈共访谈 7 人（Leidy 和 Vernon，2008），也有的报告三轮访谈有 100 多个受访者（Hay 等，2014）。但不管访谈多少人，目的都是在特定患者群体中就 PROM 的适切性达成一致意见。

不同文化水平患者准确完成 PROM 的能力差异是认知访谈阶段的关键考虑因素（Streiner 等，2014；Petkovic 等，2015）。Flesch reading ease、FOG 和 FORECAST 等经过精心设计的软件，是有效的认知访谈辅助工具，可以很好地评估 PROM 的可读性（Zraick 和 Atcherson，2012）。

第 9 章　开发患者报告结局（PRO）和患者报告结局量表（PROM）

9.2.6 内容验证和进一步完善

对正在开发中的量表的内容进行效度验证，可以确定量表重点是否与调查目的匹配（Patrick 等，2011b；Rothman 等，2009）。量表开发者已经开始尝试采用不同方法确保 PROM 的内容效度。例如，HidroQoL 的开发者（Kamudoni 等，2014）和 FROM-16（Golics 等，2014）的开发者，均使用了改进名义小组（modified nominal groups）法。首先，将正在开发的 PROM 和内容验证问卷发送给两个专家小组，一个小组由患者组成，另一个小组由临床医生组成。要求小组成员在 4 分李克特量表上，对 PROM 的语言清晰度、完整性、相关性和问题选项设置适当性打分。然后，两个小组分别开会讨论结果，并就拟议的改进点达成共识。会后，报告小组成员一致认为需要改进的点的数量及具体内容，以支持内容验证，并为 PROM 的改进提供参考。

通过这个过程，最终产生用于在目标人群中进行评估的详细版 PROM。

9.2.7 PROM 评估：在目标人群中削减和优化题目

题目削减是改善详细版本 PROM 的至关重要的一步（Streiner 等，2014）。应使用传统心理测量学（经典测试理论，US Food and Drug，2009；Streiner 等，2014）和现代心理测量方法如 Rasch 测量理论（Hobart 和 Cano，2009）或项目反应理论（Streiner 等，2014；Reeve 等，2007）对 PROM 进行初步的心理测量学评估。这一步工作很重要，它有助于确定用于测量拟研究概念的题目，并让量表的内部结构更加清晰。

1. 样本和样本量

初步的心理测量学评估样本应患有目标疾病，并具有良好的代表性，样本量要尽可能大。为确保样本具有较好的关键疾病特征、疾病严重程度和社会人口学代表性，应采用目的抽样。

样本量计算方法：根据指南建议，"新的"累加量表（summated scales）的样本量计算方法是：量表每道题对应 5 ~ 10 个受试者（Blazeby 等，2002）。例如，一个有几个潜在维度的新量表中，最详细的一个维度有 10 个题目，那么就可以选 100 个患者。按受试者与题目比率计算样本量，是确定探索性因子分析和验证性因子分析（EFA/CFA）所需样本量的常用方法。EFA 的样本量指导范围为，每个题目 2 ~ 20 名受试者，具体样本量依据数据质量判断（即数据代表性越强，所需样本量越小）。最近 COSMIN1 指南建议尽量控制最大样本量，即每个题目 7 个受试者，或总量不超过 100 个受试者（Terwee 等，2012）。现代心理测量学需要考虑样本量对题目拟合统计量的影响，当使用分类变量数据（polytomous data）时，题目拟合统计量对样本量高度敏感（Streiner 等，2014）。通常，样本量越大越好（Streiner 等，2014），建议样本量可高达 250，以保证量表的统计学稳定性。

2. 分析：传统与现代

通过传统的分析方法，可产生支持问卷的可接受性、标尺设计假设（scaling assumptions）和内部结构的初步证据。现代心理测量学方法则有助于提供进一步的证据，会进一步探索量表目的性、题目应答、题目拟合和反应偏倚，以指导 PROM 修改，识别需要去除的、心理测量学性能不佳的题目。Gorecki 等（2013）对两类方法的异同进行了深入分析和比较。用两类分析方法对 PROM 进行分析后，就将生成用于进一步在目标人群中进行最终的心理测量学评价的 PROM 版本。

9.2.8 在目标人群中对 PROM 开展心理测量学评价

最后，需要在一个较大规模的、独立且有代表性的人群中对最终版本的 PROM 进行全面的心理测量学评价，以搜集量表质量、相关性和可接受性的相关证据。PROM 的精确度，要依靠心理测量学评估质量和测量特性（measurement properties）的证据。心理测量学评估应包括以下内容。

1. 信度（内部一致性；测试 – 重测；测量误差）

信度评估考虑的是测量误差的程度，是测量中的核心参数（Streiner 等，2014）。例如，在收敛效度评估中，较差的信度可能会使一个度量与其他度量的相关性变得模糊。类似地，一个量表检测随时间发生的变化的能力（即量表的响应性），同样也会受到较差的量表信度的影响。对于多题目组成的 PROMs，应同时评估内部一致性（题目间相关性、题目部分与总体相关性和 Cronbach's alpha 系数）和测试—重测信度。量表信度受目标人群和完成测量的环境的影响，因此每次将量表投入新的使用时，都应重新确定量表的信度。

2. 效度（内部分析和参照外部标准的分析）

测量效度评估旨在提供证据，以支撑拟测量的概念。尽管不同类别的效度（内容效度、效标效度和结构效度）有所区别，但至少学界一致认为，所有类型的效度，都包括在结构效度中（Streiner 等，2014）。结构效度表示的是，基于理论产生的，与一个 PROM 测量的结构或概念相关的假设，在多大程度上能得到实证数据的支持。没有一个最佳的"终极测试"用于结构效度评估（Streiner 等，2014）。结构效度评估，需要测试各种假设，这些假设反映的是变量与 PROM 题目在不同情况下的关系。因此，PROM 效度评估中，需要测试一些明确规定的假设（Terwee 等，2012；Mokkink 等，2010）。

3. 反应性（基于校标的评估或基于结构的评估）

反应性的评估，也称为纵向效度评估，需要使用外部测量，作为判断患者病情是否改变、改善或恶化的标准（Streiner 等，2014）。确立 PROM 反应性的证据不仅需要证明 PROM 可以从统计学上捕获显著的变化（超出偶然性的变化），而且更重要的是它可以捕获在患者看来重要的微小变化（Mokkink 等，2010）。测试新的 PROM 时需要考虑的假设包括：

（1）新的 PROM 是否能够捕捉到患者群体中最小的，但最重要的病情变化。

（2）病情改善程度最小的患者的变化幅度，是否大于病情无变化的患者。

（3）接受积极治疗的患者中，在较长时间内的变化是否会更大。

4. 可解读性

PROM 分数的意义并不是显而易见的（de Vet 等，2006）；是否可信、有用，取决于如何解释并指导实践及是否恰当地使用分数。对定义明确的组的组间"差值"[也称为"最小重要差值"（MID）]的横截面比较，例如，比较一般人群和炎性风湿性疾病患者之间的差值（Salaffi 等，2009）或根据病情影响度分类的组之间的差值（Hongbo 等，2005），有利于 PROM 的分数解读。

然而，对变化分数的判读，对于了解个人的健康状况是否改善或恶化到需要改变治疗方式的程度至关重要。在这种情况下，有两个数值很重要（de Vet 等，2006）：①最小可检测变化（smallest detectable change，SDC），即大于测量误差的变化。②最小重要变化（minimal important change，MIC），"患者认为有益的最小得分差异"（Jaeschke 等，1989）。在最佳的 MIC 评估方法上，学界缺乏共识，但学界提出了采用基于锚（采用表示"最小重要"的外部锚点）和基于分布的两种方法（Crosby 等，2003）。近期发布的指南强调，理解个体水平（即应答者）有意义的变化很重要，并建议依据实证产生的最小重要变化（MIC）来估计"应答者定义"（US Food and Drug，2009）。

此外，支持 MID 和 MIC 解读的证据，提高了量表的稳健性，及量表在个人和群体水平上的效用。例如，将新产品与"标准疗法"相比得出的 PROM 数据，是 HTA 做出有利于或不利于该产品纳入报销目录的建议的重要证据。在此种对比研究中，MID 的作用就是体现对患者很重要的组间差异。

5. 可接受性和可行性

应收集可接受性（相关性和受试者负担）和实用性（完成时间、成本等）等证据，以证明 PROM 的实用性。

9.3 结语

完善的 PROMs，有助于研究者和决策者更好地捕获患者自报的个人感受、身体/社会功能和生活质量证据，并对上述方面的体验进行标准化的、对患者有意义的、可接受的评估。最佳实践指南建议：在卫生技术评估中，同时采用通用量表和针对具体疾病的量表来做评估。然而，对于许多患者来说，EuroQoL EQ-5D 等通用问卷可能意义不大（Haywood 等，2016）。近年来，出于经济评价和 HTA 评估的目的，开发了将特定疾病的 PROM 分数"映射"为效用值的方法（Longworth and Rowen，2013）。这样做的好处是，不再需要像通常的做法那样，同时使用针对具体疾病的量表和通用量表。HTA 应将 PROMs 视为报销决策辅助工具，而不仅仅是将 PRMOs 用于为经济评价提供参考。虽然生活质量和数量是成本效益分析中不可避免的，但生活质量和数量并不完全反映卫生技术对患者可以做什么和不能做什么的影响。HTA 应该更多地认识到 PROMs 本身的价值，而非只考虑它们在经济评价中的用处。选择精心设计的、患者为中心的，按照本章论及的关键阶段开发的 PROMs，有助于体现 PROMs 本身的价值，并为 HTA 提供高质量、可靠的基于患者的证据。

致谢

感谢斯蒂芬·卡诺（Stefan Cano）协助修改本章手稿。本文所表达的所有观点和错误均完全由作者负责。

所有作者声明无利益冲突。

原著参考文献

Andrich D. Rating scales and Rasch measurement. Expert Rev Pharmacoecon Outcomes Res. 2011; 11: 571–85.

Bartlett SJ, Hewlett S, Bingham III CO, Woodworth TG, Alten R, Pohl C, OMERACT RA Flare Working Group, et al. Identifying core domains to assess flare in rheumatoid arthritis: an OMERACT international patient and provider combined Delphi consensus. Ann Rheum Dis.2012; 71: 1855–60.

Brédart A, Marrel A, Abetz-Webb L, Lasch K, Acquadro C. Interviewing to develop patient-reported outcome (PRO) measures for clinical research: eliciting patients' experience. Health Qual Life Outcomes.2014;5:12–5.

Bjorner JB, Kosinski M, Ware Jr JE. Calibration of an item pool for assessing the burden of head- aches: an application of item response theory to the headache impact test (HIT).Qual Life Res.2003;12:913–33.

Blazeby J, Sprangers MA, Cull A, Groenvold M, Bottomley A. EORTC quality of life group: guidelines for developing questionnaire modules.3rd ed. Brussels: EORTC Quality of Life Group Publication; 2002.2-930064-24-2.

Crosby RD, Kolotkin RL, Williams GR.Defining clinically meaningful change in health-related quality of life. J Clin Epidemiol.2003;56:395–407.

Christodoulou C, Junghaenel DU, DeWalt DA, Rothrock N, Stone AA. Cognitive interviewing in the evaluation of fatigue items: results from the patient-reported outcomes measurement information system (PROMIS). Qual Life Res.2008;17:1239–46.

de Vet HC, Terwee CB, Ostelo RW, Beckerman H, Knol DL, Bouter LM. Minimal changes in health status questionnaires: distinction between minimally detectable change and minimally important change. Health Qual Life Outcomes.2006;22:54.

de Wit M, Abma T, Koelewijn-van Loon M, Collins S, Kirwan J. Involving patient research partners has a significant impact on outcomes research: a responsive evaluation of the international OMERACT conferences. BMJ Open.2013;3(5): e002241.

Golics CJ, Basra MK, Finlay AY, Salek S. The development and validation of the Family Reported Outcome Measure (FROM-16)© to assess the impact of disease on the partner or family member. Qual Life Res.2014;23:317–26.

Gorecki C, Lamping DL, Brown JM, Madill A, Firth J, Nixon J. Development of a conceptual framework of health-related quality of life in pressure ulcers: a patient-focused approach. Int J Nurs Stud.2010;47:1525–34.

Gorecki C, Lamping DL, Nixon J, Brown JM, Cano S. Applying mixed methods to pretest the Pressure Ulcer Quality of Life (PU-QOL) instrument. Qual Life Res.2012;21:441–51.

Gorecki C, Brown JM, Cano S, Lamping DL, Briggs M, Coleman S, et al. Development and vali- dation of a new patient-reported outcome measure for patients with pressure ulcers: the PU-QOL instrument. Health Qual Life Outcomes.2013;11:95.

Gossec L, de Wit M, Kiltz U, Braun J, Kalyoncu U, Scrivo R, EULAR PsAID Taskforce, et al. A patient-derived and patient-reported outcome measure for assessing psoriatic arthritis: elaboration and preliminary validation of the Psoriatic Arthritis Impact of Disease (PsAID) questionnaire, a 13-country EULAR initiative. Ann Rheum Dis.2014; 73: 1012–9.

Hay JL, Atkinson TM, Reeve BB, Mitchell SA, Mendoza TR, Willis G, NCI PRO-CTCAE Study Group, et al. Cognitive interviewing of the US National Cancer Institute's patient-reported outcomes version of the common terminology criteria for adverse events (PRO-CTCAE). Qual Life Res.2014;23:257–69.

Haywood KL, Garratt AM, Jordan K, Healey EL, Packham JC. Evaluation of ankylosing spondylitis quality of life (EASi-QoL): reliability and validity of a new patient-reported outcome measure. J Rheumatol.2010;37:2100–9.

Haywood KL, Staniszewska S, Chapman S. Quality and acceptability of patient reported outcome measures in chronic fatigue syndrome/Myalgic encephalitis (CFS/ME): a structured review. Qual Life Res.2012; 21: 35–52.

Haywood KL, Collins S, Crawley E. Assessing severity of illness and outcomes of treatment in children with Chronic Fatigue Syndrome/Myalgic Encephalitis (CFS/ME): a systematic review of patient-reported outcome measures. Child Care Health Dev.2014a;40:806–24.

Haywood KL, Whitehead L, Perkins GD. The psychosocial outcomes of cardiac arrest: relevant and robust patient-centred assessment is essential. Resuscitation. 2014b; 85: 718–9. doi:10.1016/j.resuscitation.2014.03.305.

Haywood KL, Wilson R, Staniszewska S, Salek S. Using PROMs in healthcare: who should be in the driving seat–policy makers, health professionals, methodologists or patients? Patient. 2016;9(6):495–8.

Health Measures. Applications in research. 2016. http://www.nihpromis.org/researchers/researchershome.Accessed 21 Dec 2016.

Hobart J, Cano S. Improving the evaluation of therapeutic interventions in multiple sclerosis: the role of new psychometric methods. Health Technol Assess.2009;13:1–177.

Hongbo Y, Thomas CL, Harrison MA, Salek MS, Finlay AY. Translating the science of quality of life into practice: what do dermatology life quality index scores mean? J Invest Dermatol.2005;125:659–6.

Jaeschke R, Singer J, Guyatt G. Measurement of health status. Ascertaining the minimal clinically important difference. Control Clin Trials.1989;10:407–15.

Kamudoni P, Mueller B, Salek MS. The development and validation of a disease-specific quality of life measure in hyperhidrosis: the hyperhidrosis quality of life index (HidroQOL©). Qual Life Res.2015;24:1017–27.

Kosinski M, Bayliss MS, Bjorner JB, Ware Jr JE, Garber WH, Batenhorst A, et al.A six-item short-form survey for measuring headache impact: the HIT-6.Qual Life Res.2003; 12:963–74.

Leidy N, Vernon M. Perspectives on patient-reported outcomes. Content validity and qualitative research in a changing clinical trial environment.PharmacoEconomics.2008;26:363–70.

Longworth L, Rowen D. Mapping to obtain EQ5D utility values for use in NICE health technology assessments. Value Health.2013;16:202–10.

Mokkink LB, Terwee CB, Patrick DL, Alonso J, Stratford PW, Knol DL, et al. The COSMIN study reached international consensus on taxonomy, terminology, and definitions of measurement properties for health-related patient-reported outcomes. J Clin Epidemiol.2010;63:737–45.

Parslow R, Patel A, Beasant L, Haywood KL, Johnson D, Crawley E. What matters to children with CFS/ME：A conceptual model as the first stage in developing a PROM. Arch Dis Child.2015;100:1141–7. doi:10.1136/archdischild-2015-308831.Epub 2015 Oct 9.

Parslow R, Harris S, Broughton J, Alattas A, Crawley E, Haywood K, et al.Children's experiences of Chronic Fatigue Syndrome/Myalgic Encephalomyelitis (CFS/ME):A systematic review and meta-ethnography of qualitative studies.BMJ Open.2016;7(1):e012633.

Parslow RM. (2016). Developing a Patient Reported Outcome Measure (PROM) for Children with Chronic Fatigue Syndrome/Myalgic Encephalomyelitis (CFS/ME).Thesis submitted to the University of Bristol.

Patrick DL, Burke LB, Gwaltney CJ, Leidy NK, Martin ML, Molsen E, et al. Content validity-establishing and reporting the evidence in newly developed patient-reported outcomes (PRO) instruments for medical product evaluation: ISPOR PRO good research practices task force report: part 1-eliciting concepts for a new PRO instrument. Value Health.2011a;14:967–77.

Patrick DL, Burke LB, Gwaltney CJ, Leidy NK, Martin ML, Molsen E, et al. Content validity-establishing and reporting the evidence in newly developed patient-reported outcomes (PRO) instruments for medical product evaluation: ISPOR PRO good research practices task force report: part 2-assessing respondent understanding. Value Health.2011b;14:978–88.

Petkovic J, Epstein J, Buchbinder R, Welch V, Rader T, Lyddiatt A, et al. Towards ensuring health equity: readability and cultural equivalence of OMERACT patient-reported outcome measures. J Rheumatol.2015;42:2448–59.

Reeve BB, Hays RD, Bjorner JB, Cook KF, Crane PK, Teresi JA, PROMIS Cooperative Group, et al. Psychometric evaluation and calibration of health-related quality of life item banks: plans for the patient-reported outcomes measurement information system (PROMIS). Med Care.2007;45(5 Suppl 1):S22–31.

Rothman M, Burke L, Erickson P, Leidy NK, Patrick DL, Petrie CD. Use of existing patient-reported outcome (PRO) instruments and their modification: the ISPOR good research practices for evaluating and documenting content validity for the use of existing instruments and their modification PRO task force report. Value Health.2009;12:1075–83.

Salaffi F, Carotti M, Gasparini S, Intorcia M, Grassi W. The health-related quality of life in rheumatoid arthritis, ankylosing spondylitis, and psoriatic arthritis: a comparison with a selected sample of healthy people. Health Qual Life Outcomes.2009;7:25.

Salek S, Kamudoni P, Oliva E, Ionova T. Quality of life issues important to patients with haematological malignancies. Value Health.2016;18:A709.

Staniszewska S, Haywood KL, Brett J, Tutton L. Patient and public involvement in patient-reported outcome measures: evolution not revolution. Patient. 2012;5:79–87.

Streiner DL, Norman GR, Cairney J. Health measurement scales: a practical guide to their development and use.5th ed. UK: Oxford University Press; 2014.

Terwee CB, Bot SD, de Boer MR, van der Windt DA, Knol DL, Dekker J, et al. Quality criteria were proposed for measurement properties of health status questionnaires. J Clin Epidemiol.2007;60:34–42.

Terwee CB, Mokkink LB, Knol DL, Ostelo RW, Bouter LM, de Vet HC. Rating the methodological quality in systematic reviews of studies on measurement properties: a scoring system for the COSMIN checklist. Qual Life Res.2012;21:651–7.

Tourangeau R. Cognitive science and survey methods. In: Jabine T, Straf M, Tanur J, & Tourangeau R (Eds.). Cognitive aspects of survey methodology: Building a bridge between disciplines. Washington, DC: National Academy Press.1984. pp. 73–100.

US Food and Drug. Administration guidance for industry: patient-reported outcome measures: use in medical product development to support labeling claims. Rockville: Department of Health and Human Services, Food and Drug Administration, Centre for Drug Evaluation and Research; 2009. http://www.fda.gov/downloads/Drugs/Guidances/UCM193282.pdf. Accessed 30 Jan 2016

Victorson DE, Cella D, Grund H, Judson MA. A conceptual model of health-related quality of life in sarcoidosis. Qual Life Res.2014;23:89–101.

Zraick RI, Atcherson SR. Readability of patient-reported outcome questionnaires for use with persons with dysphonia. J Voice.2012;26:635–41.

第 10 章 离散选择试验

安杰·托克霍恩-海登雷希、曼迪·瑞安、鲁道夫·埃尔南德斯
Antje Tockhorn-Heidenreich, Mandy Ryan, Rodolfo Hernández
（本章译者：李俊、金琪灵，刘方方亦有贡献）

10.1 引言

为了确保经济学评价能够以人为中心，离散选择试验（DCE）在 20 世纪 90 年代初被引入卫生经济学。过去的经济学评价关注临床结果，使用质量调整生命年（QALYs）等指标来衡量临床结果。DCE 则关注医疗服务提供方式、非临床结果等方面，评价的内容更全面。

DCE 是一种基于特征的价值测量方法，或者说是一种基于属性的价值测量方法，可用于临床结果测量、患者体验测量、健康状况测量、新服务使用/接受度预测等决策者关心的问题。在 HTA 中，决策者需要考虑诸多方面的问题，譬如，技术有什么重要特征或属性、各个特征有多重要、特征之间如何取舍、如何以货币单位来体现价值、干预/药物/服务的预期使用率和可接受度等。在这些方面，DCE 都能为决策者提供相关参考信息。本章简要介绍 DCE，并以高眼压监测 HTA 中 DCE 为例，说明如何运用 DCE 方法获得 HTA 所需参考信息，并对 DCE 的方法进行概括。在本章结尾，笔者探讨了在 HTA 中运用 DCE 面临的方法学挑战，并提示了未来的 DCE 研究方向。

10.2 背景

20 世纪 90 年代初，DCE 被引入卫生经济学评价，用于非临床结果的评价（Ryan 等，2008；de Bekker-Grob 等，2012）。近年来，DCE 已被越来越广泛地运用于解决临

床结果测量、患者体验测量、健康状况测量、新服务使用率/接受度预测等决策者面临的问题中。大量证据表明，DCE可以为HTA提供有价值的参考信息（McCormack等，2005；Robson等，2009；Burr等，2012；Adams等，2015；Morgan等，2015）。

决策机构也越来越多地在HTA中使用DCE。《澳大利亚药品福利咨询委员会指南（PBAC）》（Australian Government，Department of Health，2014）指出，可使用DCE法了解药品使用者偏好。德国卫生保健质量和效率研究所（IQWiG）通过一系列试点研究（Mühlbacher等，2016），探索在新技术的终点设计中使用DCE法（IQWiG，2015）。英格兰和威尔士国家卫生与临床优化研究所（NICE）认为，应尽快应用DCE法对公共卫生干预措施的风险和获益进行货币化测量（NICE，2012）。

欧洲工业界、HTA机构和欧洲药品管理局联合项目PROTECT则在努力尝试引入DCE等方法，在技术评估中，以新的数据搜集框架（IMI-2-PROTECT 2015）来了解患者偏好。

美国FDA患者偏好倡议则以某减肥设备的"最小可接受有效性"和"最大可接受风险"的估计和比较为例推广DCE法，鼓励医疗设备制造商采用DCE法比较治疗方案的获益和风险（FDA，2016）。

10.3 什么是DCE?

DCE假设个人在评价卫生技术或药物时，会从其特征或属性出发。

如下文案例研究所示，在高眼压监测中，患者的关切包括是否早发现高眼压问题（以避免疾病进展到青光眼）、治疗可能带来的副作用、在哪里监测（医院、当地眼镜店）、就医体验（医护人员是否让患者安心，是否被告知监测目的）等。调查者使用DCE法，让受访者在多个备选监测服务方案中进行选择，每个监测服务方案有一系列不同级别或水平的属性（图10-1）。

受访者会看到一系列备选项。"实验设计"（译者注：即监测服务方案）不同，选项内容也不同（见下文）。

DCE案例研究：高眼压监测方案公众意见

背景：青光眼是一种由视神经损伤引起的眼病，可导致严重视力丧失或失明。

高眼压症是青光眼危险因素中唯一的可治疗因素。通过药物、激光或手术方式降低眼压可降低青光眼相关视力丧失风险。NICE（2009）建议由二级医疗机构或初级医疗机构眼科医生对高眼压症进行长期监测，有人提出了异议，认为按此建议对低视力丧失风险患者进行随访可能会使医院眼科不堪重负。而公众对高眼压症监测的看法则尚未明确。

方法：为了解公众对青光眼（译者注：依据上下文，作者原意应为高眼压）监测的看法，Burr 等（2012）开展了 DCE 研究。此 DCE 研究是英国国家卫生研究所 HTA 专项资助的"最佳检测办法"项目的一个子项目。

本研究具体 DCE 备选项见图 10-1。研究者根据 3 个监测方案的属性配置生成每个属性的支付意愿（WTP），以货币方式体现受访者的看法，再将 WTP 值纳入决策模型，比较成本效益分析（CBA）结果和成本效用分析（CUA，每 QALY 成本）结果。

结果和讨论：成本效用分析表明，治疗所有高眼压患者，并建议患者每年接受一次眼压监测的监测方案成本效益最高。离散选择试验发现，在成本效益分析中，积极监测方案，即每两年去医院接受一次眼压监测的方案，增量净获益（incremental net benefit）最高。成本效用分析和成本效益分析结果支持不同的监测方案。

在离散选择试验中，研究者假定受访者会考虑所有属性，并在这些属性之间进行权衡取舍。权衡取舍的结果反映的是受访者以某一属性（发生青光眼的风险），交换获取较好的属性（较好的医患交流）或减少另一属性影响（副作用）的意愿。如果权衡取舍中包含成本属性，那么就可以用属性的边际变化支付意愿来表示取舍结果（表 10-1），换言之，用货币作为统一单位对受访者意愿进行测量。这样就可按患

属性	替代方案		
	监测服务 A	监测服务 B	无监测服务
10 年内每 10000 人中发生青光眼的人数	740	1410	1600
10 年内每 10000 人中发生严重青光眼的人数	25	130	180
10 年内每 10000 人中发生视觉障碍的人数	2	15	25
治疗的不良影响	无	严重	无
卫生专业人员所给信息的沟通情况及其理解	我感到很自在，并且确实了解了监测的目的	我感到不舒服，也没有了解到监测的目的	不适用
检测地点	医院眼科门诊	当地眼镜店	无检测
每年费用	每年 15 英镑	每年 30 英镑	无成本
	服务 A	服务 B	无服务
（仅在一个框中打勾）	☐	☐	☐

图 10-1　选择集示例

者意愿比较各属性。得出的支付意愿估计值可用于成本效益分析框架，用于决策参考（McIntosh，2006）。譬如，在获得更佳就医体验的患者支付意愿估计值后，可将之与监测方案成本进行比较。

表 10-1 高眼压症监控偏好

属性与水平	系数	边际 WTP（£）[95% 置信区间]
可选项比常数（与无监测相比）	0.508***	27.57 [18.9 ~ 35.4]
10 年风险（对于 OHT 个人）		
转化为青光眼风险	−0.001***	−0.03 [−0.03 ~ −0.02]
发展为严重青光眼风险	−0.001***	−0.06 [−0.09 ~ −0.03]
发生视力障碍	−0.012***	−0.65 [−0.90 ~ −0.44]
不良治疗效果（相对于无效果）		
一定量	−0.286***	−15.50 [−18.7 ~ −12.9]
较多	−0.620***	−33.63 [−39.2 ~ −28.5]
严重	−1.094***	−59.36 [−68.3 ~ −51.5]
沟通和理解（相对于不自在、不能理解）		
自在，能够理解	0.861***	46.75 [40.4 ~ 54.4]
自在，但没有理解	0.475***	25.76 [22.3 ~ 29.9]
不自在，但能理解	0.480***	26.07 [22.1 ~ 31.1]
医院环境（相对于地方眼镜店）	0.025*	1.35 [−0.53 ~ 3.20]
每年费用	−0.018***	

*** < 1% 显著；* < 10% 显著（资料来源：基于表 29-30，Burr 等，2012）

10.4 DCE 的过程和方法

DCE 一般分为 4 个阶段（Lancsar and Louviere，2008；Bridges 等，2011）。

10.4.1 第一阶段：属性和水平的确定

可基于文献综述、经验证的生活质量量表［例如，从六维健康调查简表（SF-6D）演变而来的多属性效用量表］、专家意见、访谈结果、焦点小组或行为理论（例如，在成本属性方面，经济学理论预测，高收入者支付意愿更高）来识别要比较的属性。属性必须满足以下条件：①对目标群体有意义；②适用于预期场景；③可权衡取舍。简单的判定原则是，满足以上标准，影响治疗选择的属性，都应纳入考虑。纳入 DCE 的所有属性，都会影响数据分析者对通过 DCE 搜集到的患者意愿信息的理解（Lancsar 和 Louviere，2008）。对调查者有意义的属性如果未纳入 DCE，产生的估计值可能会产生偏差，进而影响政策建议质量。应采用定量和定性结合试点研究来搜集数据，确定被调查者关心的属性。

在确定了青光眼发病风险、进展为严重青光眼风险、视力受损风险、副作用风险、就医体验等各项监测服务相关属性后，再为各项属性设置相应的水平。例如，10 年后高眼压者发生视力受损的风险分别设为万分之二、万分之六、万分之十、万分之十五、万分之二十五。定性属性可通过其性质来表征（如图 10-1 中的当地眼镜店或医院眼科）。在为定量属性赋值时，需考虑多个级别之间的平衡，以获得更精确的估计值。这无形中会使赋值变得更加复杂。如果纳入的属性过多，会导致 DCE 变得冗长而复杂，受访者会面对过多的属性和备选方案，需要做大量选择（de Bekker-Grob 等，2012）。

在本章所举案例中，研究者首先征求了初级和二级医疗机构眼科患者和 NHS 医护人员组成的咨询小组的意见，基于意见制定框架，确定 DCE 的主题，再依据主题对监测对象（即高眼压症患者）焦点小组访谈。研究者制作了常见诊断方法图示，并依据治疗效果数据计算了 10 年内青光眼风险数值。研究者对咨询小组意见进行了录音、转写、分析，并依据早前自研的青光眼效用指数确定了焦点小组讨论过程中出现的主题，以了解青光眼患者的患病体验。参考焦点小组讨论、文献、现有经济学模型、现有青光眼效用量表、既往医患沟通研究证据设定了各属性水平参数。

10.4.2 第二阶段：离散选择试验设计

DCE 设计的关键内容之一是选项设计。如能将所有潜在属性考虑进去，进行全因子设计，就能看到患者在面对不同属性和水平组合产生的各种情况下会做出什么选择。这种设计的劣势是会产生过多的结果数据，所以一般采用部分因子设计。采用全因子设计时，研究人员设定的问题可以估计主效应、因子相互作用。所谓主效应指的是每个自变量对因变量的影响，所谓因子交互作用指的是一个属性的水平如何影响受访者对另一个属性偏好。正交设计基于来自设计目录（design catalogues）（如 Hahn 和 Shapiro，1966）或网站（Sloane，2009 年）的正交表。这些正交表具有正交性（在统计学上相互独立的属性）和水平平均（属性的水平出现的次数相等）的属性。近年来，发展出了有良好统计学效率的设计。通常根据 D- 效率，即最小协方差决定因素（minimising determinant of the covariance matrix）来确定统计效率。

SAS 软件基于广义线性模型生成此类设计（Kuhfeld，2000），而 Ngene（恩格尼）提供更灵活的备选方案（Choice-metrics，2016）。有关实验设计的详细信息，参见约翰逊等的论述（Johnson 等，2013）。

本章使用的案例有 6 个有 4 种水平的属性和 1 个有 2 种水平的属性，这样会产生 8192 个可能的场景（46×21）。为了减少可能的组合数量，我们生成了一个主效应 D-效率设计，并使用来自试点数据分析的估计值（作为先验值）来生成最终设计。最终产生了 32 个选择集。

在创建 DCE 设计之后，一个重要的问题是，是否应包含"退出/现状"的替代选项（如图 10-1 中的"无监测服务"这个替代选项）。列入"退出"选项，可以允许调查对象表示这两种方案他们都不喜欢，但如果选项只有这两种方案，他们只能被迫选择其中一种。这种强迫做出的选择可能会导致 WTP 被高估。然而，在某些选择情况下，退出选项是不可能实现的（如女性对出生地的偏好）。基本的经验法则是，分析人员在制定选择情景时，要确保选项能够代表现实生活中的选择。考虑到在现实中，高眼压患者可能退出监测，本章所举案例也包括了退出选项。要注意，退出属性水平也必须确定。本章案例依据可获得文献、与该领域专家协商结果确定了退出属性水平。在其他情况下，退出选项可以赋值为零，或者具体情况具体分析，并搜集在 DCE 中。

10.4.3 第三阶段：编制调查问卷

在定义了 DCE 选择集之后，分析人员需要制定用于数据收集的调查问卷。个人特征可能会影响偏好。因此，分析者需要对可能影响医疗体验评价的性别、治疗史、疾病严重程度等个人特征做出行为假设。这些信息也需要通过 DCE 调查问卷收集。本章案例收集了有关收入的信息，以检验经济宽裕的家庭愿意支付更多费用这一经济假设。我们还请调查对象报告年龄，以检验年龄是否是偏好的预测因素（人一般在 50 岁开始花眼，使用老花眼镜）。

应通过优化问卷设计避免出现无答复、测量误差或答复率低等问题。一定要对调查问卷进行预测试。优良问卷应具备的特点可参考迪尔曼等（Dillman 等，2014）的论述。在本章案例中，使用时机性样本（研究部门的成员）对问卷进行了预测试，并在 183 名目标调查对象（来自于与主要调查相同的样本）中进行了预研究。

10.4.4 第四阶段：数据采样和分析

1. 数据抽样

抽样过程中，应考虑招募对象、调查方法、样本规模等问题。鉴于最终决策事关广大群众资源分配策略，故广大群众的意见也需加以考虑。有人可能认为，在实际医疗中，患者可以作出更知情的选择。在本章案例中，DCE 设计过程中，搜集了患者观点，用于确定属性和水平，在正式调查中，搜集了一般人群观点。

DCE 调查调查一般通过邮寄问卷方式进行（de Bekker-Grob 等，2012）。互联网的出现为调查对象带来了新的调查方式。互联网调查比邮寄问卷调查数据收集成本更低、收集速度更快、可以在问卷中纳入多媒体元素、还可避免数据手工输入错误（Dillman 等，2014）。但互联网调查也要注意样本代表性及过快完成问卷者。本章案例使用了在线小组（online panel）收集数据。根据被调查群体年龄、性别、地理分布比例检测了样本代表性。为剔除不认真填写问卷者，统计了调查对象完成整个调查和完成每个问题所用时长，并剔除了每个问题回答时间都不超过两秒的调查对象。

在 DCE 中招募的调查对象数量也要确定下来，但学界对调查对象数量尚未达成共识。预期的治疗方案数量、待估计的模型、属性和水平的类型和数量、是否关注亚群、研究者判断的 DCE 复杂程度（Rose and Bliemer，2013）等，都影响调查对象数量确定。样本量确定办法还可参考 de Bekker-Grob 等的论述（2015）。

2. 数据分析与解读

离散选择试验的数据分析基础原理是随机效用最大化（random utility maximization，RUM）（McFadden，1974）。RUM 通过一个效用函数来表示偏好，在函数里，对受试者更愿意选择的选项赋值较高分数。虽然调查对象的效用应当是决定性的，但分析师无法观察到。

效用函数定义为：

$$u_{in} = v_{in} + e_{in} \qquad (式 10.1)$$

其中 u_{in} 是调查对象 n 在可选项 i 中获得的总效用，而 v_{in} 是该可选项的属性和定义水平函数，ε_{in} 则是测量误差。效用的确定性部分 v_{in} 通常假设为属性和级别的线性函数，如下：

$$v_{in} = \alpha 0 + \beta_1 属性\_1_{in} + \beta_2 属性\_2_{in} + \cdots + \beta_k 属性\_k_{in} \qquad (式 10.2)$$

$\alpha 0$ 是备选项特异常数，如果存在退出选项的话，它的值通常能反映调查对象选择去治疗的概率。β_1 到 β_k 表示给定水平下调查对象对 DCE 属性 $1 \sim k$ 变化的敏感度，所谓偏好参数或边际效用。

表 10.1 是本章案例的估计模型结果（n=814）。如果常数数值为正，则表示愿意接受监测。调查对象不太可能选择青光眼、严重青光眼、视力障碍和不良副作用风险更高的监测方案（由负系数表示）。如有良好的医患沟通，能在医院（而非家庭）开展监测，调查对象更愿意接受监测（系数为正）。

估计参数的大小表明在发生单位变化时,每个属性水平的相对重要性。因此,要考虑测量单位。例如,一个连续型属性的参数(本案例中的成本),体现了成本变化一个单位(£)的边际效用(−0.018)。对于"沟通和理解"一类的分类(定性)属性,"自在、能够理解"的倾向比"不自在、不能理解"的倾向得分更高(0.861>0.475)。估计参数也可以用于计算属性的"重要性得分"(Zickafoose 等,2015)。

常见的结果是属性 h 与属性 1 的边际替代率(MRS)。MRS 定义为:

$$\widehat{MRS}_{h,1} = \frac{\delta \hat{v}_{in}/\delta \hat{\beta}_h}{\delta \hat{v}_{in}/\delta \hat{\beta}_1} = \frac{\hat{\beta}_h}{\hat{\beta}_1}$$

MRS 代表调查对象的权衡选择结果,体现的是调查对象愿意放弃多少属性 1(如成本)来获取属性 h 一单位的增加量(如"自在,能够理解")。典型的 MRS 如下: $\widehat{MRS}_{h,-cost} = \hat{\beta}_h/-\hat{\beta}_{cost}$ 是最常用的 MRS,表示属性 h 单位增量的边际 WTP(见表10.1)。在本案例中,从"无"不良治疗效果转变为"一定量的"不良治疗效果,支付意愿每年会减少 15.50 英镑(表 10-1)。

$\widehat{MRS}_{h,-waiting\_time} = \hat{\beta}_h/-\hat{\beta}_{waiting\_time}$ 是等待属性 h 一单位增量的意愿。

$\widehat{MRS}_{h,-risk} = \hat{\beta}_h/-\hat{\beta}_{risk}$ 是换取属性 h. 一单位增量的风险交易意愿。

MRS 的估计必须纳入连续型属性(或变量)。式 10.2 也可以用于预测服务的使用和接受程度(Adams 等,2015;Boote 等,2015)。

用于估计式 10.2 最常见的条件逻辑模型基于以下 3 个假设:①偏好是同质的;②式 10.1 中的误差项在各选择任务中独立;③所有成对可选项的选择概率之间的比率是恒定的(独立于无关可选项)。有几种替代选择模型放宽了这些限制性假设,其中以随机参数逻辑(random parameter logit)模型最为典型。随机参数逻辑模型假设,边际效用(式 10.2 中的 β_1 到 β_k)在目标人群中随机分布,并能解释数据中的相关性。欲进一步了解统计方法,参见豪伯等(Hauber 等,2016)。有关这些模型在本案例中的应用,参见赫南德兹(Hernández,2016)。

10.5 在未来的卫生技术评估中使用 DCE 所面临的挑战

DCE 能为 HTA 提供参考信息,但也存在一系列挑战。德·贝克–格罗布(De Bekker-Grob)等(2012)发现在卫生领域中应用 DCE 存在一些方法学问题,其中最关键的问题是其外部有效性。个人在现实中的行为是否与假设性调查中报告的行为一致?这是未来研究的重点方向。另一个重要问题是,调查对象是否能满足 DCE 的基本假设。DCE 的一个关键假设是,调查对象需要能够考虑并权衡所有对他们来说重要的属性。有人担心，调查对象会采用忽略一些属性等决策简化策略，来降低选择的复杂度。这会影响到 MRS 估计值的效度。

若以拓宽估值空间为前提，DCE 文献中的属性一般是对等待时间、参与的医护专业人员、预约时间和治疗频率等医疗过程进行描述。这些方面被称为"过程效用"（Ryan 等，2014a）。虽然过程效用的考量确实拓宽了估值空间，使其不局限在健康结果，但这种估值法仍然可能是不全面的。恩特威斯特尔（Entwistle）等（2012）做了文献综述，以了解患者在接受医疗服务时重视的特征、重视的原因、重视的特征间可能存在的关联。他们通过批判诠释文献整合法（critical interpretive synthesis approach，一种文献综述形式，从差异性可能较大的一系列研究结果中整合概念或理论内容，以加深对某一主题的理解。）和已有的概念框架，绘制了患者经验/体验概念图。图 10-2 是该图的简化版。

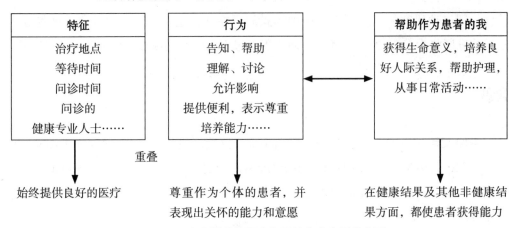

图 10-2　患者看重的医疗和医护专业人员的方面

这些体验维度的一个重点是各维度强调的是通过医疗卫生服务赋能的重要性。

迄今为止，大多数 DCE 都着眼于概念图上展示的"特征"和"行为"维度，对"赋能"维度的考虑很少（Ryan 等，2014b）。未来研究应当探索如何同时考虑到这 3 个维度。

在卫生技术评估过程中应用 DCE 还面临另一个挑战——实施 DCE 所需的时间。

许多 HTA 依赖于对现有证据的综述。换言之，由于没有足够时间（和资源）来收集一手数据，只能以二手数据为基础。因此，许多评审都不做 DCE。但 DCE 可以作为技术开发商提交的证据的组成部分。如何整合 DCE 产生的数据无疑还会遇到一些困难，需要进一步研究。

基于上述观点，DCE 一般都是（有意）针对具体的医疗卫生决策的。由于资源

（时间和金钱）通常有限，这就带来了一个问题——如何将 DCE 研究的结果用于不同的决策情景，带来获益转移（benefit transfer）。环境经济学已经发展了将现有研究价值转移到新情景的方法（Johnston 等，2015）。已有许多已发表的 DCE 研究，未来研究应探索如何将这些研究中的获益转移到医疗卫生中去应用。贝特曼等（Bateman 等，2002）认为，DCE 方法论可能特别适用于获益转移。

10.6 结论

DCE 能为 HTA 提供重要属性、重要属性的重要性、属性之间的取舍、价值的货币计量方式、对干预／药物／服务的使用率和可接受性的预测等有参考价值的信息。检验 DCE 的外部有效性、个体如何在属性间权衡、确定 DCE 应当包含哪些属性（如何定义价值）、设法将已有 DCE 在证据综合中进行整合，确定特定背景下的利益转移，即一项研究的结果用于另一种场景的可能性，是未来研究的重点。这些方法论上的进展将为 HTA 提供参考，进而改善以患者为中心的医疗、以人为中心的医疗。

致谢

感谢艾玛·麦金托什（Emma McIntosh）教授、凯伦·费西（Karen Facey）博士、海勒·普劳格·汉森（Helle Ploug Hansen）教授、安·森格（Ann Single）和匿名审稿人对原稿提出的宝贵修改意见。本文所表达的所有观点和任何错误，责任都在作者。

安杰·托克霍恩-海登雷希（Antje Tockhorn-Heidenreich）得到了经济和社会研究委员会（ESRC）的资金支持，在此对 ESRC 表示感谢。卫生经济学研究小组（HERU）得到了阿伯丁大学、苏格兰政府卫生和社会照护局首席科学家办公室经费支持。

参考文献

Adams J, Bateman B, Becker F, Cresswell T, Flynn D, McNaughton R, et al. Effectiveness and acceptability of parental financial incentives and quasi-mandatory schemes for increasing uptake of vaccinations in preschool children: systematic review, qualitative study and discrete choice experiment. Health Technol Assess. 2015;19:1–176. doi:10.3310/hta19940.

Australian Government, Department of Health. The pharmaceutical benefits advisory committee guidelines – appendix 7 utility valuation of health outcomes. 2014. https://pbac.pbs.gov.au/appendixes/appendix-7.html. Accessed 11 Sept 2016.

Bateman IJ, Carson RT, Day B, Hanemann M, Hanley N, Hett T, et al. Economic evaluation with stated preference techniques: a manual. Cheltenham: Edward Elgar Publishing Limited; 2002.

Bridges JFP, Hauber AB, Marshall D, Lloyd A, Prosser LA, Regier DA, et al. Conjoint analysis applications in health—a checklist: a report of the ISPOR good research practices for conjoint analysis task force. Value Health. 2011;14:403–13. doi:10.1016/j.jval.2010.11.013.

Burr J, Botello-Pinzon P, Takwoingi Y, Hernández R, Vazquez-Montez M, Elders A, et al. Surveillance for ocular hypertension: evidence synthesis and economic evaluation. Health Technol Assess. 2012;16:1–271. doi:10.3310/hta16290.

Choice-metrics. 2016. Ngene software. http://www.choice-metrics.com/index.html. Accessed 8 Sep 2016.

de Bekker-Grob EW, Ryan M, Gerard K. Discrete choice experiments in health economics: a review of the literature. Health Econ. 2012;21:145–72. doi:10.1002/hec.1697.

de Bekker-Grob EW, Donkers B, Jonker MF, Stolk EA. Sample size requirements for discrete-choice experiments in healthcare: a practical guide. Patient. 2015;8:373–84. doi:10.1007/s40271-015-0118-z.

Dillman DA, Smyth JD, Christian LM. Internet, phone, mail and mixed-mode surveys – the tailored design method. 4th ed. New Jersey: Wiley; 2014.

Entwistle V, Firnigl D, Ryan M, Francis J, Kinghorn P. Which experiences of healthcare matter to service users and why? A critical interpretive synthesis and conceptual map. J Health Serv Res Policy. 2012;17:70–8. doi:10.1258/jhsrp.2011.011029.

FDA (Food and Drug Administration). Patient preference information – voluntary submission, review in PMAs, HDE applications, and De Novo Re-quests, and Inclusion in decision sum- maries and device labeling: guidance for industry, food and drug administration staff, and other stakeholders. 2016. http://www.fda.gov/downloads/MedicalDevices/DeviceRegulationand Guidance/GuidanceDocuments/UCM446680.pdf. Accessed 2 Sept 2016.

Hahn G, Shapiro S. A catalogue and computer program for the design and analysis of orthogonal symmetric and asymmetric fractional factorial experiments. General Electric Research and Development Center: Schenectady, NY; 1966.

Hauber AB, González JM, Groothuis-Oudshoom CGM, Prior T, Marshall DA, Cunningham

C, et al. Statistical methods for the analysis of discrete choice experiments: a report of the ISPOR conjoint analysis good research practices task force. Value Health. 2016;19:300–15. doi:10.1016/j.jval.2016.04.004.

Hernández R. Broadening the Valuation Space in Health Technology Assessment: the case of mon- itoring individuals with ocular hypertension. PhD thesis. University of Aberdeen, Scotland, UK, 2016.

IMI2-PROTECT. Patient perspective elicitation on benefits and risks of medicinal products, from development through the entire life cycle, to inform the decision-making process by regulators and Health Technology Assessment bodies. IMI2–2015–05–01. 2015. https://www.imi.europa. eu/content/imi-2-call-5-0 Accessed 6 Sept 2016.

IQWiG. Institut für Qualität und Wirtschaftlichkeit im Gesundheitswesen: Allgemeine Methoden Version 4.2. 2015. https://www.iqwig.de/download/IQWiG_Methoden_Version_4-2.pdf. Accessed 9 Sept 2016.

Johnson FR, Lancsar E, Marshall D, Kilambi V, Muehlbacher A, Regier DA, et al. Constructing experimental designs for discrete-choice experiments: report of the ISPOR conjoint analysis experimental design good research practices task force. Value Health. 2013;16:3–13. doi:10.1016/j.jval.2012.08.2223.

Johnston RJ, Rolfe J, Rosenberger RS, Brouwer R. Benefit transfer of environmental and resource values: a guide for researchers and practitioners. Dordrecht: Springer; 2015.

Kuhfeld W. Marketing research methods in the SAS system. 8th ed. North Carolina: The SAS Institute; 2000.

Lancsar E, Louviere J. Conducting discrete choice experiments to inform healthcare decision mak- ing. PharmacoEconomics. 2008;26:661–77.

Mccormack K, Wake B, Perez J, Fraser C, Cook J, Mcintosh E, et al. Laparoscopic surgery for inguinal hernia repair: systematic review of effectiveness and economic evaluation. Health Technol Assess. 2005;9 doi:10.3310/hta9140.

McFadden D. Conditional logit analysis of qualitative choice behavior. In: Zarembka P, editor. Frontiers in econometrics. New York: Academic Press; 1974. p. 105–42.

McIntosh E. Using discrete choice experiments within a cost–benefit analysis framework: some considerations. PharmacoEconomics. 2006;24:855–68.

Morgan H, Hoddinott P, Thomson G, Crossland N, Farrar S, Yi D, et al. Benefits of Incentives for Breastfeeding and Smoking cessation in pregnancy (BIBS): a mixed-methods study to inform trial design. Health Technol Assess. 2015;19 doi:10.3310/hta19300.

MühlbacherAC, Bridges JF, Bethge S, Dintsios CM, SchwalmA, Gerber-GroteA, et al.

Preferences for antiviral therapy of chronic hepatitis C: a discrete choice experiment. Eur J Health Econ. 2016; doi:10.1007/s10198-016-0763-8.

NICE (National Institute for Health and Clinical Excellence). CG85 glaucoma: diagnosis and management of chronic open angle glaucoma and ocular hypertension. London: Department of Health; 2009. https://www.nice.org.uk/guidance/cg85/resources/glaucoma-diagnosis-and-management-975690568645) Accessed 9 Sept 2016.

NICE (National Institute for Health and Care Excellence). Methods for the development of NICE public health guidance. third ed. London, UK: Department of Health; 2012. https://www.nice. org.uk/process/pmg4/chapter/incorporating-health-economics) Accessed 2 Sept 2016.

Robson SC, Kelly T, Howel D, Deverill M, Hewison J, Lie ML, et al. Randomised preference trial of medical versus surgical termination of pregnancy less than 14 weeks' gestation (TOPS). Health Technol Assess. 2009;13:1–124. doi:10.3310/hta13530.

Rose JM, Bliemer MCJ. Sample size requirements for stated choice experiments. Transport. 2013;40:1021–41.

Ryan M, Gerard K, Amaya-Amaya M. Using discrete choice to value health and health care. 1st ed. Dordrecht: Springer; 2008.

Ryan M, Gerard K. Inclusiveness in the health economics evaluation space. Soc Sci Med. 2014a;108:248–51. doi:10.1016/j.socscimed.2014a.01.035.

Ryan M, Kinghorn P, Entwistle VA, Francis JJ. Valuing patients' experiences of healthcare processes: towards broader applications of existing methods. Soc Sci Med. 2014b;106:194–203. doi:10.1016/j.socscimed.2014b.01.013.

Sloane N. A library of orthogonal arrays. 2009. www.research.att.com/~njas/oadir/ Accessed 13 Jul 2010.

Zickafoose JS, DeCamp LR, Prosser LA. Parents' preferences for enhanced access in the pediatric medical home: a discrete choice experiment. JAMA Pediatr. 2015;169:358–64. doi:10.1001/ jamapediatrics.2014.3534.

第 11 章 层次分析法

马里恩·丹纳、安德里亚斯·戈伯－格罗特
Marion Danner , Andreas Gerber-Grote
（本章译者：李俊，党昕、张安华、常静海、李硕亦有贡献）

11.1 引言

本章概述如何使用层次分析法（analytic hierarchy process，AHP）来了解患者偏好，并通过案例研究，介绍如何使用这种方法为卫生技术评估和基于卫生技术评估的决策提供参考信息。患者偏好与外部科学知识、医生经验一样，都是循证医学的原则（Sackett 等，1996）。为确保患者偏好数据真实可靠，成为决策依据，有必要通过可靠、结构完善、公开透明的方法来获取数据。层次分析法是一种多准则决策分析方法，可用于了解患者是因为疗法的哪些特点而青睐该疗法、了解患者对评估关注的结果指标的看法。本章详细介绍了层次分析的步骤。层次分析法遵循数据分析方法所共有的公开透明的数学原则，同时也面临一些机遇、挑战。本章详细讨论这些机遇、挑战，并通过案例说明如何在卫生技术评估和决策过程中使用层次分析法。

11.2 层次分析法在了解患者信息中的作用

近期，有关卫生技术评估中的多准则决策分析评述及试点应用表明，此法可用于指导医疗卫生决策、获取结构化患者偏好信息（Marsh 等，2014；Maruthur 等，2015；Danner 等，2011；Ho 等，2015）。该法由数学家托马斯·L·萨蒂（Thomas L.Saaty）在 20 世纪 70 年代提出（Saaty，1977），是众多多准则决策分析方法之一，可用于了解包括患者在内的决策者偏好，并衡量各项标准的相对重要性

(Hummel 等，2014；Dolan，2010）。近期调查显示（Adunlin 等，2015a；Marsh 等，2014），层次分析法是使用频率最高的多准则决策分析方法。

离散选择试验（第 10 章）基于期望效用函数理论，而层次分析法则是一种决策分析方法。在层次分析法中，决策问题被分解为多个基本要素，邀请决策者参考各要素，为各个要素赋相对值，进而将判断结果合并，得到构成该决策问题的一系列备选疗法和选择标准的复合赋值。离散选择试验用货币或效用单位衡量价值，层次分析法则赋予决策相关要素相对重要性权重。萨蒂提出该法的初衷是辅助复杂决策，特别是涉及多个群体的决策实施（Saaty，1977、1994）。Whitaker 认为（Whitaker，2007），将该法应用到群体决策中"往往会得到更好的结果，因为决策者能更宏观地掌握情况，并有可能就一些问题展开辩论，改变看法。"离散选择试验基于如下假设：患者会做出自身效用最大化决策；层次分析法缺乏此类"规范性理论"依托，不能据此预测患者选择，反而认为个人理性有限，常常偏离最基本的理性人假设（Simon，1978；Kinoshita，2005）。层次分析法的目标是使决策问题结构化，使患者的价值判断和偏好透明化，最终实现知情决策，乃至理性决策。这就是为什么层次分析法被认为属于"描述性"理论，而非"规范性"理论。

在医疗卫生中，层次分析法常用于了解专家（临床医生、管理者）偏好，以支持结构化、透明化决策规划（Benaim 等，2010），有时也用于了解患者偏好，患者样本量有大（Dolan 等，2013b；Kuruoglu 等，2015）有小（Danner 等，2011）。了解患者偏好与了解其他决策者偏好存在差别。首先，患者是为自己健康做决定的直接消费者。跟决策有关的标准常常会使患者焦虑，且常常带有不确定性、副作用风险，影响患者在决策中的判断与选择。其次，信息不对称极大地影响决策过程。一方面，医生往往十分了解相关决策依据、有丰富治疗经验；而患者则不太了解相关决策依据、缺乏治疗经验。另一方面，医患双方普遍缺乏健康素养，尤其是风险、概率等统计学相关素养，在这些问题上也缺乏交流（Envisioning Health Care，2020，2011）。

11.3 了解患者偏好——使用层次分析法的步骤

国际药物经济学与临床结果学会（ISPOR）发布的关于开展离散选择试验研究的建议（Bridges 等，2011；Johnson 等，2013）要求做到准备充分、设计严格，层次分析也应如此。层次分析的具体流程参见图 11-1。

按照 ISPOR 发布的建议的精神，层次分析过程中，应采用文献搜索、专家访谈、患者定性研究等方法，选择并完善层次分析中的标准和次级标准，辅助决策。

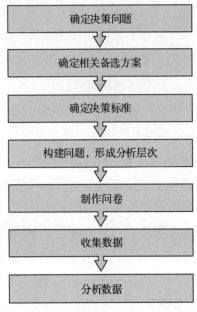

图 11-1　层次分析法的步骤

11.4 如何开展层次分析？

层次分析过程中，通过对决策标准、备选疗法进行一一比较，了解患者偏好（Saaty 1977；Dolan，1989）。首先，将决策步骤表现为层级结构（图 11-2）。最顶层是决策问题（如权衡备选疗法的获益与风险等），第二层是决策标准（如备选疗法的效用、副作用等），第三层是次级决策标准（如根据症状改善程度来确定效果标准等），最底层是备选疗法，有时可省略。层次结构中的要素要全面、完整地反映决策环境，下层要素应独立于上层要素，同层各要素尽量不重叠。同层两个决策标准的比较不要掺杂与该层其他标准的比较。

层次分析法可用于全面评估，即根据患者的决策标准偏好、备选疗法偏好，将备选疗法表现排序；也可用于简单调查，即用于了解受访者的决策标准偏好，衡量不同决策标准的相对重要性（Angelis 等，2016）。如一一对比每层、每簇决策标准中的所有标准，则总共比较 $[n(n-1)]/2$ 次（图 11-2）。在层次分析的成对比较过程中，邀请受访者报告标准、次级标准、备选疗法偏好。偏好强弱通常用双侧九点评价轴测量。评价轴上每个点都有配套文字解释，帮助受访者做判断。受访者选择数值将用于层次分析中的权重计算（图 11-3）。

比较标准 i 和 j 时，在评价轴上选择"1"表示对患者而言，i 与 j 同等重要或患者倾向于使用 i 作为标准，"3"表示与 j 相比，i 比较重要，"5"表示与 j 相比，i 更重要、"7"表示与 j 相比，i 非常重要、"9"表示与 j 相比，i 极其重要。受访者也可选择 2、4、6、8 等中间值。如层次分析涉及备选疗法，评价轴还可反映一对一比较两个特定标准或次级标准时，该备选疗法得分情况。

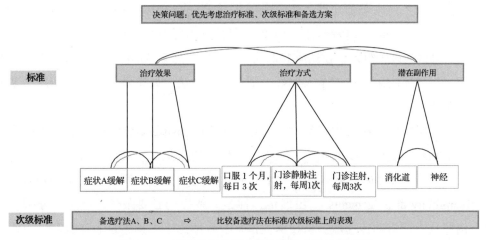

图 11-2 层次分析法的决策层次及成对比较示例

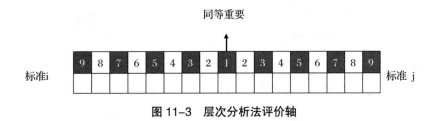

图 11-3 层次分析法评价轴

层次分析法通过问卷，使用比较直接的数学方法，一一对比每个标准和备选疗法，赋予"重要性"权重，将所有比较结果转移到比较矩阵 $A=[a_{ij}]$ 中。矩阵对角线右上侧值是一一比较结果，左下侧值是结果的倒数。使用主右特征向量方法计算局部重要性权重（Saaty，1977；Dolan，1989），表达在互逆矩阵的情况下，矩阵所包括的标准/次级标准的权重矢量（w）。计算基于以下矩阵代数方程：某比较矩阵 A 乘以其右特征矢量 w，在非负相互关系矩阵的情况下，等于矩阵的最大特征值 λ_{max} 乘以 w（$A \times w = \lambda_{max} \times w$）。基于该关系，可以通过使用矩阵乘法等方法来为每个矩阵估计右特征矢量（Dolan，1989）。在实践中，该过程是"一个简单的平均过程。通过这个过程得到的最终权重是所有可能的一对一比较的分数的平均值"（Hummel 等，2014）。也可使用其他计算方法和分析模式（Ishizaka 等，2009；Dolan，1989）。层次分析法中的权重矢量计算在 Microsoft Excel 中可以较好地实现，也可通过专业软件实现（如 Expert Choice Comparison 或 SuperDecisions）。相关软件详细列表参阅 Hummel 等（2014）。

可以通过两种方式汇总层次分析法受访者组数据。汇总权重（aggregated weights）计算方式有两种。一是根据各个判断来计算各权重算数平均值［即各个优先项目的汇总（aggregation of individual priorities，AIP）］。二是通过基于各个判断计算各个判断的几何平均值［即各个判断的汇总（aggregation of individual judgments，简称 AIJ）］（Forman and Peniwati，1998）。具体采用哪种汇总方法，应依据具体决策情况。如果认为该小组是旨在达成共识的一个整体，那么 AIJ 法更佳。如果调查重点是了解一组异质决策者中的个人偏好，则首选 AIP 法。如患者偏好研究涉及对多个异质小组开展调查，AIJ 法可能更适用。

最后，层次分析法可以计算"一致性比率"（consistency ratio，CR），该比率可衡量一组判断中成对判断的逻辑一致性。一致性的概念基于层次分析法的两个基本假设：偏好传递性（即如果 A＞B（A 优于 B），且 B＞C，则 A＞C）和判断相互性（reciprocity of judgements）。虽然传递性是一致性的必要条件，但层次分析法不要求偏好具有严格的传递性。从技术上讲，一致性比率测量的是矩阵的测量一致性［即一致性指数（consistency index，CI）］与一组模拟的、具有相互性的、但完全随机的成对比较矩阵的平均一致性［即随机指数（randomization index，RI）］之间的差异程度。矩阵 A 的一致性指数按以下公式计算：$CI = (\lambda_{max} - n) / (n-1)$。$CR=CI/RI$。*CI* 和 *RI* 越接近，*CR* 越高，比较矩阵中的判断产生自完全随机决策过程的概率越大。*CI* 比 *RI* 越小，*CR* 越低，判断产生自一致决策过程的概率越高。有关一致性比率及其成分的详细计算方法参阅文献（Satty，2000；Dolan 等，1989）。

11.5 在医疗政策和卫生技术评估中用层次分析法了解患者偏好

如今，人们逐渐认识到，在不同决策水平和决策的各个步骤中，都应考虑到患者的意见及偏好。患者是医疗卫生干预措施的主要消费者，让患者尽早参与卫生技术评估和决策有望增加最终决策的合理性。患者偏好信息可帮助确定应向患者提供哪些卫生技术、干预措施和服务，提高患者遵从性。从技术层面看，层次分析法的优点在于它便于直接计算个体患者偏好权重。层次分析法的这个优点意味着其结果可整合入决策辅助信息。而汇总的偏好信息可进入决策信息，指导在其他决策水平对干预措施进行优先排序。Schmidt 等（2015）和 Adunlin 等（2015b）回顾了层次分析法的应用情况。本节选择近期发表的一些案例，展示如何运用层次分析法，将患者偏好信息纳入基于卫生技术评估的决策过程。

11.5.1 案例1：卫生政策决策——预防性筛查的接受度

近期，有研究者使用不同调查方法在几个国家开展了3项研究，用层次分析法了解不同医疗场景中患者结直肠癌筛查偏好（Xu 等，2015；Hummel 等，2013；Dolan 等，2013a、b）。其中两项研究在美国进行，一项在荷兰进行。采用纸质问卷、线上调查（Xu 等，2015）或个人访谈（Dolan 等，2013a、b）的方式进行调查。Xu 等（2015）将研究人群限定为接受过筛查的个人，另外两项研究对研究人群并无此限定。三项研究一致认为，患者偏好信息不可或缺，对于了解不同筛查项目接受度差异原因尤其有用。

1. 研究发现和洞见

三项研究都发现，筛查方法的防癌效果、灵敏度、准确性等临床结果指标及检查安全性、并发症发生率、副作用最为相关。研究还表明，接受检测频率、检测前准备工作的复杂程度（检测的便利性、有无配套设施和物资）等具体情况会影响患者接受检测。因此，在向目标人群提供特定筛查或检测时，要充分告知具体情况，以确保目标人群接受检测。

2. 方法学洞见

在 Hummel 的研究中（Hummel 等，2013），回收的650份完整问卷中只有167名（26%）患者的回答具有一致性（按小于0.3的一致性比率判断）。Dolan 等（2013a，b）将484名患者中回答具有一致性的379名（78%）患者纳入分析；Xu 等（2015）将954例患者中回答具有一致性的667名患者（70%）纳入分析。这两项研究的一致性标准均设置在低于0.15。在层次分析法分析中，纳入前后回答不一致的受访者可能会使研究结果产生偏倚，排除这些受访者又可能会影响研究的外部效度。在层次分析法研究中，应像 Hummel 等的研究那样，探索排除回答不一致受访者对敏感性结果的影响。此外，可比较纳入受访者与总体目标人群的人口学特征、疾病相关特征，探究出现不一致的原因。作者发现，实验的复杂性、大量的一对一比较、没有为患者提供修改不一致判断的机会等，是产生不一致的技术性原因。Xu 等报道，由于患者偏好具有个体差异，使用了前文所述的 AIP 法汇总患者个体优先度，另外两项研究未说明数据汇总方式。

11.5.2 案例2：卫生政策决策——药品报销或审批

德国卫生保健质量和效率研究所（IQWiG）定期评估申请进入医保报销范围的新

药能带来的额外获益（第 25 章）。在评估中，重点关注测量死亡率、患病率、副作用、生活质量的临床结果。IQWiG 进行了两项旨在了解患者偏好的研究，邀请患者判断治疗不同适应证的临床结果的重要性，检验一些指标可否作为临床结果辅助卫生技术评估。其中，一项研究使用层次分析法（Danner 等，2013；Gerber-Grote 等，2014），另一项研究使用离散选择试验法。后一项研究由一家制药公司发起，旨在了解患者对肺癌药物临床结果和特点的偏好，以支持肺癌治疗药物阿法替尼的获益评估［Muhlbacher 和 Bethge 2015；Gemeinsamer Bundesausschuss（G-BA），2014］。

1. 研究发现和洞见

IQWiG 开展的这项层次分析法研究，在医生和患者这两个群体分别开展（Danner 等，2013）。研究发现患者看重的治疗结果与临床医生看重的治疗结果不同。患者认为见效迅速最重要，医生认为症状缓解、避免复发最重要。在生活质量维度下的认知功能、焦虑缓解、社会功能方面，患者评分高于医生评分。使用离散选择试验法的肺癌研究（Muhlbacher 和 Bethge，2015）发现，患者认为，无进展生存这个临床治疗终点与咳嗽、呼吸短促、疼痛等肿瘤特异性症状减轻同样重要。

2. 方法学洞见

IQWiG 试点项目显示，层次分析法或其他偏好测定法，可用于卫生技术评估中临床结果的重要性权重确定和排序。然而，并没有可用于了解偏好的金标准方法，层次分析法或离散选择试验等方法，也要在实际应用中进一步研究、检验，以了解其具体特性、不同场景适用性等。在这些评估中，将患者作为目标人群似乎是合理的，因为作为医疗行为干预的"消费者"，患者的偏好很有可能与主治医生、社会大众或其他卫生技术评估利益相关方的偏好不同（Muhlbacher 和 Juhnke，2013；Danner 等，2011）。德国的层次分析法研究进一步指出了在患者中进行群体研究的潜力，因为群体研究场景有助于信息和经验的交流。群体内互动也可能会避免错判或误解，从而增加判断的一致性，但群体研究中占主导地位的个人可能会领导讨论，这可能会对群体研究产生不利影响（Thokala 等，2016）。那个肺癌离散选择试验研究成功地了解了患者偏好，用无进展生存期做为总生存期替代终点和一个结果指标。IQWiG 在两组研究各自的听审会上指出，无论是依照他们自身的看法，还是依照其他监管机构和卫生技术评估机构的看法：偏好了解任务没有包括（最）重要的、与患者相关的终点——总生存期［Gemeinsamer Bundesausschuss（G-BA），2014］。因此，有必要选择在具体卫生技术评估决策情景下可接受的结果或标准，并了解患者对他们的偏好。

在政府批准或做出报销决策之前了解患者的相对判断有助于为决策者提供信息

并确定应优先考虑哪些临床结果特异性证据或获益/风险。后者也在 FDA 近期发布的患者偏好研究指南中被重点提及（FDA Center for Devices and Radiological Health，2016）。

11.6 患者偏好信息应该在何种情况下以及如何用于卫生技术评估？

正如上面的例子展示的那样，层次分析法可用于不同层级或水平的决策。虽然多种陈述性偏好或多标准分析方法可用于了解偏好，但离散选择试验或层次分析等方法，具有促使患者在不同标准之间进行权衡的优势。与离散选择试验相比，层次分析法的优势是能够直接计算个人决策标准的权重，而在离散选择试验中，这只可能依赖属性层级的取值范围间接地实现，因此取决于所选择的层级。与离散选择试验相比，层次分析法不易计算效用值或交换值（exchage rates）（如以货币作为计算单位），并且可能不便用于资源分配决策中的成本效用分析。然而，Reddy 等（2015）的一项研究将层次分析法作为时间权衡法（time trade-off，TTO）的替代方案，基于来自层次分析法的定序偏好数据（ordinal preference data），计算欧洲五维健康量表（EQ-5D）中健康状态的效用值。作者总结道，其所描述的方法"……提供了将定序的偏好数据转换为基数效用值的潜力""比进行时间权衡研究更简单易行"。层次分析法在将来是否会在这一类应用中发挥作用还有待观察；目前，人们更青睐离散选择试验或其他联合分析技术。

11.7 层次分析法的操作问题和方法学问题

根据 ISPOR 最近的建议，开展层次分析法研究，与开展任何多准则决策分析研究一样，都应认真制定并遵循各多准则决策分析工作组最近建议的步骤（Thokala 等，2016；Marsh 等，2016）。必须认真选择和完善决策标准，结合定量要素与定性要素，并以公开透明的方式记录和计算重要性权重（Marsh 等，2016）。层次分析法的实际运用方面，如调查形式或方式，取决于目标人群和研究目标。按人群分组开展层次分析或调查者辅助下的问卷填写，都有助于关于患者偏好的定性＋定量信息的生成。按人群分组开展研究时，患者先提供自己的判断，然后在小组中与他人讨论自己的判断，最后可能修改自己的判断。虽然按小组分人群开展 AHP 可能会受到有影响力或占主导地位的参与者的影响，但定性研究部分可帮助揭示患者的决策逻辑及决策过程。在调查者辅助的场景之下，如果调查者能够要求患者在提供判断结果的过程中说出自己的想法（译者注：即出声思维法），也同样可以了解患者的决策逻辑和决策过程。而由受访者单独在线上或纸质问卷上填写的调查，则只能获得定量信息，且不一致性可能更高。在内部一致性（不包括不一致的受访者）和外部效度（包括所有受访者）之间取得平衡是一个挑战。减少不一致的一个办法是使用 Expert Choice 等在线工具，在出现不一致率较高的情况时，要求参与者验证他们的判断。研究人员必须确定好研究场景（按人群分组研究还是针对个别对象开展研究、有无研究人员协助、在线填写问卷还是面对面填写问卷）以及想搜集的信息类型（定性或定量，或均有）。

在文献中，用于识别不一致受访者的不一致比率，范围从 0.1 到 0.3 不等。在按人群分组的研究中，将 CR 值定为 0.1 比较恰当，但对于大型的、以个人为受访者的调查，定为 0.1 不一定恰当，0.2 或 0.3 似乎更加合理。目前学界在偏好研究 CR 值上尚未达成一致意见。

通过在 AHP 设计中遵循严格的步骤（如建立全面的相关标准集、确保一个级别的标准间的独立性），并通过使用定性要素来验证所生成的定量信息，可提高层次分析法研究的表面效度（Marsh 等，2016）。此外，还可通过使用不同的偏好了解方法来评估偏好、检验收敛效度。学界对于层次分析法的信度存在一些争论，因为在不同的时间点访谈同一组患者有可能会得到不同的结果。这很可能是实际状况，因为偏好取决于患者特征，而患者特征随时间变化。因此，明确界定研究人群很重要。

在方法学上，层次分析法遭到了一系列批评。在过去几年中，最经常遭到质疑的，可能是其中的排序反转（rank reversal）问题。在层次分析法和其他多准则决策分析方法中，当完全相同的备选疗法或新的但非排他性的（non-discriminating）标准被添加到决策层次结构时，都会观察到排序反转问题（Maleki and Zahir，2013）。为了防止和减低排序反转的风险，学界已经提出了一些方法学建议（如层次要全面、所包含标准要相关）和分析模式（如理想特征矢量标准化模式）。这些建议得到了广泛使用（Wang 和 Elhag，2006；Hummel 等，2014；Ishizaka 等，2009）。此外，层次分析法评价轴的适切性也受到质疑。学界也在积极寻找其他的、更合适的评价轴来反映受访者的价值判断。一些文献就层次分析法评价轴及其潜在局限性（例如，该评价轴不是连续评价轴、有限制性、不能恰当地体现判断文字）展开了讨论（Dong 等，2008；Hummel 等，2014）。为避免层次分析法评价轴的潜在弱点，学界也尝试发展其他评价轴（如 Lootsma 评价轴或几何评价轴，连续的、较窄的或较宽的评价轴等），但层次分析法评价轴仍是最常用的评价轴。最后，层次分析法中，个别标准的相对"抽象"的成对比较也受到了批评，尽管这使得整个程序易于实施、公开透明。而离散选择试验会向受访者提供完整的选择集，似乎更现实、更有整体性，对于习惯于在备选疗法之间进行选择的患者来说，更容易理解。然而，近期的层次分析法研究表明，患者了解了他们必须执行的任务类型、层次分析法判断评价轴等内容后，对患者来讲，层次分析法就是可行的（Danner 等，2016）。

11.8 结论

与用于卫生技术评估或其他类型的健康相关评估的任何方法一样，层次分析法不适用于医疗保健中的所有类型的决策。我们认为层次分析法很有价值，是了解患者偏好的工具，特别是在"偏好敏感"的、基于卫生技术评估的负责决策中，它是丰富决策辅助手段，是决定优先标准、终点或备选疗法的有力工具。但是，其应用应谨慎。其存在方法学上的挑战，因此必须公开这些挑战并加以说明（如在敏感性分析）。需要注意的是，在了解患者偏好的方法上，没有"金标准"，研究始终是一个动态和持续的过程。

原著参考文献

Adunlin G, Diaby V, Montero AJ, Xiao H. Multicriteria decision analysis in oncology. Health Expect. 2015a;18:1812–26. doi:10.1111/hex.12178.

Adunlin G, Diaby V, Xiao H. Application of multicriteria decision analysis in health care: a sys- tematic review and bibliometric analysis. Health Expect. 2015b;18(6):1894–905. doi:10.1111/ hex.12287.

Angelis A, Kanavos P. Value-based assessment of new medical technologies: towards a robust methodological framework for the application of multiple criteria decision analysis in the con- text of health technology assessment. PharmacoEconomics. 2016;34(5):435–46. doi:10.1007/ s40273-015-0370-z.

Benaim C, Perennou DA, Pelissier JY, Daures JP. Using an analytical hierarchy process (AHP) for weighting items of a measurement scale: a pilot study. Rev Epidemiol Sante Publique. 2010;58:59–63. doi:10.1016/j.respe.2009.09.004.

Envisioning Health Care 2020. Better doctors, better patients, better decisions. Cambridge MA: MIT Press; 2011.

Bridges JF, Hauber AB, Marshall D, Lloyd A, Prosser LA, Regier DA, et al. Conjoint analysis applications in health—a checklist: a report of the ISPOR good research practices for conjoint analysis task force. Value Health. 2011;14:403–13. doi:10.1016/j.jval.2010.11.013.

FDA Center for Devices and Radiological Health. Patient Preference Information—Voluntary Submission, Review in Premarket Approval Applications, Humanitarian Device Exemption Applications, and De Novo Requests, and Inclusion in Decision Summaries and Device Labeling. Guidance for Industry, Food and Drug Administration Staff, and Other Stakeholders. http://www.fda.gov/downloads/%20MedicalDevices/DeviceRegulationandGuidance/ GuidanceDocuments/UCM446680.pdf (2016). Accessed 29 Aug 2016.

Danner M, Gerber-Grote A, Volz F, Wiegard B, Hummel JM, Ijzerman MJ et al. Analytic Hierarchy Process (AHP)—Pilotprojekt zur Erhebung von Patientenpräferenzen in der Indikation Depression. 2013. https://www.iqwig.de/download/Arbeitspapier_Analytic-Hierarchy-Process_Pilotprojekt.pdf. Accessed: 11 Nov 2016.

Danner M, Hummel JM, Volz F, van Manen JG, Wiegard B, Dintsios CM, et al. Integrating patients' views into health technology assessment: analytic hierarchy process (AHP) as a method to elicit patient preferences. Int J Technol Assess Health Care. 2011;27:369–75. doi:10.1017/S0266462311000523.

Danner M, Vennedey V, Hiligsmann M, Fauser S, Gross C, Stock S. How well can analytic hierarchy process be used to elicit individual preferences? Insights from a survey in patients suffering from age-related macular degeneration. Patient. 2016;9(5):481–92. doi:10.1007/s40271-016-0179-7.

Dolan JG. Medical decision making using the analytic hierarchy process: choice of initial antimicrobial therapy for acute pyelonephritis. Med Decis Mak. 1989;9:51–6.

Dolan JG. Multi-criteria clinical decision support: a primer on the use of multiple criteria decision making methods to promote evidence-based, patient-centered healthcare. Patient. 2010;3:229–48. doi:10.2165/11539470-000000000-00000.

Dolan JG, Boohaker E, Allison J, Imperiale TF. Can streamlined multicriteria decision analysis be used to implement shared decision making for colorectal cancer screening? Med Decis Mak. 2013a;34:746–55. doi:10.1177/0272989X13513338.

Dolan JG, Boohaker E, Allison J, Imperiale TF. Patients' preferences and priorities regarding colorectal cancer screening. Med Decis Mak. 2013b;33:59–70. doi:10.1177/0272989X12453502.

Dolan JG, Isselhardt Jr BJ, Cappuccio JD. The analytic hierarchy process in medical decision making: a tutorial. Med Decis Mak. 1989;9:40–50.

Dong Y, Xu Y, Li H, Dai M. A comparative study of the numerical scales and the prioritization methods in AHP. Eur J Oper Res. 2008;186:229–42. doi:10.1016/j.ejor.2007.01.044.

Forman E, Peniwati K. Aggregating individual judgements and priorities with the analytic hierarchy process. Eur J Oper Res. 1998;108 doi:10.1016/S0377-2217(97)00244-0.

Mündliche Anhörung gemäß 5. Kapitel § 19 Abs. 2 Verfahrensordnung des Gemeinsamen Bundesausschusses—hier: Wirkstoff Afatinib [database on the Internet]. 2014. Available from: https://www.g-ba.de/downloads/91-1031-87/2014-03-25_Wortprotokoll_end_Afatinib.pdf. Accessed: 6 Oct 2016.

Gerber-Grote A, Dintsios CM, Scheibler F, Schwalm A, Wiegard B, Mühlbacher A et al. Wahlbasierte Conjoint-Analyse—Pilotprojekt zur Identifikation, Gewichtung und Priorisierung multipler Attribute in der Indikation Hepatitis C. 2014.

Ho MP, Gonzalez JM, Lerner HP, Neuland CY, Whang JM, McMurry-Heath M, et al. Incorporating patient-preference evidence into regulatory decision making. Surg Endosc. 2015;29:2984–93. doi:10.1007/s00464-014-4044-2.

Hummel JM, Bridges JF, IJzerman MJ. Group decision making with the analytic hierarchy process in benefit-risk assessment: a tutorial. Patient. 2014;7:129–40.

Hummel JM, Steuten LG, Groothuis-Oudshoorn CJ, Mulder N, Ijzerman MJ. Preferences for colorectal cancer screening techniques and intention to attend: a multi-criteria decision analy- sis. Appl Health Econ and Health Policy. 2013;11:499–507. doi:10.1007/s40258-013-0051-z.

Ishizaka A, Labib A. Analytic hierarchy process and expert choice: benefits and limitations. OR Insight. 2009;22:201–20.

Johnson RF, Lancsar E, Marshall D, Kilambi V, Muhlbacher A, Regier DA, et al. Constructing experimental designs for discrete-choice experiments: report of the ISPOR conjoint analysis experimental design good research practices task force. Value Health. 2013;16:3–13. doi:10.1016/j.jval.2012.08.2223.

Kinoshita E. Why we need AHP/ANP instead of utility theory in today's complex world—AHP from the perspective of bounded rationality. 2005. http://citeseerx.ist.psu.edu/viewdoc/downlo ad;jsessionid=C1A22937FCE9669436D827A37E0A1689?doi=10.1.1.333.5543&rep=rep1&t ype=pdf. Accessed: 6 Oct 2016.

Kuruoglu E, Guldal D, Mevsim V, Gunvar T. Which family physician should I choose? The ana- lytic hierarchy process approach for ranking of criteria in the selection of a family physician. BMC Med Inform Decis Mak. 2015;15:63. doi:10.1186/s12911-015-0183-1.

Maleki H, Zahir S. A comprehensive literature review of the rank reversal phenomenon in the analytic hierarchy process. J Multi-Criteria Decis Anal. 2013;20:141–55. doi:10.1002/

mcda.1479.

Marsh K, Lanitis T, Neasham D, Orfanos P, Caro J. Assessing the value of healthcare interventions using multi-criteria decision analysis: a review of the literature. PharmacoEconomics. 2014;32:345–65. doi:10.1007/s40273-014-0135-0.

Marsh K, IJzerman M, Thokala P, Baltussen R, Boysen M, Kalo Z, et al. Multiple criteria decision analysis for health care decision making-emerging good practices: report 2 of the ISPOR MCDA emerging good practices task force. Value Health. 2016;19:125–37. doi:10.1016/j.jval.2015.12.016.

Maruthur NM, Joy SM, Dolan JG, Shihab HM, Singh S. Use of the analytic hierarchy process for medication decision-making in type 2 diabetes. PLoS One. 2015;10:e0126625. doi:10.1371/journal.pone.0126625.

Muhlbacher AC, Bethge S. Patients' preferences: a discrete-choice experiment for treatment of non-small-cell lung cancer. The Europ J Health Econ. 2015;16(6):657–70. doi:10.1007/s10198-014-0622-4.

Muhlbacher AC, Juhnke C. Patient preferences versus physicians' judgement: does it make a dif- ference in healthcare decision making? Appl Health Econ Health Policy. 2013;11:163–80. doi:10.1007/s40258-013-0023-3.

Reddy BP, Adams R, Walsh C, Barry M, Kind P. Using the analytic hierarchy process to derive health state utilities from ordinal preference data. Value Health. 2015;18:841–5. doi:10.1016/j.jval.2015.05.010.

Saaty TL. A scaling method for priorities in hierarchical structures. J Math Psychol. 1977;15 doi:10.1016/0022-2496(77)90033-5.

Saaty TL. Highlights and critical points in the theory and application of the analytic hierarchy process. Eur J Oper Res. 1994;74 doi:10.1016/0377-2217(94)90222-4.

Saaty TL. Fundamentals of decision making and priority theory with the analytic hierarchy process. Pittsburgh PA: RWS Publications; 2000.

Sackett DL, Rosenberg WM, Gray J, Haynes RB, Richardson WS. Evidence based medicine: what it is and what it isn't. BMJ. 1996;312:71.

Schmidt K, Aumann I, Hollander I, Damm K, von der Schulenburg JM. Applying the analytic hierarchy process in healthcare research: a systematic literature review and evaluation of reporting. BMC Med Inform Decis Mak. 2015;15(1):112. doi:10.1186/s12911-015-0234-7.

Simon HA. Rationality as process and as product of thought. Am Econ Rev. 1978;68:1–16.

Thokala P, Devlin N, Marsh K, Baltussen R, Boysen M, Kalo Z, et al. Multiple criteria decision analysis for health care decision making-an introduction: report 1 of the ISPOR

MCDA emerg- ing good practices task force. Value Health. 2016;19:1–13. doi:10.1016/j.jval.2015.12.003.

Wang Y-M, Elhag TMS. An approach to avoiding rank reversal in AHP. Decis Support Syst. 2006;42:1474–80. doi:10.1016/j.dss.2005.12.002.

Whitaker R. Validation examples of the analytic hierarchy process and analytic network process. Math Comput Model. 2007;46:840–59. doi:10.1016/j.mcm.2007.03.018.

Xu Y, Levy BT, Daly JM, Bergus GR, Dunkelberg JC. Comparison of patient preferences for fecal immunochemical test or colonoscopy using the analytic hierarchy process. BMC Health Serv Res. 2015;15:175. doi:10.1186/s12913-015-0841-0.

第 12 章　民族志田野调查

蒂内·提摩胡亚 – 汤姆森、赫勒·普鲁格·汉森
Tine Tjørnhøj-Thomsen，Helle Ploug Hansen
（本章译者：李俊，李雪彬、赵一霖、吴震、黎东荣、李喜莲亦有贡献）

12.1 引言

本章介绍民族志田野调查法，包括参与式观察和民族志访谈。民族志田野调查是一种研究患者经验和观点的可靠研究方法，在卫生技术评估中颇具价值，能为患者参与卫生技术评估提供重要启示。本章共八部分。第一部分简要介绍有关患者参与卫生技术评估的民族志研究。其后三个部分依次关注田野调查、参与式观察和民族志访谈。接下来的两个部分将田野笔记作为民族志田野调查中的一项重要研究活动来进行讨论，并探究田野笔记的分析问题。结尾部分则讨论我们认为在通过人类学田野调查方式进行知识生产过程中的一些重要问题。这部分首先对"患者参与"的概念、民族志和定性方法日益流行进行批判性反思；然后简要探究熟悉环境中的民族志研究；最后讨论透明度和反身性在知识生产中的重要性。

12.2 民族志研究设计

患者参与卫生技术评估在研究设计、方法学和研究方法等方面涉及诸多问题。本章重点关注民族志田野调查。民族志田野调查是在人类学中发展起来的一种专门的研究设计，一般用于探讨社会世界（social worlds）和文化体系之间的动态关系，探讨社会行动者思考、行动和互动的方式。在人类学及其相关学科和相关认识论中有观察并参与知情者日常生活，与其交谈，并倾听的悠久传统。目的是通过这种方

式了解知情者（如患者、消费者、照护者等）的视角与体验，了解他们的日常活动、社会互动、人际关系等情况。从人类学的角度来看，拒绝研究对象参与，或不和研究对象共同参与知识生产过程是不可思议的。本章将围绕这一点展开深入讨论。

据我们所知，只有少数卫生技术评估报告的研究设计采用了民族志田野调查法。丹麦的一项卫生技术评估将一家医院的查房作为一种社会实践，调查了查房对不同行动者的影响。采用的研究方法包括观察性研究、焦点小组访谈、个人访谈和时间登记。另一项在丹麦开展的卫生技术评估实证研究则调查了在一家心脏康复和关节炎治疗机构如何实施患者参与。研究者观察了诊疗过程，并定性访谈了患者、护士和医生。

进行民族志田野调查要求研究者与研究对象共同生活或工作一段时间。在此期间，研究者观察并体验研究对象的日常生活，并了解研究对象的观点和看法（Malinowski，1961），通过与调查田野中的人或社群在一段时间内共处于同一时空而获取知识。民族志田野调查包括了一系列方法，主要方法有参与式观察和访谈。我们认为这两种方法与卫生技术评估高度相关，对卫生技术评估大有裨益，故本文重点讨论这两种方法。民族志田野调查通常比较耗时，研究者需要与研究对象共处较长的一段时间（3~6个月，甚至更长）。卫生技术评估中几乎不可能做周期如此漫长的田野调查。但即使是1~3周的短期田野调查也可能为卫生技术评估带来至关重要的洞见和信息。

12.3 田野调查

民族志田野调查包括一系列方法，以参与式观察和访谈为主。Facey等（2010）在《卫生技术评估中的患者视角：通向可靠证据和公平解放的途径》一文中指出，"深度访谈和焦点小组"是"产生患者视角证据"最常用的定性方法。

他们强调，参与式观察可以作为访谈的"补充"。其原因有二：首先，人们可能言行不一；其次，参与式观察有助于理解患者生活或诊疗场景中的物质、社会、文化和经济要素。本部分详述这些关键问题。我们认为，民族志田野调查、参与式观察和民族志访谈对于理解社会世界和特定情景下的人们所参与的社会活动至关重要。

就卫生技术评估而言，田野调查非常有意义，可用于了解患者的社会世界，如他们如何看待筛查、家庭透析、医院透析、造口袋或患者教育等卫生技术并采取相应行动。一个基于参与式观察的小型田野调查研究所能起到的作用远远不止为不同形式的访谈作补充。我们认为，卫生技术评估中的患者参与不应依赖或优选访谈或访谈并录音的方式。田野调查和参与式观察的独特之处在于通过研究者与研究对象间的互动产生实证资料。可通过个人访谈过程中的患者讲述获知患者关于疾病、生理状况、卫生技术的宝贵经验。此外，这些经验性知识也会通过社会互动在社会场景中展现出来。例如，人们在家中使用血压仪测量血压，可能按日常作息习惯测量，而非按医嘱时间和次数测量。此外，有些患者可能不善言谈，在访谈过程中沉默寡言。访谈，像所有形式的谈话一样，有助于了解患者在健康、疾病和卫生技术方面的观点、态度、信念和期望，但不能仅通过访谈来获得患者观点。由于患者视角会影响社会关系并受到社会关系的影响，了解患者及其家属在不同情景下的行动和互动也十分重要。

12.4 参与式观察

参与式观察是民族志田野调查的主要方法。研究者与研究对象共处在社交空间一段时间，进入研究对象的生活并观察研究对象。人们通常认为参与就不能观察，观察就不能参与，两者互相矛盾，但在参与式观察中，两种形式的研究活动同时进行。"观察"意味着研究者需要与研究对象保持距离，扮演较为被动的角色；而"参与"则意味着研究者要与研究对象接触并参与其活动，即被研究的活动。参与式观察意味着研究者需要交替开展这两种活动，且其间"观察"和"参与"的程度总在变化。因此，参与式观察是研究者为积极参与、体验、观察和记录研究对象的生活而使用的一种策略。从认识论的角度来看，参与式观察是研究者通过亲自参与研究对象的生活，并从中寻找机会来体验和理解研究对象所处社会世界的样貌，探究由病房、医院、家庭、机构内分工、技术等要素构成的场景如何建构人们的思考和行动。

12.4.1 进入田野和守门人问题

所有研究者都面临一个方法学和伦理学挑战——如何招募研究对象并与之接触。在民族志研究中，还要考虑如何在研究对象所在空间或社群获得一席之地，换言之，如何获得"进入田野的许可"。即使获得了形式上的"守门人"的许可，也不意味着进入田野的问题就彻底解决了。例如，要跟踪患者检查和治疗过程，要得到患者主治医师或医院管理者许可，但许可并非将患者或临床工作人员纳入研究的充分条件。因为参与研究的患者、照护者和医疗卫生专业人士同时也是自己生活的守门人，这意味着他们在与研究者交流的过程中，总会挑选自己想要告诉研究者的东西作选择性分享。此外，来自正式守门人的许可并不会意味着自动研究者能够真正进入田野，了解田野中的行动者的活动和看法。与相关人员协商以获得进入田野的资格（译者注：或称"协商准入"）贯穿研究全程。研究者必须不断解释其研究目的和在场原因。有了"准入资格"，卫生技术评估研究者才能进入各种社会关系和交流互动，了解患者对卫生技术的体验和看法（Tjørnhøj-Thomsen，2003）。此外，获取准入资格的过程还可以让研究者了解到一些微妙之处，知道哪些空间是"禁地"，不能去开展研究。有时，由于研究者的自我设限，反而会阻碍准入；而有时，则是由于其他人所设立的限制。有人可能不愿意参与研究，有人可能对这项研究持怀疑和保留态度。因此，"协商准入"或"协商参与"有助于实证资料的获取。研究者可记录患者参加卫生技术评估的动机及患者设置的障碍并对其进行反思。这些动机和障碍可能反映关于所评估技术的重要信息（Tjørnhøj-Thomsen，2003）。借助记录和反思，研究者就能有所洞见。因此，协商准入是了解守门人和边界制定者的视角和关切的重要途径，是实证资料的组成部分。获得准入许可还意味着获得知情同意。在民族志中，知情同意是一个互动过程。它需要卫生技术评估研究者告知潜在参与者研究目的和研究程序。此外，还必须告知与研究相关的风险和获益，以及如何保护和存储参与者提供的数据。在民族志田野调查中，往往要在研究过程中与研究对象口头协商以获得同意，但并非总能留下书面记录。有时会碰到参与者不识字或拒绝签署知情同意书的情况。

12.4.2 日常生活和场景

参与式观察的优点在于可以让人了解患者在日常生活中使用特定卫生技术的情况。患者往往对自己在日常生活中使用卫生技术习以为常，在访谈中就会忘记提及这些"日常"或认为这些"日常"与研究不相关。此外，参与式观察特别适合研究人与人之间的关系和互动，以及人与其所处场景的互动。因此，如果研究者只想了解患者（或其照顾者和家属）如何口头表达他们的体验，如住院体验、与罕见病斗争的过程、使用新型远程健康软件或新药的体验，最好采用访谈或者小组焦点访谈作为研究方法。若希望了解患者、照顾者或亲属在特定情况下如何行动和生活、在日常生活中如何使用（译者注，此处原文使用"管理"，而非使用）卫生技术，包括远程医疗解决方案，那么就要考虑他们所处的场景，包括卫生技术（如医疗设备、应用程序、监视器、筛查设备）使用场所/场景、具体设备、技术实施（/设备使用）方式、活动、日常习惯、临床接触（clinical encounter）、人们在空间/场景中的言行举止等。具体包括哪些场景要素要由研究者决定。研究者必须置身于场景中才能对场景要素进行解读。

所以，在研究患者参与的卫生技术评估中，参与式观察是可行的。

12.4.3 社会情景

参与式观察获得具体信息的潜力和效果取决于具体的卫生技术评估和与此相关的社会情景。詹姆斯·斯普拉德利认为，所有的参与式观察都发生在社会情景中。因此，开展民族志研究的第一步是找到一个（或多个）与研究相关、研究者可以进入的社会情景（Spradley, 1980）。在卫生技术评估中，这种情景可以指在家进行透析的患者所处的情景，也可以指接受康复训练的患者所处的情景。斯普拉德利认为社会情景由地点、行动者和活动共同构成。斯普拉德利的"情景"（Spradley, 1980）可作为开展参与式观察的指南。概念中的空间既可以指物理空间，也可以指其他空间，涉及要素包括物理环境、社会氛围、物体、家具和装饰等；行动者指处在某种社会情景的人，即在场者；活动指人们的一系列相关行为（如沟通、医疗卫生专业人员帮助患者保持个人卫生和与患者共同决策等）。将社会情景的这 3 个方面应用于卫生技术评估中的参与式观察，不仅凸显了定义卫生技术评估的相关情景的重要性，也凸显了通过不同的社会情景跟踪知情者的重要性。由此，研究者可以了解患者的体验、观点、认知和偏好如何随着情境、背景和时间的变化而发生变化。因此，参与式观察是在不同社会情景下参与、观察和系统记录研究对象在自己的生活场域内的生活的一种策略和行为。研究者观察、感觉并由此了解到的东西（Wolcott, 1994）取决于他们的参与性质、他们在实证场景（empirical context）下被分配的位置以及他们所参与的社会情景和活动。

12.4.4 观察

参与式观察可以把主要精力用于观察，而非参与，反之亦可。具体情况取决于具体的卫生技术评估或研究项目的情况。尽管观察可能是研究者的主要活动，但研究者同时也是参与者（其参与也需要观察，并通过认真的笔记来记录）。定性和民族志研究者指出，研究者很少注意"观察的微妙艺术"（Tjora, 2006），同时指出，高质量的科学观察需要研究者接受过培训、具备系统学知识。故此处我们在观察上多花些笔墨。各种观察法很有用，可使研究者探索人们实际做了什么（人们忘记告诉研究者的内容）、社会互动和交流（谁与谁进行了互动和交流），并记录在各种活动上花费了多少时间（Kawulich, 2005）。像其他收集数据方法一样，要观察什么取决于研究目的。观察是知识生产的方法，也是了解患者体验，为卫生技术评估提供参考信息的科学研究方法。观察不仅意味着用眼观，还意味着用鼻嗅、舌尝、耳听、手触。我们需要反思观察的方法学,考虑研究者从哪里观察、观察什么、如何观察(或去感觉)、观察目的是什么(Wolcott,1994)。因此,编写观察指南可能与编写访谈指南一样重要。指南可以支持研究者制定详细的策略,决定观察什么、以什么为目的和从哪里观察(活动、环境、符号、社会互动、行动等)。研究者可以首先采用开放式观察,以宏观把握特定卫生技术场景及该场景特征,然后可以重点观察特定的社会情景,关注空间、行动者和活动之间的相互作用等(Wolcott,1994)。

12.5 访谈

卫生技术评估中,有必要访谈患者、家属、医疗人员和其他利益相关方。访谈是了解患者如何表达与特定卫生技术相关的体验、观点、态度、需求、愿望的重要研究方法。与如何实施参与式观察一样,如何实施访谈也与研究者的研究兴趣、学术背景密切相关,与其理念、认识论和理论进路等有关。无论是开展"面对面"的个人访谈、焦点小组访谈,还是使用电话或 Skype、聊天室、Facebook 或问卷等工具或途径开展访谈,卫生技术评估研究者在访谈过程中总是带着特定目的。这是访谈与一般的非正式对话的区别。访谈过程中,研究者可使用半结构化访谈提纲,或围绕主题、图片、照片或视频展开访谈等技术辅助访谈,也可针对疾病或生活史开展开放式非结构化访谈(Spradley,1979,Denzin & Lincoln,2011)。访谈时间可长可短,短则 10~20 分钟,长则几个小时。在民族志研究中,访谈也可以被视为参与式观察,两种方法之间没有明确界限。在田野调查中,在与知情者相处的同时,研究者与知情者进行非正式和正式的交谈,讨论知情者当时的所作所为、所思所想。研究者观察、参与,并(或多或少地)引导访谈,记录下访谈的社会情境和环境细节,包括气氛、场景、行为者、活动等。访谈是一种社会互动,其间,患者和卫生技术评估研究者都全身心参与到对话中。在访谈过程中,即便使用数码录音笔等设备,也只能捕获一轮轮的对话,故研究者要同时进行观察。在参与式观察过程中,也可能发生对话和访谈。更准确地说,参与式观察是任何谈话的重要组成部分。下文重点介绍民族志访谈这种特别的定性访谈。

12.5.1 民族志访谈

民族志访谈可视为通过友好对话分享特征的一种言语活动。熟练掌握民族志访谈的研究者,通过参与式观察、随意的对话,加上几个民族志问题,即可采集大部分实证资料。尽管民族志访谈也具备其他形式日常对话的部分特征,可视为对话,但民族志访谈总是带有研究者的明确目的。此外，作为言语行为，它必然也有自己特定的程序，例如重复和提问。

1. 民族志问题

制作访谈大纲有助于在访谈中聚焦问题。建议基于 Spradley 对民族志访谈的描述来制作访谈指南。用于卫生技术评估的访谈指南，建议包括以下部分。

- 问候患者并与患者建立友好平等的关系。
- 说明访谈的目的和安排。
- 解释什么是民族志。
- 提出描述性问题（Spradley，1979）。

2. 描述性问题

Spradley 将描述性问题分为五大类：泛问、细问、要求举例的问题、体验相关的问题和本土语言问题。我们认为，在患者参与的卫生技术评估中，研究者应提出前四类问题。

3. 泛问

泛问通常需要受访者概括事件规律、典型情景和典型主题等。这类问题通常以"您能描述一下……吗？"开头，具体问题可以是，"您能描述一下您在家里一般如何使用远程医疗应用程序吗？"或者"您能告诉我您通常是如何联系护士的吗？"

4. 细问

患者对泛问问题做出回答、评论和讨论会产生丰富的描述，有利于研究者进一步详细、深入地调查了解患者的体验。卫生技术评估研究者在泛问过程中如果问了患者"您能讲讲您在家里一般如何使用远程医疗应用程序吗？"，那就可以进一步仔细追问："您能讲讲您昨天是如何使用远程医疗应用程序的吗？"。泛问和仔细追问有许多相似之处，两者区别在于，细问涉及的经验单位比泛问小。

5. 要求举例的问题

在一些卫生技术评估中，泛问和细问就已经足够。但类似"如果您的远程医疗应用程序有问题，您会怎么办？能举例说明一下吗？"的问题同样有效，能让患者进一步介绍情况，说出访谈人需要的答案。

6. 体验相关的问题

在大多数关注患者参与的卫生技术评估中，研究者或患者可能想要谈论使用某种疗法、某种新设备或某些症状等的体验。研究者可能会这样开始对话："您能描述一下您每天在家四次使用远程医疗应用程序的感受吗？"或者"您能告诉我您在户外诊所使用该应用程序的情况吗？"

总之，民族志访谈是场景化的，取决于访谈环境、访谈人行为、受访者反应、访谈时长及访谈人和受访者地位和角色。此外，值得注意的是，也许正是通过访谈，患者才开始意识到他/她的情绪、观点、需求以及生活中面临的挑战，并用语言表达出来。因此，通过民族志访谈或其他类型访谈产生的知识，是基于研究者干预并通过干预而共同建构的知识。

12.5.2 对访谈进行录音

研究者可选择不同技术手段来记录访谈，大多数情况下，可用数字化形式记录访谈。采用这种方式记录访谈可以让研究者全身心投入到实际访谈情景中。此外，研究者还必须做田野笔记。

12.6 田野笔记

在使用参与式观察和民族志访谈法开展田野调查过程中，所见所闻所感都可以记录为田野笔记。田野笔记是研究者对社会情景的"深描"，包括对地点、人物和活动的描述，以及话语和行动的记录，是实证资料的一部分，是后续分析的对象，常常为卫生技术评估报告中分析点提供很好的案例或说明。在参与式观察或访谈过程中，很难记下全面的笔记。在有限的时间和空间下，研究者通常可能只能写下草草的笔记或记下关键词和备忘点，事后必须对场景进行完整、连贯的记录。做笔记也是批判性反思的重要工具。在重读笔记时，研究者可能会"发现在有些方面，必须在后续研究中更深入地调查"。笔记也可能会激发出理论和分析工作的灵感。有必要区分3种形式的笔记：

12.6.1 描述性笔记

在这种笔记中，研究者可以对场景和研究对象的言行举止进行彻底的、不加解读的描述。这种笔记可以用来做"深描"。

12.6.2 方法学笔记

在这种笔记中，研究者可以记录和反思所选择的方法在具体的卫生技术评估场景中是否适用，以及在研究过程中做出调整的方式和原因。这种笔记可以成为实证资料（卫生技术评估材料）的组成部分；它们可以增强方法学反思，获得更多方法学知识，并有助于确保调查的透明度和效度。

12.6.3 分析性笔记

这种笔记涉及在田野调查或访谈过程中出现的分析概念、理论思路或理论视角，可用于正在进行的分析。

12.7 关于分析过程的思考

在民族志和定性研究方法中，分析的过程开始于田野调查。例如，通过记录和阅读田野笔记，关于数据分析和意义解读的一些想法就会浮现。所以说，在民族志研究中，数据分析和数据收集是相互关联的两个过程。数据分析工作要求研究者多次通读资料（访谈记录和田野笔记），以获得对研究内容的总体印象、确定中心主题，并熟悉丰富多样的实证资料。研究者通过对实证资料的分类、整理和编码，对交织在资料中的种种主题进行提炼和概念化。这个过程通常被称为主题分析。研究者在主题分析中，对散在民族志资料中的主题进行关联、比较和对比。主题的确定是由研究或卫生技术评估问题和理论兴趣驱动的，但至关重要的是，在这个过程中，要将出乎预料的或互相矛盾的主题和发现纳入，将它们与其他研究的发现进行比较，并让它们与相关理论进行对话。写作是分析工作的有机组成部分，这一部分从访谈转写和记录田野笔记就已经开始，最终会产生一个前后逻辑连贯的文本或故事。在写作过程中，研究者试图将相关主题联系在一起，并提炼出一般性陈述、新概念和分析点。这些内容最常出现在与理论观点的对话中。如下文所述，分析工作作为知识生产的一部分，具有还原性和选择性，同时也是一个概括化的过程。在这个过程中，可以确定所讨论现象的基本规律，并进行概念化（Sharp，1998）。这也意味着，民族志研究或其他类型的定性研究结果的概括化是分析性或理论性的，而非实证性的。分析性概括化意味着，来自特定研究的发现，可能对其他场景具有参考价值或可转移到其他场景中。

12.8 讨论：知识的生产

正如本书界定并已介绍的内容一样，患者参与是民族志田野调查不可避免的有机组成部分。患者是具有特定疾病和卫生技术体验的人，是自己特定生活情景中的专家。他们关于自身生活体验的知识，在研究和卫生技术评估中至关重要。但即便研究者对患者参与的意义有了特别的理解，对患者参与这个概念进行批判性和反思性讨论仍有必要。例如，患者不是一个同质的群体，可能有不同兴趣、立场，也可以被视为所患有疾病方面的专家，或是一种疾病、生理缺陷或残疾的代表。这一点很重要，我们必须铭记在心。因此，患者参与意味着以下问题需探讨："患者"的定义是什么？在什么情况下，出于什么原因，谁让谁参与？患者参与的实际形式对知识生产有何影响？此外，在反思患者参与的概念时，比如考虑患者直接参与卫生技术评估中的患者参与时，一定要考虑患者和研究者对卫生技术评估做出的贡献的差异，从而考虑患者参与在研究中的性质。我们提出这个问题，因为我们有时会看到这样的假设——开展访谈和参与式观察，不像统计学或流行病学研究那样需要专门培训和专业知识。民族志和定性方法的日益普及，加上患者参与的驱动，可能会使得采用定性研究方法的研究者为该领域带来的价值的公众认可度进一步降低。然而，研究离不开系统性文献综述、产生和收集数据、批判性分析、基于理论的解读以及伦理和呈现研究等方面的训练。研究者当然也可以把自己作为患者的体验用在卫生技术评估中，但研究者应接受的训练，除了理论和方法学知识，还包括对研究活动的批判性反思能力，即对经验、地位、角色、身份、视角和兴趣对知识生产的影响进行反思的能力。

12.8.1 熟悉的场景中的民族志

长期以来，人类学家一直在反思和质疑在研究自己熟悉的社会时可能会面临的挑战。这个问题远超出本章讨论范围，因为它与所谓的"人类学回归"（repatriation of anthropology）密切相关。所谓"人类学回归"，指的是人类学家越来越多地转向研究自己的社会（Amit，2000）。不过，这个争论中的一个重要问题值得一提。在熟悉或有先验知识的场景、人群中开展研究，或针对熟悉的问题开展研究的研究者需要注意，不要因自认为知道要点，便把熟悉的事物当作理所当然。其中存在的风险是：熟悉环境的研究者会忘记、忽视或避免对看似显然的事物提出问题，以至于文化或场景特有概念无法脱颖而出。因此，把自己定位为潜在的不知情者，并不断盘问自己和知情者究竟了解什么可能反而大有裨益。

12.8.2 透明度与反身性

本章最后一节讨论知识生产中的透明度和反身性问题（Hastrup，2004），尤其是以下3个方面：批判性的概念化工作、关系维度、知识的选择性和还原性特征。

首先，必须对"概念"的用法和含义进行反思（Hastrup，2004）。当研究者选择使用"患者偏好"这个概念，就意味着它与"患者体验"这个概念不同。患者偏好，重点在患者如何在不同选择之间做出决定，比如如何选择治疗方法、筛查方法和药物（第 11 章和第 25 章）；而患者体验这个概念，重点在对疾病或卫生技术使用的看法、想法和认知。在定义和含义上，它是一个远比患者偏好更广泛的概念。这意味着卫生技术评估中产生的知识也总是反映所使用的患者偏好、患者经验或其他概念中固有的含义（第 3 章）。因此，概念、范畴、术语和词汇会影响知识产品如何构成（Hastrup，2004）。此外，有必要在卫生技术评估中定义和描述技术的概念。对技术的文化认知和被评估的特定技术的性质（如明确是医疗设备还是康复），都会影响卫生技术评估方法的设计和选择。

第二个重要的问题是知识生产的关系维度。丹麦人类学家 Kirsten Hastrup 指出，知识"已经成为，并且必须被承认（至少是默认）是关系性的。它依附于人之间的关系或人与物之间的关系，产生自对话的田野"（Hastrup，2004）。哈斯特鲁普认为，研究者获得知识的途径，是进入田野（置身于研究对象之间）和学术机构中的社会关系。这就是为什么从知识的经典意义来看，它永远不可能是客观的；它总是局部的，取决于立场和情景（Harraway，1988）。

第三，Hastrup 还提出了与原创研究、卫生技术评估和一般的知识生产相关的另一个重要观点。她认为，知识总是既具有还原性，又具有选择性；认为"它是还原的，因为它清楚地呈现了经验的复杂性和混乱，但也因此带来了更加有限的关于世界的命题。它是选择性的，因为它要成为知识，就必须忽略一些信息"（Hastrup，2004）。因此，对卫生技术评估中产生的关于患者观点和经验等方面的知识进行批判性反思和讨论，需要解决知识生产中固有的还原性和选择性问题。例如，让患者代表参加卫生技术评估，了解患者代表的反思是不够的，研究者必须反思从这个个体代表获得的知识在多大程度上以及如何代表一群患者对该技术的体验。在知识生产过程中，研究者也必须批判性地反思其他利益相关方的观点。在第 3 章中，Hansen 和 Street 讨论了与患者参与卫生技术评估有关的一些术语，包括作为专家的患者、患者倡导者或疾病代表以及作为消费者的患者。关键在于，每个术语都包含了关于不同患者角色的假设，这些角色可以单独体现或在群体中体现。因此，重要的是，卫生技术评估研究者不断对通过民族志田野调查、参与式观察和民族志访谈产生的知识进行批评和反思。这要求卫生技术评估研究者发展进行民族志田野调查的必要技能。

12.9 结语

本章介绍了民族志田野调查如何提供扎实、可靠的科学证据，提供患者疾病体验或健康技术使用方面的重要参考信息。民族志田野调查可为卫生技术评估提供重要的新知识。通过其他形式的研究得出的结果不如这种方法得出的结果那么直接明了。民族志田野调查设计、参与式观察和民族志访谈是成熟、可靠、扎实的研究策略，可用于不同类型的卫生技术评估。原因有三：首先，包括参与者观察和民族志访谈在内的民族志田野调查，克服了在获得患者经验和观点的方法学上由半结构化访谈主导的局限性。其次，民族志田野调查从伦理角度出发，优化了患者合理参与的可能性。最后，民族志田野调查可以提供细致、全面、科学的参考信息，让卫生技术评估做得更好。关注患者（及其照护者）如何行动、对技术做出反应、解读技术至关重要。探索患者观点，不仅意味着通过个人访谈来发现一个"真实"的观点。患者观点是在调查研究中产生的，具有关系性，还会发生转变。因此，在民族志田野调查、卫生技术评估、患者参与的未来发展中，有必要加强方法论和认识论的反思和讨论。参与式观察和民族志访谈等民族志田野调查方法可用于评估新的筛查、远程医疗解决方案，以及医院、政府和全科诊所等不同部门之间的合作。此外，民族志田野调查对于探索技术如何在当地场景中发挥作用具有重要意义。

致谢

Tine Tjørnhøj-Thomsen 和 Helle Ploug Hansen 共同撰写了手稿，并对手稿不同部分做出了同等贡献。作者感谢编辑和审稿人在修改原稿时提出的意见。表达的所有观点和任何错误均由作者承担全部责任。

原著参考文献

American Anthropological Association. http://www.americananthro.org/Participate And Advocate/Content.aspx?Item Number=1652- (2016). Accessed 3 Sept 2016.

Amit V. Constructing the field. Ethnographic fieldwork in the contemporary world. London: Routledge; 2000.

Atkinson P. For ethnography. Thousand Oaks: Sage Publications; 2015.

Bernard HR. Research methods in anthropology. Qualitative and quantitative approaches. London: Sage Publications; 1994.

Denzin NK, Lincoln YS. The sage handbook of qualitative research. 4th ed. London: Sage Publications; 2011.

Dilley R. The problem of context. New York: Berghahn Books; 1999.

Emerson RM, Fretz RI, Shaw LL. Writing ethnographic fieldnotes. Chicago: The University of Chicago Press; 1995.

Facey K, Boivin A, Gracia J, et al. Patients' perspectives in HTA: a route to robust evidence and fair liberation. Int J Technol Assess Health Care. 2010;26:34–40.

Hansen HP, Tjørnhøj-Thomsen T, Johansen C. Rehabilitation interventions for cancer survivors: the influence of context. Acta Oncol. 2011;50:259–64.

Harraway D. Situated knowledges. The science question in feminism and the privilege of partial perspective. Fem Stud. 1988;14:575–99.

Hastrup K. Getting it right: knowledge and evidence in anthropology. Anthropol Theory. 2004;4:455–72.

Jacobsen CB, Pedersen VH, Albeck K. Patientinddragelse mellem ideal og virkelighed - en empirisk undersøgelse af fælles beslutningstagning, og dagligdagens møder mellem patient og behandler. København: Sundhedsstyrelsen, Monitorering & Medicinsk Teknologivurdering; 2008, Medicinsk Teknologivurdering—puljeprojekter 2008; 8(3)/DSI Rapport 2008.07.

Jeppesen J, Rahbek J, Gredal O, Hansen HP. How narrative journalistic stories can communicate the individual's challenges of daily living with amyotrophic lateral sclerosis. Patient. 2015;8:41–9.

Kawulich BB. Participant observation as a data collection method. Forum: Qualitative Social Research. 2005; 6 Art. p. 43.

Malinowski B. Argonauts of the Western Pacific. New York: E.P Dutton; 1961.

Sharp K. The case for case studies in nursing research: the problem of generalization. J Adv Nurs. 1998;27:785–9.

Spradley J. The ethnographic interview. New York: Holt, Rinehart and Winston, Inc; 1979. Spradley J. Participant observation. New York: Holt, Rinehart and Winston, Inc; 1980.

Tjora AH. Writing small discoveries: an exploration of fresh observers' observations. Qual Res. 2006;6:429–51. doi:10.1177/1468794106068012.

Tjørnhøj-Thomsen T. Samværet. Tilblivelser I tid og rum [Intercourse, Becomings in Time and Space]. In: Hastrup K, editor. Ind I verden. En grundbog I antropologisk metode [Into the World. An Introduction to Anthropological Method]. Copenhagen: Hans Reitzels Forlag; 2003. p. 93–115.

Tjørnhøj-Thomsen T, Whyte S. Fieldwork and participant observation. In: Vallgårda S, Koch L, editors. Research methods in public health. Copenhagen: Munksgaard; 2008. p. 91–119.

Willemann M, Svendsen MN, Ankjær-Jensen A, Petersen PG, Christensen M. Stuegang—en me dicinskteknologivurderingmedfokuspåvidensproduktion,MedicinskTeknologivurdering—puljeprojekter 2006; 6(1)/DSI Rapport 2006.02. København: Sundhedsstyrelsen, Center for Evaluering og Medicinsk Teknologivurdering; 2006.

Wolcott HF. Confession of a "trained" observer. In:Transforming qualitative data. Description, analysis and interpretation. Thousands Oaks: Sage; 1994.

第13章　让患者参与卫生技术评估的协商性方法

杰基·M. 斯惴特、埃迪尔内·洛佩斯
Jackie M. Street，Edilene Lopes
（本章译者：李俊，熊海娟、吴襄仪、张雪亦有贡献）

13.1 引言

本章介绍如何使用协商性方法让患者参与卫生技术评估。协商（deliberation）是"一种交流方式，旨在以非强制方式诱导人们对偏好、价值观和利益进行反思"（Mansbridge 等，2010）。协商民主或协商治理提出了这样一个概念，即"政策制定过程中，要创造空间（译者注：即机会），使不同组织、机构、团体、积极分子和公民个人可以聚集在一起，认真讨论紧迫的社会问题"（Hendriks，2009）。在卫生技术评估中，协商空间已经存在于患者组织和政府咨询小组中，这些政府咨询小组一般由专家组成，不过在某些情况下也包括公民或者患者"代表"。但一些系统似乎通常更加重视临床疗效和成本效益，而非患者健康，甚至会使患者意见边缘化（Lopes 等，2016），许多患者感到自己备受忽视。本章介绍多种协商性方法，这类方法旨在通过将不同患者群体和（或）患者代表纳入知情协商中，以直接影响政策制定，使患者偏好、价值观和利益在政策制定中得到考虑。这种进路与通过定性方法收集患者观点和体验存在差异，在这种进路中，患者会积极参与政策协商。本章介绍协商性方法的背景知识，包括良好协商的要素和协商民主理论，在此基础上，提出一些具体的参与方法。本章还介绍了利益相关方参与卫生技术评估协商的现状和展望，探讨了患者参与卫生技术评估的方法论要素、学理依据及其在卫生技术评估中的适切性。

13.2 包容性协商方法

菲什金（Fishkin，2009）认为，大众民主（通常属于理性选择民主/集体性民主）是对人民未经过深思熟虑的观点进行的公共协商，而协商民主则是指对公民中的一些"经过思考"的话题进行讨论。从这个意义上说，采用协商民主方法的协商民主模式是可取的，因为在这样的模式中，人们才能够深入思考政策问题，将政策、证据、对他人的潜在后果联系起来，避免仅从个人角度考虑问题。此外，包容性协商方法赞同根据既定规则对政策话题进行讨论。规则的参考有助于衡量并把握公共辩论的质量。适当使用包容性协商方法可使有争议的政策决策合法化（Bohman 和 Rehg，1997；Dryzek，2000；Fishkin，2009）。由于健康问题涉及公民个人生活，卫生技术评估经常变成有争议的政策决策过程，在这些过程中，良好的协商过程对政策成功至关重要。

13.2.1 良好协商原则

以菲什金模型（Fishkin，2009）为例，高质量的协商需要具备表 13-1 所示的几个要素。

因此，在对良好协商的规范性说明中，要求纳入来自受影响人群的各种具有代表性的声音。也就是说，在选择参与者时，应考虑到尽可能地做到参与者能代表待协商议题的不同方面。此外，参与者应充分掌握证据，并可通过与专家互动提出疑问。这两个要素都很重要，这样才能确保参与者接触到各种基于研究证据和个人经验的观点。协商工作应由一名独立的协调人推进。其职责是确保所有人都获得话语权，确保实现客观公正的证据陈述，并尽可能地引导小组达成共识（Street 等，2014）。以下因素，特别是信息、实质性平衡和多样性，是开展高质量协商需遵循的原则（表 13-1）。

表 13-1 高质量协商所需要素（Fishkin，2009）

要素	说明
信息	获得与议题相关的足够准确的信息
实质性平衡	发表的观点能全面体现不同视角
多样性	参与讨论者所代表的公众的主要立场
认真负责	参与者认真地权衡观点的利弊
平等考虑	无论是哪个参与者提出的观点，都根据该观点本身的优点将其纳入考虑范围之内

协商民主理论（以上这些方法的基础）表明，为了实现有效、公正地考虑问题的各个方面，参与者需要以开阔的心胸参加讨论，换言之，他们要准备好并愿意接触不同的证据和经验，并准备好在必要时改变自己的看法（Bohman 和 Rehg，1997；Dryzek，2000；Fishkin，2009）。这涉及高质量协商的另外两个因素：认真负责和平等考虑。

因此，既得利益相关方和"隶属于特定党派的"利益相关方通常不能作为协商会的参与者，因为他们很有可能影响讨论的公正性。隶属于特定党派的利益相关方或既得利益相关方往往坚信某一观点，并且不能或不愿在有说服力的证据或其他观点面前改变自己的立场。有时决策结果甚至会关系到他们的既得利益（第3章）。此类利益相关方包括以下个人：

- 代表持有某些不可改变的观点的团体或强烈认同这类团体的个人，如患者利益倡导者、作为倡导者的临床医生或卫生技术开发商的说客。
- 有既得经济利益者，如行业说客和某些情况下的临床医生。
- 出于个人经验，或考虑到该决定将对他们的生活带来重大影响，因而坚持己见的人，如患者本人和他们的照护者。

第一类人的态度也许会因参与协商而发生转变，但他们对自己所代表的利益相关方的忠心和责任感不允许他们公开表示出这样的变化。第二类人会出于协商所涉及的自身经济利益而或多或少地愿意改变。第三类人，特别是照顾者和患者，会更愿意视影响性质而改变态度，因为对患者来说，某些医疗技术能带来生的希望。

13.2.2 民主原则

Fishkin（2009）定义的民主要求四项基本原则：政治平等、协商、公众参与和非专制（非多数或少数人的专制）。在民主制下，不同的公众参与模式需要在这四项原则之间进行权衡。Fishkin（2009）认为，实现民主的方式有以下4种（有的模式更像大众民主，有的模式更接近于协商民主）。

- 竞争性民主（采取竞争性选举）：在这种模式下，公共决策的过程会考虑个人偏好，但大众无法大规模参与其中。这在一定程度上是出于人们对大众参与的戒备，担心他们的原始（了解情况程度存在差异）意见会导致专制。这种模式就是现有的一种民主制——代表性选举人投票制（representative electoral voting）。
- 精英式协商：决策经过精英人士/专家小组"过滤"，但精英人士/专家小组通常无法代表广大民众。这种模式重视高质量的协商和非专制，但容易忽略政治平等和公众参与。

- 参与式民主：重视直接征询群众意见（以实现政治平等和公众参与），但协商机会较少，可能造成专制。
- 协商式民主：注重政治平等与协商的结合。这种模式中，公众参与的典型形式是微缩协商制度（microcosm deliberation），也称为"小型公众"（mini-public），能代表人群人口学特征的个人可以参与其中。这种模式尽管不易造成专制，但公众参与的机会仍然有限。

13.2.3 卫生技术评估协商性方法中的患者参与

基于 Fishkin 的理论，可以绘制出卫生技术评估中公众（包括患者）参与的不同模式，如图 13-1 所示。

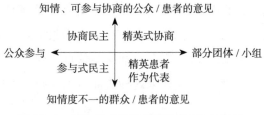

图 13-1　卫生技术评估中的患者/公众参与

在卫生技术评估中，通过患者代表传达患者意见，无论意见是否包括患者组织以外的观点，都属于精英（即"部分团体/小组"）式协商。在第一个场景中（图右上方），患者代表进入专家小组。有关人员依据相关证据对在审技术进行系统性综述，评估专家小组再依据系统性综述审议技术。这种患者代表通常能广泛地代表"患者"。他们可以将自己的个人经验带到讨论中，也可以综合患者群体对在审技术的意见，并在讨论中发表意见（Lilly，2009）。在第二个场景中（图右下方），来自患者组织的患者代表为特定患者群体发声（Rabeharisoa 等，2013）。参与式民主（图左下方）相当于让所有类型的患者都参与到决策中，包括有组织的患者团体以外的患者个人及使用公共卫生技术（如筛查技术或疫苗）的个人。虽然这种制度具有更广泛的参与度，但在资金不足或设计不当的情况下，可能会将无组织归属的患者排除在外（Lopes 等，2016）。协商式、包容性方法源自左上角所示的民主路径，但区别在于是用小部分人来代表广泛人口的意见，而不是全社群参与协商（尽管在小型公众参与的协商会提出的建议广泛传播后，全社群参与的协商可能发生）。由少数几个人组成的协商会或"小型公众"能够以一种知情的、包容的方式，将来自患者的声音纳入卫生技术评估的决策中。"小型公众"的具体形式包含公民陪审团、共识大会和公民理事会，通常召集 12~40 人商讨有争议的话题，例如，是否应使用公共资金为某项技术付费，以及此类付费应采取的价值标准等更宽泛的问题。

小型公众很少直接用于卫生技术评估，即使用到，重点也往往在于公民而非患者参与（Menon 和 Stafinski，2008；Barham，2012；Stafinski 等，2014a、b）。但 Paul 等（2008）在乳腺 X 射线摄影筛查 40～50 岁女性乳腺癌的公众意见研究中招募了前瞻性患者。此外，小型公众还用于为疾病大流行中的疫苗分配（Braunack-Mayer 等，2010）、建立生物库（Burgess 等，2008）、新技术支付办法（Dunkerley 和 Glasner，1998，Chafe 等，2010）等其他卫生政策制定提供参考信息，在这类政策制定过程中，群众可能被视为潜在患者、现患者或者无组织公民。

13.2.4 协商过程中采纳患者观点及经验

在一些管辖机构（如苏格兰医药联盟）主导的卫生技术评估中，患者代表（SMC 有 3 位公众伙伴）常常会参加由临床、经济和政策领域的专家组成的精英式协商会，分享患者观点和经验，以供参考。但在分享这些信息之前，患者和患者组织参与关系自身利益协商的机会一般较少。如果这种协商得到支持，就能更准确了解到整个患者群体的重点关切。

在涉及无组织公民（小型公众）的各种协商性方法的证据呈现中，也可考虑加入患者的观点。患者代表或患者利益倡导者可能被要求向小型公众陈述他们的观点和经验。即使他们无法亲身参与到协商讨论中，这些观点和经验也可以为公民做出充分考虑各方利益的决策提供依据（Stafinski 等，2014a、2014b）。这要求在协商民主理论指导下，及运用协商性方法实现患者参与卫生技术评估的语境中，对患者参与进行审视。例如，平等考虑是协商民主理论的一个关键要素，若将患者参与局限于征求患者视角，并在协商会上分享信息，就可能违背平等原则。另外，一个或个别患者"代表"的观点不一定能充分代表广大患者的经验。

替代方案是平行召开患者及其他利益相关方都能参与的协商会。评估服务和技术使用以促进卫生健康项目（assessing service and technology use to enhance health，ASTUTE）就采纳了这种方案。这个项目召集各利益相关方就投入不菲但健康获益甚微的卫生技术的公共资金支付问题展开协商（Watt 等，2012）。Hodgetts 等（2014）撰文报告了 ASTUTE 项目中与患者、临床医生和社群成员多轮协商，决定辅助生殖技术公共经费支付的案例研究。在第二轮协商中，患者、临床医生、社区成员互相了解了各自意见。各方意见均递交至最后一轮公民陪审团审议。碰到的困难是，如何招募到使用过辅助生殖技术但未成功生育的患者。毕竟这样做可能违反伦理原则，且此类患者也不愿意参与研究或调查。在患者参与卫生技术评估的所有领域都存在如何招募合适患者的难题，特别是那些调查方法耗费参与者时间较多，可能给参与者带来身心负担的项目。即使给予经济补偿，也很难招募到合适的患者。

Herbison 等（2009）采取了更具针对性的方法。在他们的研究中，在确定尿失禁研究重点时，用"公民陪审团"的模式来探索患者的观点。妇女不一定是患者，而是"社区中的尿失禁妇女"，她们之中只有一半的人主动接受过治疗。与前文提及的辅助生殖技术等研究一样，Herbison 等（2009）也提到，很难招募到背景各异的、在某健康问题上经历各异的患者。

13.3 患者参与协商性方法的伦理问题

让患者参与卫生技术评估比较有挑战性。特别是在患者病情进展迅速、沟通存在障碍、自主能力不强、或时常感觉不适的情况下。在这些情况之下，要捕捉他们的经验和观点比较困难。如果采用包容性协商方法，参与者可能需要出席座谈会 1~2 天，以便在充分掌握信息的前提下与其他人进行有效协商。一些患者和照护者可能无法参与。

类似地，对许多患者而言，面对面讨论涉及改变生活或拯救生命的技术问题也尤为费力。ASTUTE 研究招募参与者时没有考虑目前正在接受或打算接受辅助生殖技术治疗的患者，两年前接受过此类技术的患者也被排除在外（Hodgetts 等，2014）。主要目的是想减轻可能给参与者带来的压力。

13.4 该方法在卫生技术评估中的优势和局限性

在卫生技术评估中，用包容性协商方法来了解患者观点和意见，与 Street 等（2014）所述的缺员协商（truncated juries）等其他定量或定性方法成本可能相当，但一般认为包容性协商更耗时费钱。包容性协商方法的优势首先在于，它与政策制定过程保持高度一致性，能够让不同群体的患者［和（或）公民］知情参与政策制定的过程，在政策成果上达成共识。此外，这一过程本身也可对公民进行能力建设和赋权。在政府面临信任危机的时代（Dalton，2005），使用协商性方法让患者参与政策制定可能会在某种程度上重建社会对政府的信任。

然而，卫生技术评估过程具有政府和商业机密性的特征，可能会妨碍充分知情的协商过程的开展。相当多的信息往往不为公众所知，讨论会的参与者可能也完全无法得知这些信息或只能了解到部分信息。这种情形导致了参与者在不了解详细信息的情况下做出决策,而这些信息可能对政府决策至关重要。这自然会降低决策者眼中协商过程的可信度。

民主协商理论强调要清晰地呈现协商会提出的建议对政策的影响。参加者在讨论会上能直接与政府或决策机构对话,但建议仍可能缺乏影响力。政府参与任何有社会参与的活动中都难免面临风险。政府绝不会想跟任何其不愿背书的事物发生关联。最后,由于参与协商讨论的社群成员一般很少,许多政策顾问和政治家可能对社会人士出席协商会并参与决策过程持摇摆不定的立场。

13.5 结论

卫生技术评估过程中,要确保参与者在协商过程中能够获得与之相关的、准确的、实质性信息,并认真考虑各种观点和证据的优劣。在一些国家和地区,患者和公民只是象征性地参与卫生技术评估,无法充分反映患者体验的多样性。将患者和照护者纳入的包容性协商方法有助于实现这种多样性。也许更重要的一点是,对于卫生技术评估中存在争议的、依托于价值观的决策,包容性协商方法提供了潜在解决方案。尤其是包容性协商方法可以为患者和(或)公众通过知情协商提出建议提供依据。这些建议有可能和通过精英协商提出的建议有不同。到目前为止,这些方法还未常用于充分调动患者和照护者参与卫生技术评估。应用包容性协商方法可带来较大获益的领域包括:公共经费支持高值抗癌新药、前列腺癌和肠癌筛查项目评估,及"智能"技术用于延长老年人居家养老期的评估。为了实现卫生技术评估中的高质量协商,实打实地采纳患者和照护者的观点是至关重要的。包容性协商方法将患者、照护者吸收进决策协商会,有望成为实现高质量协商的"金标准"。

原著参考文献

Barham L. Public and patient involvement at the UK National Institute for health and clinical excellence. Patient. 2012;4:1–10.

Bohman J, Rehg W. Deliberative democracy: essays on reason and politics. Cambridge, MA: MIT Press; 1997.

Braunack-Mayer AJ, Street J, Rogers W, Givney R, Moss J, Hiller J. Including the public in pandemic planning: a deliberative approach. BMC Pub Health. 2010;10:1–9.

Burgess M, O'Doherty K, Secko D. Biobanking in British Columbia: discussions of the future of personalized medicine through deliberative public engagement. Personalized Med. 2008;5:285–96.

Chafe R, Merali F, Laupacis A, Levinson W, Martin D. Does the public think it is reasonable to wait for more evidence before funding innovative health technologies? The case of PET scan- ning in Ontario. Int J Technol Assess Health Care. 2010;26:192–7.

Dalton RJ. The social transformation of trust in government. Int Rev Soc. 2005;15(1):133–54.

Dryzek J. Deliberative democracy and beyond: liberals, critics, contestations. New York: Oxford University Press; 2000.

Dunkerley D, Glasner P. Empowering the public? Citizens' juries and the new genetic technologies. Crit Pub Health. 1998;8:181–92.

Fishkin J. When the people speak. Oxford: Oxford University Press; 2009.

Goodin RE, Dryzek JS. Deliberative impacts: the macro-political uptake of mini-publics. Polit Soc. 2006;34:219–44.

Hendriks C. Deliberative governance in the context of power. Polit Soc. 2009;28:173–84.

Herbison P, Hay-Smith J, Paterson H, Ellis G, Wilson D. Research priorities in urinary inconti-nence: results from citizens' juries. BJOG. 2009;116:713–8.

Hodgetts K, Hiller JE, Street JM, Carter D, Braunack-Mayer AJ, Watt AM, et al. Disinvestment policy and the public funding of assisted reproductive technologies: outcomes of deliberative engagements with three key stakeholder groups. BMC Health Serv Res. 2014;14:204–17.

Lilly E. Enhancing Consumer Involvement in Medicines Health Technology Assessment (Final Report), Deloitte Touche Tohmatsu Ltd; 2009. p. 89.

Lopes E, Street J, Carter D, Merlin T. Involving patients in health technology funding decisions: stakeholder perspectives on processes used in Australia. Health Expect. 2016;19:331–44.

Mansbridge J, Bohman J, Chambers S, Estlund D, Føllesdal A, Fung A, et al. The place of self-interest and the role of power in deliberative democracy. J Polit Philos. 2010;18:e100.

Menon D, Stafinski T. Engaging the public in priority-setting for health technology assessment: findings from a citizens' jury. Health Expect. 2008;11:282–93.

Ozanne JL, Corns C, Saatcioglu B. The philosophy and methods of deliberative democracy: impli- cations for public policy and marketing. J Pub Policy Market. 2009;28:29–40.

Paul C, Nicholls R, Priest P, McGee R. Making policy decisions about population screening for breast cancer: the role of citizens' deliberation. Health Policy. 2008;85:314–20.

Rabeharisoa V, Moreira T, Akrich M. Evidence-based activism: patients' organizations, users' and activist's groups in knowledge society. Centre Sociol Innovat. 2013;33:1–27.

Stafinski T, McCabe C, Menon D. Determining social values for resource allocation decision-making in cancer care: a Canadian experiment. J Cancer Policy. 2014a;2:81–8.

Stafinski T, Menon D, Yasui Y. Assessing the impact of deliberative processes on the views of participants: is it 'in one ear and out the other'? Health Expect. 2014b;17:278–90.

Street J, Duszynski K, Krawczyk S, Braunack-Mayer A. The use of citizens' juries in health policy decision-making: a systematic review. Soc Sci Med. 2014;109:1–9.

Watt AM, Hiller JE, Braunack-Mayer AJ, Moss JR, Buchan H, Wale J, et al. The ASTUTE health study protocol: deliberative stakeholder engagements to inform implementation approaches to healthcare disinvestment. Implement Sci. 2012;7:101–12.

第14章 社交媒体分析

杰基·斯惴特、露西·法雷尔
Jackie Street, Lucy Farrell
（本章译者：李俊，赵一霖、王晓桐、邓建宇、李智婧亦有贡献）

14.1 引言

互联网已成为有着各种健康状况的患者广泛使用的资源。社交媒体技术使得患者能够与其他有类似状况的人互动，不受时空限制地分享信息、提供建议、互相支持。（Colineau 和 Paris，2010；Walther 和 Boyd，2002）。在线社区的用户囊括了多样的患者群体，包括患有癌症和糖尿病等慢性病、精神疾病、罕见病和患有其他被污名化的疾病的人，还包括了这些患者的正式和非正式照护者。分析患者在社交媒体上的互动是患者参与卫生技术评估的新方式（尽管尚未广泛使用），可以广泛收集公众对健康相关问题的看法及患者对卫生技术的体验。本章探讨如何在卫生技术评估中使用社交媒体分析来了解患者观点和体验、应用社交媒体分析为卫生技术评估提供参考信息的可能性，并针对读者中的研究者进行方法学和伦理学方面的反思。

14.2 使用社交媒体收集患者观点

社交媒体依托网络技术，让个人和社群能够生成内容、分享内容并对内容进行评论（Kietzmann 等，2011）。社交媒体包括 Facebook、LinkedIn、Twitter、Instagram 等社交网站、博客，以及网站论坛、手机 App 论坛。社交媒体催生了线上患者社区的发展。在线上患者社区中，人们可以发布信息并相互给予支持。

对在线患者社区的研究表明，通过情感支持、提供/获取健康信息、帮助治疗决策的形式，在线互动为患者提供了切实的帮助（Moorhead 等，2013；Wicks 等，2010）。

公共部门越来越广泛地使用社交媒体征询公众意见（Magro，2012）、了解大众对健康问题和干预措施的看法（Farrell 等，2015；Giles 等，2015；Street 等，2011）。然而，在如何运用现有社交媒体获取患者观点、让患者直接参与卫生政策和卫生实践的制定方面，学术探讨不够充分。社交媒体分析为卫生技术评估研究者提供了良好的机会，使之能够深入了解患者如何做出治疗决策，并了解健康状况对人们生活质量的"实时"影响。此外，它还可以使我们更加了解患者使用特定技术的体验，并了解患者提出的关于服务改进的意见。运用其他研究方法（如访谈或焦点小组）几乎不可能调动的患者群体，也可以通过在线的方式调动。特别是那些患有罕见病，只能居家，无法外出的患者，或由于距离限制，无法结成传统患者组织的患者，以及患有敏感疾病的人。

少数研究使用了社交媒体分析来了解患者观点和体验，用于卫生技术评估（Merlin 等，2011；Street 等，2008；Street 等，2011）。由于卫生技术评估通常周期很短，获得伦理批准、招募参与者并对患者进行严格的定性研究往往比较困难。社交媒体让研究者有机会通过定性研究了解患者使用现有技术或服务的体验，并且更加快速、廉价、可行（Merlin 等，2011）。对于了解患者如何看待新技术的价值，社交媒体分析作用有限，但通过社交媒体分析，可以了解到特定患者群体的共同需求和价值观（Street 等，2008）。通过社交媒体平台让患者参与卫生技术评估，了解患者观点和体验，成本低廉，特别是对于"较难接触"的群体（如因病居家，无法外出的人群），社交媒体平台尤其有用。它还可以识别一些问题，日后可通过焦点小组和与患者访谈的方式，对这些问题进行更深入的探讨。

但社交媒体的真正价值也许在于，它特别适用于了解患者所拥有的专门知识。正如 Hartzler 和 Pratt（2011）所指出的那样，患者的专门知识的价值，往往体现在患者对患病经历细节的掌握之上。社交媒体提供了一个特别的平台，在这个平台上，患者，而非临床医生或研究者，可以主动围绕一项卫生技术的优先事项和经验发起讨论。这种讨论可以"促进患者专门知识的自然表达，并提供具体场景相关细节"（Hartzler 和 Pratt，2011），这对卫生技术评估来说是无价的。

14.3 收集和分析方法

在社交媒体平台不断发展和互联网文化不断变化的背景下，要全面介绍通过社交媒体收集患者观点的所有研究方法几乎枉然。这里，我们将方法大致分为两大类（观察性和参与性），每一类都包括一系列可能的方法，并对每一种方法进行方法论反思。

14.3.1 观察性方法

1. 定性方法

互联网上自然发生的社交互动给研究者提供了丰富的数据来源，为卫生技术评估提供了患者的观点和经验。可使用定性观察法来研究网络社区内的互动和观点。这种将民族志研究技术应用于网络社区研究的方法被称作"网络民族志"（Kozinets，2010）。Kozinets（2010）描述了互联网技术和文化之间的紧密关系，只有通过民族志才能完全理解这种正在推动重大社会变革的关系（参见第12章）。采用定性观察、网络民族志方法者会"秘密"开展研究，会"潜伏"在社交媒体平台上暗中观察和记录用户的互动。这些方法背离了焦点小组或者采访等传统的收集患者观点的研究方法。研究者能获得的数据本来并不是提供给研究者的，研究参与者可能不打算，甚至不会知道他们的数据正在被用于研究目的。与其他了解患者观点的方法相比，在线观察方法由于没有研究者和研究对象之间的互动，更不容易引起研究对象的注意。这些特性也使网络民族志成为一种快速、廉价的为卫生技术评估收集数据的方法。网络民族志方法至少可以暴露一些特别的问题和疑问，为日后与患者组织进行直接互动并开展深入研究提供基础。

建议采用以下步骤进行定性的观察性网络民族志研究（Kozinets，2010；Elliott，2005）：

- 选择合适的社交媒体论坛。遵循以下原则：①论坛内容与研究问题具有相关性；②帖子"流量"高；③论坛中有许多离散的参与者；④有详细介绍情况的数据；⑤论坛具有互动性（如果研究问题需要互动性的话）。
- 收集数据：由于在线数据往往内容丰富、容易获取，因此需要认真考虑如何管理好过剩的数据。研究者应在下载数据之前制定数据纳入和排除标准及数据管理程序。
- 数据分析与解读：编码数据并对数据进行场景化分析。主题分析和话语分析等定性文本分析传统方法可用于在线收集的数据的分析（Hooley等，2012）。然而，由于文本形式的互动缺乏一些社会交流细节，可能需要对传统的分析方法做些调整（Stewart和Williams，2005）。QSR、NVivo等定性研究软件可以加速编码和分析过程。

由于在线环境不稳定、变化迅速，因此很难提供用于搜索在线博客、论坛、推特或社区的信息的确定方法。对于如何在社交媒体上找到患者的互动，我们提出如下建议：

- 使用疾病或状况的关键词＋域名，在谷歌进行搜索。
- 在关于患者利益倡导或与患者组织相关的论坛内使用关键词进行搜索。
- 使用描述社交媒体类型的关键术语（如论坛）以及描述疾病状况的关键字在谷歌中进行搜索。
- 在专门针对患者的，有用户生成的评论的网站或社交媒体平台（如Facebook）中搜索。

进行观察性的社交媒体分析，收集患者观点，可为了解各种意见和关切提供途径。这些方法在卫生技术评估中十分有效，可以用来收集患者对一些在面对面的场景下很少谈及的敏感话题的看法。在面对面的场景下，很难招募到参与敏感话题研究的患者（Elliott等，2005）。此外，在社会合意性（social desirablility，指表达的观点与社会普遍接受观点的一致性）会影响表达观点多样性的情况下，观察性社交媒体分析是有效的（Farrell等，2015）。这些方法收集的数据不依赖于回忆，而是对长期的患者体验进行实时采集。一些博客记录了患者多年的经历，例如，博主Kerri Sparling定期撰文讲述她从26岁（2005）到本书出版（Sparling，2016）期间作为1型糖尿病患者的生活经历。

然而，社交媒体数据的定性分析存在的一些问题也值得探讨。例如目前活跃的社交媒体用户集中在发达国家、发达城市地区和较年轻的人群中（Poushter and Stewart，2016），且一些患病率较高的疾病可见度更高。尽管来自公开发表的期刊文章往往使用他国患者体验作为证据，但我们仍需考虑其他国家患者的体验在委托开展卫生技术评估的国家是否适用。在某种程度上来说，各国患者的体验是相似的。

此外，还可从在线媒体文章后的跟帖为卫生技术评估获取患者观点，尤其是在"取消投资政策情境"中，即在政府希望减少或取消现有技术或服务的资金投入的情境中，更是如此（Street等，2011）。然而，由于在线环境的匿名性，可能无法验证所收集到的患者意见的真实性，也无法公正地判断他们是否受到卫生技术开发商或临床医生的影响。尽管定性社交媒体分析方法存在一些缺点，但它可以成为"多方印证"（triangulation）的一方。可用于多方印证的其他信息来源还包括同行评议的期刊文章、新闻媒体、调查或面对面的定性研究。多方印证是指在研究中使用多种数据来源、方法、研究者和理论，用以"克服单一方法、单一观察者和单一理论为基础的研究难以避免的偏差"（Denzin，1989）。对卫生技术评估来说，多方印证的重要价值在于它能够帮助研究者理解复杂的政策及实践（Liamputtong 和 Ezzy，2005）。例如，使用某种形式的社交媒体的患者，如在论坛中表达极端观点的患者，可能是传统研究方法无法接触的。在试图掌握患者看法时，就可能碰到这种情况。不同来源信息之间的差异，可能预示着未来研究的潜在领域。

2. 定量方法

Twitter、Facebook 和 Instagram 等社交媒体，鼓励用户频繁发布简短的帖子。这种帖子数量繁多，但每个帖子单独来看，信息价值不大，对研究者收集患者观点没有太大的帮助。但如果研究者去收集自己感兴趣的话题相关的帖子，并将里面的观点整合起来，却可以产生重要的信息。

通过关键词和短语搜索（如通过 Twitter 应用编程接口），可以从社交网站收集大量数据。学界对社交网站数据进行定量研究，分析评估公众的政治情绪（Barbosa 和 Feng，2010），并收集信息来衡量公众对 H1N1 流感大流行等健康问题的看法（Chew 和 Eysenbach，2010）和社会对健康问题的看法（Martz，2015）。社交网络数据的分析既可以手动进行，也可以自动化进行（Pak 和 Paroubek，2010）。这就使得卫生技术评估研究者有可能以近似实时的方式监测公众对于特定问题的情绪，并通过纵向分析识别公众意见随着时间推移所发生的变化。这些方法比跟踪意见变化的传统研究方法（如问卷调查）在时间和成本优势更为显著。

14.3.2 参与式方法

1. 定性方法

在线访谈和焦点小组等参与式的质性研究方法，可通过观察研究者和参与者在线讨论中的互动，探索在特定话题上参与者的观点、体验和动机。

这些方法将传统的定性研究转移到了线上环境进行（Hooley 等，2012）。与传统方法一样，在线访谈和焦点小组也可以是结构化的、半结构化的或非结构化的。三种模式下，参与者能够控制的内容程度不同（Gaiser，2008；Tates 等，2009）。

访谈或焦点小组搬到线上进行后，既可同步进行（参与者和研究者实时参与焦点小组或访谈），也可异步进行（参与者和研究者可以在自己方便的时间参与讨论；Hooley 等，2012；Stewart 和 Williams，2005）。同步讨论通常使用聊天室、短信息服务或 Skpye 等网络电话应用程序，使参与者和研究者能够实时互动；异步讨论则一般使用讨论版、论坛、电子邮件和社交网站等。不过有些技术可以做到两种讨论兼得，例如，"Twitter 聊天"可以用于同步讨论，能将参与者在预定时间召集在一起，使用为某事件专门设置的标签（hashtag）来讨论特定主题。

还有一种特殊的形式是原型患者（prototypical patient）故事汇编，使用参与性的方法，运用社会媒体反映出患者视角的故事。这种方法已被加拿大罕见病组织（CORD）使用。CORD通过其Facebook页面与患者互动，收集他们对于新疗法的体验，并邀请患者提交他们撰写的故事。然后用这些故事汇编成一个原型患者故事，发布在网上供网友验证和评论（Wong-Rieger，2010）。社交媒体也可用于分享调查结果和共同书写的文件，如提交给HTA委员会的意见书草案。

线上参与的定性研究方法在成本、时间和灵活性方面都优于传统的面对面的方法，对参与者和研究者都有好处。此外，在定性研究环境中可能出现的一些研究者和参与者之间的权力不平衡，可以通过线上研究来减轻（Seymour，2001）。因此，与面对面的方法相比，线上的方法更有益于开展平等的、参与性的研究。这些因素意味着，线上的参与方法对于收集患者观点可能特别有价值，特别是在患者的健康状况不允许进行面对面交流的情况下。尤其特别的一点是，异步的方法使患者能够选择直接参与研究的时间和地点。然而，这些方法也给定性研究者带来了挑战，因为参与者招募受到社交媒体用户人口学特征的限制，同时，在线上环境中与参与者建立关系也比较困难。

2. 定量方法

线上调查可能是人们最容易想到的收集患者意见用于卫生技术评估的方法。可以在社交网站（如使用Facebook或Twitter调查应用程序）、博客或者网站上，通过在线调查软件生成调查问卷。

无论问卷调查是在网上进行还是以其他形式进行，问卷调查设计中的问卷问题设计和抽样方法等基本原则都是一致的。线上问卷调查能够从大量分散的患者群体中收集意见，与面对面、书面或通过电话进行的调查相比，线上调查的方法具有许多好处：

- 可以快速进行多个地区的数据收集。
- 不需要人主持访谈，费用低廉。
- 问卷设计比较灵活，例如，可包括图像、个性化问题和复杂问题的排序等。
- 参与者可自选参与时间和地点，用户友好。

然而，线上问卷调查也有显著的局限性，包括抽样代表性和无回应偏倚等问题（Evans和Mathur，2005）。即便是积极招募填写问卷者，问卷应答率仍可能非常低（Mitchell等，2014）。如果线上调查出现这些问题，那么调查结果就不能代表特定人群的观点，而代表特点人群观点往往是问卷调查的一个关键目标。因此，应认真考虑线上问卷调查是否适用于具体研究问题。

14.4 通过社交媒体分析来收集患者观点的伦理学考量

社交媒体研究需要在伦理学方面进行特别的考量。区分私人和公共的边界，是研究中要把握好的核心伦理问题。然而，对于互联网上发生的社会互动，这个边界可能会变得模糊。这影响到知情同意和参与者隐私这两个重要的科研伦理问题。

可将传统研究伦理步骤转移到线上，来解决运用社交媒体开展参与式研究中的知情同意和参与者隐私问题。具体方法包括：将研究信息和同意书通过电子邮件发送给参与者，在前言中添加必填的知情同意问题，或在 Facebook 页面、网站、博客等平台显示同意书并提供有关研究详情的链接。还可使用参与者在参与研究前自行命名的网名或研究者设置的代号来保护参与者隐私。此外，还需考虑数据所有权、数据保存及短期或长期非授权访问问题。

线上观察的各种方法的伦理学考量更为复杂。在没有知情同意的情况下，将线上交流互动用作研究数据是否符合伦理取决于人们在社交媒体上的互动是公开互动的还是私下互动。一些研究者认为，如果是公开互动的话，就是合法的研究数据来源，就像其他形式的公共媒体上的一样。还有一部分人认为，应当更关注个人在参与网络社区时对隐私的期望，以及一定程度上属于网络社区"入侵者"的研究者可能带来的压力（Eysenbach 和 Till，2001）。

Kozinets（2010）建议谨慎判断公开互动与私下互动，充分表明研究者是否在场、在场意图是什么，获得研究对象知情同意，并做好数据保密工作。具体做法包括获得许可后再去观察网络互动，并允许社区成员在研究期间退出社交媒体论坛（前瞻性办法）；也包括联系个人，让他们同意研究者复制帖子（回顾性办法）。

然而，对公开论坛上进行的讨论进行研究时，要获得知情同意可能不切实际，或者说，提出这样的要求，有些过分严格了。如果在收集数据之前就披露研究的具体情况，有可能会影响人们在网络社区中的互动，而对于匿名发表或没有具体联系方式的帖子，想要追溯知情同意又非常困难。此外，对观测数据进行定量分析中，涉及的数据量极大，要获得所有参与者的知情同意几乎不可能。

在一些特殊情况下，特别是在收集患者对一些敏感或罕见的健康问题的看法时，可能不得不对社交媒体上的互动进行暗中观察。因为对这些问题的看法通过其他方法往往不能获得。在无法获得知情同意的情况下，应特别注意使用假名、综合多名参与者言论、弱化社交媒体网站特征等措施来保护参与者的隐私。即便采用了上述措施，网民也有可能通过对研究者引用的语句进行检索等方式"人肉"出参与者详细信息。

总之，应根据具体研究情况来考量社交媒体研究伦理问题。Eysenbach 和 Till（2001）针对网络媒体研究伦理提出了以下几点考量。

- 入侵性：在研究的网络社区中，研究者是被动的观察者还是积极的参与者？
- 对隐私的看法：网络社区中的成员如何看待自己的隐私？
- 脆弱性：网络社区有多脆弱（如性暴力受害者或艾滋病患者的支持论坛是非常脆弱的）？
- 潜在危害：考虑上述原因后，将数据用于研究是否会对参与者个人或网络社区带来伤害？

最后，研究者还必须考虑到"侵入"网络社区可能会遭到网络社区的强烈反对和报复性网络骚扰，因此研究者在网络互动中透露关于自己的任何信息时，都要十分谨慎。

14.5 社交媒体分析用于卫生技术评估的优势和局限性

社交媒体分析可提供获得多样化观点、关注点的渠道，获取具有深度和即时性的数据，为卫生技术评估提供丰富参考信息，具有其他研究方法所不具备的独特价值。由于 HTA 参与者与他人互动、表达观点会有所保留，有些观点可能只会在网络社区中表达，很难通过传统研究方法收集，而网络媒体研究则为研究者收集这些观点提供了一个渠道，在了解患者对一些令人尴尬的或污名化的健康状况的看法时尤其有价值。如果能够做到匿名化，并避免在线上交流中暴露个人信息、避免给参与者带来不良影响（Suler，2004），参与者就有可能更加开诚布公地谈论其对患者的关心和关切。然而，这种"网络非抑制效应"也会给社交媒体分析带来一些挑战，因为与面对面的研究相比，参与者在社交媒体上可能会表达更大的敌意或攻击性。因此，研究过程需要谨慎适度，以减少对参与者的伤害。

社交媒体分析和社交媒体平台的使用使难以接触的人群能够参与到卫生技术评估中。例如，罕见病患者往往分散在各地，社交媒体则为这些患者提供了一个发声渠道，并能将他们的声音"聚集"到一起。

网络媒体的匿名性会给患者经历研究带来特殊挑战。由于无法确定社交媒体用户身份和个人特征，健康人有可能在网上假装患者（Pulman 和 Taylor，2012），一些患者也可能有意无意地在患者论坛中扮演多重身份。因此，利用社交媒体分析和了解患者意见，一定要考虑所收集到的观点和意见的效力。从卫生技术评估的利益相关方的视角来看，使用知名患者组织在线论坛可提高数据效力。

此外，还要谨慎对待从网络媒体研究中获得的观点的代表性。由于"数字鸿沟"的存在，可能收集不到低收入、失业、生活在偏远地区、文化水平较低、土著或年龄较大的特殊人群的观点。这些群体很可能无法使用互联网（Australian Bureau of Statistics，2016）。由于健康不佳具有一定的社会性规律，使用网络媒体研究方法去了解患者的观点，有可能会将一些重要患者群体的观点排除在外。

14.6 结论

社交媒体分析为挖掘在网络空间之外可能极难收集到的患者经历和观点提供了良好的机会。也有望通过这种方式接触到罕见病患者，患有令人尴尬、被污名化疾病等"难接触"患者群体。这种方式还可快速而廉价地收集糖尿病、癌症和不孕症等常见疾病的大量深度数据。通过社交媒体收集患者观点和经验会带来大的伦理学、方法学挑战，但随着社交媒体日益渗透到日常生活中，使用社交媒体分析为卫生技术评估提供参考信息的可能性会越来越大。

第 15 章 质性证据整合

安德鲁·布斯
Andrew Booth

(本章译者:李俊,韩方序、贾瑞敏、陈琰亦有贡献)

15.1. 引言

质性证据整合(qualitative systematic review)也称质性系统综述,是整合呈现单独开展的质性研究所发现的患者态度、看法和感觉提供了一个载体。系统综述的科学性在于,它不只局限于单个研究,而是通过一定的步骤汇总或整合来自多个研究的观点,以避免个别研究的发现产生过度影响,甚至导致重要视角被忽略。本章探讨质性证据整合在卫生技术评估中的广泛应用(Ring 等,2011a、2011b),并介绍了从研究文献中识别、合成和分析患者叙事的方法。本章最后一部分则从有效性综述(effectiveness review)的视角出发,简要回顾整合质性数据与定量数据的方法。

每一位患者的声音都是有效力的,都不应被忽视。每个患者都是有着独特经历、态度、意见和价值的复合体,使用公认的质性研究方法收集和解读更多患者的观点和想法,其效力则更大。简言之,决策者感兴趣的不仅仅是一个孤立的视角,也不是一个"平滑处理"过的神奇的统计平均值,而是人们对一个共同现象的广泛、多样的体验(Pluye 和 Hong,2014),包括对特定的健康状况的看法和体验,或对特定干预措施的态度。患者视角可以通过质性研究获得。可以通过场景敏感的一手质性研究来回答特定的研究问题。然而,规划和实施一手研究所需的时间和资源可能令人望而却步。许多卫生技术机构使用一种替代方案——整合多个质性研究的丰富多样的发现,作为证据使用。这种方法始于一个遭到他人质疑的隐含假设,即认为质性研究结果具有"可迁移性"(Finfgeld-Connett,2010)。因此,近年来,质性证据整合已成为灵活性地收集和分析患者或健康服务用户"集体"观点的工具。为什么"质性证据整合"这个术语比"质性荟萃整合"和"质性系统性综述"更恰当呢？2011年，当时的Cochrane质性方法小组的共同召集者审定了这个术语。其目的旨在使这种新兴的研究方法区别于当时流行的效应系统性综述，并展现在各类证据中运用质性证据整合类方法的潜力。因此，在未来采集"证据"时，研究者可使用这类方法来整合患者在网络论坛中表达的观点或在访谈中讲述的真实生活经历（Healthtalk，2016）。

如何整合不同类型的证据仍然有待探索，但质性证据整合的方法论发展迅速，使用也日益广泛。1998年，一项具有里程碑意义的荟萃整合试图对43份诠释性的、反映糖尿病患者真实生活经历的研究进行综述（Paterson等，1998）。评审小组试图将"将个人体验通过分析进行升华，以反映普遍持有的系统性观念和对卫生系统的看法"（Paterson等，1998）。目前的许多质性证据整合与之类似，都试图通过整合不同类型证据，更加深入地了解患者如何在卫生服务场景下与提供卫生服务的专业人员和支持人员互动。

15.2 在卫生技术评估中了解患者的视角

从诞生之日起，医疗保健领域的质性证据整合就为被忽视的患者群体提供了一个契机（Warr，2004；Booth，2016）。正如Toye和同事观察到的："肯定一个人的经历，并感同身受地解读他们的故事，这不是诊疗中可有可无的，而是诊疗中本应有。"（Toye等，2013）。在男性肥胖（Robertson等，2014）、青少年反复怀孕（Whitaker等，2016）和预防产后抑郁症（Morrell等，2016）等综合卫生技术评估中，质性证据整合都得到了广泛运用。最近完成的两份卫生技术评估报告不仅使用了质性整合，而且在该方法论指导下，使用了一种更加具体的方法——现实性整合（realist synthesis），以试图回答"什么在什么情况下对谁有效"的问题。

卫生系统日益强调"以患者为中心"的服务的设计和提供（Hansen等，2011）。为了满足这一要求，卫生技术评估委托者，甚至是卫生服务研究委托者，都可以委托一个评审小组进行严谨的二手研究，去了解患者的不同经历和视角，并将这些经验和视角与临床定量证据和成本有效性进行综合，加以评估，以为卫生政策和临床决策提供参考。此外，质性证据整合还有助于解决目前大家普遍担心的研究经费浪费问题。

患者的直接参与，甚至也可以构成质性证据整合的一个独立主题。通过患者直接参与的质性证据整合，可以反映患者对病房护理制度的感受（Alexander，2006）、参与病房中的护理的情况（Tobiano 等，2015），及在缓和治疗中的共同决策情况（Bélanger 等，2011）。

使用混合方法（质性+定量方法）对证据进行整合仍处于起步阶段；在混合方法研究进行整合过程中，研究者可以分别整合定量和质性数据，然后再将定量和质性数据整合。使用随机对照试验综述法整合定量数据，使用质性证据整合法整合质性数据。也可选择只对使用了混合研究方法的一手研究进行整合（Heyvaert 等，2016）。Gagnon 和同事的研究就属于前者，他们展示了患者或公众可以为卫生技术评估提供重要的视角，但同时也警告：要采取更系统的方法来考虑卫生技术评估中患者和公众的视角（Gagnon 等，2009）。

15.3 选择一种合适的质性证据整合方法

在选择合适的质性证据整合方法时，有 7 个因素很重要（Booth 等，2016）。这些从文献中确定的因素，可以归纳为"RETREAT"，以方便记忆。R 指 Research Question（研究问题），E 指 Epistemology（认识论），T 指 Time（时间），R 指 Resources（资源），E 指 Expertise（专业知识），A 指 Audience and Purpose（受众和目的），T 指 Types of Data（数据类型）。下文详述这些因素。

选择整合方法时的一个关键因素与研究问题（R）的性质有关。研究问题是否与相关的有效性问题（effectiveness question）具有相同的范围，是互补的还是有更广泛的目标？观察员评论了质性回顾的问题表述的两个特点：第一，综述问题更像是一个"指南针"，而不是与有效性综述相关的"锚点"（Dixon-Woods 等，2006b）。当卫生技术评估评审小组跟进最初的线索时，他们可能会以与一手质性研究中的调查类似的方式挖掘进一步的调查线索。第二，卫生技术评估评审小组可能对超出干预体验的质性数据感兴趣，特别是在卫生技术较新、质性研究很少时。质性证据整合可能必须探讨患者对某种疾病的体验，无论他的疾病是否接受干预，因此可能在范围上比有效性问题更广（Lorenc 等，2012）。第 27 章中关于抗微生物伤口敷料的案例研究就是这样的一个卫生技术评估的例子。由于认识到证据不足，文献搜索不得不扩展到本来的综述问题之外。如质性证据整合与有效性问题范围大小一致，卫生技术评估评审小组则可使用聚合性的整合方法［如荟萃聚合（meta-aggregation）或不产生理论的主题整合（thematic synthesis）］。然而，如果卫生技术评估评审小组试图在更多的理论和概念层面探索干预的质性方面，那么他们可能更喜欢能提供更大自由空间的元民族志（meta-ethnography）等诠释性方法。

与论文或其他学术作品相比,在实践导向的卫生技术评估中,认识论(E)的重要性相对较低一些。由质性证据整合产生的知识属于普适性理论,还是被限制在具体的实施范围里呢?卫生技术评估评审小组在做出选择时,必须认真考虑支撑每种方法的认识论(Barnett-Page 和 Thomas,2009)。

评审小组在卫生技术评估中,选择执行质性证据整合的方法时,更关注的是时间、资源和专业知识结合(TRE)。卫生技术评估经常受到严重的时间和资源限制。卫生技术评估团队通常由现有的机构内的工作人员组成。目标较小、更容易获得的整合方法,如荟萃聚合、主题整合和框架整合(framework synthesis),更适用于快速卫生技术评估。现实性整合还可以以快速开展的方式进行,即以快速现实主义整合的方式进行(Saul 等,2013)。卫生技术评估机构为了时效性,往往在严谨性上做出让步,这意味着今后可能还会出现更多的快速质性证据整合方式。

卫生技术评估中关键是考虑受众和目的(A)。决策者喜欢在调查结果和随后的建议之间有明确联系的方法。巴奈特-佩吉和托马斯认为,"一些整合方法(主题整合、文本叙事整合、框架整合和生态多方印证)的结果对干预措施的决策者和设计者更有参考价值,而更具建构主义取向的整合方法的结果通常更复杂和更抽象"(Barnett-Page 和 Thomas,2009)。

最后要考虑需要整合的数据类型。元民族志之类的诠释性方法需要大量数据来支撑概念、深描场景。如质性数据不足,少到学术期刊上发表的案例研究中的量,就会限制诠释性解读的余地。过少的数据很难支撑元民族志。在适当的情况下,主题整合等不那么深入的方法可作为替代办法。

考虑到可能令人困惑的各种选择,最实际的建议是,在研究主题理论性较差或对理论尚未达成共识的情况下,卫生技术评估评审小组应使用专题整合法。专题整合的额外优点在于,它是元民族志的基础。如果数据足够丰富和深入,足以支撑更具诠释性的元民族志,仍可考虑使用元民族志。如果一个研究问题在理论化上已经比较成熟,并有一个或多个理论框架得到广泛认可,则可选择框架整合(Dixon-Woods,2011)。在卫生技术评估中如何选择适当的质性证据整合方法,请参阅免费在线指南 INTEGRATE-HTA(Booth 等,2016)。

15.4 进行质性证据整合

虽然可用于质性整合的总体方法丰富多样,但 Garside(2008)表明,大多数类型的整合都包括相似的 9 个阶段(表 15-1)。各种方法在这些阶段中的精确顺序和每种方法所需的迭代程度有所不同。

开展质性证据整合的第一阶段类似于定量系统性综述,需要:

①明确综述问题。但是进行有效性综述的人倾向于使用 PICO(人口、干预、比较、结果,分别对应 Population、Intervention、Comparison、Outcomes)的模式,而进行质性整合的人则认为采用更具相对主义者的"视角"更好(Stern 等,2014)。在质性证据整合中越来越流行的一种问题格式是 SPICE,即背景、视角、感兴趣的现象、比较、评价(分别对应 Setting、Perspective、phenomenon of Interest、Comparison、Evaluation)(Riesenberg 和 Justice,2014)。

表 15-1 质性证据整合和系统性综述所需阶段的比较

	质性证据整合	系统性综述
1	明确评审问题	阐述问题
2	初步检索相关文献	
3	识别有相关性的文献	文献检索
4	初步评估研究报告	提取数据
		批判性地对研究进行评价(质量评估)
5	分析与整合	
6	初步整合	
7	完全整合	数据整合
8	传播	展示结果(撰写报告)
9	整个过程中	

②初步检索相关文献成为进行实际综述之前的先决性的第二阶段。在这个阶段,研究者可"顺藤摸瓜"地找到相关研究"群落",提高对相关细节情况和概念的理解(Booth 等,2013b)。数据来源可包括试点研究、可行性研究和过程评估,以及比试验更低调的一些姊妹研究,往往是质性研究。美国卫生部研究部门提供的快速文献检索工具 PubMed 平台,可通过设定较宽泛或较狭义、但更特异性的搜索过滤条件,初步检索质性研究主题文献或适用性、过程评估、质量改进相关主题文献。

卫生技术评估评审小组阐述研究问题并确定其概念、逻辑和用于方面的限制,评审小组就可以进入第三阶段。

③工作——正式确定相关文献(Finfgeld-Connett 和 Johnson,2012)。虽然确定纳入研究的实际人群和有效性系统评价同等重要,但两者的理据可能有很大差

异。有效性综述旨在通过尽可能地全面地收集现有研究的全面样本，尽量减少偏差。但通过质性证据整合，卫生技术评估评审小组期待的是能够宏观把握感兴趣的现象。其目的是廓清轮廓，而非穷尽事实。例如，有效性综述往往试图证明一项干预措施对一般人群的平均有效性。但在质性证据整合中，卫生技术评估评审小组同样也对认为干预不可接受者或从干预中受益低于预期者同样感兴趣。这种对"负面案例"的兴趣以及其他证据渠道，为从各种质性研究中取样提供了可能性（Benoot 等，2016；Suri，2011）。

MEDLINE 文献覆盖面无人能及，这使它成为大多数质性证据整合研究者首先使用的工具（Booth，2016）。需要指出的是，质性研究收录数据库数量有限、无法依靠标题、摘要明确研究内容（Dixon-Woods 等，2006a），数据库中大部分研究都是定量研究，所以质性研究的检索往往更具挑战性。CINAHL 收录的质性研究文献较多，还收录了硕士论文和博士论文，也是初步文献检索的一个主要文献来源（Subirana 等，2005）。EMBASE、PsycINFO、社会学文摘（sociological abstracts）、社会科学引文索引（SSCI，Web of Knowledge）也是质性证据整合中文献搜索的重要平台。搜索国别文献时，还可配合基于国家的数据库来提高效果，如英国，可配合 ASSIA、英国护理索引和英国和爱尔兰毕业论文索引（Index to Theses）（Stansfield 等，2012）。对于其他国家和地区也是如此。根据预先设定的过滤条件，在 Medline（Wong 等，2004）、EMBASE（Walters 等，2006）、CINAHL（Wilczynski 等，2007）和 PsycINFO（McKibbon 等，2006）这 4 个主要国际数据库中检索质性研究。为关键术语添加患者参与（Resource，2016b）或生活质量（Resource，2016a）等与特定视角或现象相关的模糊限制语也同样有用。在一些情况中，已经发现使用较少的质性检索词与使用较多的质性检索词作用相当，这可能是因为在同一摘要中常常出现多个检索词（Flemming 和 Briggs，2007；Gorecki 等，2010）。但这还需要在更大范围的综述主题和文献进行测试。

很重要的一点是，不要过于依赖文献数据库的传统主题检索，要广泛使用补充技术，例如引文和被引检索、手工检索《患者》（The Patient）、《健康期望》（Health Expecta）、《健康价值》（Value in Health）、《社会科学和医学》（Social Science and Medicine）、《文化、医学和精神病学》（Culture，Medicine，and Psychiatry）、《研究参与与投入》（Research Involvement and Engagement）、《人类学和医学》（Anthro-pology and Medicine）和《健康与疾病社会学》（Sociology of Health and Illness）等相关期刊，以及直接联系作者和专家（Papaioannou 等，2010；Greenhalgh and Peacock，2005）。一些全国性的患者组织的网站也可以提供有用的信息。第 27 章中关于抗微生物伤口敷料的案例研究，就是一个活生生的例子，证明仅依赖文献数据库的主题检索会严重降低卫生技术评估的相关文献检索效果。

④是对研究报告进行初步评估。经过初步阅读以及反复阅读之后，质性证据整合团队对文献资料及其组织结构有了把握。不论是明显表述的理论还是暗中内涵的理论都开始变得显而易见（Carroll 和 Booth，2015b）。这些概念性框架（译者注：即理论）可能成为通过框架整合来提取数据的有用工具（Carroll 和 Booth，2015a）。

⑤进行分析和整合。需要不断通过比较来识别研究报告（译者注：即文献）的模式和它们之间的相似之处。一定要协调有矛盾的发现。在这一步，可以（对文献）进行质量评价，方法可以是针对不同类别的研究制定的单个通用性评估工具、清单或一组清单（Carroll 和 Booth，2015）。评估小组要考虑的是整合报告及其发现在多大程度上是基于强有力的质性研究（Carroll 等，2013）。

⑥初步整合涉及一系列组织程序，如分类、制表以及创建思维导图。评审小组探讨研究内部和研究之间的关系。

⑦最简单的完全整合可通过主题整合来实现，复杂的诠释性整合可通过对概念和隐喻的转化来实现，就像在元民族志中所进行的转化那样。元民族志试图诠释研究，而不是简单地将它们聚合在一起，其目的是产生一种新的理论或"论证过程"来解释所有的研究（France 等，2014）。

⑧对目标受众的考虑直接决定所选择的传播方式。探索性的呈现方法包括思维图和概念图（Popay 等，2006）。评审小组评估报告本身和所纳入研究的优势和局限性。最理想的办法是征求所有利益相关方的意见，使新出现的调查结果成为知识共生过程的有机产物。但利益相关方不能从宏观的视角出发，去认同诠释性整合得出的综合结果，因为他们往往只拥有一个视角，有效但却片面。这种情况也不鲜见。因此，从本质上来说，评审小组是用一种更全面的阐释来取代单个参与者对这一现象真实看法，其目的是识别和调和多种观点。

⑨在整个过程中，多学科团队汇集各自持有的不同观点，正如有效性综述中的多个综述者做的那样，这并不是为了达成某种共识，而是为了实现多元化和诠释的丰满（Booth 等，2013a）。反思性（reflexivity）这一概念也被提出并讨论。反思性的功能是使得质性研究人员考虑自己作为研究人员对整合过程和最终结果的影响（Newton 等，2012）。质性整合具有迭代和递归的性质，但它与系统性综述一样，也要求广泛记录方法和决策，以增强研究结果的可信度（Benoot 等，2016）。近年来，在质性证据整合中增加了一个阶段，对质性结果进行评估，以使质性证据整合

与有效性综述更具可比性。GRADE-CERQual 小组（译者注：GRADE 代表 Grading of Recommendations Assessment, Development, and Evaluation approach for evidence of effectiveness，意为：对效益证据的推荐的评价、发展和评估的评级方法；CERQual 代表 Confidence in the Evidence from Reviews of Qualitative research，意为：来自质性研究综述的证据的可信度）提出了一个由四个部分组成的方法，用来评估单个综述发现的充分性、一致性、方法的局限性和相关性（Lewin 等，2015）。在 GRADE 评估中，会生成主要发现列表，在该列表中，对定量结果分 4 个部分进行分类评估。在质性证据整合结果评估中，为了达到相同效果，GRADE 的 CERQual 小组提出了相应的设计方案。在当前的卫生技术评估过程中，这种有效性比较的研究方法使用有限（Morrell 等，2016；Whitaker 等，2016），但已经向 Cochrane 中心和世界卫生组织系统性评价做了概念证明。

15.5 定量和质性数据的整合

最后，定量和质性证据整合让评审小组能够产生有说服力的信息，为复杂的卫生技术评估问题提供参考。可以利用以下七种潜在机制中的一种或多种将患者观点与有效数据相结合：

使用既可处理定量又可处理质性数据的综述方法（即方法层面的整合）。干预措施或方案可能运作良好，也可能表现不佳，现实性整合就力求确定并探索两种情况下的场景、机制和结果（Rycroft-Malone 等，2012）。卫生技术评估评审小组也可以从随机对照试验的介绍或讨论部分，或从质性的或过程性的评估数据中提取此类信息。批判性、诠释性整合回顾依据特定目的而抽样选择的文献，以了解文献如何将特定现象问题化。更广泛的元叙事回顾则试图了解一个特定的概念如何在不同的范式和学科中被描述。从本质上看，这 3 种方法都试图在一个总体叙述中协调定量文献和质性文献。

● 使用外部的概念性框架，通常通过专门针对理论的并行检索过程确定，作为汇集质性和定量数据的框架结构。该框架可以专门针对回顾的话题，可以是"符合"话题的几个关键特征，也可以是将多个模型或框架融合在一起的元框架（Booth and Carroll，2015a）。

● 使用内部生成的框架。该框架源于与利益相关方的协商（Oliver 等，2008）或源于将质性文献的主题与定量研究的结果放在一起的简单矩阵（Candy 等，2011；Millar 等，2012）。

- 使用方案理论，这也是上文（1）中现实性整合方法的一个基本特征，根据该理论，评审小组将定量和质性文献的各种特征填充到因果关系"链"上。
- 与上文④相关，构建一个逻辑模型以填充数据，然后分析数据。这是上文②中框架方法的无理论变体（Baxter 等，2014）。
- 进行亚组分析，将特定亚组的定量和定性数据结合在一起。
- 依次使用定量和定性技术，而不是并行使用。例如，贝叶斯整合中，首先使用定性证据来识别与干预相关的重要因素，然后使用定量证据来探索它们的相对效果（Roberts 等，2002）。或者，定性比较分析涉及使用真值表（truth tables）来探索定性识别的因素可能产生影响的内在逻辑，如定量数据中所示（Thomas 等，2014；Brunton 等，2014）。

许多整合定量和定性数据的方法仍然是试探性的，很少有实际例子，大量的这类整合仍然需要实证检验。目前，当在卫生技术评估中进行质性证据整合时，卫生技术评估报告一般将质性证据整合作为一个单独的章节呈现，从而规避方法学上的困难。然而，加强定量和定性数据整合的潜力很大，仍然是今后几年的一个重大方法学挑战。

15.6 讨论

从以上考虑可以明显看出，定性证据整合是研究综合方法学发展最快的领域之一。其背后的驱动因素包括越来越多地认识到决策问题的复杂性，以及越来越多地认识到许多人类中介技术（human-mediated technologies）的复杂性。这两个驱动因素在患者参与的卫生技术评估中有特别意义。重视患者体验要求在决策过程中纳入患者的价值观和视角。许多卫生技术的有效性由与患者－临床医生互动相关的多种因素介导，这点越来越受到认可。因此更彻底地探索这些相关关系至关重要。不容忽视的是，就像一般的系统综述一样，患者和公众的参与在改进定性证据整合的设计和分析上，可以发挥重要作用（Harris 等，2015；Boote 等，2012；Oliver 等，2015）。

不论是定量还是定性系统评价，在患者参与卫生技术评估的时间安排、程度和性质方面要考虑的问题都很相似。

与其他整合方法一样，定性证据整合也受到一手研究报告质量的限制。纳入综述的一手研究问题是否准确匹配综述关心的问题，或一手研究是否只是产生了偶然见解，则是更深层次的限制。对于许多评论者，特别是那些更熟悉定量范式的人来说，深度的解读是产生疑虑的主要原因，因为一手研究的作者实际上会解读研究参与者的经验和观点，而卫生技术评估评审小组又会对其解读进行解读。

使用用于定性证据综合的 GRADE-CERQual 系统对建议进行分级是一种创新（Lewin 等，2015）。这种创新方法被认为效果与有效性研究的分级系统相当，并可能与之相结合，为将整合患者观点纳入卫生技术评估、医疗政策和决策提供了进一步的机会。

第16章 对卫生技术评估中的患者参与进行评价

玛丽-皮埃尔·加尼翁、玛丽莲·坦周·蒂潘奎、迪尔德丽·德让
Marie-Pierre Gagnon、Mylène Tantchou Dipankui, Deirdre DeJean
(本章译者：李俊，管晓龙、陶焕喜、于明智亦有贡献)

16.1 引言

本书概述卫生技术评估中患者参与的目的与预期获益。在未对卫生技术评估中的患者参与进行正式评价的情况下，只能推测获益的大致情况。为此，本章介绍卫生技术评估中患者参与评价的现状。第一部分介绍卫生技术评估中的患者参与评价的必要性，并举例说明其对卫生技术评估的影响。第二部分介绍患者参与对临床研究、临床指南制定等卫生技术评估相关领域的影响。第三部分集中讨论已有文献中的主要不足。第四部分则强调了卫生技术评估中的患者参与评价在相关概念、方法学及实践等方面所面临的挑战。结尾部分指出卫生技术评估中的患者参与的发展方向，为科学评价具体的卫生技术评估中患者参与的影响提供参考。

目前，对卫生技术评估中的患者参与的评价较少。在对33个卫生技术评估组织的调查中，22个（67%）组织表示患者参与到了他们的活动中，但其中只有4个（19%）组织对患者参与进行了评价（Hailey等，2013）。由欧洲的决策者和患者组织进行的调查进一步证实了上述结论（Europe Patients's Forum，2013）。调查显示，只有一小部分卫生技术评估机构使患者参与的方法系统化，对其参与影响的正式评价也比较有限。因此，评价卫生技术评估中的患者参与对于加强证据基础至关重要。这些证据基础能够证实患者参与在卫生技术评估的过程与结果中体现出的价值，证实它对卫生技术与服务决策的影响及最终对卫生结果的影响。此外，评价卫生技术评估中的患者参与能够改善患者参与的方式，确保参与方式符合最佳实践标准。

16.2 评价卫生技术评估中的患者参与的必要性

近年来，公众与患者的参与已然成为做出合理、合法、透明、负责的卫生技术决策的必要条件（Abelson 等，2007；Facey 等，2020；Boivin 等，2014；Gagnon 等，2011），但有关卫生技术评估中患者参与的系统性综述很少。最近的一篇对 18 项研究的文献综述表明，就患者参与而言，卫生技术评估机构之间存在巨大差异，大多数机构仅咨询患者意见，患者参与有限（Hicks 等，2014）。

一个包括 24 项研究结果的系统性综述（Gagnon 等，2011）指出了患者或公众参与卫生技术评估的两种主要方式。第一种，通过对患者或其代表的研究，以获得他们对于某种卫生技术或临床干预的看法、技术使用的经验及偏好。第二种，患者直接参与到卫生技术评估过程的一个或几个步骤中。评估过程涉及主题选择与确定、确定优先次序、评价问题的提出与范围界定、证据评价、卫生技术评估建议的发布实施等步骤。

需要从多个利益相关方（患者、医务人员、管理人员、决策者）角度调查卫生技术评估中的患者参与的过程与影响，但是迄今为止，很少有研究对此进行调查（Gagnon 等，2011；Hansen 等，2011；Gauvin 等，2014）。此外，卫生技术评估中的患者参与评价尚无统一框架与方法论，这也阻碍了对不同的患者参与方案开展比较（Hicks 等，2014）。尽管有一些模型可用于描述卫生技术评估中的患者参与或其他相关领域的类型与水平（Gauvin 等，2010；Esmail 等，2015；Gagnon 等，2015），但特定评价主题或情境下的最佳方法仍很难确定。另外，评价卫生技术评估中的患者参与的理据，不如评价卫生技术评估中管理人员、医务人员或卫生技术研发人员等其他利益相关方的理据那么充分。但也有对患者参与带来的影响进行评价的反对者，其主要观点认为，患者作为医疗服务的付费方与使用方，有权参与关于服务供给的决策。因此，无论其影响如何，都应该参与（Stanley，2015）。换言之，反对者认为让患者以卫生技术评估最终用户的身份参与卫生技术评估是天经地义的（Esmail 等，2015）。尽管如此，Staley（2015）认为，对患者参与进行评价仍是必要的，这能改进患者参与的方式并确保患者参与产生预期影响，虽然预期影响可能因特定的情境及患者参与的目标而异。

但迄今为止，卫生技术评估中的患者参与活动只有少数得到了正式评价。一篇关于患者与公众参与卫生技术评估的系统性综述（Gagnon 等，2011）发现，只有 9 项研究讨论了咨询患者意见对确定待评价的特定技术、治疗方案或医疗干预价值的评价方面产生的影响。这些研究中的大多数表明，咨询患者意见为技术和临床干预评价带来了有别于临床医生考量的重要维度。例如，Kinter 等（2009）发现，将患者相关终点纳入一项精神分裂症疗法评价中，可以提供传统临床评价方法无法涵盖的维度。对患者参与对卫生技术评估的影响也见于 van Kammen 等（2006）的研究，他们评价了咨询患者群体意见对制定生殖力低下诊疗建议的影响。这项研究表明，患者组织发现，卫生技术评估中的患者参与能增加很有价值的科学证据。但由于综述所纳入的研究的异质性，仍然很难判断卫生技术评估中的患者参与的效果。

16.3 患者参与的价值：来自其他领域的证据

越来越多的证据显示了患者参与在临床指南制定（Ham 等，2015）、医疗保健优先事项设置（Bovin 等，2014）和卫生研究（Brett 等，2014；Wilson 等，2015）等医疗服务决策相关领域的价值。在健康传播上，一篇 Cochrane 系统性综述（Nilsen 等，2006）发现一些证据证实了用户参与患者教育材料编写的效果。结果表明，使用了患者代表提供信息编写的材料对患者来说相关程度、可阅读性与可理解性更高。

Ham 等（2015）使用一个督导与评估框架，对患者参与制定关于就业和严重精神疾病的临床实践指南进行评价。他们的框架包括两大类：患者参与指南制定的过程及其参与的结果。结果表明，通过使用不同的方法获得患者意见、在指南中反映患者意见、专业人员对患者参与的支持态度及关注能够帮助患者更好地参与卫生技术评估。但其中也存在一些明显的局限，如所涉患者是否具有代表性、指南中对患者观点的阐述是否明晰以及参与方法是否透明。

基于对当前或最近在英格兰进行的与 6 个医疗保健领域相关的研究项目的回顾，Wilson 等（2015）对患者和公众的参与进行了现实研究。他们强调了 6 个可适用于卫生技术评估中的患者参与的有效举措的特征，如框图 16-1 所示。这些要素也呼应了第五章中提出的卫生技术评估中的患者参与的使能因素。

框图 16-1 患者有效参与卫生技术评估的关键要素
——改编自 Wilson 等（2015）

1. 对参与目的达成共识
2. 有专人负责协调参与过程
3. 参与者具有人群代表性

4. 卫生技术评估团队支持患者和公众参与
5. 建立并长期维护关系
6. 系统化地积极评价参与

16.4 患者参与的卫生技术评价的主要不足

本节介绍既往发表的卫生技术评估中的患者参与文献中提及的主要不足。

16.4.1 缺乏经过验证的患者参与过程和结果框架

绝大多数评价卫生技术评估中的患者参与的研究都缺乏一个为评价标准的选择提供参考的框架。从这个意义上说，逻辑模型可能是有用的，因为它体现了干预的不同组成部分及其之间关系。这也与缺乏专门针对卫生技术评估中的患者参与的，能阐明其目标的框架有关。例如，第五章介绍的卫生技术评估中的患者参与的马赛克图为指导患者参与实践与评价实践的标准和指标提供了一个全面的框架。因此，为了对卫生技术评估中的患者参与进行有意义的评价，必须明确目标是什么，以及从谁的角度来看。

此外，所关心的过程和结果变量之间缺乏明确的关系。这些差距不是卫生技术评估特有的，但在卫生领域的患者和公众参与文献中很常见。例如，Abelson等（2010）发现，许多经验性的公共参与评价并无任何理论框架来支撑起参与过程的理论基础、参与机制与过程或结果变量之间的关系。

Oliver等（2008）提出的框架总结了可能影响卫生技术评估中的患者参与的过程和结果的关键特征。它考虑了所涉患者的类型（个人或消费群体成员）、参与过程的发起者、参与程度（患者的咨询、合作或控制过程）、协商方法的选择（定性或定量方法）以及得出和汇总价值观的方法（如投票、评分或排名）。但是，该框架不包括患者参与策略的结果和影响指标。

Dipankui等（2015）开发了一个评价卫生技术评估中的患者参与的框架，其灵感来自项目评价中使用的逻辑模型，以说明项目的资源、活动、产出和结果之间的关系（图16-1）。该框架包括3个主要部分：①逻辑模型的关键要素（Kellogg Foundation，2004）；②基于评价公众参与的一般框架的卫生技术评估中的患者参与的评价标准（Rowe和Freewer，2005）；③ Abelson等（2010）强调的环境因素。这一框架被用于估评精神科和老年人长期护理机构中限制和隔离的替代措施的评估中的患者参与（Dipankui 等，2015）。作为一个通用框架，它考虑了评价患者和公众参与卫生决策的其他框架中提出的大多数维度，卫生技术评估机构也可用它来评价其评估活动中患者参与的情况。但在卫生技术评估中还需要更多应用这个框架或其他框架的研究，以便在患者参与的过程和结果上建立更有力的证据基础，并确定评价框架的优缺点。

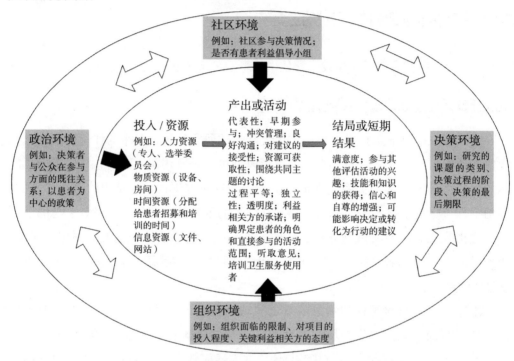

图 16-1　评价卫生技术评估中的患者参与的概念框架

16.4.2 缺乏概念的明确定义

关于患者和公众参与的文献提供了一些评价参与机制的一般标准，并且有一些尝试使用"有效性"的定义作为出发点（Abelson 等，2010）。这与卫生技术评估领域的情况相呼应，其中规定了一些评价标准，但往往没有区分与结果有关的标准和与过程有关的标准。因此，很难知道所进行的评价工作是对过程还是结果的评价。也正因为如此，必须强调评价在目前加强卫生技术评估中的患者参与领域概念澄清的努力中所发挥的作用。

明确定义所使用的每个概念有助于对卫生技术评估中的患者参与进行更科学的评价。例如，大多数既往研究者没有具体说明他们所说的"影响"是什么意思，一般而言，他们的"影响"指的是短期结果。短期成果应在 1~3 年实现，而长期成果应在 4~6 年实现，并应反映在 7~10 年产生的影响中（Kellogg Foundation，2004）。

在界定卫生技术评估中的"影响"是什么意思时出现了困难（Wortley 等，2015）。尽管大多数研究使用了"影响"一词，用这个词来指短期或中期结果更合适。从这个意义上说，测量"影响"似乎不合适，它可能与让患者参与卫生技术评估的具体目标不匹配。因此，将其诠释为患者参与卫生技术评估时所看重的价值可能更合适。

16.4.3 缺乏对环境的考虑

另一个难点在于，如何考虑患者参与的卫生技术评估的研究的环境。越来越多相关领域的专家们在研究时发现，场景对参与过程的作用不容小觑。在 Brett 等（2014）看来，环境是患者参与发生时的外部环境，决定患者参与机制的资金、政策、客观环境和参与者态度等支撑条件是否合适。Saarni 等（2011）指出科技和卫生技术评估不是真空操作，而是在社会准则和价值观念的环境下进行的。患者、决策者对参与的看法和行为都会因此受到明显影响。

16.4.4 缺乏统一的信息收集方法

本章第二节阐述了健全的科学研究方法是如何研究患者的想法和体验的。因此现在需要体系化的方法，来说明应如何使用基于患者的数据和患者提供的信息。

在卫生技术评估中，用来获得基于患者的证据和患者提供的信息的方法的多样性，为比较不同的患者参与策略带来了挑战。尽管有多种方法评价患者参与，但对方法有效性的比较研究却仍凤毛麟角（Gagnon，2015）。对研究方法"一刀切"大概不是研究的最优解，某些相关评价设计仍有改进之处，需针对特定参与目的进行优化。

综上所述，在卫生技术评估中，对患者参与的评价主要有 4 种缺陷：

（1）缺乏评价的有效框架。
（2）缺乏概念的明确定义。
（3）缺乏环境的影响考量。
（4）缺乏统一的信息收集方法。

这些不足让我们发现了评价患者参与中存在的常见问题，启发我们提出解决问题的方法。具体阐述如下。

16.5 与评价患者参与卫生技术评估相关的挑战

评价患者参与有三类问题不可避免，主要为概念类、方法类和执行类。在思考患者参与领域的发展时，这些问题也提供了一些方向，解决它们也更有意义。

16.5.1 概念上的挑战

Brett 等（2014）报告，患者参与属于需要适当评价的复杂干预。因此评价患者参与前，一些准备工作必不可少。

第一，过程、结果、影响、有效性等关键的评价相关术语概念需要统一。评价进行的方式及其目的也应该阐明。此外，确定评价患者参与的目的也是研究的重要前提。有志于从事评价研究的人员需先扪心自问：我为什么要做这次评价？我的研究结果如何处理？这些结果的用户是谁？如何使用？

第二，患者参与卫生技术评估中的术语使用问题。这是一个概念上的挑战。例如，"患者""消费者"或"服务使用者"等术语经常在文献中互换使用。本书第三章对这些术语进行了反思，并对三类人员的角色进行了区别。

第三，如何发展或改变理论和概念框架来指导对卫生技术评估中的患者参与的评价，以及如何在不同环境中验证这些框架。这也是一个概念上的挑战。现有的一些理论和概念框架并非专门针对卫生技术评估中的患者参与评价而发展，但仍可提供全面、综合的研究思路。Esmail 等（2015）提出的用于在研究中评价患者参与的框架可作为确定患者参与的过程、环境及影响等相关维度的基础。

图 16-1 是 Dipankui 等（2015）为卫生技术评估中的患者参与评价专门发展的框架，但目前只在一个特定环境下进行了使用。该框架同时考虑了患者参与的过程、参与发生环境等相关维度。该框架运用逻辑模型来反映涉及患者参与的各种结果类型，同时区分了短期、中期与长期影响，注意了评价的时间跨度的重要性。表 16-1 展示了该框架中与患者参与的环境、过程和影响三方面相关的、可用于卫生技术评估的维度。

表 16-1 评价患者参与时需要考虑的维度

和环境有关的维度	和过程有关的维度	和影响有关的维度
充足的资源和经费	参与患者的多样性和代表性	患者赋能
赞助机构的属性	促进患者参与的充分、充足资源的可及	成果的发布、翻译和使用
所涉患者特点	患者对其参与的满意度	民主和问责性
是否有针对患者和研究人员的培训	参与的时间安排和频率	道德和伦理学考量
研究问题的性质	过程的公平性和透明度	
时间分配	患者角色及参与目的的界定	
与期望参与水平匹配的完备策略		

改编自 Esmail 等（2015）

16.5.2 方法学上的挑战

实现患者参与要求研究设计具有多样性，这让参与机制间的比较更难入手。因此，必须解决从具体的患者参与活动的最优研究设计选择到结果的可推展性和理论依据考量等一系列方法学挑战。从现有的卫生技术评估中的患者参与文献来看，尚无评价参与的推荐设计，对应使用的指标、指标的阐释也无指导（Staley，2015）。为提高患者参与的评价的科学性，方法学的发展迫在眉睫。此外，也可使用用于产生基于患者的数据的定性、定量方法，从不同利益相关方的角度评价患者参与对卫生技术评估的影响。例如，第9章讨论的PROMs概念就可用于评价让患者参与卫生技术评估对患者关心的卫生结果的影响。第12章提出的民族志田野调查等质性方法对于了解患者及其他利益相关方的经验很有价值。

质性方法往往更适合于评价不能脱离其环境的干预措施。Staley（2015）认为，目前关于患者参与的价值的证据的主要弱点之一是缺乏关于其发生的环境细节，从而限制了我们对患者参与为什么、何时、如何产生影响的理解。Wilson等（2015）采用的现实主义评价方法为更好地考虑环境和导致结果的机制之间的关系提供了一个有趣的途径。报告患者和公众参与的报告指南（guidance for reporting involvement of patients and public，GRIPP）检查表（Staniszewska等，2011）是一个有用的工具，可确保结果报告中详细描述患者参与的地点、时间、方式、原因和对象。

16.5.3 实践上的挑战

卫生技术评估中患者参与实践上的挑战主要在于，在谁应该参与、他们代表谁、他们应该发挥什么作用、在卫生技术评估过程的什么阶段以及使用何种类型的参与机制上，人们难以达成共识（Gauvin等，2014）。学界已经提出了一些模型来指导卫生技术评估利益相关方实施患者参与（Gauvin等，2014；Gagnon等，2015）。

最后，为了确保患者在卫生技术评估中做出有意义的贡献，卫生技术评估机构和患者协会应向他们提供培训机会（Bridges和Jones，2007）。培训应包括有关卫生技术评估的一般知识、患者在评估中的角色以及具体评估中使用的概念和术语。目前，有几个项目对参与卫生技术评估的患者开展正式培训，如英国国民医疗卫生服务的卫生技术评估部门开展的培训等（Royle和Oliver，2004）。培训内容应根据卫生技术评估的具体情况和患者在评估中的作用而定。从我们的经验来看，提供涵盖卫生技术评估一般知识和评价的具体主题以及患者参与（目标、角色、期望和过程）的培训，得到了患者和参与卫生技术评估的其他利益相关方的高度赞赏（Dipankui

等，2015）。

16.6 讨论与结论

虽然卫生技术评估中的患者参与正在发展，但仍需要对其实施和价值进行严格评价，以确保实现其目标。因此，必须有明确卫生技术评估中患者参与的目的（如第 3 章所述），这反过来可以为评价问题的确定和方法的选择提供参考信息。同样重要的是要确保卫生技术评估中的患者参与过程透明、目标明确并基于最佳证据确定方法。但这并不总是能实现的，因为卫生技术评估报告的"生产者"和患者可以基于个人的意识形态、环境和需求以不同的方式理解和实践患者的参与。因此，选择哪些结果作为患者参与成功与否的测量指标看似简单，实则取决于关键利益相关方的视角（Fudge 等，2008）。

目前缺乏基于实验设计的典型科学证据来证明患者参与对医疗保健和健康结果的有效性。正如 Drummond 等（2013）所提出的，我们需要推广使用严格的方法来结合和整合质性研究的结果。但为了提供关于卫生技术评估中的患者参与的附加值的严格证据，并考虑有助于卫生技术评估中的患者参与的不同实验成功的因素，需要实验性方法的替代方法（Craig，2008）。

为了促进有意义的卫生技术评估中的患者参与，评价当前的经验是必要的。此外，在卫生技术评估中患者参与的"投入/产出比"和可持续性问题上，仍然没有答案，如果我们不想在每一个新的卫生技术评估中都"重复劳动"，就需要认真考虑这个两个问题。最近，HTAi 对卫生技术评估机构如何评价卫生技术评估中的患者参与进行了综述，结果将于 2017 年发表。初步结果显示，目前有患者参与卫生技术评估的机构中，约有一半对患者参与进行评价。

在本章中，我们重点介绍了卫生技术评估中的患者参与评价的现状和面临的问题。卫生技术评估中的患者参与仍然是一个相对新颖的领域，关于其评价和价值的知识可能会迅速增加。本章还指出了在对卫生技术评估中的患者参与进行科学评价时，还存在哪些知识空白和挑战。总之，在评价卫生技术评估中的患者参与时需要考虑许多因素，期待本章能对如何进行严格并适合具体的卫生技术评估案例的评价提供一些实际指导。

第17章 讨论：在卫生技术评估中理解患者的视角、经验和偏好

帕斯卡尔·勒鲁、杰米·杰梅因·佩南特

Pascale Lehoux, Jaime Jimenez-Pernett

（本章译者：李俊，陈帅、韩啸、胡清榆亦有贡献）

17.1 质性方法的竞争优势

质性研究方法在几十年前就已经发展起来，并从那时起被应用于许多社会科学领域的研究。大量的质性研究团体一直在积极分享他们在健康和疾病社会学、保健管理、卫生政策和综合知识等卫生技术评估相关领域的专业知识和见解。由此产生的大量学术研究成功，加深了我们对访谈、焦点小组、观察等成熟的质性数据收集技术的优势、局限性和意义的理解，并促使我们思考如何利用社交媒体等在线环境和工具创新质性研究方法（Khodyakov等，2016；Marques，2009）。基于这些多样化并且成熟的学术研究，本书第二部分的四章介绍不同的质性方法如何帮助卫生技术评估实践者获取患者的观点、经历和偏好。在学理层面，这些章节也通过明确"患者观点"的认识论基础，对卫生评估技术的科学发展作出贡献。按照这些思路，本章批判性地讨论了质性方法可能产生的以患者为基础的证据种类；总结了这四章中的关键经验教训；探讨了未来的方法学挑战；提炼了可夯实以患者为基础的卫生技术评估的主要认识论知识。

17.2 通过质性研究方法可产生哪些类型的基于患者的证据？

大约20年前，Murphy和同事编写了一本重要而详尽的专著，描述了定性方法在

卫生技术评估中的作用。如本书第一部分所介绍的，这些作者认为，卫生技术评估中存在一些问题，"仅使用定量方法不能完全解决这些问题；在某些情况下，定性方法是学术上的更优选择"（Murphy 等，1998）。在我们看来，质性研究的"优势"与其主要的一般特征有关，包括对管理者、医疗服务提供者和患者等研究参与者观点的关注，对研究背景的深描，对有意思的现象的整体呈现，对过程的强调，以及能及时响应新的发现的灵活的研究设计。

通常，质性研究适合解决"为什么"和"如何"的研究问题，为此，必须认识到人类行动中主观性的中心地位。"卫生技术接受者是人（通常是患者），施行者也是人（医生、护士、技术人员、患者等）。而人类行为的显著特征之一是有意义性。人类行为的依据是主观判断的真实性，而非客观真实性"（Murphy 等，1998）。

由于质性研究的研究对象充满了主观性，质性研究者也发展出了相应的理论框架和方法论工具，以便科学地处理他们自己和被调查者的主观性问题（我们甚至想说，在这一点上，他们比定量研究者做得更好）。这种学术上的进步常常依赖于建构主义等认识论，该认识论质疑"认识者"和所产生的知识之间的关系（即反身性，reflexivity），同时，也依赖于理解意义和社会互动所必需的社会科学理论。

认识论和理论框架共同确定了何为知识，这种知识是如何产生的，什么是可知的，以及为什么它应该被知道。因为"虽然实践者和研究者不会公开表明自己选择了何种理论，但理论却在实质上塑造了实践者和研究者收集和解释证据的方式"（Alderson，1998），所以没有牢固扎根于社会科学理论框架的质性研究会受到严重的限制。这就像一个质量差的定量研究缺乏足够的效力，无法检测出统计显著变化。

Murphy 等（1998）认为，"只要卫生技术的实施环境可能会对该技术的结果产生影响时"，质性研究就会为卫生技术评估做出重要贡献。质性研究可以阐明不同环境中影响技术传播的组织、政治和社会文化因素，以及技术在现实世界中的有效性。加拿大卫生服务研究基金会（CHSRF，2006）认为，以下3类证据有助于制定良好的卫生政策：①与环境无关的科学证据（如通过随机对照试验研究新技术的有效性和安全性，从而产生的知识）；②对环境敏感的科学证据（如在考察区域差异实施研究中，使用创新社会学作为框架而产生的知识）；③口头证据，即利益相关方的专业知识、观点和实际情况。"口头证据"这个提法在加拿大卫生服务和政策研究界引起了激烈的辩论；基金会希望借此承认那些在卫生政策的制定中非常有价值的、可体现"资源、专家意见和专业意见，政治判断、价值观、习惯和传统、游说团体和施压团体、实际情况和突发情况"的，但往往却是非正式的知识（CHSRF，2006）。通过利用这3类证据，我们可能发展出一个更以患者为中心的卫生技术评估。

第 17 章 讨论：在卫生技术评估中理解患者的视角、经验和偏好

17.3 如何产生卫生技术评估的定性证据：这四章要分享的主要经验教训

第 12 章、第 13 章、第 14 章和第 15 章）中的每一章分别关注一种征集和综合患者的观点、经历和偏好的质性方法。Street 和 Farrell 探讨了新兴的社交媒体及其尚不确定的潜力，而其他章节使读者注意到，现在有更多可用的学术研究方法论。下文依次讨论每个章节中涉及的主要贡献和重要经验教训，以供全球卫生技术评估界思考。

17.3.1 民族志不仅仅是许多个体访谈的总和，焦点小组座谈也不是一种更便宜、更快速的扩大样本量手段

对 Tjørnhøj-Thomsen 和 Hansen 来说（第 12 章），民族志首先关注的是患者的日常生活和环境，而不仅仅是他们关于特定服务、技术或政策的讲述。民族志关注使用一项技术的地点、行动者和活动所构成的社会情境，所以有助于详细了解环境如何影响技术在现实世界中的有效性。综上所述，民族志旨在全面地了解技术、患者及医疗服务提供方、社会环境（含保险公司、雇主、邻居、家庭等）之间的相互作用，获取的信息远超出通过系列访谈可获得的信息。

上述研究者还恰如其分地强调了技术的本质：即其是否挽救了生命，是否支持慢性或急性病照料，是否涉及个人生活中的大小取舍。如何回答上述问题，直接决定着我们以特定方式收集患者视角证据的做法是否恰当。人人都想发明一种"一刀切"的方法来产生以患者为中心的证据，但这样做不科学，会转移人们对卫生技术评估中的关键问题——技术对患者的影响的注意力。

诚然，民族志调查必然是耗时的，但它有着持续时间长的优势。一些患者可能"只会说几个词"，但显然并非没有任何意图、期望或情绪，所以民族志专家越是耐心地在田野调查中投入更多时间，所能做出的分析就越全面。焦点小组法不是一个更便宜、快捷地增加访谈对象的手段；Tjørnhøj-Thomsen 和 Ploug Hansen 强调，民族志也不是简单地在搜集或收集患者观点，其自身就是一项研究工作。我们对此表示认同。在批判性地审视我们对患者进行的焦点小组研究时，我们认为这种方法不会"仅仅因为其参与者的身份而具备权威性"。研究者需要认识到，患者不会"带着一个逻辑连贯、预先形成的观念体系而来，只需研究者巧妙地引出或发现即可。他们也不会以任何直接的方式分享自己的认识，或者天真地认可他人提出的所有主张"（Lehoux 等，2006）。

这是有必要将民族志视为一项全面的研究工作来理解和践行的原因之一。Tjørnhøj-Thomsen 和 Hansen 粉碎了定性研究不需要特殊培训和专业知识的臆断。当决策者和从业人员正在寻找充分使用新技术的方法时,由于这些技术也带来和以往类似的患者方面的挑战,所以严格、深入地了解在特定环境下哪些技术有效、哪些技术无效是非常重要的。这就是为什么,尽管民族志调查耗时,结果却很可能有深远意义、有持久效用,并有利于支持卫生技术评估决策。

17.3.2 协商的目的不仅仅是收集一系列观点;因此,它是对患者和研究者要求很高的一个过程

Street 和 Lopes 在第 13 章中,从民主的理论与目的,到伦理学挑战、方法学特点,为读者全面介绍了在以患者为中心的卫生技术评估中协商法的使用。协商法将对了解到的患者观点、偏好和经验的分析推向了新的高度。显然,最重要的不是收集一系列观点,而是将这些观点纳入统一的对话(Bombard 等,2011;Degeling 等,2015)。协商的目的是反思看似合理的集体行动。这就是为什么 Street 和 Lopes 要严格限定"良好协商"的原则,以及与各种协商民主模式相关的利弊权衡。

卫生技术评估中的协商可围绕一个政策或研究问题进行,但必须明显支持所有参与者表达挑战性观点并获得学习机会(Abelson 等,2010;de Vries 等,2011)。正如 Giacomini 和 Cook(2000)强调的那样,对话"影响人们对社会经历的意义的解读,对话的结果应当是为那些可能无法很好地理解彼此视角的人们,'翻译'这些社会经历的意义"。对话除了为不同视角间的人进行必要的"翻译",对话还可带来变革。当人们试图设计(并随后评估)协商干预过程时,一个令人费解的问题是:人们到底期望看到什么样的转变(Carman 等,2014)。对一些学者来说,一定要仔细选择参与者,确保参与者都是思维灵活、不会固执己见者。这就意味着需要采用某些排除标准。这显然是一个复杂的问题,如果处理不善,可能会破坏整个协商工作的合理性。此外,如果协商过程中参与者相互学习,那么一些意见保持不变可能是完全合理的(Black 等,2011;Lehoux 等,2009)。

更具体地说,Street 和 Lopes 描述了五个维度的高质量协商的关键要素。他们还适当强调了纳入接受创新疗法"治疗失败"的患者的必要性。然而,上述研究者也提请读者注意,协商法也可能会为患者带来身体和(或)情感上的负担。如果协商的目的是收集已经受到健康问题折磨的患者的观点,这个活动本身就会让人不安。

虽然协商法越来越多地被应用于卫生领域,但对其的评价"继续在缺乏任何指导框架的情况下进行。这些框架界定公众参与的理论基础,即公众参与机制与感兴

趣的进程或结果变量之间的关系"（Abelson 等，2010）。在 Popay（2014）和公众参与影响评估框架（public involvement impact assessment framework，PiiAF）研究小组看来，应当明确"干预理论"，说明让患者参与的具体方法将如何实现预期效果。这些建议可以进一步推动协商法在卫生技术评估领域内，在有充分理论背景和知识支撑的情况下进一步发展。

17.3.3 如果人们没有认识到应用混合方法的必要性，社交媒体可能无法被充分利用

Street 和 Farrell（第 14 章）做出了急需的贡献。他们着力于日新月异的社交媒体研究，带来了一系列"（至今）尚未被充分利用的机遇"。在探索如何使用社交媒体来收集患者的观点、经历和偏好时，卫生技术评估研究者发现了一些限制特定个人和群体参与传统的、面对面的定性数据收集方法的障碍。这种障碍可能是物理的、地理的、社会文化的或这些因素的混合。例如，卫生技术评估中有许多话题提出了社会愿景或触及敏感问题（如性健康、药物滥用），需要在非常大的领域招募参与者（如罕见疾病，或基于性别、残疾或族裔的歧视行为），或要求人们有能力确保与难以接触的群体合作（如移民、污名化的生活方式）。对许多观察家而言，与 20 世纪 90 年代中期围绕远程医疗的炒作不同的是，社交媒体即使不能消除所有这些障碍，也会有利于减少这些障碍。

虽然我们与 Street 和 Farrell 一样期待在研究中使用在线环境，但在基于社交媒体的研究顺利开展之前，需要解决一些有争议的方法论问题。从一开始，我们就必须更准确地定义什么是基于社会媒体的研究。例如，社交媒体不同于线上调查和在线访谈，这两者分别能够收集定量和定性数据。社交媒体有望提供"准"定性数据的这个属性亟须得到认可。例如，即使一个人可以通过汇集大量的在线帖子来创建"观点快速摘要"，这种研究仍可能不满足我们前面介绍的基本的定性研究特征。这相当于量化定性数据，这种做法可能无法提供结合背景的深入解释。

正如 Street 和 Farrell 强调的那样，线上环境是不稳定的，它们变化迅速，缺乏社交中的种种暗示和细节。判断谁在发言［例如，卫生技术行业支持的和（或）医生领导的患者群体］有时还是很难。研究人员面临的一个令人困惑的问题是，当地理边界或多或少失去意义时，以及当那些使用社交媒体分享观点和经验的人明确自己有多重在线身份时，如何确定一个"样本"符合研究目的（或合乎逻辑）。

因此，有人建议"撤资政策方案"依赖此类方法，对此，我们表示谨慎。有人认为使用"公认"的患者协会增加卫生技术评估利益相关方眼中的合法性，对此，我们表示怀疑。决策者可能会要求使用在线工具搜集信息，在我们看来，卫生技

评估学者和从业者甚至可能不得不劝解决策者不要过于急于使用在线工具，特别是"在线下召集研究对象很困难的情况下"（Carman 等，2014）。人们不能低估目前全球和各国内部的数字鸿沟，不能低估可能由于线上健康知识水平差异而加剧的健康不平等。我们认为，风险在于线上工具"被用作一种独立的、次佳的方法，这可能会增加人口居住分散的国家中公民不平等的程度"（Lehoux 等，2016；Marques，2009）。

由于社会媒体数据量大、观点事实分散和写实的性质，在某种程度上来说，基于社会媒体的研究可以与媒体报道分析相比较。虽然研究者可能会分析社交媒体上的内容，但仍然很难阐释这些内容出现的原因，以及这些内容及其说法对社交媒体用户有什么影响。这就是为什么我们认为，将详细的定性解读和有意义的定量测量结合，把这种集成混合方法应用于基于社会媒体的研究，可能会更现实和更有成效。总的来说，我们不同意社交媒体可以用来进行"相对快速、廉价和可行的定性研究"的想法。然而，随着越来越多的学者研究患者如何在整个患病过程中调动和利用社交媒体，基于社交媒体的研究带来的方法学问题可能会减少。

17.3.4 不进行定性证据整合不再是一种选择

在 Booth 写的第 15 章中，阐明了为什么定性证据整合已经成为一个内涵丰富的术语和卫生技术评估（卫生技术评估）中的一个重要工具。这样的阐述具有启发性、创新性。定性证据整合与传统的系统性综述之间的关键区别包括：定性证据整合具有"建构"性质，而非"聚合"性质，这意味着在不同类型的实证研究发现之间，以及在它们的文献搜索策略方面要创建元理论联系。后者需要对生物医学和社会科学出版物数据库的特点有很好的掌握。

虽然定性证据整合的"样例"很少，但每年出版的元民族志数量越来越多。原因可推测是已发表的研究数量较大，不可忽视，以及定性研究与"患者观点"之间存在的自然联系。换言之，卫生技术评估从业人员必须先评估现有的已发表的关于该主题的定性证据，再开始一项新研究。好消息是，整合方法在过去十年中取得了巨大进步，Booth 介绍的国际上的一些整合相关工作就是一个例子，这些工作创造并分享了整合用工具和方法学资源。因为定性证据整合的严谨性不能依赖于研究设计的层次，所以这些努力尤为重要。

有趣的是，虽然每一项单独发表的定性研究可能从来都不是"旨在将研究结果普遍推展"，但扎实的整合方法学可有助于扩大其传播范围和对政策的影响。在综述一套涉及类似主题的定性研究时，研究者可能在不同人群和环境内部或之间得出与

第 17 章 讨论：在卫生技术评估中理解患者的视角、经验和偏好

原结论不同或一致的结论。定性证据整合具有"丰富的诠释性"，可帮助研究者了解所研究的变化为什么发生，以及是如何发生的。在探究支持以患者为中心的卫生技术评估的过程中，Booth 澄清了一个方法学问题，即患者对某种疾病的体验的整合与患者对特定技术或服务的结果指标的评价整合之间的区别。前者涉及的范围必然更广，需要一些理论建构，换言之，属于建设性研究；后者的研究范围可能更集中，而且可能花费的时间更少，换言之，属于聚合性研究。因此，卫生技术评估机构不参与定性证据整合可能是基于意识形态而非从方法学出发做出的决定。

17.4 未来面临哪些方法学挑战？

考虑到通常困扰卫生技术评估机构的时间和资源限制因素，人们可能会怀疑这些机构能否进行本书第二部分所描述的一手质性研究。参与定性证据整合工作似乎更现实可行。然而，卫生技术评估机构若要充分利用定性方法的优势，就必须雇用具有这种研究技能和经验的研究人员，或者把工作转包给这样的研究人员。卫生技术评估者通常都受过定量系统性综述训练，但他们还必须学会如何批判性地阅读定性研究，并从社科研究中更好地提取与患者观点、偏好和经验相关的证据。为了设计 Booth 所建议的定性和定量证据整合，他们还必须进一步培养自己的方法学技能。在新技术研究等无法开展定性证据整合的情况下，可能需要开展一手质性研究。在这种情况下，可使用初步的民族志田野调查法等定性方法。同时，这也是一个很好的让患者也参与到研究过程中的机会。

未来卫生技术评估定性研究界必须处理的方法学挑战之一是线下数据收集方法在数字世界中的地位。例如，依靠视听资料工具进行的协商有望成功支持非专业人士进行知情的在线协商（Lehoux 等，2016；Lehoux 等，2014）。尽管如此，这些在线方法可能必须与线下方法相结合，以促进参与包容性和有意义的参与，从而最大限度地增加相互民主学习的机会，增加共同产生严格的以患者为中心的知识的机会（Khodyakov 等，2016）。

17.4.1 应该学会的认识论知识点

除了知道如何选择和应用正确的方法，还需要解读基于患者的证据的认识论基础。正如 Tjørnhøj-Thomsen 和 Hansen 所指出的，虽然患者偏好和患者体验都反映了患者的视角，但它们是两个不同的研究对象。而且，患者对这些对象的视角是"新兴的、关系性的、会发生转移的"。这句话具有巨大的影响，因为它使我们回到了一

系列基本的界定任务：什么是患者相关知识？如何产生这种知识？什么是可知？为什么它应该被知道？Booth 强调定性方法中的建构主义取向可能不受决策者青睐，但我们认为，建构主义取向能防止"将明显的共识作为患者观点"。建构主义取向充分承认患者观点仍然是"环境相关的社会互动的结果，其中纷繁复杂的动态变化促成了主导叙事的诞生"（Lehoux 等，2006）。

正如 Street 和 Lopes 所强调的那样，搜集患者观点、经验和偏好的方法可丰富协商民主所需的方法类别。但我们要澄清这种多样性的政策含义。在这里，与其说收集的证据类型在起作用，不如说卫生技术评估与政策领域的关系在起作用。如果卫生技术评估机构能够持续显示出对定性方法的牢牢掌握，那么它的可信度和合法性将得到提高。正如 Tjørnhøj-Thomsen 和 Hansen 所强调的，这不仅仅是一个技术挑战。定性研究的严谨性要求有很强的定性思考能力，要求能够通过反省解决参与者和自己的主观性问题。

17.4.2 结语

在这一章中，我们认为定性研究方法不能再被卫生技术评估执行者理直气壮地视为一个"新兴"话题。质性研究非常广泛，较为成熟，并能对数字世界中的社会发展做出动态响应。此外，当涉及理解患者的观点、经验和偏好时，它比定量方法更具有优势，可阐明基于患者的循证医疗蓬勃发展的潜在原因、方式和环境。

然而，像任何其他专门的科学研究一样，定性方法需要特定的知识、技术和技能。必须认真学习和应用这种方法学专门知识。它往往还需要一个社会科学的"镜头"；否则，人们可能试图拼凑不同的数据片段，而不使用明确、一致的理论框架。

我们不相信有"快速"成为一个可靠的定性研究人员的方法，也不相信有可产生严谨的、不闭门造车的患者为基础的证据的"简单、廉价"的方法。因此，卫生技术评估学者和实践者应该抵制政策制定者提出的对这种缺乏必要信息的"注水"证据的要求。这会浪费宝贵的人力和财力资源。为决策者提供速溶咖啡可能会暂时缓解他们的咖啡因缺乏，但从长远来看，他们可能会错过使咖啡成为咖啡的过程，包括咖啡豆种植、收获、包装、运输、烘焙和最终酿造的漫长而繁重的过程。

换言之，卫生技术评估作为一个领域，必须忠实于患者丰富、复杂、有时相互冲突的现实。要实现这一愿望，除了时间和资源的必要分配外，还需要对大量定性数据进行反思、理论指导和严格提炼，这将提高我们解释技术在患者日常生活和环境中的作用的能力。

第18章 讨论：促进基于患者的卫生技术评估的研究

约翰·F·P·布里奇斯、艾伦·M·詹森

John F. P. Bridges, Ellen M. Janssen

（本章译者：李俊，郭佳慧、于航亦有贡献）

18.1 引言

本章介绍可用于加强患者合作并将患者的观点纳入卫生技术评估的研究方法。本章的第一部分讨论了基于患者的卫生技术评估的基础。首先，我们讨论了两种不同的基于患者的卫生技术评估方法：协作方法和科学方法，并概述患者协作在卫生技术评估中的伦理意义和实践意义。其次，我们简要总结患者报告结局量表、离散选择试验和层次分析法这几章作为基于患者的卫生技术评估的科学方法的例子。本章的第二部分讨论基于患者的卫生技术评估方法的未来发展方向和缺点。基于患者的卫生技术评估近年来又明显流行起来，但我们还需要更多的研究来验证测量患者观点的方法的有效性和通用性，以及如何将它们纳入基于患者的卫生技术评估。我们需要进一步确保在相互尊重的基础上与患者和患者团体合作并清楚地反映患者的观点。本章的结尾部分讨论目前基于患者的卫生技术评估中缺失的内容，并呼吁对基于患者的卫生技术评估提供全面的指导，提高研究人员、患者、机构和其他希望推进基于患者的卫生技术评估的利益相关方之间的透明度和合作。

18.2 基础

卫生技术评估的最初目标是通过有组织的、跨学科的努力来评估新医疗技术的预期结果和意外后果（第1章）。许多人仍然希望实现这个崇高的目标（Banta，2003），但人们很容易误认为卫生技术评估已经被只关注付费方对医学技术的看法的卫生经济学家控制（Bridges，2005；Henshall等，1997）。这种在千禧年的第一个十年中占据主导地位的"质量调整生命年单位成本"（cost-per-QALY）范式的阴影下，基于患者的卫生技术评估这种替代范式重新获得了力量（Bridges，2006a）。更准确地说，可以把这些以患者为中心的努力看作是一场抵抗运动。像社会上许多其他赋权运动一样，以患者为中心的概念在正式诞生前，就已经有了萌芽（Vogt等，2006）。最初，这场"革命"是不成体系的，表现为一系列分散的、旨在削弱"质量调整生命年单位成本"的主导地位的努力（Bridges和Jones，2007）。随着时间的推移，这场革命变得更有组织、更统一、更科学，最终在卫生技术评估（以及医学）中更被接受（Abelson等，2007）。本章总结在这场基于患者的卫生技术评估运动中出现的一些主要派别，一些派别已经在前几章中讨论过，探讨这些努力是否有影响，并预测以患者为中心的卫生技术评估的未来发展。

虽然基于患者的卫生技术评估在2004—2006年间出现，但实际上它的雏形可以追溯到更早的疾病和患者利益倡导草根组织及其工作（Bastian，2000）。很难确定这种基于患者的视角进入卫生技术评估的确切原因。是由那些想要在这个领域占领一席之位的患者利益倡导者产生的内生力量推动吗？或是看到了以付费方为中心的质量调整生命年单位成本的做法的不公平性的人将这些患者利益倡导者积极拉入卫生技术评估？或者，人们可以将这些早期的以患者为中心的结果研究视为一种纯粹的理论操练，是研究者对更好的评估范式的尝试。他们梦想的评估范式要么更以患者为中心（Loukanova等，2007），要么具有比流行的成本效益分析范式更强的理论基础（Bridges，2003；Bridges，2006b；Rotter等，2012）。

18.3 两个思想流派

不管这场运动的基础是什么，在最初几年里出现了两个主要的思想流派。第一个思想流派关注支持患者通过表征（representation）、意见征询（consultation）和证言（testimony）参与到卫生技术评估中（第6章）。与既不是系统性也不是概括性的定性研究不同，这种参与性的运动的目的是让患者和决定者拥有相同的话语权或者是让患者代表积极参与决策。

第二个思想流派侧重于使用科学方法记录患者和其他利益相关方的需求、经验和偏好，为卫生技术评估和其他医疗决策提供参考信息（第9章、第10章、第11

章）。第二个流派关注研究，主要由来自不同学科的大学研究人员推动。来自咨询和制药行业的研究人员也加入了第二个流派，因为他们看到有可能将以患者为中心的研究作为一种机制去拓宽用于判断创新和价值的标准（Bridges 等，2008）。

第二种思想流派可以简单地分为定性和定量方法，前者侧重于讲述丰富复杂的叙事（Hansen 等，2011），后者则侧重于去繁就简的数字（Donaldson，2001），但正如前面的章节中指出的那样，这样的二分法是有缺陷的。此外，尽管我们有明显的需求并且做了很多尝试去发现更好的分类法来区分这些活动（Coast 等，2012；MDIC，2015），但在概念化各种研究方法方面进展甚微（第4章）。对于如何将这些方法分类的困惑无疑阻碍了以患者为中心的科学研究在卫生技术评估和医学中的广泛传播和实施。

18.4 在卫生技术评估研究和评估中的患者合作

第8章和16章主要论述的问题——卫生技术评估中的患者合作，与第一个流派接近。具体来看，de Wit 和 Gossec 关注患者在临床研究中的参与度，Gagnon 和他的同事则关注评估患者参与卫生技术评估的影响。这并不是说本书第二部分其他章节所涵盖的主题忽视了患者合作的概念。例如，多准则决策分析法现在在卫生技术评估界变得更加普遍，Danner 和 Gerber-Grote 在第11章中介绍的层次分析法等技术可用于让患者和其他利益相关方更积极地参与卫生技术评估的审议过程（Hummel 等，2014）。

现在的卫生技术评估研究中缺乏相关案例的研究，这一现象强调了卫生技术评估中的患者合作是一个不断发展的领域，利益相关方应采取共同学习的态度，并随着领域的发展保持其合作方式的灵活性。从伦理的角度来看，无论患者的"附加值"如何，研究者都应寻求患者的参与。评估患者的参与情况可以帮助利益相关方了解他人的工作，并可以帮助改进双方的合作实践。此外，尽管对患者参与卫生技术评估项目的彻底评估有助于指导患者的参与，它也可能导致符合评估指南但不符合真正合作精神的例子的发生。因此，特别是在以患者为基础的卫生技术评估的早期阶段，资助机构和其他利益相关方需要提供灵活的方案，以实现真正的患者 - 研究人员合作。

18.5 科学的研究方法

虽然使用科学的研究方法捕捉患者和与卫生技术评估相关的其他利益相关方的

观点不一定有利于支持患者参与卫生技术评估的研究，但它们确实在促进以患者为基础的卫生技术评估方面发挥了重要作用。科学方法使研究人员能够捕捉更大的患者群体的观点——与那些能直接参与卫生技术评估过程的患者群体相比的更大的患者群体。最重要的是，在与"患者的观点是卫生技术评估'弱势方'"这一观点作斗争时，科学方法的使用是十分合理的。

与本部分相关的第 9 ~ 15 章讨论了捕捉患者观点的各种研究方法。鉴于勒乌和希门尼斯·佩内特已经生动地讨论了那些更加涉及定性方法的章节，本节将关注本质上来讲更加定量的方法。需要再次强调的是，定性/定量二分法可能是对旨在将患者观点纳入卫生技术评估的科学研究方法进行分类的次优方法。尽管如此，这种在定性法和定量法之间的二分法已经在其他领域出现（库里等，2009）。

本部分的第 9 ~ 11 章详细介绍了 3 个旨在量化患者的观点的新派别。海伍德等撰写的这一章详细介绍了如何发展科学的、有意义的患者报告结局量表用于卫生技术评估。托克霍恩-海登雷希等讨论了离散选择试验（一种常见的陈述偏好方法）在量化患者和其他利益相关方的偏好中的使用。最后，丹纳和格伯·格罗特讨论了层次分析法（一种常见的多准则决策分析）在了解患者偏好中的使用。虽然这些方法不代表旨在捕捉患者和其他利益相关方观点的全部定量方法，但它们确实代表了这场运动中最有影响力的 3 个派别。

18.5.1 衡量患者看重的东西

患者报告结局量表旨在消除临床医生和医疗保健决策者对疾病影响和患者体验的理解之间的差距，因此，它在临床试验和医疗保健决策方面迅速获得了突出地位。患者报告结局量表可能会捕捉患者的症状状态、身体功能、心理健康、社会功能和幸福感。正如海伍德和他的同事在第 9 章中指出的那样，完善的患者报告结局量表反映了患者的观点，因此它可以帮助卫生技术评估机构理解健康技术的真正价值。然而，研究人员或第三方利益相关方通常会在对患者观点的有限考虑下推动患者报告结局量表的进程。因此，许多患者报告结局量表并不是以患者为中心或与对患者有意义的（维林等，2016；特鲁约尔等，2013）。在患者报告结局量表的发展中，从项目识别到细化和评估，患者都应参与其中（斯坦尼谢夫斯基等，2012）。如果患者报告结局量表成功地捕捉到了一些患者的经历，特别是能依据患者建议的重要性权重给不同结果赋权重值时，它们就有巨大的潜力使基于患者的卫生技术评估摆脱简单的每质量调整生命年单位成本思维。

18.5.2 陈述偏好法

在第 10 章中，托克霍恩 – 海登雷希和他的同事讨论了实施离散选择试验（一种陈述偏好的方法）的 4 个步骤，并讨论了在卫生技术评估背景下这种方法中存在的方法学挑战。离散选择试验提供了一套强大的工具来量化人们的优先事项、偏好和价值观，并已被应用于市场研究、交通、环境政策和健康等领域（豪伯等，2013）。近年来出现了关于如何开展离散选择试验的指南（布里奇斯等，2011；约翰逊等，2013；豪伯等，2016）。然而，由于离散选择试验是在严格控制的实验环境中进行的，并要求参与者在假设下做出选择，因此我们不清楚如果参与者经历了他们选择的后果，他们是否还会表现出同样的偏好。所以，我们有必要检查离散选择试验研究的内在逻辑和一致性，参与者如何做出选择，以及离散选择试验的外部有效性和可推广性。此外，我们还需要检验用于研究开发离散选择试验和将离散选择试验结果纳入卫生技术评估和其他决策过程的技术。

18.5.3 多准则决策分析方法

丹纳和格伯·格罗特在第 11 章讨论了层次分析法，即多准则决策分析的一种形式。层次分析法可用于构建和支持医疗保健中的复杂决策问题（汉默等，2014）。层次分析法还可以提高决策过程的透明度，并引出人们对决策标准的偏好。这些方法提出了许多关于偏好启发的尚未得到回答的问题。当偏好在患者、临床医生或其他利益攸关者之间不同时，在决策的过程中就需要考虑这些不同的偏好。随着对层次分析法和多准则决策分析的研究越来越多，透彻地了解这些方法（以及其他方法）的局限性仍然很重要，特别是当基于患者的卫生技术评估的目标之一是创建一个更透明的决策过程时，这样的透彻了解就变得更加重要。

18.6 下一步是什么？

随着以患者为基础的卫生技术评估开始变得越来越普遍，确保研究人员不将患者协作视为另一个简单的复选框是很重要的。这种态度可能会导致象征性地参与，并破坏共同学习和相互尊重的理念，而这应该是患者 – 研究人员合作的基础。关于患者怎样才能参与和应该怎么参与的现有框架往往保持家长式和保护性的做法，这直接违背了平等伙伴关系的精神。因此，为了真实反映患者和其他利益相关方之间的协作环境，患者应该作为生活在研究问题中的专家参与进来。

虽然已有关于患者报告结局量表、离散选择试验、层次分析法研究的指导方针，但有关这些研究应用的问题仍然存在。首先，研究人员需要通过研究检验以患者为中心的研究结果的效度和可推展性，还需要开发可用于评估以患者为中心的研究效度的测试。在这一过程中，不同的科学方法应该相互借鉴；例如，多准则决策分析的研究人员可能能够部分借鉴目前用于患者报告结局量表的验证方法。此外，进一步比较偏好方法的研究可能会揭示不同方法的质量和适用性。例如，许多研究者更喜欢离散选择试验而不是层次分析法，因为离散选择试验是基于经济理论随机效用理论（McFadden，1974）]，而层次分析法则不是。对这些方法的性能进行比较的更多研究可能有助于深入了解这些问题的优点（Ijzerman等，2012）。其次，应该发展理论框架，指导将患者研究伙伴纳入患者报告结局量表、离散选择试验和层次分析法，以帮助患者参与研究方面的新手研究者。最后，应结合以患者为中心的不同方法的结果。例如，对患者报告结局量表项目进行离散选择试验有助于为患者报告结局测量工具中的每个项目分配重要性权重。

18.7 缺少什么？

卫生技术评估中的患者伙伴合作是一个不断发展的领域，应鼓励研究人员、决策者和其他利益相关方分享经验，并随着领域的发展调整方法。指导特定科学研究（如离散选择试验）设计和开展以获得患者偏好信息的指南已经问世。但还缺少一套关于患者参与和协作的良好研究实践或指导文件。它可以帮助那些新加入基于患者的卫生技术评估的人有效地邀请患者加入研究，建立伙伴关系。这些文件需要强调以患者为基础的卫生技术评估的发展性质。此外，为了鼓励患者参与，资助机构和其他利益相关方可能需要更加意识到患者协作可能带来的挑战，并建立灵活的机制来应对这些挑战。

一个由研究人员、患者利益倡导者和其他积极参与以患者为中心的研究和决策的利益相关方组成的互联网络可以帮助加速患者参与医疗保健。例如，卫生技术评估和其他决策机制中基于患者的工作的综合分类法将有利于利益相关方相互学习借鉴。本书的第三部分概述了世界各地以患者为基础的工作，但此列表需要不断更新，以反映患者参与医疗决策的不断增长和变化的领域。

第 18 章　讨论：促进基于患者的卫生技术评估的研究

18.8 结论

本章讨论作为对传统成本效益方法的一种反击的以患者为基础的卫生技术评估的兴起。在疾病和患者利益倡导的背景下讨论了基于患者的卫生技术评估的基础，并考察了基于患者的卫生技术评估中出现的两个流派：表征派和科学方法派。通过讨论第 8 章，简要概述了第一个流派，其中 de Wit 和 Gossec 研究了卫生技术评估中的患者协作，第 16 章 Gagnon 等则讨论了评估患者参与卫生技术评估的必要性。然后，我们通过简要讨论第 9 章、第 10 章和第 11 章中关于患者报告结局量表、陈述偏好法和多准则决策分析的材料，总结了科学方法学派。

随着以患者为基础的卫生技术评估的发展，很明显这两个流派不需要再分开。作为合作研究伙伴的患者可以帮助设计和解释旨在捕捉他们观点的科学研究。此外，卫生技术评估委员会中有一名或多名患者代表并不排除使用从患者报告结局量表、离散选择试验或层次分析法获得的以患者为中心的证据。随着以患者为基础的卫生技术评估的发展，患者将越来越需要作为平等的伙伴参与研究和决策委员会的工作。患者可以从更大的患者群体的角度帮助解释证据。为确保采用以患者为中心的卫生技术评估，应建立明确而灵活的以患者为中心的方法使用指南，并检查以患者为中心的研究的有效性和可靠性。

Part 3

第三部分
各国家、地区的方案与利益相关方的观点

第19章 澳大利亚

莎莉·沃特利、珍妮特·L. 威尔
（Sally Wortley, Janet L. Wale）
（本章译者：张璐莹）

19.1 引言

在国家层面，澳大利亚政府有两个主要的卫生技术评估委员会，主要针对卫生干预的公共资金为卫生部或政府提供建议。这两个委员会分别是针对药物和疫苗的药品福利咨询委员会（PBAC）以及针对医疗服务、诊断和设备的医疗服务咨询委员会（MSAC）。两个委员会的专家委员中至少有一名患者代表（有时是两名），包括个人代表和患者支持组织代表两类代表。这样就能确保公众和患者都有参与咨询的机会。咨询可以在HTA流程的不同阶段开展。PBAC在评审阶段有一个参与的程序，而MSAC尝试在研究设计或是确定研究范围的阶段开展咨询以解决具体问题。也有其他HTA活动发生在这些阶段之外（包括在州、医院和私人医疗保险层面）。在本章中，我们将重点关注上述两个委员会中患者参与的评审和改革。

19.1.1 卫生技术评估和国家公共报销

在全国范围内，卫生技术通过药品福利计划（PBS）和医疗保险福利计划（MBS）获得报销。1954年，根据《国家健康法案》（1953），澳大利亚建立PBAC作为一个独立的专家机构，由卫生部长任命，就是否将新药纳入政府补助报销的PBS药品目录向部长提出建议。该法案要求，在考虑将新药列入PBS目录时，要评估相对的临床效果和成本效果，以确保公众获得"物有所值"的服务（Lopert，2009）。1998年4月MSAC成立。它作为一个非法定的委员会，就公共补贴报销的医疗服务向部长提供建议。其模式与 PBAC 类似，都要开展比较研究，但除了通过比较研究获取临床效益和成本效益证据之外，还要获取安全和费用方面对患者的影响。

19.2 患者参与的动力

澳大利亚卫生政策最大的改革可以说是在 1984 年建立了澳大利亚全民医疗保险制度（Medicare）。与此同时，消费者健康论坛（CHF）也诞生了。CHF 是一个国家级机构，旨在卫生政策制定过程中提供患者和公众的观点（Bastian，1998）。事实上，多年来，CHF 一直是并将继续是患者参与澳大利亚 HTA 决策的关键组织和推动者。患者参与澳大利亚 HTA 的大部分政策讨论都是关于改善健康结果和提高决策透明度的（Department of Health and Ageing，2009）。

近年来，新卫生技术的早期可及性受到越来越多的关注。患者（和患者组织）也希望有更多机会交流他们的经验，特别是在缺乏临床证据或成本效果尚未被证明的情况下。例如，在 PBAC 对曲妥珠单抗治疗乳腺癌的评估中（MacKenzie 等，2008），组织良好的患者团体成功完成了报销治疗费用的政策倡导。这促使其他患者群体采取类似的策略，尤其是在罕见疾病的治疗方面。这意味着澳大利亚政府需要在循证的框架内管理患者期望，同时解决与技术进步相关的费用增长问题。

2004 年，一项委托研究报告分析了此类患者参与的影响（Productivity Commission，2005）。随后，2009 年的《澳大利亚 HTA 审查》（Department of Health and Aging，2009），2015 年的《卫生效率报告》（Productivity Commission，2015），以及最近关于特定 MBS（Department of Health，2015）和 PBAC 流程（Parliament of Australia，2015）的审查报告相继发布。每次审查都会对在决策中提高透明度和更强有力地构建有患者参与的 HTA 提出建议。

19.3 患者参与

在澳大利亚，患者参与 HTA 的主要方式包括在 PBAC 和 MSAC 中任命患者代表，并呼吁患者、照护者、患者团体和其他人提供意见。在过去的 15 年中，两个委员会均至少设立了一个患者代表席位。直到最近，两个委员会的所有患者代表都是由 CHF 提名的。2008 年，CHF 受卫生和老龄化部的委托为 PBAC 准备了许多患者影响陈述，允许患者描述病情如何影响他们的日常生活以及如何影响照护者。然而，此项委托的经费支持没有持续下去。

目前，PBAC 在委员会会议前 6 周会公布议程，并通过 PBAC 和 PBS 网站邀请公众对议程发表评论。该议程基于制药行业预先准备的材料。通过公众讨论收到的意见由委员会中的患者代表进行审查和呈递，以供 PBAC 会议审议。虽然这个过程中允许患者个人、患者群体和其他人提供评论，但在线模板的使用不是必选项，并且不会向患者披露提交给 PBAC 的证据的详细信息，也不会反馈他们的意见是否能在决策过程中得到应用。PBAC 编制并公开发布的意见摘要告知了相关利益方具体纳入 PBAC 建议的理由，但缺乏有关意见内容或其如何影响结论的详细信息。

MSAC 在评估方案设计阶段会征求公众意见。这是继 2009 年澳大利亚 HTA 审查之后发生的变化，设立评估方案咨询分支委员会，通过在线问卷征询公众对评估方案的意见，并向 MSAC 陈述患者影响。CHF 的作用之一是告知其成员即将进行的审查，鼓励他们提交声明和意见。在评估过程中从公众和患者那里收集的反馈将被汇总在公开摘要文件中，且该文件概述了关于 MBS 报销的相关因素和建议。

19.4 使用规范化的基于患者的证据

在 2009 年 HTA 审查期间，还建立了一个新框架来评估并可能缩减已列入 MBS 的项目。MBS 质量框架（Department of Health and Ageing，2010），后被称为综合管理框架（CMF），旨在开发一种系统的方法来审查以前未被正式评估的已有项目。该方法包括对证据基础的审查，对该项目使用的详细评估以及对利益相关方看法和观点的关注。作为其中的一部分，卫生部委托专业的 HTA 评估组织进行了一些示范审查。大多数审查报告包括一个单独的章节，描述和分析有关患者价值和特定医疗服务偏好的文献。这是第一次在 HTA 报告中遵循这样一个明确的循证过程来获取患者的意见。然而，CMF 的后续审查不需要系统地查看此类证据，而是需要遵循一个更快的过程。作为一项快速的、由临床主导的过程（Department of Health，2015），这项工作目前在 MBS 审查工作组中继续进行。

第二项患者参与行动在 MSAC 决策过程中试行。2012 年，CHF 获得了卫生部的短期资助，用于开发一种收集和分析患者故事的规范化方法。"真实的人群，真实的数据"项目生成了用于卫生决策的工具包和故事轮（story wheel）（Consumer Health Forum of Australia，2013）。该工具已在包括 MSAC 在内的许多组织中试用，评估发现该工具对患者和决策者均有好处。尽管该工具包可免费使用，但它并未纳入 MSAC 或 PBAC 流程中。

19.5 近期发展

HTA 中的患者参与保持着持续发展的态势。发展之一是将消费者听证会作为 PBAC 流程的一部分。这些听证会是在 2015 年参议院委员会调查对创新和专科癌症药物的可及性时引入的。调查显示患者希望在参与 PBAC 过程中发挥更积极的作用,尤其是对于缺乏证据的技术。调查还公开了在一次特殊的 PBAC 会议上,患者代表需要审查和分析超过 2000 份在公开征询意见环节中收集的个人意见(Parliament of Australia, 2015)。正是在这次特殊的 PBAC 会议上,试行了新的消费者听证程序。

发起消费者听证会是为了给患者提供另一种参与的途径。听证会并非针对委员会正在考虑的所有项目,而是针对 PBAC 认为需要进一步对其利弊进行解释的项目(Ley, 2015)。对于这些选定的项目,患者团体和(或)患者代表被邀请参加与 PBAC 成员面对面的会议。涉及的项目包括用于丙型肝炎、黑色素瘤、慢性淋巴瘤和炎症性肠病的技术。

2015 年宣布的 MBS 审查也有可能为患者参与医疗服务评估提供更多机会。有必要让患者参与医疗保险系统的"重塑",决定哪些技术不应再获得 MBS 报销(Department of Health, 2015)。政府已拨付大量资金来实施这一过程,同时 CHF 也正在提名临床工作委员会的代表。

19.6 挑战和未来需求

加强 HTA 体系中的患者参与也存在着许多挑战。一是澳大利亚 HTA 决策系统。该过程的任何变更,包括患者的参与方式,都需要获得部长批准,有些还可能需要修改立法。例如,PBAC 如果在有效性和成本效果之外明确考虑社会价值,则需要经历法律变更程序。PBAC 的消费者听证会需要获得部长批准。澳大利亚的卫生政策具有政治意义,因此这类变更非常耗时,并且往往受到资源和政治敏感性的限制。这或许可以部分解释为何对于澳大利亚 HTA 系统的改革停滞不前(Productivity Commission, 2015)。

虽然其他 HTA 组织通过提升患者参与来持续提高其系统内的透明度,但澳大利亚的 HTA 却缺乏支持患者参与计划的特定资源。这种支持可用于患者培训提供有关澳大利亚 HTA 系统患者参与的机会、明确提议的目的以及决策者希望从患者那里了解的具体事项和具体原因等通俗易懂的信息（Wortley 等，2016）。同时建议在评估早期引入患者参与，并在 HTA 过程中和不同时间点纳入更多的患者组织（Lopes 等，2016）。

在这一领域缺乏详细的方法指导也是在澳大利亚 HTA 报告中系统纳入基于患者的证据的一个关键障碍。作为系统化纳入和正式评估关于患者价值、经验和偏好证据的一部分，PBAC 和 MSAC 指南将受益于要求制药企业在提交材料和评估报告中纳入关于患者价值和偏好的文献。这将在征求意见过程中为收集患者和公众意见提供更多参考。

最后，对患者参与计划进行正式的、可公开的评估是非常必要的，现行的 PBAC 消费者听证会就属于此类评估。迄今为止进行的唯一一次正式评估是由卫生部资助（因此需要资金）的"真实的人群，真实的数据"CHF 项目（Tong，2014）。通过收集患者对 HTA 的意见，建立意见的纳排标准和考虑方法，优化 PBAC、MSAC 和 MBS 的流程间协同，患者参与将得到有效提高。

19.7 结论

澳大利亚 HTA 系统早已承认患者在决策中的作用。未来几年的挑战将是确定各个利益相关方更倾向于改善哪些患者参与的流程，以及如何在委员会决策中利用这些流程。2016 年，澳大利亚卫生系统正在经历前所未有的审查，这为改革和加强患者参与澳大利亚 HTA 流程提供了绝佳的机会。

致谢

感谢校正原稿时收到的所有审稿人的意见，特别是安·N.V. 森格的意见。文中所有观点和问题由作者本人负责。

原著参考文献

Bastian H. Speaking up for ourselves: the evolution of consumer advocacy in health care. Int J Technol Assess Health Care. 1998;14:3–23.

Consumer Health Forum of Australia (CHF). Real people, real data. 2013. https://ourhealth.org.au/ content/real–people–real–data–toolkit#.WBaHq9J97IU. Accessed 31 Oct 2016.

Department of Health. Medicare benefits schedule review. 2015. http://www.health.gov.au/internet/main/publishing.nsf/content/mbsreviewtaskforce. Accessed 17 July 2016.

Department of Health and Ageing. Review of health technology assessment in Australia. Commonwealth of Australia, Canberra. 2009. http://www.health.gov.au/internet/main/publish-ing.nsf/Content/hta-review-report.

Department of Health and Ageing. Development of a quality framework for the medicare benefits schedule. 2010. https://www.chf.org.au/pdfs/chf/DoHA_Information_Paper_Development_of_a_Quality_Framework_for_the_MBS_Discussion_Paper.pdf. Accessed 12 July 2016.

Ley S. More consumer consultation in PBS process. 2015. http://www.health.gov.au/internet/ministers/publishing.nsf/Content/health-mediarel-yr2015-ley016.htm. Accessed 12 Feb 2016.

Lopert R. Evidence-based decision-making within Australia's pharmaceutical benefits scheme. Issue Brief (Commonw Fund). 2009;60:1–13.

Lopes E, Street J, Carter D, Merlin T. Involving patients in health technology funding decisions: stakeholder perspectives on processes used in Australia. Health Expect. 2016;19:331–44. doi:10.1111/hex.12356.

MacKenzie R, Chapman S, Salkeld G, Holding S. Media influence on Herceptin subsidization in Australia: application of the rule of rescue? J R Soc Med. 2008;101:305–12.

Parliament of Australia. Availability of new, innovative and specialist cancer drugs in Australia. 2015. http://www.aph.gov.au/Parliamentary_Business/Committees/Senate/Community_Affairs/Cancer_Drugs/Report. Accessed 2 July 2016.

Productivity Commission Efficiency in Health, Commission Research Paper, Canberra. 2015. http://www.pc.gov.au/research/completed/efficiency-health/efficiency-health.pdf, Accessed 3 Aug 2016.

Productivity Commission. Impacts of advances in medical technology in Australia. Research Report, Melbourne. 2005. http://www.pc.gov.au/inquiries/completed/medical-technology/report/medicaltechnology.pdf. Accessed 3 Aug 2016.

Tong A. CHF real people, real data project-pilot phase evaluation. 2014. https://ourhealth.org.au/sites/default/files/docs/chf_rprd_external_evaluation.pdf. Accessed 17 July 2016.

Wortley S, Wale J, Grainger D, Murphy P. Moving beyond the rhetoric of patient input in health technology assessment deliberations. Aust Health Rev. 2016; doi:10.1071/AH1521.

第20章 巴 西

艾琳·席尔维拉·席尔瓦、克拉丽斯·乔利·佩特拉梅尔、罗伯塔·布尔克·拉贝洛、瓦尼亚·克里斯蒂娜·卡努托·桑托斯

Aline Silveira Silva, Clarice Alegre Petramale, Roberta Buarque Rabelo, Vania Cristina Canuto Santos

（本章译者：张璐莹）

20.1 引言

本章介绍巴西正在开展的旨在改善HTA中的患者和公众参与机制的活动。近年来，关于如何将患者和公众参与引进国民卫生服务（SUS）的HTA流程一直在进行分析和讨论。社区参与是联邦宪法（Brazil，1988）中规定的SUS原则之一，也是有机健康法（Brazil，1990a、1990b）中概述的原则之一。2011年，国家卫生技术委员会（CONITEC）成立，民间机构/民间团体参与HTA过程正式化。此外，CONITEC的职责之一是在这一过程中促进社会参与（社区或个人参与决策）。

20.2 参与流程

CONITEC评估所有类型的卫生技术。根据巴西第142401号法案（Brazil，2011），HTA中的公众参与通过在国家卫生委员会（CNS）中设定一名参会代表（代表公民和SUS用户）来实现。公众参与还通过对所有建议的公众咨询和相关案件的公开听证会来实现。

20.2.1 公众咨询

CONITEC 发布的所有建议均进行为期 20 天的公众咨询（或公开意见征集）。除了通过 CNS 在全体会议上的代表之外，公众咨询使患者、照护者、患者协会和其他利益相关方能够参与。通过咨询提出的建议通过 CONITEC 网站上的表格提交。

2012 年，即 CONITEC 活动开始的那一年，共进行了 36 次公众咨询。最积极的参与者是卫生技术开发商和教育机构。没有个人患者参与，只有患者协会参与。因此，有必要制定一种策略来增加 SUS 用户的响应。因此，在 2014 年底，创建了一个特定的公共咨询表，以了解和技术评估相关的患者和照护者的观点。此后，文稿以两种形式提交。一种是"技术和科学贡献"，另一种是"意见或经验"，收集患者和照护者关于被评估技术的经验。

自 2015 年以来，CONITEC 开始制作以简化语言编写的技术报告的摘要版本，用于帮助理解报告并使 SUS 用户更容易递交意见。

从 2011 年成立到 2015 年 12 月，CONITEC 进行了 143 次公众咨询，收到超过 20000 份意见投稿，平均每年 5000 份，其中一半以上来自 SUS 用户。包含收到建议的电子表格可以在 CONITEC 网站上找到。意见汇编和讨论是最终技术报告的一部分，也可以在网站上找到（CONITEC，2016）。

20.2.2 调查

为了调查患者和公众的需求和偏好，CONITEC 于 2015 年开始了与其临床方案和治疗指南（PCDT）相关的调查。第一次调查使用了 CONITEC 网站上的结构化问卷，"向患者和照护者收集意见，了解在 PCDT 中关于罕见病需要考虑的重点议题"。该调查邀请专家和目标受众（罕见患者）参与。CONITEC 收到了 1140 份回复，几乎全部来自患者协会、照护者、患者和患者监护人。开发 PCDT 的卫生和研究专家考虑了受访者意见。

2016 年 2 月，CONITEC 进行了另一项调查，以获取对 2012 年和 2013 年发布的所有 PCDT 更新的反馈。在这种情况下，患者和用户有机会提供有关他们疾病的信息和建议，例如疾病诊疗改善、对新技术的呼吁，以及对他们而言 PCDT 迫切需要解决的问题。在新的 PCDT 版本中，患者和专家将能够参与 PCDT 的开发，并且将有一个新的板块为患者提供信息。

20.2.3 沟通和透明度

为了支持沟通和提升透明度，制定了简单有效的策略。这些策略是患者和专业人士对 CONITEC 建议的可信性和依从性的基本要素。

2014 年，CONITEC 开始通过社交网络、网站和电子邮件列表宣传其咨询，旨在吸引感兴趣的受众并确保更多人参与。人们可以在网站上注册以接收每月通讯中的信息。这使得年度参与建议的公众数增加了 400% 以上：从 2014 年的 2584 条增加到 2015 年的 13619 条。

建议的质量也在不断提高。2014 年，CONITEC 确定需要为目标受众简化和构建表格。使用更针对患者与照护者体验方面的更简单的表格让这些意见在 CONITEC 全体会议讨论中发挥了更大的作用，也提高了巴西 HTA 流程的质量。

该机构网站被评选为交流和透明度倡议的平台。在其他信息中，该平台提供了包含了所有分析的技术、全体会议议程、已完成和正在开展的公众意见征求、最终决定、特定立法分、SUS 国家基本药物清单，以及所有的已发布的 PCDT 等方面的信息。

此外，还开发了一个通俗易懂的指南，用于解释如何参与卫生技术的评估和整合过程，以及如何提高理解，提高非专业人士的技能，并为患者和公众的投稿提供指导。

20.2.4 全体会议上的患者代表

2014 年和 2015 年由 CONITEC 评估的一些 HTA 主题要求协会的患者代表参与全体会议，旨在解决与技术使用相关的问题（例如，芬戈莫德治疗多发性硬化症；布地奈德 200 μg/ 福莫特罗 6 μg 气雾剂治疗哮喘）。这种参与带来了患者对所讨论问题的独特专业知识的信息。有必要通过确定最佳参与方法来加强这种机制。

20.3 未来的计划

一些用于在未来几年支持患者参与 CONITEC 评估的可实施策略：
1. 患者代表参加所有 HTA 的 CONITEC 全体会议。
2. 通过有针对性的会议为患者提供培训和支持。
3. 加强对通过公众意见征求收到的患者和公众建议的分析。
4. 实施"媒体医生"试点项目，旨在跟踪分析国家级媒体发布的关于 HTA 和

CONITEC 的新闻，准确告知患者和公众关于 HTA 的信息。

参与环境仍然是未来几年需要解决的巨大挑战。为了让患者更多地参与巴西的 HTA，政策制定者和支持他们的人必须仔细计划和评估要使用的策略，因为参与是一种政治构建，需要在各种背景下加以改进、重新定位和理解。

利益冲突

无。

致谢

感谢卫生技术管理和整合部的团队对本章做出的贡献。

原著参考文献

Brazil. Brazilian Federal Constitution. Brasília: Congress Press; 1988. Brazil. Law n. 8,080. Brasília: Federal Official Gazette of Brazil; 1990a. Brazil. Law n. 8,142. Brasília: Federal Official Gazette of Brazil; 1990b. Brazil. Law n. 12,4011. Brasília: Federal Official Gazette of Brazil; 2011.

CONITEC. Participação social. 2016. http://conitec.gov.br/index.php/participacao-social. Accessed 24 Nov 2016.

第 21 章 加拿大

劳拉·韦克斯、伊莱恩·麦克菲尔、莎拉·伯格拉斯、米歇尔·穆乔姆达尔
Laura Weeks, Elaine MacPhail, Sarah Berglas, Michelle Mujoomdar
(本章译者:张璐莹)

21.1 引言

加拿大的 HTA 在医院、地区、省/区域和泛加拿大层面进行。每个 HTA 计划都有不同的职权范围,具体取决于利益相关方的需求,可以包括对药物、医疗器械、诊断、程序以及健康和社会服务计划的评估。加拿大 HTA 组织在患者参与方面有着共同的目标操作,但开发了不同的方法来实现这些目标,以适应可用资源、时间表和专家意见。在本章中,由于项目数量众多,我们邀请不同的患者代表参与不同级别的 HTA。所包含的示例并非患者参与加拿大 HTA 的详尽描述;但这些例子可全面介绍使用的各种策略。我们首先描述了 7 个 HTA 组织的患者参与策略,总结在表 21-1 和表 21-2 中。我们比较了策略并突出每个项目中的特点和挑战。我们在本章结束时重点关注一些加拿大 HTA 组织如何评估并相应地调整他们的患者参与策略。

表 21-1　关于 CADTH HTA 计划患者参与的描述

	HTA 类型	每年 HTA 的数量	策略	患者观点的作用	特点
CDR	STA（药物）	40~45	● 如果没有患者团体，则由患者团体和单个患者通过模板提交 ● 两个公开（组/团体）、无患者、专家委员会成员	● 确定对患者重要的结果并将临床试验结果置于背景中 ● 总结患者观点供公众委员审议	● 有针对性的反馈信息发送后，审查大纲 ● 什么是最有用的 ● 对未来意见提交的建议
pCODR	STA（肿瘤药物）	20~25	● 利益相关方对报告草稿和建议的反馈 ● 如果没有患者团体，则由登记的患者团体和单个患者通过模板提交 ● 三个患者专家委员会成员	● 确定对患者重要的结果并将临床试验结果置于背景中 ● 总结患者意见供公众委员审议	● 利益相关方对初步建议的反馈意见，供专家委员会审议，并在适当的情况下重新考虑建议
最佳使用	STA 或 MTA（药物类别、设备、程序）	6~8	● 利益相关方对所包含的研究、报告草稿和建议的反馈 ● 如果没有患者团体（药物），则按患者团体和患者个体模板提交意见 ● 文献综述（设备/程序） ● 一两个公开（组/团体）、无患者、专家委员会成员	● 确定对患者重要的结果，并增加对临床试验以外的药物如何使用的理解（药物） ● 总结意见供公众成员审议（药物） ● 在审议框架的支持下用于委员会审议	● 患者团体和个人使用多种药物的机会 ● 文献整合，提供全面而严谨的证据（设备/程序）
科学建议	药物临床试验设计建议	6~8	● 个别患者的访谈	● 为公司计划中的试验提供建议，包括对照药品、主要和次要结果和测量工具	● 采访者将得到酬金 ● 与参与者进行广泛互动

CADTH-加拿大卫生药物和技术局、CDR-通用药物审查、MTA-多项技术评估、N/A-不适用、pCODR-泛加拿大肿瘤药物审查、pERC-专家审查委员会、PI-患者参与、STA-单一技术评估

第21章 加拿大

表21-2 关于其他加拿大HTA计划患者参与的描述

	HTA类型	级别	每年HTA的数量	策略	患者意见的作用	特点
BC PharmaCare[a]	STA（药物）	省级	50	● BC的患者、照护者或患者团体通过在线调查提交的信息	● 了解临床结果并了解实施的考虑因素 ● 由公共成员总结以供审议	● 个人参与 ● 在线调查
安大略省卫生质量局（HQO）	STA（设备、操作）	省级	12，其中3~5个为优先考虑	● 利益相关方对报告草稿和建议的反馈 ● PI策略是有优先次序的，可以包括文献综述、访谈、焦点小组和（或）调查	● 用于委员会审议，以支持审议框架	● 用简明扼要的语言，鼓励公众了解卫生研究 ● 目标是促进新技术的应用
安大略公共药物项目（OPDP）[b]	STA（药物）；MTA（药物类别）	省级	60~70c	● 由登记的患者团体通过模板提交的意见 ● 两位患者专家委员会成员	● 了解对新药的需求，了解临床结果和实施考虑 ● 总结供患者成员审议	● 与加拿大的其他PI策略一致
魁北克大学医院	STA（设备、操作）	医院	● 10 HTA ● 20个重复的回应或更新	● 量身定制的策略，包括访谈或焦点小组 ● 至多3名患者作为HTA工作组成员 ● 一位患者专家委员会成员	● 了解临床结果并了解实施的考虑因素 ● 用于委员会审议	● 患者参与医院内部的HTA小组 ● 用正式并有理论驱动的方法操作流程开发 ● 针对于评估 ● 有针对性且灵活的框架
阿尔伯塔健康	STA（设备、操作）	省级	10	● 量身定制的策略，包括文献综述、访谈或焦点小组 ● 最少两位患者专家委员会成员	● 定义HTA的范围和内容 ● 用于委员会审议，支持实施的考虑因素	● 访谈或焦点小组来描述技术实施的内容

续表

HTA 类型	级别	每年 HTA 的数量	策略	患者意见的作用	特点
国家卫生和社会服务卓越研究所	STA、MTA（药物）	省级	● 100或更多药物HTA ● 25个其他HTA	● 利益相关方反馈的建议（其他HTA） ● 患者和患者团体通过信件提交的意见（无格式，药物） ● 量身定制的策略，包括访谈、焦点小组或调查 ● 专家委员会与患者团体见面（药物） ● 患者建议委员会成员	● 了解对生活质量的影响 ● 用于委员会审议（药物） ● 通过项目使用，从范围界定到审议（药物）	● 个人参与 ● 知情书和意见如何使用的反馈 ● 一系列获取患者意见的方式（其他HTA）

HTA- 卫生技术评估、BC- 不列颠哥伦比亚省、CDR- 通用药物审查、CADTH- 加拿大卫生药物和技术局、HQO- 安大略省卫生质量局、MTA- 多项技术评估、PI- 患者参与、QoL- 生活质量、STA- 单一技术评估

b 截至2016年2月的准确信息。

c 包括向安大略省公共药物计划（OPDP）提交的原始内容和已由 CADTH CDR 或 pCODER 评估的药物

d 包括卫生经济研究所、卡尔加里大学的 HTA 部门和阿尔伯塔大学卫生技术与政策部门

21.2 患者参与策略

加拿大 HTA 组织内使用的患者参与策略分为5个大类：利益相关方反馈、患者意见使用模板、已发表文献综述、访谈和焦点小组以及委员会参与。

21.2.1 利益相关方反馈

加拿大 HTA 组织患者参与的最早例子是征求利益相关方的反馈意见。利益相关方包括患者团体的成员，患者个人、临床医生个人和专业协会、学术团体、制药和医疗器械公司以及卫生机构。如今，几个加拿大 HTA 项目在完成各种里程碑后征求

利益相关方的反馈，包括项目范围、纳入研究的清单、报告草稿和专家委员会的建议。例如，在安大略省卫生质量局（HQO），公众咨询是在报告草案和建议发布后进行的，会主动针对患者和患者团体。在 CADTH 的泛加拿大肿瘤药物评价（pCODR）上，项目利益相关方，包括患者团体，对 pCODR 专家审查委员会（pERC）的初步建议发表评论。然后，pERC 使用此反馈来确定初始建议是否有资格转换为最终建议而无需重新考虑。虽然它在有限的情况下使用，但此过程能让建议更快地确定下来。一个关键标准是符合条件的利益相关方，包括患者团体，必须在初始推荐中针对推荐的临床人群达成共识，并且不发表实质性评论。例如最初推荐恩杂鲁胺用于转移性前列腺的一线治疗，符合早期转换的条件：得到了所有利益相关方的一致支持，患者团体表示最初的建议和理由很明确，并且其意见得到了适当的考虑和反映（pCODR，2015）。

利益相关方的反馈在概念上被归类为一种单向的咨询型公共参与（Rowe 和 Frewer，2005）。出于这个原因，利益相关方的反馈和其他协商方法被指出存在局限性。HTA 项目没有义务采纳反馈，也没有关于患者的任何决策权，利益相关方的反馈已被定性为形式主义级别的策略（van Thiel 和 Stolk，2013）。虽然对形式主义的担忧是有道理的，但利益相关方的反馈代表了一个可行且潜在有用的机会，可以将其投入到 HTA 中，特别是如果与其他患者参与策略相结合，并且组织承诺认真考虑收到的反馈。加拿大 HTA 组织广泛使用利益相关方的反馈，并努力确保流程的高效和基础设施的到位，以使利益相关方在正确的时间提供正确的反馈。

21.2.2 患者意见模板

2007 年，药物委员会［(Conseil du Medicament)，现 INESSS（国家卫生和社会服务卓越研究所 Institut national d'excellence en sante et en services sociaux）］开始通过信件或电子邮件的形式来接受无组织的患者和其他利益相关方的意见，并作为其药物评估过程的一部分。当其他加拿大项目在 2010 年开始接受患者的意见时，他们通过开发和实施一个模板来标准化这一过程，该模板改编自苏格兰药物联盟的模板。加拿大 HTA 项目现在通常使用模板来收集患者和照护者的意见，尽管在谁能够提交（例如患者还是患者组织）以及如何在评估和审议中使用信息方面，项目之间存在差异（表 21-1 和表 21-2）。

2010—2015 年间，114 个患者团体向 CADTH 的通用药物审查（CDR）提交了 297 个完整的患者意见模板，促成了 142 项报销建议（CADTH，2015a）。提交给 CADTH 通用药物审查的患者意见也可提供给参与的联邦、省和地区的药物福利计划,以供他们使用和地方审议。一些此类药物计划,包括不列颠哥伦比亚省药物保障计划和安大略省公共药物计划(OPDP),还通过他们自己本地的流程来收集患者的意见。在安大略省,由于患者团体知道他们提交给 CADTH 的通用药物审查是与 OPDP 共享的,因此有些患者不会就同一种药物向 OPDP 重复提交,这导致安大略省平均每种药物少于一份意见。相比之下,INESSS 目前不使用模板的方式,每种药物最多可以收到 50 封信件和电子邮件,尽管大多数情况下会收到一两封。

由于 HTA 包含广泛多样的证据来源,因此,跟踪通过患者意见模板收集的信息对评估或审议的影响,十分具有挑战性。CADTH 加拿大药物专家委员会认为实际报销建议的原因之一有可能是审查技术未满足患者的需求。[如 asfotase alfa (Strensiq®)(CADTH,2016d)、elosulfase alfa(Vimizim®)(CADTH,2016e)、ivacaftor(Kalydeco®)(CADTH,2015e)]。更常见的是,评估员使用患者意见来确定要包含在草案中的患者重要结果,进一步考虑临床试验数据在现实世界中的适用性,并提供有关新药何时能十分有用的见解(Berglas 等,2016)。

我们通过与项目知情人的对话发现了一些常见的挑战,如接受过多或不足的患者意见,以及缺乏足够的资源和时间来有效接触患者群体或推广该策略。从患者团体的角度来看,挑战包括了认为患者的意见与临床或经济证据的价值不同(Gauvin 等,2011)、形式主义的感觉以及在时间短且预算有限的情况下汇编高质量内容所需的大量时间和专业知识(Best Medicines Coalition,2014)。作为回应,加拿大 HTA 项目继续调整收集患者意见的策略。CADTH 的 pCODER 项目和加拿大癌症行动网络(CCAN)共同制定了一项教育和支持计划,以帮助患者团体提交申请。它包括完成模板的详细指南(CADTH-pCODER,2015),通过幻灯片的叙述展示 pCODR 的过程,收集和总结患者意见(CADTH,2015b)、癌症药物管线(CCAN,2016)和接受赞助的 HTA 患者参与导航员(HTA Patient Engagement Navigator)的指导。Navigator 是一项癌症患者社区的免费支持,负责探索、开发和支持一系列增强患者参与的机会。该计划由加拿大抗癌合作组织资助,并由 CADTH 和 CCAN 提供实物资助。CADTH CDR 聘请了一名全职的患者参与员来支持患者团体,并于 2014 年开始向提交意见的每个团体发送反馈信。这些信件概述了患者团体提交的内容中最有用的部分,为未来的意见提交提供了建议,并对团体的努力表示感谢和认可。在对反馈信的回顾性审计中,发现患者群体在完成后续提交时经常参考使用具体的建议并对反馈表示感谢(Rader 和 Bond,2016)。

21.2.3 已发表文献的综述

一些组织审查并综合相关已发表的、通常是定性的文献，来将患者观点和经验证据纳入评估和审议中。如第 15 章所述，通过电子数据库和网站检索已发表的文献，根据预定的资格标准筛选相关文献，并提取相关数据进行分析，与临床证据的系统性综述非常相似。根据时间表、资源和特定主题的需求，不同的项目和特定的 HTA 或多或少地采用不同的方法步骤。数据合成方法可能因所审查的文献类型和政策制定者的需求而异。例如，最近为 HQO 进行的一项针对未控制达标的 1 型糖尿病患者如何理解他们的生活质量的定性研究（Vanstone 等，2015a）包括了定性荟萃整合（Korhonen 等，2013），而 CADTH 进行的另一项综述是关于结肠直肠癌患者对错配修复缺陷（dMMR）检测（CADTH，2016a）的看法，这包括一个专题综述（Harden 等，2004）。任何文献综述的产物都是描述性或解释性的说明，与临床、经济和其他证据一起用于支持审议。例如，安大略卫生技术评估委员会在其决策框架内将 1 型糖尿病荟萃整合视为"与预期的社会和道德价值观一致"标准的证据，该框架还考虑了整体临床益处的证据、是否物有所值以及在医疗卫生系统中采用的可行性（Medical Advisory Secretariat，2010）。dMMR 主题综述符合 CADTH 卫生技术专家审查小组（HTERP）审议框架（CADTH，2015c）中的"患者偏好"标准，其中还包括临床益处和危害、经济影响和实施、法律、伦理和环境领域的标准。

文献综述的使用，有助于确保一系列患者和照护者提出关于卫生技术的价值、影响、需求、偏好和经验的观点可纳入评估和审议中（Hansen，2008）。例如，dMMR 综述被他人引用，以支持普遍检测建议，因为发现患者及其家属重视对其 dMMR 状态的了解，以便他们能够管理未来的风险并参与预防行为（CADTH，2016b）。该荟萃整合还强调了几个实施考虑因素，包括对患者、家属及其医疗保健提供者进行教育的必要性以及足够的遗传咨询能力的必要性（Weeks 等，2016）。

与原始数据收集相比，文献综述是一个相对有效的过程，并且被广泛认为是一种更可靠的证据形式（Hansen 等，2011；Facey 等，2010）。然而，对于某些主题，可用于荟萃整合的相关已发表研究可能太少，或者与加拿大相关的太少，不足以反映公共支付系统、独特的弱势群体、当地临床照护途径和当前可用的治疗方法。此外，实施文献荟萃整合需要专业的技能，例如，在搜索、评估和综合定性研究方面，HTA 项目需要将荟萃整合纳入其过程的能力。严格的荟萃整合需要对数据进行描述性回顾和分析，这可能需要很长时间并且难以适应紧凑的 HTA 时间表。

21.2.4 访谈和焦点小组

获取与患者观点相关证据的另一个常见策略是使用访谈法和焦点小组法。使用这些策略的项目通常会招募患者或其他照护者，来收集有关在某种情况下生活的感觉以及使用技术的已实现益处或危害的信息。值得注意的是，由于时间限制和不同的目标，加拿大 HTA 项目通常不会在定性研究的背景下运用访谈法或焦点小组法，定性研究会涉及到指导抽样决策、数据收集和分析的理论框架，目标是形成一种新的知识形式。相反，访谈和焦点小组最常用于收集描述性的信息，然后以务实的意图对这些信息进行总结，以便为评估和审议提供信息。

作为 Alberta Health 技术决策过程的一部分，主要利益相关方，包括患者及其照护者，以及临床医生、管理人员和政策制定者，都通过方便抽样法和滚雪球抽样法被招募参加半结构化访谈，以探讨一项新技术的可行性和实施背景。在丙型肝炎筛查的 HTA 中，受过培训的访谈员对 3 个城市的不同信息提供者进行了 14 次电话访谈（Leggett 等，2016）。分析数据以制定描述当前筛查、诊断和治疗背景的关键主题，包括携带丙型肝炎病毒的负担、筛查障碍以及提高筛查、诊断、治疗和支持能力的建议。出于更广泛的关注，当已发表的文献太有限而无法进行有意义的综述时，HQO 通常会在签约的学术型健康研究者的协助下进行访谈或焦点小组。一个例子是 HQO 针对女性在政府资助的无创产前检测中的体验和价值的探索（Vanstone 等，2015）。38 名女性接受了受过培训的访谈者的采访，并通过建构扎根理论的方法来指导数据收集和分析。分析表明，对时间、准确性和风险的认知会影响女性的决策，而且这些认知与该地区提供政府资助的无创产前检测的规则相冲突。

CADTH 的科学建议项目在加拿大是独一无二的，其任务是从与加拿大整体相关的 HTA 角度，向制药公司提供有关临床试验设计的早期建议。作为该项目的一部分，CADTH 的工作人员会采访个别患者及其照护者，以获取有关症状、症状影响、治疗经验和对提出的试验设计的想法的详细信息，尤其关注与健康相关的生活质量结果。通过已建立的患者团体和临床联系人确定潜在参与者，并招募那些广泛接触其他患者观点的人。访谈的见解用于证实或确定对患者重要的结果和相关的比较对象，并支持 CADTH 给出的建议。患者或照护者访谈的机密摘要将会与药物制造商共享。

在 HTA 中使用访谈和焦点小组存在挑战。招募愿意并能够参与的合适参与者可能会很耗时，并会造成延期。此外，参与者还需要有质性访谈、转录和数据分析方面的专业知识。此外，如果有必要向伦理审查委员会提交和批准，可能无法匹配 HTA 的时间表（Vanstone 和 Giacomini，2016）。

21.2.5 委员会参与

大多数加拿大 HTA 项目都会有患者或公众成员参与为具体的 HTA 项目设立的工作组、常务专家委员会。例如，魁北克大学医院建立了一个多学科工作组，最多包括三名负责进行评估的患者成员。招募因 HTA 的主题而异。在 2013 年精神病患者隔离和约束替代方案的 HTA 中，患者成员是通过心理健康组织被招募的（Gagnon 等，2013）。在这种情况下，患者代表的直接参与有助于在讨论期间整合患者的观点，获得对 HTA 结果的反馈并增强结果的可信度和信心（Gagnon 等，2015）。在 INESSS 中，会邀请非常任成员的患者代表，向为大多数非药物 HTA 设立的具体项目的咨询委员会提供意见。与 CHU de Quebec 一样，招募因 HTA 主题而异。如果有患者团体存在，并且有成员，可能会要求该团体帮助招募代表。否则，可以通过卫生专业人员在其医院或诊所发布的帖子或通过 INESSS 的社交媒体、网站或时事通讯来招募代表。

在某些地区，患者代表是专家委员会的成员，他们有权就卫生技术的筹资和使用提供建议，而在其他地区，患者观点则由公共成员在专家委员会审议期间提出。在 CADTH pCODER 和 OPDP 中，专家委员会有两名患者成员，他们同时还要负责在审议每种药物时，对患者团体的意见进行总结和呈现。在其他项目中（如 CADTH 卫生技术专家审查委员会和 CADTH 加拿大药物专家委员会、HQO 和 BC PharmaCare），公众成员（译者注：即从社会上招募的群众成员）担任相同的角色（CADTH，2011a；CADTH，2013；Public Appointments Secretariat，2015；BC PharmaCare，2010）。在所有情况下，患者和公众成员都享有与其他专家委员会成员相同的权利，并需要遵守相同的职权范围和利益冲突准则（CADTH，2011b；BC PharmaCare，2009；Public Appointments Secretariat，2016）。

虽然项目之间存在差异，但加入患者或公众成员有助于确保将患者相关信息纳入审议范围。然而，一个重要的挑战是需要确定人员来担任这个角色，大多数委员会已经制定了招募和选择成员的标准。人们广泛认同患者或公众成员应代表那些可能使用或需要正在接受审查的卫生技术的人的广泛观点。为了有意义，委员会必须考虑各种患者的经历，包括随着时间的推移，那些他们在不同方面的生活经历。例如，在 CADTH pCODR 中，患者成员会因他们对癌症及其管理相关问题的个人知识、经验和理解，而被选入专家委员会（CADTH，2015d）。患者或公众成员可以有效地将这种观点带入审议；然而，为了做到这一点，他们还必须有信心表达自己的意见，并在与其他成员、临床专家、研究人员和决策者的高度技术性的对话中，引发讨论并反映患者的观点。其他委员会成员，尤其是委员会主席，在建立平等环境方面发挥着重要作用，这样患者和公众成员才能够实现这一目标（Thomas 和 Meredith，2012）。

21.3 加拿大患者参与评估

作为 HTA 中相对较新的策略，患者参与的最佳实践尚未建立（Gauvin 等，2014）。患者参与项目的持续评估、反思和改进对于确保患者有效参与和增加参与的价值非常重要。在加拿大，大多数项目都记录了衡量参与程度的关键指标，例如收到的患者意见量和提供反馈的利益相关方。作为参与既定项目的指标，这些指标不反映患者参与的价值或影响，以及在评估或审议中如何使用（或不使用）患者的相关信息。

一些项目进行了更为正式的评估。2012 年，CADTH 与一家独立咨询公司签约，以评估 CDR 内的患者意见流程。评估包括文件审查、关键知情人访谈、调查和文献检索从三个维度评估流程：理念与目标、设计和执行。结果表明，该项目设计得当，利益相关方几乎都认为项目很重要，并且它为药物审查过程提供了独特的相关信息。尽管如此，还是提出了一些改进建议，并随后得到了实施，其中包括需要明确定义项目的目标、制定框架并在如何使用患者意见方面保持透明、提高公众对项目的了解度、改善与患者团体的沟通以及提供培训和支持，以便患者团体提交有用的意见（SECOR，2012）。这些建议促使患者意见流程发生了一些变化，例如规划情况说明会、制定提高患者意识策略、聘请专职工作人员、举办培训课程并开发方便患者提供意见的流程，以便患者在没有患者团体时提供意见。为进一步加强患者参与，成立了患者社区联络论坛（CADTH，2016c），来帮助确定患者参与相关活动的优先级别，分享如何调动患者团体的知识和经验，并促进与患者团体的信息共享。虽然这些建议是 4 年前专门为 CDR 计划制定的，但它们与 CADTH 和其他项目的持续相关性仍然很明显。在另一项正式评估中，魁北克大学医院的研究人员评估了患者在具体 HTA 中的参与情况（Gagnon 等，2013）。在此 HTA 中，患者参与了开发和管理该项目的工作组，并参加了焦点小组，提供他们的观点和经验来为评估提供信息。

通过对参与项目的一系列人员进行半结构化访谈，收集用于评估的数据。访谈的重点是人们如何看待 HTA 中考虑了患者的观点，以及患者参与是否并如何改变了评估或建议。结果表明，除其他好处外，患者参与可以帮助确定关键的实施问题和策略、理清其他利益相关方的意见、为制定反映患者需求的建议提供信息，并确保将受其影响的患者和家属可以获得建议（Dipankui 等，2015）。评估支持这两种患者参与策略（委员会参与和焦点小组）的可行性，以及评估患者参与具体的 HTA 的可行性。吸取的重要经验教训包括，为了促进客观性，在理想情况下，评估者应该是独立的且不参与评估。并非所有 HTA 都可以进行这种正式且需要耗费大量资源的评估，我们需要一个更有针对性且实用的标准评价策略。魁北克大学医院的研究人员正在制定这样的策略（Marie-Pierre Gagnon，Population Health and Practice-changing Research Group，CHU de Quebec Research Centre，Laval，QC：personal communication，2016）。

21.4 经验教训

加拿大的经验（通过正式评估和日常经验）清楚地表明，患者的参与和将患者的观点纳入 HTA 有助于确保做出更有依据、以患者为中心的相关决策。同时，让患者参与进来也很困难。我们与在加拿大 HTA 项目中工作人员的对话表明，有效的患者参与可能需要大量资源，需要时间来建立在信任基础上的富有成效的合作关系，还需要持续有效的沟通和支持。在固定和较短的 HTA 时间表以及有限的预算内，这并不总是可行的。虽然包括患者、HTA 组织、临床医生、HTA 研究人员和决策者在内的一系列利益相关方群体广泛支持患者参与，患者参与的理想情况与其在这种环境中实际实施的方式之间也存在张力。HTA 项目和患者及其家属都需要在这种情况下做出让步。

此外，加拿大的经验表明，需要灵活地制定适用于具体 HTA 计划和每个 HTA 主题的患者参与策略。用于确保患者有效参与一个主题的资源、时间和精力可能会超过另一个主题所需的资源、时间和精力。在某些情况下，患者的积极参与似乎是必要的，但由于时间或资源的限制而无法实现。因此，一刀切的方法可能不合适。同时，HTA 项目不应以时间紧迫、资源有限为由而忽视患者参与。为了使 HTA 有意义并反映一系列相关观点，患者必须参与其中，并且必须有适当的资源和政策来支持他们的参与。有必要调整患者参与策略，以确保将所有相关患者的观点纳入 HTA。

21.5 未来的计划

在加拿大，在吸取的经验教训的基础上，HTA 项目开始开发灵活的框架，根据项目和特定主题的需求来定制患者参与策略。目标是从所有相关利益方的角度出发，进行有效的参与。例如，CHU de Quebec 的研究人员进行了 5 年多的基础工作，开发了一个包括系统审查、本地需求评估、试点项目和评估的灵活框架（Gagnon 等，2014；Dipankui 等，2015）。INESSS 同样正在着手开发一个方法框架，以支持患者和公民参与所有的 HTA 活动。在 2016 年，成立了一个委员会来制定和实施这样一个框架。HQO 是实施灵活策略以帮助确定优先级的另一个项目，例证了在资源有限的环境中，应有患者参与，并为开展患者参与选择最适配的参与方法（OHTAC，2015）。HQO 的评估活动中，一般都包含文献荟萃整合以及访谈和焦点小组数据分析，并正在开展工作来扩大患者参与策略，将公众和患者成员（或"生活经验成员"）纳入 OHTAC，并将患者成员作为临床审查小组的专家顾问。这些正在制定的补充战略表明，他们愿意确保根据每个 HTA 的需求来制定适当的参与策略（Mark Weir，Health Quality Ontario，Toronto，ON；personal communication，2016）。

随着对评估、灵活性和效率的持续关注，加拿大组织有充分的条件来确保患者参与加拿大的 HTA 是有意义和富有成效的。

致谢

感谢编写人员在准备原稿时提出的意见。所有观点完全由作者负责。

原著参考文献

Berglas S, Jutai L, MacKean G, Weeks L. Patients' perspectives can be integrated in health technol-ogy assessments: an exploratory analysis of CADTH common drug review. Res Involvement Engagem. 2016;2:21. doi:10.1186/s40900-016-0036-9.

Best Medicines Coalition. Health technology assessment in Canada: improving the system and ensuring the patient voice is heard. Position paper. 2014. http://www.bestmedicines.ca/node/168. Accessed 11 Jul 2016.

British Columbia PharmaCare. Conflict of interest guidelines: for the drug benefit review process. British Columbia Ministry of Health Services. 2009. http://www2.gov.bc.ca/assets/gov/health/health-drug-coverage/pharmacare/dbc-coi-guidelines.pdf. Accessed 20 Jun 2016.

British Columbia PharmaCare. Drug Benefit Council-terms of reference. British Columbia Ministry of Health Services. 2010. http://www2.gov.bc.ca/assets/gov/health/health-drug-coverage/pharmacare/dbc-termsofref.pdf. Accessed 20 Jun 2016.

CADTH. Canadian Drug Expert Committee: terms of reference. 2011a. https://www.cadth.ca/media/corporate/corp_committees/CDEC_TOR_e.pdf. Accessed 20 Jun 2016.

CADTH. Conflict of interest guidelines for CADTH expert committee and panel members. 2011b. https://www.cadth.ca/media/corporate/corp_committees/cadth_coi_guidelines_cedc_ members_e.pdf. Accessed 20 Jun 2016.

CADTH. CADTH Heath Technology Expert Review Panel: terms of reference. 2013. https://www. cadth.ca/sites/default/files/corporate/corp_committees/hterp/CADTH_Expert_Review_Panel_ TOR_revised_July_2013.pdf. Accessed 20 Jun 2016.

CADTH. Common drug review. Ivacaftor (Kalydeco–Vertex Pharmaceuticals Inc.) Indication: cystic fibrosis with R117H mutation. 2015a (CADTH Canadian Drug Expert Review Committee: final recommendation). https://www.cadth.ca/sites/default/files/cdr/complete/SR0430_complete_Kalydeco_R117H_Nov-23-15_e.pdf. Accessed 11 Jul 2016.

CADTH. Updates for patient groups–June 2015. Five years of patient engagement. 2015b. https:// www.cadth.ca/news/update-patient-groups-june-2015. Accessed 17 Jun 2016.

CADTH. New resources to help strengthen pCODR patient advocacy group submissions. 2015c. https://www.cadth.ca/new-resources-help-strengthen-pcodr-patient-advocacy-group-submissions. Accessed 11 Jul 2016.

CADTH. Health Technology Expert Review Panel deliberative framework. 2015d. https://www.cadth.ca/sites/default/files/pdf/hterp/HTERP_DFW_e.pdf. Accessed 17 Jun 2016.

CADTH. Help the patient voice be heard–pERC requires a patient member. 2015e. https://www.cadth.ca/news/help-patient-voice-be-heard-perc-requires-patient-member. Accessed 20 Jun 2016.

CADTH. DNA mismatch repair deficiency tumour testing for patients with colorectal cancer: a health technology assessment. 2016a. (CADTH optimal use report). https://www.cadth.ca/sites/default/files/pdf/OP0522_dMMR_Science_Report.pdf. Accessed 21 Oct 2016.

CADTH. Common drug review. Asfotase alfa (Strensiq—Alexion Pharma Canada Corp.). Indication: pediatric-onset hypophosphatasia. 2016b (CADTH Canadian Drug Expert Review Committee: final recommendation). https://www.cadth.ca/sites/default/files/cdr/complete/ SR0443_complete_Strensiq-Apr-4-16_e.pdf. Accessed 17 Jun 2016.

CADTH. DNA mismatch repair deficiency tumour testing for patients with colorectal cancer: rec-ommendations. 2016c. (CADTH optimal use report). https://www.cadth.ca/sites/default/files/ pdf/OP0522_dMMR_Report_Recommendations.pdf. Accessed 21 Oct 2016.

CADTH. CADTH Patient Community Liaison Forum. 2016d. https://www.cadth.ca/cadth-patient-community-liaison-forum. Accessed 20 Jun 2016.

CADTH. Common drug review. Elosulfase alfa resubmission (Vimizim-Biomarin Pharmaceutical (Canada) Inc.). Indication: mucopolysaccharidosis IVA (morquio A syndrome). 2016e (CADTH Canadian Drug Expert Review Committee: final recommendation). https://www. cadth.ca/sites/default/files/cdr/complete/SR0456_complete_Vimizim_May-26_16.pdf. Accessed 11 Jul 2016.

CADTH-pCODR. pan-Canadian oncology drug review: patient engagement guide. 2015. https:// www.cadth.ca/sites/default/files/pcodr/pCODR%27s%20Drug%20Review%20 Process/pcodr-patient-engagement-guide.pdf. Accessed 17 Jun 2016.

CCAN, Canadian Cancer Action Network, CADTH pan-Canadian Oncology Drug Review (pCODR). Cancer drug pipeline information for patient advocacy groups. 2016. https:// www. cadth.ca/sites/default/files/pcodr/Communications/pCODR-CCAN_HTA_Pipeline. pdf. Accessed 11 Jul 2016.

pCODR, pan-Canadian oncology drug review. pCODR Patient Advocacy Group feedback on a pERC initial recommendation-enzalutamide (Xtandi) for first line mCRPC. 2015.https:// www.cadth.ca/sites/default/files/pcodr/pcodr_enzalutamide_xtandi_1stln_mcrpc_ ptfdk_ pcc.pdf. Accessed 11 Jul 2016.

Dipankui MT, Gagnon MP, Desmartis M, Legare F, Piron F, Gagnon J, et al. Evaluation of patient involvement in a health technology assessment. Int J TechnolAssess Health Care. 2015;31:166– 70. doi:10.1017/S0266462315000240.

Facey K, Boivin A, Gracia J, Hansen HP, Lo Scalzo A, Mossman J, et al. Patients' perspectives in health technology assessment: a route to robust evidence and fair deliberation. Int J Technol Assess Health Care. 2010;26:334–40. doi:10.1017/S0266462310000395.

Gagnon MP, Desmartis M, Dipankui MT, Gagnon J, St-Pierre M. Alternatives to seclusion and restraint in psychiatry and in long-term care facilities for the elderly: perspectives of service users and family members. Patient. 2013;6:269–80. doi:10.1007/s40271-013-0023-2.

Gagnon MP, Desmartis M, Gagnon J, St-Pierre M, Gauvin FP, Rhainds M, et al. Introducing the patient's perspective in hospital health technology assessment (HTA): the views of HTA pro-ducers, hospital managers and patients. Health Expect. 2014;17:888–900. doi:10.1111/ hex.12010.

Gagnon MP, Desmartis M, Gagnon J, St-Pierre M, Rhainds M, Coulombe M, et al. Framework for user involvement in health technology assessment at the local level: views of health managers, user representatives, and clinicians. Int J Technol Assess Health Care. 2015;31:68–77. doi:10.1017/S0266462315000070.

Gauvin FP, Abelson J, Giacomini M, Eyles J, Lavis JN. Moving cautiously: public involvement and the health technology assessment community. Int J Technol Assess Health Care. 2011;27:43-9. doi:10.1017/S0266462310001200.

Gauvin FP, Abelson J, Lavis JN. Evidence brief: strengthening public and patient engagement in health technology assessment in Ontario. McMaster Health Forum. 2014. https://www.mcmaster-healthforum.org/docs/default-source/Product-Documents/evidence-briefs/public-engagement-in-health-technology-assessement-in-ontario-eb.pdf?sfvrsn=2. Accessed 11 Jul 2016.

Hansen HP. Patient aspects in HTA. In: Kristensen FB, Sigmund H, editors. Health technology assessment handbook. 2nd ed. Copenhagen: National Board of Health, Danish Centre for Health Technology Assessment; 2008. p. 104-11. http://sundhedsstyrelsen.dk/~/media/ECAAC5AA1D6943BEAC96907E03023E22.ashx. Accessed 17 Jun 2016.

Hansen HP, Lee A, van Randwijk CB. Patient aspects: a review of fifty-eight Danish HTA reports. Int J Technol Assess Health Care. 2011;27:330-6. doi:10.1017/S0266462311000535.

Harden A, Garcia J, Oliver S, Rees R, Shepherd J, Brunton G, et al. Applying systematic review methods to studies of people's views: an example from public health research. J Epidemiol Community Health. 2004;58:794-800. doi:10.1136/jech.2003.014829.

Korhonen A, Hakulinen-Viitanen T, Jylha V, Holopainen A. Meta-synthesis and evidence-based health care—a method for systematic review. Scand J Caring Sci. 2013;27:1027-34. doi:10.1111/scs.12003.

Leggett L, Coward S, Soril L, Weaver C, MacKean G, Noseworthy T, et al. Hepatitis C screening in Alberta: a health technology assessment. Calgary: Health Technology Assessment Unit, University of Calgary; 2016. http://www.health.alberta.ca/documents/AHTDP-HepatitisC-Screening-HTA-Report-2016.pdf. Accessed 17 Jun 2016

Medical Advisory Secretariat. Decision determinants guidance document: the Ontario Health Technology Advisory Committee (OHTAC) decision-making process for the development of evidence-based recommendations. Ontario Ministry of Health and Long-Term Care. 2010. http://www.hqontario.ca/en/mas/tech/pdfs/2011/guide_decision.pdf. Accessed 17 Jun 2016.

OHTAC, Public Engagement Subcommittee. Public engagement for health technology assessment at Health Quality Ontario—final report from the Ontario Health Technology Advisory Committee Public Engagement Subcommittee. Queen's Printer for Ontario. 2015. http://www. hqontario.ca/Portals/0/documents/evidence/special-reports/report-subcommittee-20150407-en.pdf. Accessed 4 Aug 2016.

Public Appointments Secretariat. Committee to evaluate drugs: agency details. Toronto,

ON: Government of Ontario; 2015. https://www.pas.gov.on.ca/scripts/en/BoardDetails.asp?boardID=817. Accessed 20 Jun 2016.

Public Appointments Secretariat. Personal and conflict of interest disclosure statement. In: General information. Toronto, ON: Government of Ontario; 2016. https://www.pas.gov.on.ca/scripts/ en/generalInfo.asp?#5. Accessed 20 Jun 2016.

Rader T, Bond K. Patient input into the CADTH Common Drug Review: is specific feedback use-ful to patient groups in preparing patient input submissions? Poster presented at: HTAi 2016 annual meeting: informing health care decisions with values and evidence. 2016 May 10–14; Tokyo.

Rowe G, Frewer LJ. A typology of public engagement mechanisms. Sci Technol Human Values.2005;30:251–90. doi:10.1177/0162243904271724.

SECOR. CADTH patient input process review: findings and recommendations. CADTH. 2012. https://www.cadth.ca/sites/default/files/pdf/2012_SECOR_Patient-Input-Review_e.pdf. Accessed 4 Aug 2016.

van Thiel G, Stolk P. Background paper 8.5: patient and citizen involvement. Update on 2004 background paper. World Health Organization. 2013 (Priority medicines for Europe and the world. 2013 Update). http://www.who.int/medicines/areas/priority_medicines/BP8_5Stakeholder.pdf. Accessed 11 Jul 2016.

Thomas V, Meredith B. The role of the Chair in patient and public involvement: training and sup-port (2012). In: G-I-N Public Working Group, editor. G-I-N public toolkit: patient and public involvement in guidelines. Guidelines International Network. .2015. pp. 64–75. http://www.g-i-n.net/document-store/working-groups-documents/g-i-n-public/toolkit/toolkit-2015. Accessed 11 Jul 2016.

Vanstone M, Giacomini M. Using qualitative research methods to solicit patient experiences and values for health technology policy-making. McMaster University. 2016 (Presented at the 2016 CADTH Symposium, concurrent session B5). https://www.cadth.ca/sites/default/files/symp-2016/presentations/april11-2016/Concurrent-Session-B5-Meredith-Vanstone.pdf. Accessed 11 Jul 2016.

Vanstone M, Rewegan A, Brundisini F, Dejean D, Giacomini M. Patient perspectives on quality of life with uncontrolled type 1 diabetes mellitus: a systematic review and qualitative meta-synthesis. Ont Health Technol Assess Ser. 2015a;15:1–29. http://www.ncbi.nlm.nih.gov/pmc/ articles/PMC4664939. Accessed 17 Jun 2016

Vanstone M, Yacoub K, Giacomini M, Hulan D, McDonald S. Women's experiences of publicly funded non-invasive prenatal testing in Ontario, Canada: considerations for health technology policy-making. Qual Health Res. 2015b;25:1069-84. doi:10.1177/1049732315589745.

Weeks L, Moulton K, Rader T, Garland S, Bond K. Integrating qualitative research into health technology assessment in Canada: the CADTH experience. CADTH. 2016 (Presented at the 2016 CADTH Symposium, concurrent session B5). https://www.cadth.ca/sites/default/files/ symp-2016/presentations/april11-2016/Concurrent-Session-B5-Laura-Weeks.pdf. Accessed 17 Jun 2016.

第22章 丹 麦

卡米拉·帕尔姆海·尼尔森、乌拉·沃尔莫斯
Camilla Palmhøj Nielsen, Ulla Væggemose）

（本章译者：张璐莹）

22.1 引言

本章介绍丹麦HTA模型、丹麦患者参与的前提以及过去20年丹麦HTA的运作方式。在丹麦，患者参与HTA自1980年代以来已经在国家和地区层面发展起来。患者参与策略明确引入了对患者相关方面的科学分析，以产生基于患者的证据作为HTA的重要组成部分。对患者观点的二手研究在丹麦患者参与HTA方面发挥了重要作用，并且在现有研究不足以建立对以患者中心方面的理解时进行了初步研究。此外，患者作为利益相关方的代表参与HTA过程。本章概述丹麦患者参与HTA的基本原理。通过对患者层面的科学分析，讨论患者作为利益相关方的参与过程。最后，阐述丹麦患者参与策略的影响，并提出丹麦环境中患者参与的未来发展计划。

22.2 患者参与和丹麦HTA模型

丹麦HTA于1980年代初被引入政治辩论。第一份HTA报告发表于1980年（Sigmund和Kristensen，2009）。1982年，国家卫生委员会被指定为HTA的正式负责机构，从那时起，丹麦场景中的一些HTA的设计概述就已经形成。第一个出版物是对HTA设计的简要介绍，该介绍于1984年出版，并于1994年和2007年两次进行修订（National Board of Health，1984；National Board of Health，1994；Danish Institute for Health Technology Assessment，2000）。此外，2001年和2007年出版了两本综

合 HTA 手册（Danish Institute for Health Technology Assessment，2001；Kristensen 和 Sigmund，2007）。

患者参与，可以被视为丹麦 HTA 工作的一个组成部分。它有两个不同的分支：①患者代表作为利益相关的专家参与 HTA 工作过程；②主要和次要的患者相关方面的研究，以产生基于患者的证据。第二部分在丹麦环境中受到了尤其多的关注。在过程的早期，HTA 的多学科特征被转化为一种模型，这种模型要求在所有相关研究领域进行研究。该模型是随着时间的推移而发展起来的，并在上述手册中使用。患者中心角度的研究成为丹麦 HTA 工作的一个重要的元素（Sigmund 和 Kristensen，2002；Sigmund 和 Kristensen，2009）。丹麦 HTA 模型包括 4 部分：科技、患者、经济和组织。除了这些元素之外，伦理角度也可以纳入分析（Kristensen 和 Sigmund，2007）（图 22-1）。

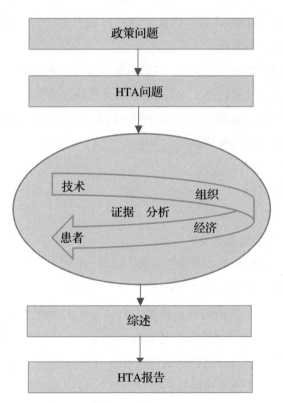

图 22-1　丹麦 HTA 模型（Kristensen 和 Sigmund，2007）

该模式得到了地区和局部 HTA 制定者的大力支持，并成为了丹麦 HTA 的模型。例如，在医院和市政机构中，本地执行的小型 HTA 的指南中包含对患者方面两次研究的强调（Danish Centre for Evaluation and Health Technology Assessment，2005；

Danish Centre for Evaluation and Health Technology Assessment，2008）。

2011 年，丹麦各地区正式承担起开展 HTA 的责任 HTA 实施（与地区研究机构 DEFACTUM 联合开展工作。DEFACTUM 同时担任协调机构），并为特定项目提供活动资金。DEFACTUM 虽然目前依然坚定地致力于分析在丹麦 HTA 模型中开发的患者方面，但开展的 HTA 数量已经有所下降。其结果是，当地患者对 HTA 的参与多年来一直在减少。

22.3 患者参与的合理性

患者参与 HTA 的合理性是它有助于改善医疗保健服务，并确保为患者提供最佳的治疗方案和医疗条件。患者可能对医疗保健服务发展如何才能满足他们的需求具有重要见解，以满足他们的需求。因此，他们可能会在一些 HTA 中充当合作伙伴。在丹麦，有两种患者参与策略。

一种策略纳入患者代表作为 HTA 的利益相关专家。利益相关方的参与确保了利益相关方代表的利益，从而提高了 HTA 报告的合法性，并提高了 HTA 用于制定政策的可能性（Palmhoj Nielsen 等，2009）。丹麦 HTA 手册呼吁识别和纳入利益相关方，并建议用以下问题指导将哪些利益相关方纳入 HTA（Kristensen and Sigmund，2007）。

- 谁是 HTA 的发起者？
- 谁是结果的用户？
- 谁必须接受结果？
- 谁为 HTA 工作和结果买单？
- 谁受到影响？谁从结果中获得了好处／利益／不利／风险／不便？
- 谁拥有知识和资源或做出了贡献？

患者专家代表了一个集中的利益相关方群体，他们可能会受到 HTA 报告结果做出决定的严重影响。因此，如果报告对决策形成了有用的基础，他们需要接受结果。通常在预先设定的各个阶段会邀请专家患者参与 HTA 流程，以确保 HTA 生产的透明性和公平性。同时纳入专家患者的目的是"测试"：①从患者的角度来看 HTA 的范围是否可以接受；②从患者的角度来看 HTA 是否包括患者相关的方面。

然而，在丹麦 HTA 模型的早期开发阶段，人们认识到仅仅是利益相关方的参与不足以评估 HTA 中所有与患者相关的方面。利益相关方的参与应该仅被视为对科学可靠的手段的补充，更科学可靠的手段指的是通过回顾现有文献和一手研究来了解患者相关方面的问题和信息。（Danish Institute for Health Techonology Assessment,

2001；Kristensen 和 Sigmund，2007）。

基于此，患者参与的第二种策略要求与患者相关的方面与技术的其他相关方面（经济、技术、组织）得到一样彻底、系统且透明的科学分析。最新的 HTA 手册（Kristensen and Sigmund，2007）表明，研究可以贡献以下方面的知识：

- 患者对已使用过技术的知识和经验。
- 患者对技术的偏好、需求和期望。
- 患者在技术、经济和组织方面的愿景和要求。
- 习俗、态度和传统如何影响患者的体验和偏好。
- 所研究的技术在患者日常生活中的重要性。
- 如何最好地利用患者的自我护理和/或赋权以及自我护理/赋权所适用的机会和限制。

这些方面应在相关技术的现有研究的基础上进行研究，必要时进行一手研究。这项策略的优势在于它基于广泛视角的信息，包括来自通过策略性选择的患者的见解，而不仅仅是来自被任命或自愿提供知识的患者代表的见解。

患者方面通常在丹麦 HTA 报告的单独章节中进行调查和介绍，这样可以更直接和明确地关注选定的患者方面。此外，研究结果应包含在 HTA 报告结尾部分，以影响建议的制定以及临床有效性、组织和经济方面的分析（Kristensen 和 Sigmund，2007；Tjornhoj-Thomsen 和 Hansen，2011；Hansen 等，2011）。

22.4 患者参与流程

22.4.1 患者作为利益相关方

在丹麦，将患者作为利益相关方纳入 HTA 是指患者代表（通常来自患者组织）参与专家组。这些专家组通常包括了各种相关专家，如行政人员、医生、护士、卫生技术开发人员和患者代表。专家组的功能是为 HTA 提供意见，尤其是在问题形成和合成的阶段。在问题形成阶段，专家被要求为草案提供意见，以确定 HTA 的范围是合适的，选定的结果是详尽的，并且没有遗漏任何重要因素。

HTA 手册建议必须努力确保专家组完整地理解项目团队的建议以及其后果。此外，专家组的目的不是达成联合决策，而是将他们的意见提供给 HTA 负责方，以便记录利益相关方的不同观点，负责方可以考虑如何将利益相关方的意见纳入其中（Kristensen 和 Sigmund，2007）。

这种利益相关方参与的策略使患者代表与卫生专业人员、行政人员和卫生技术开发人员处于平等的地位。在丹麦，很少关注能力建设，也没有在患者参加专家组之前对其进行教育的传统。然而，HTA 负责方经常特别注意确保患者代表在更大的专家组中表达他们的担忧和意见。丹麦患者组织选择的代表通常擅长代表患者利益，并且拥有与临床医生和政府互动的丰富经验。一般的经验是，患者代表为 HTA 的工作提供了宝贵的意见，并且通常能够为 HTA 报告在范围和具体制定上更有针对性。

22.4.2 对患者方面的研究

为了获得关于患者方面的有力证据，首先需要完成对患者相关文献的系统文献检索，并使用科学的方法综合现有的研究（参见第 15 章）。如果需要更多知识来回答研究问题，则将进行一手研究，例如访谈、焦点小组访谈或现场研究（参见第 12 章，Kristensen 和 Sigmund，2007）。

已记录在案的患者方面证据会影响 HTA 报告的结论和建议。例如，这可能会提供关于如何根据患者情况来开展临床服务或特定治疗的信息，可能会提供在将患者作为一个积极的主体时，如果改善患者知识或确保患者服务的灵活性的信息（Hansen 等，2011）。

以下示例说明了腹主动脉瘤（AAA）筛查的 HTA 是如何包含伦理评估和系统审查的，从而引发对与引入筛查计划相关的患者相关后果的讨论（Bennetsen 等，2008）。

基于患者的 AAA 筛查证据

在筛查 AAA 时，相对人数较多的一组参与者将被诊断为轻微 AAA。对于这一组，不提供任何治疗，但他们可以定期进行后续的扫描。根据动脉瘤的大小和生长速度，患者参与监测过程，直到动脉瘤需要手术或直到患者死亡。在 HTA 报告中，患者方面试图评估参与者的生活质量是否受到参与 AAA 筛查的影响。所应用的方法是基于系统性文献综述对患者相关方面的科学分析。生活质量的变化是有限的。然而，在参与者中被诊断为轻微 AAA 组的参与者生活质量变化最大。因此，该组的筛查项目的价值值得怀疑。此外，HTA 报告概述了患者在筛查项目期间的经历。该报告得出结论，筛查项目可能使患者受益，但可能对未立即接受治疗并必须参与定期随访扫描的患者产生负面影响（Bennetsen 等，2008)。

HTA 使得丹麦中部地区建立了一个关于筛查的临时决策委员会。该委员会的任务是提出建议,以支持地区对筛查的考虑,并为有关该问题的全国辩论作出贡献(Central Denmark Region,2009)。

另一个例子说明了丹麦 HTA 对患者方面研究政策的影响。

> **基于患者的妇科癌症随访证据**
>
> 临床和行政人员需要一份关于妇科癌症患者随访的 HTA 报告,他们想要通过调查随访、动态控制证明因患者住院消耗的医疗资源的使用是否合理。系统的文献综述涵盖了患者方面。HTA 报告显示,没有证据表明随访方案可以提高生存时间。此外,对患者方面的分析质疑了随访方案是否满足患者的医疗保健需求和期望(Danish Centre for Health Technology Assessment,2009)。

该 HTA 报告提供了修改妇科癌症患者随访方案的理由。包括博士项目在内的几个研究项目现已启动并进行,以生成支持随访方案变更的证据。癌症患者的经历、期望和需求是研究项目的核心。修订妇科癌症患者随访方案的国家工作正在进行中。这些方案的修订旨在更加关注社会心理因素。

22.5 患者参与的影响

如上所述,丹麦 HTA 报告的一个非常重要的部分是对患者方面的研究。对 1999 年至 2010 年间发表的 58 份丹麦 HTA 报告(Hansen 等,2011)的回顾表明:

- 54 份报告具体阐述了有关患者方面的研究问题。
- 51 份报告有一个涉及患者方面的单独章节,可以更直接和明确地关注患者的需求、经验和偏好。
- 两份报告有特定的理论方法,因此,患者方面被纳入报告的其他方面。这使得研究人员能够调查技术、组织和患者是如何相互影响的。
- 所有报告都包括研究文献。其中 12 份报告包括系统的文献综述,16 份报告浏览了文献。
- 34 份报告包含了使用定量和定性方法的一手研究。
- 所有报告都在 HTA 报告的结论/建议中涵盖了患者方面。

与 INAHTA 成员的 HTA 报告中纳入患者方面的综述(Lee 等,2009)相比,上述综述表明，丹麦 HTA 报告比大多数报告中更多地包括了患者方面，并且这样做是经过深思熟虑的（Hansen 等，2011）。这可能是因为在丹麦 HTA 场景下，建议对患者方面进行分析。同时，建议研究人员将他们的方法论决策建立在清晰明确的推理基础上，这可以提高对患者方面进行的研究的质量（Tjornhoj-Thomsen 和 Hansen，2011）。

通过对现有一手研究的回顾，让患者参与建立在与患者相关方面的科学分析基础之上，这一传统传自 2010 年延续至今。需要格外重视在社会中有特定能力或具备定性研究经验的研究者，从而改进对患者方面的分析。

22.6 对于发展患者参与的未来计划

尽管患者方面一直是丹麦 HTA 传统的组成部分，但生成证据以反映患者视角的工作还可继续加强。应不断讨论、反思和发展患者参与。此外，还必须根据相关科学的方法论和理论发展来开展研究。

至于研究方面，特别值得考虑的一点是，让患者更多地参与到研究过程中将助益形成 HTA 报告。在患者中收集原始数据时，他们的参与可能包括制定访谈指南、选择访谈人群或对分析材料的反馈。至于系统文献综述方面，患者代表可以就研究的领域和缺失的问题提出建议。患者参与研究过程的形式可以是患者不被视为利益相关方，而是作为特别了解患者问题并负责将更广泛的患者意见纳入 HTA 的"合作伙伴"（参见第 8 章）。然而，重要的是要确保有关研究的决策基于清晰明确的推理，并以透明的方式进行报告。

尽管目前丹麦 HTA 的制度化程度比 HTA 由国家负责时要弱，但 DEFACTUM 协调的地区活动仍以丹麦 HTA 模式为基础，并将长期致力于扎实的患者方问题研究。近年来，丹麦进行的 HTA 越来越少。然而，这并没有导致对患者方面的分析减少。这可能是因为国家和地区医疗保健计划一直以来在强调以患者为中心的照护。此外，一般性研究技能被用于许多更广泛的卫生服务研究项目，因此一直被保持。

原著参考文献

Bennetsen BM, Ehlers L, Overvad K, Groth Jensen L, Løvschal C, Andersen S, Viskum Hansen L, Kjølby M. Medicinsk teknologivurdering af screening for abdominalt aortaaneurisme [health technology assessment of screening for abdominal aorta aneurisms]. Aarhus: Center for Public Health; 2008.

Central Denmark Region. Screening-status og perspektiver [Screening-status and perspectives]. Aarhus: Central Denmark Region; 2009.

Danish Centre for Evaluation and Health Technology Assessment. Introduction to mini-HTA— a management and decision support tool for the hospital service. Copenhagen: Danish Institute for Health Technology Assessment; 2005.

Danish Centre for Evaluation and Health Technology Assessment. Introduktion til mini-MTV- et ledelses-og beslutningsstøtteværktøj til kommunerne [introduction to mini-HTA— a manage-ment and decision support tool for the municipalities]. Copenhagen: Danish Institute for Health Technology Assessment; 2008.

Danish Centre for Health Technology Assessment. Follow-up in gynaecological cancer patients— a health technology. Copenhagen: National Board of Health, Danish Centre for Health Technology Assessment; 2009.

Danish Institute for Health Technology Assessment. Medicinsk teknologivurdering. Hvorfor? Hvad? Hvornår? Hvordan? [Health technology assessment. Why? What? When? How?]. Copenhagen: Danish Institute for Health Technology Assessment; 2000.

Danish Institute for Health Technology Assessment. Health technology assessment handbook. Copenhagen: Danish Institute for Health Technology Assessment; 2001.

Hansen HP, Lee A, van Randwijk CB. Patient aspects: a review of fifty-eight Danish HTA reports. Int J Technol Assess Health Care. 2011;7:330-6.

Kristensen FB, Sigmund H, editors. Health technology assessment handbook. Copenhagen: Danish Centre for Health Technology Assessment, National Board of Health; 2007.

Lee A, Skött LS, Hansen HP. Organizational and patient-related assessments in HTAs: state of the art. Int J Technol Assess Health Care. 2009;25:530-6.

National Board of Health. Medicinsk teknologivurdering—hvad er det? [Health technology assessment—what is it?]. Copenhagen: National Board of Health; 1984.

National Board of Health. Medicinsk teknologivurdering—hvad er det? [Health technology assessment—What is it?]. Copenhagen: National Board of Health; 1994.

Palmhøj Nielsen C, Lauritsen SW, Kristensen FB, Bistrup ML, Cecchetti A, Turk E. Involving stakeholders and developing a policy for stakeholder involvement in the European network for health technology assessment (EUnetHTA). Int J Technol Assess Health Care. 2009;25(Suppl 2):44-91.

Sigmund H, Kristensen FB. Does health technology assessment benefit health services and poli- tics? The experiences of an established HTA institution: the Danish Centre for Evaluation and HTA. Eur J Health Econ. 2002;3:54–8.

Sigmund H, Kristensen FB. Health technology assessment in Denmark: strategy, implementation, and developments. Int J Technol Assess Health Care. 2009;25(Suppl 1):94–101.

Tjørnhøj-Thomsen T and Hansen HP. Knowledge in health technology assessment: who, what, how? Int J Technol Assess Health Care 2011;27:324–329.

第23章 英格兰

维多利亚·托马斯、海蒂·利文斯通、劳拉·诺伯恩、莉齐·托马斯、莉安·冷
Victoria Thomas, Heidi Livingstone, Laura Norburn, Lizzie Thomas, Gillian Leng
（本章译者：张璐莹、邹海燕）

23.1 引言

基于英国法律设立的国家健康与临床卓越研究所（NICE），目的是为改善卫生技术和社会护理提供国家指导和建议。自1999年成立以来，NICE一直致力于支持患者、照护者（非正式照护者）和使用卫生技术和护理服务的人参与指导原则的制定，其中HTA就是一个例子。NICE有一项政策，概述了患者和照护者参与其决策的方法（NICE，2013a）。NICE的公众参与项目（NICE，2016a）为参与NICE工作的患者和患者组织提供直接支持、资源和培训。本章描述了NICE在所有HTA指导类型中患者参与的方法。这包括来自患者组织的意见书、参与范围界定、个体作为患者专家参加委员会会议、公众意见征求和申诉过程。NICE有至少两名非专业成员作为每个决策委员会的成员，他们的作用将在后文解释。本章还将描述NICE提供的支持患者和公众参与的资源，其中包括专门的公众参与人员、培训、模板和大量的书面支持资源。

23.2 NICE如何支持患者参与

患者和公众的参与是NICE工作不可或缺的一部分。NICE有一个专门的团队，即公众参与的项目（PIP），在其所有工作项目中支持和建议患者和公众参与。PIP有四个从事HTAs工作的员工。PIP帮助识别、培训和支持每一项指南中涉及的非专业人员和组织。他们的工作得到了NICE的公众参与政策（NICE，2013a）和其章程中

规定的核心原则（NICE，2013b）的支持。

PIP 提供书面材料以支持患者组织和个人参与（NICE，2016b）。该团队为提高其质量还评估了 NICE 的患者参与办法。

本章所用的术语与本书其余部分所用的术语一致。然而，其中一些术语与 NICE 流程中使用的术语不一致。例如，在章节 23.4.3 中使用的术语"患者投入"，而 NICE 将这类信息描述为"患者证据"。在 NICE，"证据"一词用于涵盖广泛的信息来源，包括正式发表的研究（定性和定量）、专家意见和评论、个人证词和经验。

23.2.1 NICE 制定的患者参与 HTA 办法

NICE 发布的所有 HTA 指南都是由独立的咨询委员会制定的。在这些项目中，患者从对自身疾病、不同身体状况或残疾状态下生活和治疗的独特视角出发进行患者参与。委员会针对广泛的临床主题中提供建议，每个委员会都有两个非专业成员。NICE HTAs 大致遵循相同的固定流程，所有阶段都有参与的机会：

- 确定范围
- 收集证据
- 委员会参考
- 征求意见
- 申诉或解决方法
- 公布
- 复审

23.3 NICE 的卫生技术

NICE 的 HTA 项目英格兰国家医疗服务体系（NHS）在药物、医疗技术和操作的使用和经费支持方面提出建议。NICE 有以下四个 HTA 指南项目。

- 技术评估（TA）（NICE，2016c）：获批上市的药物（MHRA，2016；EMA，2016）
- 高度专业化技术（HST）（NICE，2016d）：治疗罕见疾病的药物
- 医疗技术（NICE，2016e）：新的或现有的医疗设备
- 诊断（NICE，2016f）：新的诊断技术

另外一个项目，介入手术（NICE，2016g），着眼于创新的外科手术的安全性和效用，但不考虑临床效果或成本效益问题。

本章主要侧重于药品的 HTAs，并强调其与其他 HTA 项目之间的关键区别。

NICE 的技术评估（TA）和高度专业化的技术评估（HST）大致遵循相同的过程和时间表，但有不同的方法和决策框架。

23.4 药品 HTA（技术评估 TA）

图 23-1 展示了 NICE 的药物 HTAs 流程以及患者在每个阶段的参与机会。

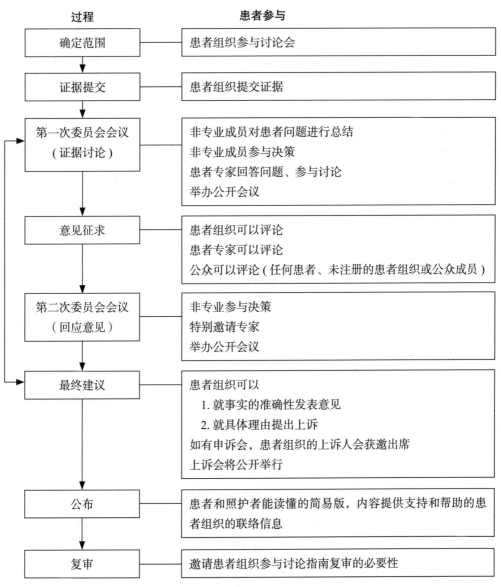

图 23-1　NICE 技术评估流程——患者参与阶段

23.4.1 确定患者组织

PIP 联系以前没有参与 NICE 评估的组织，解释 NICE 的作用，患者组织如何参与，并鼓励患者组织参与并作出贡献，向其提供必要的支持。PIP 团队通过互联网、慈善委员会①和内部数据库确定相关的国家级患者组织。希望参与的组织将在该过程的相关阶段收到支持材料，并受邀参加情况说明会和培训。

23.4.2 确定范围

使用 PICO 作为框架确定有待征求意见的主题（第 1 章）。邀请患者组织对征求意见范围草案发表意见并参加研讨会。在以下几个关键方面征求意见：
- 结果对患者的重要性。
- 可能无法通过常规措施捕捉到的生活质量问题。
- 与现有治疗方法相比，新药物的耐受性和可接受性。

范围确定后，由卫生部决定是否将相关主题提交 NICE 进行评估。

23.4.3 患者和患者组织的意见

1. 来自患者组织的意见

作为决策程序的一部分，委员会邀请患者组织提供决策参考的意见书。每个机构可以单独提交一份意见书，也可以联合提交一份意见书。

有专供患者组织提交关键信息（第 6 章）用模板结构（NICE，2015a）。所有利益相关方提交的证据将作为 HTA 意见征求阶段的部分证据发布（见下文）。

2. 来自患者个体的意见

组织要提名人员参加委员会会议，提供证词，患者组织要提名参加委员会提供证词、并从患者或临床角度回答问题的人员（NICE，2015b）。这些"专家"也受邀使用模板提供个人书面陈述，但不参与委员会的决策过程。个人书面陈述与提交的其他证据一起公布。

专家以个人身份出席委员会会议，而不是以任何组织的代表身份出席。委员会主席从收到的提名中挑选两名患者专家。最理想的情况是，其中一位专家将是与正在评估的治疗相关的人，最好是使用新的治疗方法的人。他们能以个人经历提供深入的洞见。其他专家通常在患者组织中工作或担任志愿者，能够提供广大患者和其

---

① 提供非营利慈善机构登记名录

照护者的观点。

患者专家为委员会提供了独特的见解，关于患有某种疾病的人是什么样子的，以及这种疾病对他们的生活、家庭和工作能力的影响。此外，他们还提供了有关药物的益处、风险、耐受性、副作用和易用性的信息。患者认为重要的结果也可能与临床试验中测量的临床结果和纳入成本效益证据的临床结果不同。

参与 HTA 的患者专家会收到劳务费，其参与 HTA 的相关费用也能得到报销。

23.5 患者专家的支持

患者专家可能会畏惧参加委员会会议，原因如下：
- 会议室里的人数众多。
- 使用技术术语。
- 会议主要讨论临床效益和成本效益，而非患者的问题。

为了解决这个问题，NICE 的 PIP 为患者专家编写了一份指南（NICE，2015b），其中详述了委员会会前、会中和会后相关活动和事件，并概述了专家的作用。患者专家可以与 PIP 人员交谈，询问他们可能遇到的任何问题，并阐明会议上将会发生什么。PIP 成员在会议开始前会见患者专家，并根据需要提供帮助。委员会主席和外行成员在确保患者专家在参加会议时感到放松和自信方面发挥了重要作用，通常会有一位外行成员在会议期间坐在患者专家的旁边。

23.5.1 委员会参考

NICE 委员会会议分为公开（第一部分）和保密（第二部分）两部分，邀请患者专家、临床专家和制药公司代表参加第一部分会议。该会议也对公众开放（NICE 2016h），会上会详细讨论临床、成本效益和患者问题。

在"第一部分"之后，只有委员会成员和 NICE 工作人员留在会议中讨论机密信息（学术或商业），并起草初步建议。

> **患者组织提交意见书的例子**
> **溃疡性结肠炎（涉及一种单克隆抗体药物 vedolizumab）**
>
> 患者组织告知委员会，这种疾病意味着患者经常在家或住院，无法工作或学习。患者往往是青少年，这种疾病使人衰弱，会影响他们的生活质量；他们

无法学习或社交，这也降低了他们遇到伴侣的可能性。提交的报告解释了为什么外科手术对年轻人是不合适的比较对象，因为手术是不可逆转的，有风险，并具有终身影响，包括对生育的影响。患者组织告诉委员会，正在考虑的治疗方式会使患者完全缓解，从而使他们的生活恢复正常。

强直性脊柱炎和非放射性轴性脊柱关节炎（TNF-α 抑制剂）

一个患者组织进行了一项调查，了解这两种疾病对患者的生活质量的影响。有608个人回复了患者组织。他们强调了对工作能力和个人生活的影响。1/3 的人在正常退休年龄前放弃工作，许多患者从未结过婚，女性患者生孩子的可能性更小，而结过婚的人离婚的可能性更大。

1. 委员会外行成员的作用

每个委员会有两名外行成员，与其他成员地位平等。外行成员不"代表"任何特定的群体或患者代表，但可以为委员会的决策带来广泛的患者视角。虽然所有委员会成员都需要考虑所有决定的许多方面，但外行成员确保患者提出的问题被听到并反映在委员会的决策中。对于每次评估，一名非专业人员承担"领导"责任，总结并呈现相关的患者证据。其他委员会成员在临床和经济证据上扮演同等的领导角色。

2. 考虑证据

委员会讨论与正在审议的药物有关的所有现有证据。这包括正式发表的研究（定性和定量的）、经济模型、专家提交和评论，以及个人的证词和经验。委员会要求专家和制药公司提供他们的见解，并澄清任何不确定的问题。专家们不被要求做陈述，但可以参与讨论并回答委员会的问题。患者专家在离开会议前总是被问及是否还有什么要说的，以确保对他们重要的问题不会被忽视。

23.5.2 就建议草案进行意见征求

委员会的临时建议以密件形式发送给利益相关方和专家。他们有4周时间发表意见。一周后，在 NICE 网站上公布建议草案，开展为期3周的公众咨询期，以征求意见，确定建议草案是否对所考虑的证据有适当的解释。

鼓励患者组织对建议草案在多大程度上考虑了患者的观点进行评论。在缺乏证据或不明确的情况下，患者组织有时会在咨询期间与其成员一起进行调查，以答复任何回应。即使患者组织同意建议草案，他们对咨询作出回应也很重要；否则 NICE

只听那些不同意的人说话。

> **患者群体对咨询反应的例子**
>
> 强直性脊柱炎和非放射性轴性脊柱关节炎（TNF-α 抑制剂）患者组织同意委员会的大多数建议，但有两个例外。首先，不推荐英夫利昔单抗；其次，对于第一次抗肿瘤坏死因子治疗无效的患者，或者最初有反应但后来无效的患者，也不推荐使用第二次或后续的抗肿瘤坏死因子治疗。为了提供咨询意见，他们进行了调查，在 8 天内获得了 858 份回复，并将结果提交给了委员会。这些建议后来加以修正。首先，委员会表示英夫利昔单抗可能对有记忆问题、学习障碍、灵活性问题或害怕针头的人有益；其次，也有散在证据表明，如果第一个 TNF-α 抑制剂失败，第二个或第三个 TNF-α 抑制剂可以在临床上有效。

1. 参考咨询回应

委员会再次开会讨论咨询期间收到的意见。患者和临床专家通常不被邀请参加这次会议；但是，如果提交了重要的新证据，或者委员会有针对专家的问题，可以邀请他们参加。

2. 最终建议

在第二次会议之后，将起草最后的建议，并以保密的方式发送给利益相关方和专家。这些信息还包括：

- 委员会如何考虑患者组织和患者专家提供的信息的讨论。
- 咨询期间收到的任何意见。
- NICE 对这些意见的回应。

最后的建议将在一周后在 NICE 网站上公布。

23.5.3 申诉

利益相关方组织可以对最终建议中的事实不准确进行评论，并有机会就以下一个或两个理由提出正式的法律申诉（NICE，2016i）：

- 在制定建议时，NICE 未能公平行事，或 NICE 超出了其权力。
- 从提交的证据来看，建议是不合理的。

由包括一名外行在内的五名成员组成的委员会公开处理申诉（NICE，2014a）。申诉委员会不能改变这些建议。然而，如果任何申诉理由得到支持，那么评估将回到发展过程的相关阶段（NICE，2014b）。

23.5.4 公布

如果没有收到上诉，或上诉理由不成立，NICE将相关建议作为NHS的正式指南在网站上公布。在整个过程中获得的基础证据和提交的文件将与指南（HTA报告）一起发布。每一份评估报告的简明语言版本也会出版。这些信息包括：
- 该指南对患者意味着什么。
- 为什么NICE提出该建议的简单解释。
- 链接到一个名为NHS Choices（NHS Choices，2016）的网站，以获得更多关于病情的信息。
- 相关患者组织的联系信息，他们可以提供更多信息和支持。

23.5.5 复审

相关的临床和成本效益证据通常在指南发布后2~4年进行再次审核（NICE，2014c）。NICE咨询患者组织和其他利益相关方，以确定证据是否已发生显著变化，足以更新建议。

23.5.6 高度专业化的技术

NICE对罕见疾病药物的评估被称为高度专业化技术指导（HST）指南。HSTs采用与上述TAs相同的一般参与流程，但考虑到以下因素，其方法有所不同：
- 罕见病患者人数极少。
- 技术成本较高。
- 证据基础薄弱及其随之而来的不确定性。

该委员会审议了若干问题，包括：病情的性质、新技术的影响、对国家医疗服务体系和个人社会服务带来成本、资金价值以及除了直接健康效应以外的这项技术带来的影响。

HSTs中的患者参与：患者组织也参与了确定范围的过程。患者组织和患者专家被邀请向委员会提交证据。由于有关临床和成本效益的公开证据往往较少，委员会高度重视患者组织和专家提交的文件。这填补了已发表研究的空白，并帮助委员会了解疾病和患者治疗的结果。这个过程与TAs大致相同。然而，与之不同的是，患者专家通常会被邀请参加两个委员会会议：第一次是考虑证据，第二次是讨论咨询回应。

23.6 药品以外技术的 HTAs

23.6.1 医疗与诊断技术主题选择

对于被 NICE 考虑的医疗或诊断技术，必须有 2 个 CE（Conformité Europé ene）标记。这证实了该技术符合欧盟医疗设备法规，证明了其质量、安全性和性能。与药品监管不同，并非所有医疗设备都需要进行临床研究来证明"性能"。

医疗和诊断技术主题通常由制造或分销该技术的公司正式报告 NICE。该报告（NICE，2016j）概述了国家医疗服务体系（NHS）采用该技术的情况，包括：
- 描述该技术提供给患者和医护人员的益处。
- 该技术在临床路径中的位置。
- 将替代什么技术或与之一起使用的其他技术。

选择医疗或诊断技术主题中的患者参与。由于公开证据稀缺，患者组织在非常早期阶段提交的文件是至关重要的，它强调了在公开证据没有发现的信息，例如：
- 未满足的患者需求。
- 现有或新技术的可接受性。
- 新技术的生活质量效益。
- 患者自身使用技术引起的技术可用性问题。

在选定主题之前，相关的患者组织被要求完成一份问卷，以帮助填补这些证据空白。调查问卷的回答连同其他证据都会被 NICE 的医疗技术咨询委员会考虑，以决定该技术是否适合指导开发。

23.6.2 医疗技术指南

NICE 医疗技术评估考虑单一技术及其：
- 对患者的益处超过现有技术。
- 对医疗系统的益处，如潜在地减少员工、患者或医疗资源的负担。

NICE 评估医疗技术的过程与其评估药物的过程大致相似，并具有相似的委员会和患者参与机制。一个值得注意的例外是关于如何选择主题进行评估（见上文）。

微小的差异包括更短的范围审查程序：用为期 5 天的事实核查工作取代范围磋商；以及用一个解决程序取代正式的申诉机制。当患者是技术的使用者或操作者时，或者当患者的结果和偏好特别重要时，患者专家也被包括在这个过程中。

医疗技术评估着眼于采用新技术的成本影响（而不是成本效益）。一项新技术可能比现有技术更贵，但它可能需要更少的操作人员，或意味着患者住院时间更短。因此，它有可能减少整体开支。

23.6.3 诊断指南

NICE 对诊断技术的评估考虑了一种或多种技术，通常用于单一的临床路径。在撰写本文时，还没有正式的机制让患者组织提交意见供委员会参考。相关工作正在进行以解决这一问题。与医疗技术指南一样，解决程序取代了正式的上诉程序。

患者和医护专家委员会成员：患者和医护人员参与诊断评估与技术评估和医疗技术流程不同。诊断技术在临床路径的何处使用的依据是有限的，且具有频繁的不确定性，这意味着，从一开始到整个流程都需要专家的意见。

拥有与某项技术相关专业知识的患者和临床医生被聘为诊断咨询委员会的完全投票成员，以及考虑每项技术的核心成员，这些专家被称为"专家委员会成员"。他们是在过程开始时招募的。专家委员会成员参加会议，贡献他们的知识和经验，并参与正式委员会的决策。

虽然每个特定主题的委员会只任命一位患者或医护专家委员会成员，但所有申请专家委员会成员角色的人，以及相关的患者组织，都被邀请在流程开始时参加研讨会。这是为了确保 NICE 在讨论指南的范围时能够获得尽可能多的患者专业知识。

在许多情况下，诊断技术本身并不是一种治疗方法——使用这种技术的好处可能只有在患者治疗的较晚阶段才会显现出来。通过邀请患者、照护者和患者组织参加最初的研讨会，NICE 可以确保结果的范围在最大程度上反映了可能受益于该技术的人们的需求和偏好。

23.7 评估 HTAs 的患者参与

2012 年，对参与 NICE 技术评估过程的患者专家的体验进行了正式评估。评估探讨了他们感觉自己对 NICE 决策的影响（NICE, 2014d）。这项研究提出了一些实用的建议，以改善我们的工作方法，例如，主席们正式向专家介绍自己；主席向公众旁听席介绍专家们的作用；解释外行成员和患者专家之间的区别。这些建议被纳入行动计划的一部分（NICE, 2015c）。此外，患者专家现在被要求依次记录他们的参与体验，以支持持续的质量改进。这是一个系统地收集在 NICE 工作的外行人员的经验和影响数据的更广泛的方法的一部分（NICE, 2015d）。作为这一方法的一部分，所有离开 HTA 委员会的外行成员都要完成一份离职调查问卷，这些调查问卷将纳入季度报告，并用于提出改进建议。

23.8 未来发展的选择

在撰写本文时，患者参与小组正在进行一项基于证据的综述，以确定 NICE 未来公众参与活动的清晰战略愿景，并确定将其付诸实践的方法。早期发现表明，有必要审查我们证据提交的方法和患者专家的作用。我们已经开始就此进行咨询，所以这条要么需要被删除，或者用"改革的建议现在已经进行了公众咨询"来代替。NICE 将继续与患者组织和个人合作，对发展和评估有意义的患者参与，以便 HTA 指南满足他们的偏好和优先事项。

原著参考文献

EMA. Homepage. 2016. http://www.ema.europa.eu/ema/. Accessed 31 Mar 2016. MHRA—Medicines and Healthcare Products Regulatory Agency. Homepage. 2016. https://www.gov.uk/government/organisations/medicines-and-healthcare-products-regulatory-agency. Accessed 31 Mar 2016.

NICE. Patient and public involvement policy. 2013a. http://www.nice.org.uk/about/nice-communities/public-involvement/patient-and-public-involvement-policy.Accessed 31 Mar 2016.

NICE. NICE charter. 2013b. https://www.nice.org.uk/Media/Default/About/Who-we-are/NICE_Charter.pdf. Accessed 31 Mar 2016.

NICE. The appeal panel. 2014a. https://www.nice.org.uk/article/pmg18/chapter/2-The-Appeal-Panel. Accessed 31 Mar 2016.

NICE. After the appeal. 2014b. https://www.nice.org.uk/article/pmg18/chapter/10-After-the-appeal. Accessed 31 Mar 2016.

NICE. Reviews. 2014c. http://www.nice.org.uk/article/pmg19/chapter/6-Reviews. Accessed 31 Mar 2016.

NICE. Technology appraisals patient expert survey 2012 report. 2014d. http://www.nice.org.uk/media/default/About/NICE-Communities/Public-involvement/Public-involvement-programme/Patient-expert-TA-report-final-1.pdf. Accessed 31 Mar 2016.

NICE. Single technology appraisal patient organisation submission template. 2015a. https://

www. nice.org.uk/Media/Default/About/NICE-Communities/Public-involvement/Developing-NICE-guidance/Patient-Organisation-STA-Template.docm. Accessed 31 Mar 2016.

NICE. Nominating patient experts. 2015b. http://www.nice.org.uk/Media/Default/About/NICE-Communities/Public-involvement/Developing-NICE-guidance/Nominating-Patient-Experts. pdf. Accessed 31 Mar 2016.

NICE. Public involvement survey action plan. 2015c. http://www.nice.org.uk/Media/Default/About/NICE-Communities/Public-involvement/Public-involvement-programme/Public-involvement-plan-survey-action-plan-4.pdf. Accessed 31 Mar 2016.

NICE. Public involvement programme annual report 2014, 'feedback from exit survey' p. 20. 2015d. http://www.nice.org.uk/media/default/About/NICE-Communities/Public-involvement/ Public-involvement-programme/PIP-annual-report-apr-2015.pdf. Accessed 31 Mar 2016.

NICE. Public involvement programme. 2016a. http://www.nice.org.uk/about/nice-communities/public-involvement/public-involvement-programme. Accessed 31 Mar 2016.

NICE. Help us develop NICE guidance. 2016b. https://www.nice.org.uk/about/nice-communities/ public-involvement/develop-nice-guidance. Accessed 31 Mar 2016.

NICE. NICE technology appraisal guidance. 2016c. http://www.nice.org.uk/About/What-we-do/ Our-Programmes/NICE-guidance/NICE-technology-appraisal-guidance. Accessed 31 Mar 2016.

NICE. NICE highly specialised technology guidance. 2016d. http://www.nice.org.uk/About/What-we-do/Our-Programmes/NICE-guidance/NICE-highly-specialised-technologies-guidance. Accessed 31 Mar 2016.

NICE. NICE medical technologies guidance. 2016e. http://www.nice.org.uk/About/What-we-do/Our-Programmes/NICE-guidance/NICE-medical-technologies-guidance. Accessed 31 Mar 2016.

NICE. NICE diagnostics guidance. 2016f. http://www.nice.org.uk/About/What-we-do/Our-Programmes/NICE-guidance/NICE-diagnostics-guidance. Accessed 31 Mar 2016.

NICE. NICE interventional procedures guidance. 2016g. http://www.nice.org.uk/About/What-we-do/Our-Programmes/NICE-guidance/NICE-interventional-procedures-guidance. Accessed 31 Mar 2016.

NICE. Meetings in public landing page. 2016h. https://www.nice.org.uk/Get-Involved/Meetings-in-public. Accessed 31 Mar 2016.

NICE. Technology appraisal and highly specialised technologies appeals. 2016i. https://www.

nice. org.uk/about/what-we-do/our-programmes/nice-guidance/nice-technology-appraisal-guidance/technology-appraisal-and-highly-specialised-technologies-appeals. Accessed 31 Mar 2016.

NICE. Medical technologies evaluation programme notification form. 2016j. http://www.nice. org. uk/Media/Default/About/what-we-do/NICE-guidance/NICE-medical-technologies/MTEP-notification-form.docx. Accessed 31 Mar 2016.

NHS Choices. Homepage. 2016. http://www.nhs.uk. Accessed 31 Mar 2016.

第 24 章 欧洲卫生技术评估网（EUnetHTA）：HTA 核心模型中的患者视角

莉斯贝思·鹰、洛特·格罗斯·詹森、亚历山德拉·洛斯卡尔佐
Lisbeth Ørtenblad, Lotte Groth Jensen, Alessandra Lo Scalzo
（本章译者：张璐莹、邹海燕）

24.1 引言

欧洲卫生技术评估网（EUnetHTA）开发了 HTA 核心模型®，作为合作生产和共享 HTA 信息的方法框架（Lampe 等，2009；Pasternack 等，2009）。本章描述了 HTA 核心框架®3.0 版本的构造。HTA 核心模型® 提供了 HTA 的构建，对 9 个领域进行了全面评估，每个领域都代表了特定卫生技术使用的一个方面（Pasternack 等，2009）。本章探讨塑造患者和社会方面领域的过程和投入，描述患者和社会方面的最终内容和范围及其与其他 HTA 核心模型® 领域的关系，并讨论在 HTA 中加强患者视角研究的方法。HTA 核心模型强调了多学科设计，以提供充分和可靠的政治决策援助的重要性。然而，在使用患者和社会方面仍然存在挑战。在总结部分讨论如何将患者的观点整合到未来的 EUnetHTA 合作中。

24.2 EUnetHTA 和 HTA 核心模型

EUnetHTA 是欧洲各国 HTA 机构合作的产物，于 2000 年应欧盟的要求成立。每个欧盟成员国指定参与 HTA 机构。合作或网络的主要目标是支持欧洲 HTA 机构之间的合作，并避免重复工作（Kristensen 等，2009）。其目的是在欧洲、国家和地区产生效益。EUnetHTA 希望通过提供不同的工具来开发和支持生产可靠、及时、透明和可普及的 HTA 信息（EUnetHTA，2010）。每一个产品在起草过程中都要经过一个公开咨询

第三部分 各国家、地区的方案与利益相关方的观点

第24章 欧洲卫生技术评估网（EUnetHTA）：HTA 核心模型中的患者视角

的过程。HTA 核心模型®是在过去十年中根据 EUnetHTA 成员对其使用情况的反馈和公众咨询而发展起来的。本节简要介绍 2016 年发布的 HTA 核心模型®v3.0（以下简称 HTA 核心模型®）。HTA 核心模型®由 3 个主要组成部分组成（EUnetHTA，2016b）：

- HTA 本体，它包含一个广泛的可以在 HTA 中提出的通用问题列表。
- 方法论指导，帮助研究者找到本体论所界定的问题的答案。
- 通用报告结构，为 HTA 项目的输出提供了标准格式。

HTA 核心模型®将 HTA 中的信息划分为 9 个领域，以确保 HTA 项目的视野更为宽阔，而不仅仅是关注限于临床有效性和经济学的问题。以下列出 9 个领域：

- 健康问题和目前技术的使用。
- 技术描述和技术特征。
- 安全性。
- 临床有效性。
- 成本和经济评价。
- 伦理分析。
- 组织方面。
- 患者和社会方面。
- 法律方面。

每个领域分为几个主题（总体话题，如患者的视角），每个主题又进一步分为几个问题（在进行 HTA 时考虑相关的特定一般性问题）。领域、主题和问题的组合构成了 HTA 核心模型®中的评估元素。

在 HTA 核心模型®框架内，所有九个领域在进行 HTA 和随后的决策过程中都被认为是同等重要的。要考虑的一般问题包括核心问题和非核心问题。考虑到每个具体问题的重要性和可转移性，将这些问题在一个矩阵上分类。专门针对特定场景的信息，可转移性较低，在其他环境中很可能用处不大。总的来说，从 HTA 的视角来看，一个问题的重要性在于它是否包含重要的信息。HTA Core Model® 矩阵如表 24-1 所示。

表 24-1 HTA 核心模型® 矩阵

核心矩阵		重要性		
		1 可选择	2 重要	3 关键
可转移性	3 完全	非核心	核心	核心
	2 部分	非核心	核心	核心
	1 没有	非核心	非核心	核心

按照这个逻辑，所有 9 个领域都有属于和不属于核心的问题。尽管这些问题不属于核心问题，但它们通常对 HTA 项目非常有意义，有时在当地环境中非常重要。它试图引导模型的用户，而不是以确定的方式定义模型中的问题。

为了进一步强调每个领域的同等重要性和 HTA 过程中许多方面的关系性质，HTA 核心模型®定义了跨不同领域的主题和问题之间的关系。该模型定义了两种不同的关系：

- 顺序关系，如果提供了问题 A 的答案，就更容易回答问题 B。
- 内容关系，表示部分相似主题的问题之间的关联。

关于 HTA 核心模型®的完整描述，请参阅 EUnetHTA（2016a）。

24.3 患者和社会方面领域的目标

将患者和社会方面纳入卫生技术评估的目的是了解患者在日常生活中如何使用、感知和塑造卫生技术。近年来，人们对卫生技术的认识发生了本体论上的转变。这意味着一种变化——从将卫生技术视为或多或少与其周围环境分离，独立于人类和非人类环境，到从多个层面去理解卫生技术（Lehoux，2006；Facey 等，2010；Koivisto 等，2010；Hansen and Lee，2011）。这种探讨卫生技术的方法受到了行动者网络（Latour 1987）等理论的启发。

从这一角度来看，患者方面表明，一项卫生技术产生效果离不开使用该技术的患者，患者被视为合作人。当患者使用、行动和对该技术做出反应时，卫生技术产生了效果。当以一种合作的方式感知卫生技术时，研究的中心问题将是：患者如何使用一种技术？它需要什么资源？（Koivisto 等，2010）。

HTA 中患者视角的发展与医疗卫生领域从生物医学模式向生物心理社会模式的本体论转变相一致，生物心理社会模式是乔治·恩格尔（George Engel，1977）提出的社会医学模式。生物医学模式将疾病主要归因于生物因素和身体异常，并通过没有疾病来确定健康的特征。相反，生物-心理-社会模式将疾病和健康理解为个体生物、心理和社会因素的相互作用。

在这些发展之后，版本 1 和版本 2 的 HTA 核心模型®包括了社会方面领域，并在咨询后，在版本 3.0 的模型中修改为患者和社会方面领域（2016）。这改变了核心问题，如 HTAi 兴趣小组意见书模板（HTAi，2014）所述，使其更关注与患者相关的问题，并更新了方法学指南，包括新的文献搜索来源。在下面的小节中，将进一步介绍领域的形式和内容。

24.4 患者和社会方面领域的内容

"患者和社会方面"领域 v3.0 既关注使用卫生技术和卫生服务的患者,也关注为患者提供护理的照护者有关的社会网络"主题"和"问题"。该领域旨在确定有关患者和照护者与卫生技术相关的经验、期望、评估和意见的证据,以及他们在接受研究的环境下生活的经验,以及使用该技术对日常生活的影响(如对效果和效率的影响)。

技术的使用、一个人的健康和其他个人和环境因素之间的相互作用是该领域的中心焦点。一项卫生技术是在医院或初级保健环境中实施的,但它的使用可能对患者产生影响,超出了该技术最初的环境,影响到患者的家庭和日常生活。患者也是家庭、社群和社会的成员,因此个人的疾病和治疗都会影响其他重要关系人(配偶、父母、孩子、朋友等)。他们通过支持或限制个人的治疗来参与技术的使用。

人们还认识到在 HTA 中存在潜在的沟通问题,所以沟通问题也在该领域进行了研究。例如,医疗卫生人员与患者之间就技术的使用和意义进行交流,就诊断或基因检测结果对更广泛的治疗路径的意义进行交流,就自我管理的设备进行交流,所有这些对技术的使用和决策都很重要。

图 24-1 显示了上述有助于患者和社会方面领域的主题。这个数字的灵感来自一位分析人士汉森(Hansen)开发的模型(Hansen,2007)。该模型显示了主题是基于经验产生的(在既往的 HTA 报告中,已被认为与患者的视角相关),并且一次只能分析一个方面。

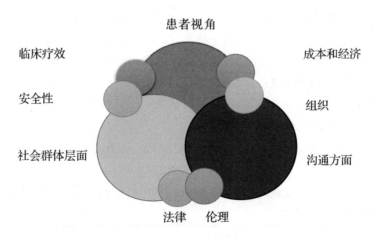

图 24-1 HTA 核心模型 ® 中患者和社会方面领域的主题以及与其他领域的关系
(HTA 核心模型版本 3.0,2016)

图 24-1 是该模型的进一步发展，从患者、社会群体和交流的主题，以及它们与 HTA 核心模型®其他领域的关系角度出发，说明了患者和社会方面领域的主题。

患者和社会方面领域包含 8 个问题，这些问题又分别与患者视角、社会群体方面和沟通方面这 3 个主题相关。表 24-2 显示了该领域最终版本的主题和问题，以及它与以前版本相比有何变化。

表 24-2 社会方面领域 v2.0 和患者和社会方面领域 v3.0 中的主题和问题

社会方面领域 v2.0		患者和社会方面领域 v3.0	
主题	问题	主题	问题
个人	患者或居民期待什么样的改变	患者角度	在患有这种疾病的条件下，会经历怎样的生活
	除了使用该技术的个人，谁是可能受到影响的其他重要关系人		患者对这项技术有什么期望和愿望他们希望从这项技术中获得什么
	技术的使用会给个人在主要生活领域的角色带来什么样的变化		患者如何看待正在接受评估的技术
	患者，居民和其他重要的使用技术的人对技术有什么反应		照顾者的负担是什么
	是否有一些因素会阻止一个群体或个人获得这项技术		
	这项技术对患者及其他重要关系人有什么社会经济影响		
主要生活领域	在整个社会层面上，技术的引入会引起什么样的反应和后果	社会群体方面	是否有一些患者目前无法很好地获得现有的治疗方法
	这种技术的使用影响了哪些社会领域		是否有一些因素会阻止一个群体获得这项技术
	是什么影响了患者或市民使用这项技术的决定		
	这项技术如何影响健康不平等		
信息交换	患者和居民对这项技术的知识和理解是什么	沟通方面	如何向患者解释治疗选择
	关于这项技术交流的社会障碍或前景是什么		为了提高依从性，需要向患者传达哪些具体问题

方法：HTA 核心模型®（EUnetHTA，2016）不反提供了一份手册，详细说明了作为 HTA 核心模型的一部分，如何进行患者视角的研究，还介绍了可供所有 HTA 从

业者参考的方法。与任何 HTA 工作类似，回答与患者观点相关问题的方法应首先进行文献搜索，以检查是否有可能通过对现有研究的综合或荟萃分析来回答所选择的研究问题（第 15 章）。如果这是不可能的，或者提供的证据不足，则应进行一手研究。患者视角的证据可以从定性和定量方法中获得（第二部分）。根据研究问题的类型，还可以使用多方法研究设计。最后，应该考虑患者参与 HTA 行为，但往往被忽略（第 5 章、第 8 章和第 13 章）。

24.5 患者和社会方面领域与其他领域的关系

卫生服务中技术的存在和使用的最终目的是使患者受益。总的来说，完整的 HTA 核心模型®从不同角度描述和分析了给定技术对患者的影响（图 24-1）。通过这种方式，HTA 核心模型®的 9 个领域最终与患者的关系得到呈现。因此，患者的观点可以出现在 HTA 核心模型®的其他几个领域。如果从社会层面来评估与患者相关的问题，情况可能就是这样。例如，与社会经济利益有关的问题可在成本和经济评价领域涉及，有关医疗服务提供和资源公平分配的问题可在组织方面涉及。伦理分析或法律方面领域中讨论的伦理和（或）政治话题通常与患者和社会方面领域的相关问题密切相关。此外，患者对生物/身体/心理主题的看法可以与临床效果或安全领域相联系，例如，个人可能从技术中获得各种好处，这些技术可以通过疾病的变化或日常生活功能的改善来衡量。

然而，这些其他的领域并没有专门针对基于患者个人知识和经历的经验、评估、需求和期望。而且，其他领域的重点可能是具体的健康问题，而患者及其照护者是唯一在日常生活中经历整个长期疾病过程的人。

此外，不同于患者和社会方面的领域，收集证据的方法可以是特定领域的。因此，将患者的问题作为整个 HTA 的独立部分来具体解决是很重要的。在核心模型框架中生成 HTA 时，为了交换信息和避免重叠，有必要强调跨所有领域都需要进行协调。应注意整个 HTA 领域内的主题和问题之间的关系类型。主题和问题可以有相似的主题或内容（内容关系），或者它们可以形成一个逻辑顺序。因此在回答问题时要按顺序回答，这样如果先给出问题 A 的答案，回答问题 B 会更容易，或者说更有意义。

24.6 讨论

HTA 核心模型的发展强调，需要多学科的研究视角来创建政治决策过程的坚实基础。然而，在使用患者和社会方面领域上仍然存在挑战。尽管关于患者视角和获取患者问题证据的方法的文献非常丰富，但进行HTA的这一工作需要社会科学方面的专业技能。在大多数HTA机构中，这似乎都不足（Lehoux和Williams-Jones，2007；Facey等，2010）。

此外，EUnetHTA合作的一个主要目的是HTAs的跨国使用，但对患者方面的研究受到可转移性和可推广性的挑战。某一特定卫生技术的患者和社会方面在很大程度上取决于国情。患者和照护者的角色和义务、社会网络、卫生专业人员和患者之间的合作、疾病认知和疾病的社会后果等问题在很大程度上取决于具体的社会和文化环境。这可能与卫生经济问题没有什么不同，例如，卫生健康部门筹资和报销方面的社会差异很明显。然而，经济和临床效果在HTAs中发挥着主导作用，因此，在这些领域中存在着更深刻的可推广性的经验和结果的跨国使用经验。因此，需要做更多的工作来考虑可转移性与患者各方面的关系。PCORI方法标准（PCORI，2016）所显示的以患者为中心的结果研究（PCOR）方法发展可能有助于克服跨国推广时的一些挑战。PCORI采用以患者为中心的结果研究来改进比较有效性研究的方法，寻求在健康决策中给予患者和护理者发言权（Snyder等，2013）。

患者的观点将作为国家和地区HTA机构在未来几年实施的完整HTA核心模型®的一部分进行探索。然而，考虑患者的观点如何融入未来的EUnetHTA合作也很有趣。在撰写本文时，EUnetHTA 2016—2020联合行动3正在进行中。在新一轮的联合行动中，重点是产生国际性的、合作性的HTAs。目前已经决定将焦点放在快速相对有效性评估（REA）的生产上。这只包括HTA核心模型®的4个领域，即技术的描述和技术特征，健康问题和当前技术的使用，临床有效性和安全性。其余5个领域，包括患者和社会方面的领域，通过一个清单进行评估，并将指导患者群体如何参与。这似乎表明，在未来的EUnetHTA工作中，患者的观点被给予相当低的优先级。而且，有限的时间和资源似乎构成了患者参与的障碍，限制了患者参与EUnetHTA。正如Hailey和Nordwall（2006）所指出的，决策者似乎不愿意完全投入资源来获取患者观点的证据。此外，Carman等（2015）（第6章）指出，需要进一步开发方法，并将重点放在让患者作为利益相关方参与HTAs。HTA核心模型可供所有人免费使用，并为所有利益相关方提供了有用的方法指南，它可以帮助解决这一需求。

第24章 欧洲卫生技术评估网（EUnetHTA）：HTA核心模型中的患者视角

原著参考文献

ing input on issues in healthcare: results from a randomized trial. Soc Sci Med. 2015;133: 11–20.

Engel G. The need for a new medical model: A challenge for biomedicine. Science. 1977;196:129–36.

EUnetHTA. About Us. 2010. Website: http://www.eunethta.eu Accessed 5. Aug 2016.

EUnetHTA. HTA Core Model® Online. 2016a. http://www.htacoremodel.info Accessed 5 Aug 2016.

EUnetHTA. HTA Core Model Version 3.0: 2016b. Website: https://meka.thl.fi/htacore/model/HTACoreModel3.0.pdf.

Facey K, Boivin A, Gracia J, et al. Patients' perspectives in health technology assessment:a route to robust evidence and fair deliberation. Int J Technol Assess Health Care. 2010;26:334–40.

Hailey D, Nordwall M. Survey on the involvement of consumers in health technology assessment programmes. Int J Technol Assess Health Care. 2006;22:497–9.

Hansen HP. The patient. In: Kristensen FB, Sigmund H, editors. Health technology assessment handbook. Danish Center for HTA. National Board of Health: Copenhagen; 2007.

Hansen HP, Lee A. Patient aspects and involvement in HTA: An academic perspective. Pharma Policy Law. 2011;13:123–8.

HTAi. 2014. http://www.htai.org/interest–groups/patient–and–citizen–involvement/resources/for–hta–agencies–and–policy–makers.html Accessed 5 Aug 2016.

Koivisto J, Anttila H, Ikonen T, et al. A systematic model for evaluating the patient aspects of health technologies. Evid Policy. 2010;6:33–49.

Kristensen FB, Mäkelä M, Allgurin NS, et al. European network for health technology assessment, EUnetHTA: planning, development and implementation of a sustainable European network for health technology assessment. Int J Technol Assess Health Care. 2009;25(Suppl 2):107–16.

Lampe K, Mäkelä M, Garrido MV, et al. The HTA Core Model: a novel method for producing and reporting technology assessments. Int J Technol Assess Health Care. 2009;25(Suppl 2):9–20.

Latour B. Science in action: how to follow scientists and engineers through society. Cambridge:

Harvard University Press; 1987.

Lehoux P. The problem of health technology. Routledge, NY: Policy implications for modern health care systems; 2006.

Lehoux P, Williams-Jones B. Mapping the integration of social and ethical issues in health technol-ogy assessment. Int J Technol Assess Health Care. 2007;23:9–16.

Pasternack I, Anttila H, Mäkelä M, et al. Testing the HTA core model: Experiences from two pilot projects. Int J Technol Assess Health Care. 2009;25(Suppl 2):21–7.

Patients' and Social Aspects Domain: pp. 346–71. Accessed 5 Aug 2016.

PCORI. Patient-centred comparative effectiveness research. 2016. http://www.pcori.org. Accessed 5 Aug 2016.

Snyder CF, Jensen RE, Segal JB, et al. Patient-reported outcomes (PROs): Putting the patient per-spective in patient-centred outcomes research. Med Care. 2013;51:73–9.

第25章 德 国

萨宾·海夫纳、马丁·丹纳
Sabine Haefner[①], Martin Danner[②]
(本章译者：张璐莹、武若瑜)

25.1 引言

本章介绍德国如何支持患者参与 HTA，以及联邦联合委员会（G-BA）（译者注：联邦联合委员会（G-BA）是德国医生、牙医、医院和医疗保险基金联合自治的最高决策机构）和医疗保健质量和效率研究所（IQWiG）的决策过程，该研究所负责起草由 G-BA 委托的 HTA 报告。概述通过参与过程和研究纳入患者个人和患者群体体验的过程，并展示德国如何为患者参与建立一个法律框架。本章解释了患者组织是如何介绍患者的体验的，这些组织已被立法者确定为相关组织，并已被授予参与权，包括能力建设的手段。它提出了一系列的参与机制（第5章）。特别是，它说明了患者组织如何通过使用他们的权利，通过提出卫生保健服务的申请和关于福利覆盖的决策，以及通过确定具有不同观点的患者代表来参与评估和评估过程。最后，本章反映了评估存在的问题和未来的挑战。

居住在德国的大约90%的人投保了法定健康保险（SHI）（National Association of Statutory Health Insurance Funds, 2016）。SHI 是基于团结、医疗必要性和实物利益的基本原则而建立的。SHI 下的每个被保险人都有相同的获得必要医疗护理的权利，无论年龄、疾病或支付的保费是多少。

---

① 联邦联合委员会（G-BA），患者参与专家小组（Stabsstelle Patientenbeteiligung），德国柏林
② 残疾人和慢性病患者及其亲属自助组织的国家级伞形机构，德国杜塞尔多夫

25.1.1 自治

进一步的特点是辅助性原则和自治的原则。立法者只确定了医疗保健的框架。在许多领域，政策制定属于所谓的联合自治，以联合自制的方式来确定卫生基金提供的服务范围，并组织医疗保健提供。联合自治使联合决策能够进行，包括主体为卫生保险基金的代表和保健提供者（医生、牙医、物理治疗师和医院）的代表的一些决策。法律要求他们"根据目前普遍接受的医疗知识状况，为被保险人提供基于需求和公平的照护/诊疗"。（1992年社会守则书第五卷第12节）"被保险人的医疗护理必须充分、充分和方便，不得超越必要的范围，并且必须具有成本效益和高的专业质量"（1992年社会守则书第五卷第12节）（1999年社会守则书第五卷第70节）。卫生技术评估在定义这些要求方面起着关键作用。

25.1.2 G-BA 和 IQWiG 的授权

联邦联合委员会是联合自治的最高决策机构。它负责对 SHI 内的各种技术的评估、评价和决策，特别是涵盖医疗诊断和治疗方法或药物。考虑委托给 IQWiG 的内容或在 G-BA 范围内进行的内容都包括在评估范围内。此外，G-BA 还制定了关于医疗保健的组织和质量方面的法规。G-BA 的规定以指示的形式发布，对所有法定健康保险基金、护理提供者和被保险人具有法律约束力（图 25-1）。

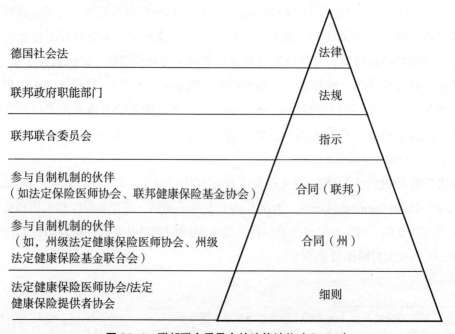

图 25-1　联邦联合委员会的法律地位（G-BA）

第25章 德 国

25.1.3 患者的参与

自2004年以来，法律一直支持患者全面参与G-BA和IQWiG。具体形式包括个别患者或其照护者（非正式照护者）以及患者小组、倡导团体或消费者组织的代表的参与。所有可能的患者的观点都如HTAi（HTAi，2015）描述的那样被包括在内。参与研究的人员由相关的患者组织选择并任命为知识渊博的人员（患者代表）进入G-BA的体内，旨在确保研究评估过程中个人和集体观点的多样性，并让知情者和患者代表发表意见。目前，大约有250名患者代表活跃在G-BA委员会中。

25.2 患者参与G-BA和IQWiG的理由

25.2.1 立法者的起点

患者的参与成为了HTA，G-BA和IQWiG的其他决策过程的一部分，这并非巧合。

1. 改善质量、效率和成本效益 2003年立法的主要目的是在社会老龄化和医疗保健进步的情况下保持SHI的基本原则，而不必实施配给制度。提高医疗保健的效率和更好的质量将使得总体服务更具成本效益（2003年SHI现代化法案）。

G-BA作为决策机构成立（因此取代了其前身的组织）（2003年SHI现代化法案草案a），IQWiG作为一个独立的HTA研究所成立（2003年SHI现代化法案草案c）。

2. 自我责任和患者主权 然而，现代化法案也将一些服务纳入"自我责任"的范畴，这意味着患者必须自己支付一些服务费用或共同支付。与此同时，应采取措施促进"患者的主权"，如有权要求为医疗（实物）服务提供可理解的发票，或选择退费（或报销）而不是实物福利。

在宏观层面上，受SHI影响的患者成为了决策过程的参与者。立法者认为这是唯一可行的使患者更能承担"自我责任"的途径（2003年SHI现代化法案草案b）。

25.2.2 患者参与的范围

2003年以来的《SHI现代化法案》和《患者参与法案》已经说明了患者参与自治机构的范围。

1. 相关的患者组织

联邦卫生部已经确认了4个相关的患者组织，包括国家级伞形组织，并满足进一步的要求（2003年患者参与法案）。

4个相关组织是德国残疾人理事会（2016年德国康复协会）、全国患者咨询中心协会（2016年联邦患者办公室工作组）、德国自助团体协会（2016年德国工作组自助小组）和德国消费者组织联合会（德国联邦协会2016年）。与他们的成员患者组织一起，他们涵盖了众多的疾病和残疾。这就使得直接相关者（如患者［尤其是慢性病］、残疾人和其他非正式照护者）能够参与HTA。类似组织还包括为患者提供建议的组织。这些组织涉及广泛的领域，且具有高度分化的特点，这样一来，就能确保每个特定问题都能找到特定的患者代表。

这些组织具有非营利性的属性，他们的经费情况必须公开透明，以证明他们的工作是公正和独立的。接受了卫生技术开发商的有限资助的患者代表可以参与其中。

2. 参与权

相关的患者组织被授予了参与G-BA（咨询权）和启动决策过程（要求决策权）的法定权利。咨询权包括在制定决策时出席的权利。此外，他们还有权提交书面声明或是否参加其他自治委员会听证会的决定权（社会守则书第五卷，2015年d第14节）或对IQWiG的评估（社会守则书第五卷，2015年c第139a节）的听证会。

3. 知情者：患者代表

为了行使其咨询权，相关患者组织相互提名具有相关能力的知情者（患者代表）。

患者代表由相关的患者组织或其成员组织之一确定。他或她必须是自愿且专业的，并且活跃在患者组织中。根据咨询的主题，患者代表的能力范围从具有被评估技术指示范围内的个人或集体患者经验，到能够从消费者的角度提供更广泛的知识。至少有一半的知识渊博的人自己应该受到疾病的直接影响（社会法典第五卷，2015年d第14节）。

委员会、小组委员会和工作组中指定的人数受到健康保险基金派遣的人数的限制（社会法典书第五卷第14节）(《2003年患者参与法》)。

25.2.3 对原理的评估

以HTA认定的患者参与HTA的价值为基础，立法者对患者参与G-BA的合理性考量可以总结如下（第1章）(HTAi，2014)：

- 相关性 相关的患者组织及其成员组织基础广泛，可使得相关的患者体验和观点成为HTAs的一部分。
- 公平性 相关的患者组织及其患者代表可以拥有与其他利益相关方相同的权利：发起决策过程（请求决策权），积极参与所有咨询和会议（咨询权）。然而，他们可能不会被其他其他人员视为平等的合作伙伴，因为他们没有数量一样多的组织、个人和经费支持,也没有投票权。

- 资产净值 通过从患者的角度提供的相关贡献,患者的参与有助于减少卫生服务的使用不足、过度使用和滥用,以促进高质量和更有效的服务。这可以被认为是对SHI 内部资产净值的贡献。
- 合法性 患者的参与如通过讨论和解释患者组织内的程序和决定有助于提高G–BA 决策的透明度。如果已发表的决策理由更强调纳入患者的观点,那么 G–BA 决策的可信度可以得到进一步提高。
- 能力建设 通过请求启动卫生技术评估的权利和具有法律约束力的决策意味着患者组织可以积极为医疗保健做出贡献。患者的参与包括财务、组织和内容支持以及培训(第 25 章 25.3.3)。这促进了患者组织和患者代表的授权、影响和合作。

25.3 患者在 G–BA 和 IQWiG 中参与 HTA

25.3.1 患者的参与贯穿 HTA 全过程

G–BA 的决策过程可以用评价(assessment)和评审(appraisal)进行描述。评价由联邦联合委员会进行。但一般来说,G–BA 委托 IQWiG 编制 HTA 报告。对结果的评鉴在 G–BA 小组委员会和工作组进行,这些小组为在公开会议上作出决定的决策机构起草决议建议。患者代表和患者组织参与了 G–BA 的整个过程。

根据其颁布的实施办法(IQWiG,2016),IQWiG 包括在编制 HTA 报告的过程中,会纳入患者或患者代表(图 25-2)。

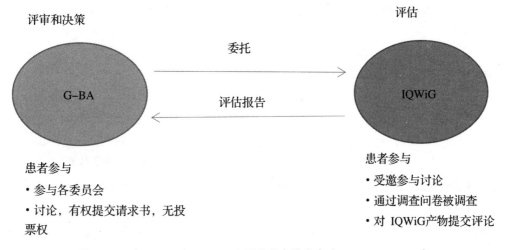

图 25-2 在 G–BA 和 IQWiG 上贡献观点的患者(Wieseler,2015)

我们在表 25-1 和第 25 章 25.3.2 中使用了 2012 年 9 月 6 日相关患者组织要求的，对脉搏血氧测定法筛查新生儿危重型先天性心脏病开展 HTA 并纳入报销的案例作为例子。

表 25-1　患者参与 G-BA HTA 及决策过程

HTA 阶段	相关患者的观点	患者参与机制的类型
患者组织的主题建议和要求		
医疗服务不足的迹象纳入 SHI 服务	医疗保健方面患者的安全 患者相关终点的益处（死亡率、发病率、生活质量），例如，先天性心脏病是新生儿最常见的器官畸形，需要危重型先心病新生儿需要快速获得重症监护，通过早期诊断提高生存率	任何患者小组都可以向相关的患者组织提出主题，例如联邦儿童协会 G-BA 患者参与专家团队支持患者小组提出一份满足 G-BA 条件的 HTA 请求草案 相关的患者组织决定向 G-BA 提交申请
HTA 的主题选择和启动 (G-BA)		
接受请求，澄清主题，确定优先级	收集关于患者小组的医疗保健相关性主题的详细信息（如疾病负担、预期效益、可用的替代方案）	患者代表参与 G-BA 委员会，并得到 G-BA 患者参与团队的支持 例如，来自联邦儿童协会的代表以及来自儿童早期诊断领域其他组织的患者代表
评估公告	主题的初步评估 (PICO)	除此之外：由自助团体和患者代表组成的伞形组织 通过问卷调查进行陈述
向 IQWiG 委员会提交 HTA 报告	HTA 问题的规范 例如，先天性心脏病的更早发现和更好的预后	患者代表：参与 G-BA 委员会
HTA 报告的早期阶段（IQWiG）(IQWiG, 2015b)		
研究的问题	如果需要，与患者相关的终点子组	患者、受影响的人：访谈咨询 例如，如果来自联邦心脏病患儿协会、科隆心脏病患儿父母倡议、儿童心脏协会的患者代表
初步报告计划	与患者相关的终点纳入和排除标准	公众，包括患者组织：书面意见（听证会）
发布报告	方法和发现	公众，包括患者组织：书面意见（听证会）

续表

HTA 阶段	相关患者的观点	患者参与机制的类型
评估和决策（G-BA）		
评审	医疗相关性，疾病负担，获取替代方案	患者代表：参与 G-BA 委员会 相关患者组织：如适用，可根据要求提交（提出异议）决定草案
关于将 SHI 服务纳入公开宣布将某服务纳入社会健康保险		患者代表：参与工作 在公开会议上提出立场或要求

改编自表 5-3，使用脉搏血氧测定法对新生儿危重型先天性心脏病筛查的评估的案例（G-BA，2016b）

25.3.2 参与机制

表 25-1 显示了患者在整个 HTA 过程中的参与权利和机会。这些权力和机会涉及不同的角色。

1. 启动 HTA

相关患者组织请求决定的权利超出了可以考虑的主题建议。请求是一项正式的程序权利。必须讨论请求中所涉及的主题，并必须作出关于是否继续进行该主题的正式决定。然而，一旦一项请求满足 HTA 的条件，G-BA 必须启动评审和评估程序，将该主题作为 HTA 向前推进，并在程序结束时决定报销范围。

HTA 的条件在 G-BA 程序规则中规定。该要求必须包括一个描述和经证实的理由，以及关于将要讨论的方法的好处、目标人群、医疗必要性和成本效益的资料，以及与现有方法的比较。可用的研究必须数量充分，能够让大家讨论该主题，并且请求必须明确该主题的紧迫性级别。

首先在患者组织中讨论主题建议。任何患者组织都可以向相关患者组织提出一个主题，无论其规模、资金或技能如何。没有纸质表格，但 G-BA 患者参与专家小组已经建立，可以为请求的起草提供帮助。它可以审查信息和现有的证据，并估计成功的机会。根据收集到的信息，四个相关组织决定是否提交请求。

我们使用的脉搏血氧法筛查新生儿危重型先天性心脏病的例子是由联邦心脏病儿童协会提出的，这是德国残疾人理事会的一个成员组织。该协会得到了医学专家的支持，如德国儿科心脏病学协会。G-BA 患者参与专家团队根据 G-BA 的条件审查了信息并起草了请求，在内部讨论和决定后，相关患者组织向 G-BA 提交了请求。

2. 在 HTA 过程中的患者参与

通过相关患者组织向 G-BA 委员会任命的患者代表取决于患者代表的经验和能力以及委员会的议程。

每个预约都是与主题相关的，取决于个人的知识和经验。如果一个委员会同时对于几个问题开展工作，则将任命几个人来涵盖所有议题。

除了这些与主题相关的代表，相关的患者组织代表还具有一般专业方法的永久患者代表。这些人的额外任务是确保利益代言活动的连续性，协调和支持与主题有关的代言活动，并作为联络人，直到 G-BA 作出决定。

每个委员会的患者代表人数从 1 人到 12 人不等。

在我们的例子中，相关的患者组织指定了来自儿童疾病协会的两个主题相关的患者代表进入 G-BA。该主题已在负责的小组委员会"方法评估"中进行了讨论，患者代表来自其他患者组织的"儿童"工作组中，其患者代表也长期负责儿童早期诊断的主题。

在预约前，患者代表必须填写一份调查问卷，以展现任何潜在的个人利益冲突或其个人利益冲突。如果存在任何利益冲突，相关的患者组织不会指定该人为委员会成员。

被任命的代表还必须为 G-BA 填写有关所讨论问题的任何利益冲突的披露声明。本披露声明可由所有委员会成员查看（G-BA，2014）。

3. 协商 QWiG 中的患者参与

在委托福利评估开始时，IQWiG 提供了法律不保障的额外参与机会。这是为了在研究问题的制定和进一步评估时考虑患者的观点。这种参与以咨询或问卷的形式调查受影响的人，他们可以是具有个人经验的患者或其亲属，以及具有集体经验的患者代表。招募通过相关的患者组织及其成员组织进行，或者 IQWiG 可以直接联系这些人（IQWiG，2015a，2015b）。

在我们的例子中，就福利质量（生活质量）、替代方案、对父母和儿童的潜在负面影响、治疗方案和效率，征求了联邦心脏病患儿协会、科隆心脏病患儿家长倡议会，以及儿童心脏协会的患者代表的意见。

（1）利益冲突　IQWiG 涉及的每个人也必须填写一份表格，以披露任何潜在的利益冲突。IQWiG 会公布一个问题的答案是"是"或"否"（IQWiG，2015a，2015b）。

（2）申明　法律确保相关患者组织有权在 IQWiG（社会代码书第五卷，2015c 年第 139a 节）中的 HTA 评估的各个阶段（如在初步报告计划和初步报告公布后）提交书面申明。然而，IQWiG 向包括个人在内的全体公众开放了听证程序。

（3）研究　IQWiG进行了两项试点研究，以提供关于患者偏好的证据（参见第11章）。这些方法还没有成为患者在G-BA职权范围内参与HTA的常规工具。

25.3.3 支持患者参与的措施

患者参与G-BA和IQWiG主要是基于患者代表的志愿者工作。因此，需要采取支持性措施，才能让志愿者。

（1）法定措施包括：

● 差旅费补偿、最高收入损失补偿以及一次性代表履职津贴（社会守则书第五卷，2015年d第14节）。

● G-BA患者参与专家团队的任务是组织和内容支持（社会代码书第五卷，2015年第14节）：这包括对方法和法律提出建议，对咨询文件，组织会议和对患者代表的提名程序的帮助。由G-BA医疗咨询部提供培训。

● 在G-BA章程（社会守则书第五卷，2015年a第91节）中嵌入患者的参与和程序权利。

● 无障碍进入办公室和房间、咨询文件、网站和会议援助组织（2002年残疾人平等法）（G-BA，2008）。

（2）附加措施：

● 为相关患者组织和患者代表提供透明的内部预约和合作规则。

● 参与活动，也作为发言者、促进者或参与者参与讨论。

● 2016年，G-BA患者参与团队建立了一个沟通、联合开展工作和教育的在线门户网站（G-BA，2016a）。

25.4 评价和挑战

25.4.1 在评估患者参与情况的过程中存在的问题

到目前为止，尚未对患者参与G-BA和IQWiG进行全面的科学评估。评价面临的挑战是各种形式和参与的角色，以及影响G-BA决策的政治方面。

一旦决策过程启动，HTA请求就会发布在G-BA网站上，因此只有经过一段时间，甚至几年，通过比较对G-BA决策请求的目的和在医疗保健中的实施才能分析其影响。

患者代表在G-BA委员会行使咨询权很困难。该工作流程是筹备委员会的联合协商机制，旨在实现各种卫生保健利益相关方之间的利益自愿和解。患者代表在会议中表达或提交的个别陈述将成为讨论的一部分，并可影响其他有关人员的投票，从而作出决定。但这种影响很难被评估。患者代表的贡献可能会记录在会议纪要中，但非公开会议的咨询和相关文件都是保密的。

IQWiG 召集患者开展的患者相关终点协商无会议纪要。

另外是公正的 G-BA 主席的相关引述。在 2012 年，作为 G-BA 前主席退休时，雷纳·赫斯表示："没有患者代表，G-BA 是不可行的"（格斯特，2012），现任的公正的主席约瑟夫·赫肯在一次采访中证实："我认为患者代表目前的参与是非常有用的，因为它以高度负责任的方式将患者的具体观点纳入讨论（戈特弗里德和凯森，2012）。

25.4.2 未来的挑战

相关的患者组织和从不同方面指定的患者代表使患者参与 G-BA 成为可能，这不仅反映 HTA 的整体接受度和从公民的角度进行决策，还反映其纳入了患者经验和支持了患者利益倡导工作。

2008 年在 G-BA 建立患者参与专家团队已成为一个强有力的支持。然而，关键在于患者组织。特别是招募在 HTA 中申明的适应证主题相关的志愿者，并指定长期患者代表。

到目前为止，由于担心医疗机构干预医疗保险基金和医疗提供者之间的传统利益平衡，各州已经不为患者组织提供津贴。然而，联邦宪法法院于 2015 年 11 月 10 日在裁决中发表的一份声明引起了广泛关注。最高法院表示，如果不能排除 G-BA 作为自治委员会高度管理其他不允许为这一进程作出贡献的人的事务，那么它作为联邦自治委员会的宪法合法性可能会缺失（联邦议会，2015 年）。这在法学文献对此发表了评论："更好地考虑被保险人、患者和受影响的第三方的利益和权利属于政治议程的首要任务。"（加斯纳，2016）。

在过去的几年里，立法者把越来越多的决策权委任给了 G-BA。它的决定对医疗保健产生了巨大的影响，联邦卫生部、政治、法院和公众正在密切关注它们。

G-BA 的决定具有很好的透明度。它们发表在 G-BA 的主页上，包括 HTA 流程的基本原理和文档。然而，对决策的接受程度也将越来越取决于 G-BA 描述如何确定、参与和考虑患者观点的能力和承诺。

感谢：

感谢安·森格、凯伦·费西和海勒·普洛格·汉森在修改原始文本的建议。

利益冲突：

作者声明没有利益冲突。

原著参考文献

Bundesarbeitsgemeinschaft der PatientInnenstellen. Website national association of patient advise centres and action groups. 2016. http://www.bagp.de/. Accessed 03 Aug 2016.

Bundesverfassungsgericht. Federal Constitutional Court, Ruling of 10 Nov 2015, file ref. 1 BvR 2056/12, marginal reference 22. 2015. http://www.bundesverfassungsgericht.de/SharedDocs/Entscheidungen/DE/2015/11/rs20151110_1bvr205612.html. Accessed 28 Jul 2016.

Deutsche Arbeitsgemeinschaft Selbsthilfegruppen. Website German association of self-help groups. 2016. http://www.dag-shg.de/. Accessed 03 Aug 2016.

Deutscher Behindertenrat. Action alliance of German organisations of persons with disabilities and (chronic) diseases. 2016. http://www.deutscher-behindertenrat.de/. Accessed 03 Aug 2016.

Draft SHI Modernisation Act. Entwurf eines Gesetzes zur Modernisierung der gesetzlichen Krankenversicherung, Bundesdrucksache 15/1525. 2003a. p. 106f.

Draft SHI Modernisation Act. Entwurf eines Gesetzes zur Modernisierung der gesetzlichen Krankenversicherung, Bundesdrucksache 15/1525. 2003b. p. 72f.

Draft SHI Modernisation Act. Entwurf eines Gesetzes zur Modernisierung der gesetzlichen Krankenversicherung; Bundesdrucksache 15/1525. 2003c. p. 128f.

Gassner U. Götterdämmerung des Gemeinsamen Bundesausschusses. NZS. 2016;4:122–4.

G-BA. Federal Joint Committee statement of intent to promote barrier-free-Absichtserklärung des Gemeinsamen Bundesausschusses zur Förderung von Barrierefreiheit. 2008. https://www.g-ba.de/informationen/beschluesse/665/. Accessed 28 Jul 2016.

G-BA. The legal status of the Federal Joint Committee. 2013. http://www.english.g-ba.de/

down-loads/17-98-2850/GBA_Rechtsstellung_08-04-2013_engl.pdf. Accessed 03 Aug 2016.

G-BA. Rules of procedure. 2014. https://www.g-ba.de/downloads/62-492-1002/VerfO_2014-12-18_iK-2015-04-16.pdf. Accessed 03 Aug 2016.

G-BA. Patient participation in the G-BA. 2016a. https://patientenvertretung.g-ba.de. Accessed 28 Jul 2016.

G-BA. Subjects of consultations in the area of child and youth prevention—Beratungsthemen zu "Kinder-und Jugendprävention". 2016b. https://www.g-ba.de/informationen/beratungsthe-men/zum-aufgabenbereich/28/#details/1768. Accessed 28 July 2016.

Gerst T. Gemeinsamer Bundesausschuss: viel Arbeit zum Abschied vom Amt. Dtsch Arztebl. 2012;109(26):A-1349.

Gesetz zur Gleichstellung behinderter Menschen. German equal opportunities for people with dis-abilities act. 2002.

Gottfried M, Kessen A. Interview with Josef Hecken-Selbstverwaltung ist besser als jedes andere Modell. Ersatzkasse magazin. 2012;9-10:11.

HTAi. Values and quality standards for patient involvement in HTA. 2014. http://www.htai.org/fileadmin/HTAi_Files/ISG/PatientInvolvement/v2_files/Info/PCISG-Info-ValuesandStandards-30-Jun14.pdf. Accessed 03 Aug 2016.

HTAi. Patient and citizen involvement. FAQ for HTA agencies and Policy Makers; Question 5: Who can provide the patient perspective in HTA processes? 2015. http://www.htai.org/interest-groups/patient-and-citizen-involvement/resources/for-hta-agencies-and-policy-makers/faq-for-hta-agencies-and-policy-makers.html. Accessed 03 Aug 2016.

IQWiG. Involvement of people affected in the dossier assessment. 2015a. https://www.iqwig.de/download/Involvement_of_people_affected_dossier_assessment.pdf. Accessed 28 July 2016.

IQWiG. Involvement of people affected in the production of reports on benefit assessments, Vers. 1.0. 2015b. https://www.iqwig.de/download/Involvement-of-people-affected_benefit-assess-ment.pdf. Accessed 28 July 2016.

IQWiG. General methods, Vers.4.2. 2016. https://www.iqwig.de/download/IQWiG_General_Methods_Version_%204-2.pdf. Accessed 28 July 2016.

National Association of Statutory Health Insurance Funds. Website GKV-Spitzenverband. 2016. https://www.gkv-spitzenverband.de/english/statutory_health_insurance/statutory_health_insurance.jsp. Accessed 28 July 2016.

Patient Involvement Act. Verordnung zur Beteiligung von Patientinnen und Patienten in der geset-zlichen Krankenversicherung-Patientenbeteiligungsverordnung; Bundesdrucksache 899/03. 2003.

Relevant Patient Organisations. Antrag der Patientenvertretung nach § 140f SGB V, Screening auf schwere congenitale Herzfehler mittels Pulsoxymetrie nach § 26 SGB V (Request for decision on newborn screening for critical congenital heart disease using pulse oximetry). 2012. https:// www.g-ba.de/downloads/40-268-2400/2012-11-22_Einleitung-Beratungsverfahren-Pulsoxymetrie_Antrag-PatV.pdf. Accessed 05 Aug 2016.

SHI Modernisation Act. Gesetz zur modernisierung der gesetzlichen krankenversicherung. In: Bundesgesetzblatt, BGBL I Nr. 55. Bonn: Bundesanzeiger; 2003.

Sozialgesetzbuch Fünftes Buch. Social Code Book V. Section 12 efficiency demand. 1992.

Sozialgesetzbuch Fünftes Buch. Social Code Book V. Section 135. Assessment of diagnostic and treatment methods. 2015b.

Sozialgesetzbuch Fünftes Buch. Social Code Book V. Section 139a. Institute for Quality and Efficiency in Health Care. 2015c.

Sozialgesetzbuch Fünftes Buch. Social Code Book V. Section 140f. Participation of interest repre-sentation of patients-Beteiligung von Interessenvertretungen der Patientinnen und Patienten. 2015d.

Sozialgesetzbuch Fünfte Buch. Social Code Book V. Section 70. Quality, humanity and economic effeciency. 1999.

Sozialgesetzbuch Fünftes Buch, Social Code Book V. Section 91. Federal Joint Committee. 2015a.

Verbraucherzentrale Bundesverband. Website federation of German consumer organisations. 2016. http://en.vzbv.de/. Accessed 03 Aug 2016.

Wieseler B. Institut für Qualität und Wirtschaftlichkeit im Gesundheitswesen. Engagement with patients-HTA processes. EMA/EUnetHTA Meeting; 23 Nov 2015; Copenhagen. 2015.

第 26 章　意大利

亚历山德拉·洛斯卡尔佐
Alessandra Lo Scalzo

（本章译者：张璐莹、俞纯璐）

26.1 引言

在医疗器械领域，意大利的 HTA 活动由国家区域卫生服务局（AGENAS）组织执行，而药品则由意大利医药局（AIFA）进行评估。意大利组建了一个区域性的国家卫生服务机构，各区域负责组织和提供医疗服务。在国家层面，卫生部（MoH）在专门机构的支持下制定基本原则并决定核心福利方案，并将国家资金分配给各地区（Ferré 等，2014）。本章重点介绍过去 10 年中，AGENAS 为让患者参与 HTA 并在各地区推广这种方法而开展的活动，其中包括进行初级和次级研究以及对患者组织开展教育和培训以进行能力建设。它强调了国际 HTA 机构所发挥的关键作用、为推动患者参与 HTA 的支持性国家政策背景以及为解决 HTA 专业人员对患者参与问题而开展的活动的重要性。

26.2 涉及患者的政策背景、障碍和驱动因素

《2006—2008 年国家健康计划》首次明确强调 HTA 是医疗保健决策的重要工具。到目前为止，很少有地区在其医疗保健决策过程中使用 HTA，也很少有地区使用了多种方法。因此 2007 年，在州、地区和自治省之间的常务会议上赋予了 AGENAS 支持地区开展 HTA 活动的职权。

AGENAS 开始制定一系列举措，例如与国际和国家层面的科学团体［HTAi 和意

大利 HTA 协会（SiHTA）]建立联系，参与 EUnetHTA 并应医疗器械总局的要求编制 HTA 报告。2010—2011 年，AGENAS 与意大利多个地区联合（RiHTA）成立了意大利 HTA 网络，以提供 HTA 方法，创建网络和开展培训活动，并在联合编制 HTA 报告的基础上实施与地区合作的模式。

2007—2013 年，AGENAS 确立了其在 HTA 和区域中作用的同时，还试图提高患者对 HTA 的参与度。它不仅通过使用初级和次级定性研究评估患者的观点，还支持了一项针对公民和患者组织的 HTA 教育计划，以克服障碍并确定驱动因素来帮助他们参与 HTA。

根据最新的《2014—2016 年健康协定》（国家政府和地区政府之间的协议），意大利根据第 190/2014 号法律，在国家层面上建立了医疗器械 HTA。根据法律规定，AGENAS 负责协调新的国家医疗器械 HTA 项目。已经成立了一个由卫生部、各地区、AGENAS 和 AIFA 代表组成的委员会（CR），以确定国家、地区和地方各级 HTA 活动的战略优先事项。后来的政策制定似乎更加关注 HTA 中利益相关方参与的原则，因为新法规还规定成立创新工作组（IWG）（Tavolo sull'Innovazione）。该工作组为由 HTA 利益相关方如公民协会、临床医生、大学和行业代表组成的 CR 发挥咨询作用。这一意图部分反映在 AGENAS HTA 的活动中，活动允许开展额外的工作以支持患者参与 HTA，这也推动了 AGENAS HTA 程序手册的出版和 HTAi 患者小组提交模板的试行。

26.3 从患者观点分析参与患者协会

26.3.1 通过初级和次级定性研究评估患者问题

在其最早的 HTA 报告中，AGENAS 纳入患者观点主要是出于科学性考虑。一些研究人员强调了这种分析的重要性，因为它提供了一种不可替代的观点，并为评估带来了不同的证据。一开始，这些证据是通过回顾关于患者观点的现有文献或进行一手研究收集的。然而，HTA 报告中引入的此类证据并未被所有参与 HTA 的人员所接受。

一个关键的障碍是，在一个以生物医学为主要认识论范式的领域中，普遍缺乏对基于患者的证据和定性研究的信心。克服这一障碍的关键驱动因素是 AGENAS 与 HTAi 兴趣小组和 EUnetHTA 建立的链接，HTA 核心模型®将为整个领域提供社会影响和患者观点。那些有影响力的组织关注患者在 HTA 中的经验，并为患者方面的分析设定了方法学参考点，这为开展此类研究提供了更高的可信度。

在个别的 HTA 中，当与患者方面相关时，AGENAS 会专门写一章对此进行介绍，其中包括对采用传统非参与式社会研究技术收集的关于患者可接受性/观点或原始数据的研究的文献综述。这里是两份 HTA 报告的情况，第一份报告完全由 AGENAS 编制（2008），第二份报告是与几个地区共同编制的（Lo Scalzo 等，2012）。

第一份报告是关于无线胶囊内镜（WCE）的，未检索到关于患者观点的研究。因此，我们通过问卷调查收集了有关 WCE 与其他技术相比的患者偏好原始数据。本次调查的样本人群来自于五个开展 WCE 技术的意大利中心，共有 127 名患者。第二份报告是关于年轻糖尿病患者的新设备（Lo Scalzo 等，2012）。在这个案例中，我们发现了大量关于患者观点的定性和定量文献。我们回顾了这些文献，并在这份报告关于患者方面的特定章节中报告了结果。

此时的 HTA 主题提案阶段没有患者参与，除了在最后一个阶段，HTA 报告的最终草案在卫生部网站上进行了公开咨询之外，其他任何阶段也都不允许患者直接输入任何信息。然而，这种参与过于依赖患者组织的积极主动，这并不能被认为是理所当然的，因为他们很可能不知道有这种咨询的存在。

26.3.2 能力建设：HTA 教育计划

最初，AGENAS 的 HTA 部门在与患者和公民协会的互动方面缺乏先前经验，这是阻碍患者全面参与 HTA 过程的一大障碍。此外，他们在某种程度上也缺乏信心，这可能是因为他们认为患者和公民组织也许会受到潜在利益的影响，并且他们难以应对其具有挑战性的倡导立场。同时，HTA 也是非常具有技术性的，患者在表达观点时可能会被认为过于情绪化。另外，还有人对管理患者组织的投入会花费多少时间和资源表示担心。这些都在最初阻碍了患者参与活动。

为了克服这些障碍，在意大利公民和患者协会日益增长的参与文化基础上，意大利建立了 AGENAS。这些协会建议参与 HTA 的主要公共机构应为非专业人士组织 HTA 教育项目。2013 年，相关公民组织 Cittadinanzattiva（积极公民身份）提议为参与 HTA 中的公民领袖开设第一所暑期学校，这使患者组织参与 HTA 到达了一个转折点。他们提出的教育项目由 AGENAS、SiHTA 和意大利医疗保健和医院信托联合会（FIASO）赞助。自那以后，它们一直活跃在暑期学校的科学协调委员会内。这所暑期学校现在已经开展到第四期了。

暑期学校由 HTA 高级员工和国际专家运营，提供两个学员需要住在学校的培训模块，总共 6 天的课程。每个模块之间有为期一个月的休息时间，在此期间，参与者要完成不同的家庭作业项目。例如，在第一版中，他们被要求使用《了解卫生技术评估》指南（欧洲卫生公平 2008）中患者证据内容的清单来汇编患者输入。最初的参与者来自于国家和（或）地方患者协会以及 Cittadinanzattiva 的区域和国家部门。在随后的暑期学校中，学员还包括了在地方一级积极参与 HTA 的公共机构参与者，目的是促进患者 / 公民组织和公共机构之间的相互了解。

在 2016 年这一期中，学校在各地区推广了患者参与的方法。事实上，最近的一项全国性调查显示，有五个地区宣布了执行利益相关方参与，而在 21 个州中，只有三个地区同时也有患者协会参与。因此，学校将重点放在来自三个北部地区和自治省的参与者上，课程也在这些地区组织和举办，而不是在罗马。

学校很重要，因为它允许公民和患者团体以及主要机构 HTA 利益相关方之间相互见面，并克服许多他们对彼此的担忧。此外，参与者还学习 HTA 的目标、语言、方法以及如何向 HTA 提供患者意见。例如，Cittadinanzattiva 与学校的参与者一起编写了关于如何参与 HTA 的指南（Terzi，2014）以及提出关于遴选参与 HTA 的协会的最佳标准的建议（Cittadinanzattiva，2015）。从 AGENAS 的角度来看，这是一个建立患者协会知识的独特机会，而 Cittadinanzattiva 在其中充当着伞形协会、守门员和对话者的角色。

26.3.3 AGENAS HTA 程序手册和 HTAi 模板

2014 年政策背景不断变化，新立法要求 AGENAS 协调国家医疗器械 HTA 计划并鼓励利益相关方参与（见 IWG）。这可能成为进一步的推动因素，并会赋予患者参与 HTA 原则和程序上更多的合法性。事实上，就整个 HTA 流程而言，从 2015 年开始，任何公众成员都可以通过 AGENAS 网站提出评估技术，而在最开始（2008），这仅适用于新兴技术和地平线扫描计划（译者注：水平线扫描借指未来发展趋势分析）。

2014 年，AGENAS 发布了其 HTA 程序手册（AGENAS，2014）。它描述了从已发表的研究中纳入患者观点和系统地从患者协会获得输入的多个重要阶段，并提出了一个将相关患者协会纳入 HTA 的程序。

尽管如此，该手册的程序是临时的，并需要根据其出版时正在开发的试点 AGENAS 的结果进行修订。该试点旨在测试一种患者协会参与的新工具，即在一份关于透析方式的报告中提出的 HTA 的 HTAi 患者组意见递交模板（Gillespie 等，2015）。我们为伞形组织 Cittadinanzattiva 及其患者权利法庭（TDM）指定的患者协会提供了模板，以便他们可以收集患者输入。AGENAS 依赖与 Cittadinanzattiva 预先签订的合作协议（在公众呼吁后制定）实施《2014—2016 年健康协定》。Cittadinanzattiva 和

TDM 的员工是理想的对话者，因为他们作为参与 HTA 的公民领袖暑期学校的推广人，在 HTA 方面接受过良好的培训。

HTAi 模板由 AGENAS 翻译成意大利语，并根据 HTA 报告中的具体信息需求进行了调整，以了解患者在不同透析方式下的经历以及在区域层面的任何服务递法问题。由此一些问题被重新表述，其他问题被删去，并使用了两种不同版本的模板。一种是为患者组织代表量身定制的，另一种是为通过有目的的抽样程序选择出的个体患者量身定制的，该程序依赖所涉及的患者代表的积极参与。

TDM 被要求从患者组织中寻找能与 AGENAS 合作的代表，以寻找其他相关的透析患者组织参与其中。AGENAS 与全国肾病移植患者论坛的副主席合作，从论坛中挑选四个协会。挑选过程中，各协会的地理位置和所代表的患者类型（如，接受评估中的每种透析模式的患者）是参考基准。

每个患者组织的代表需要完成第一个模板，并将第二个模板发放给五种透析类型患者，每种类型至少要发给一名患者。AGENAS 的工作人员为患者组织提供支持，以便患者组织能够为需要填写模板内容的患者提供支持。患者组织收集所有填写完毕的模板，并将模板返回给 AGENAS。研究人员对收到的所有答案进行主题分析，并将综合输入作为患者方面章节中的一段在报告中呈现出来。患者的经历几乎与定性文献的系统综述发现一致。然而，来自患者组织代表的模板揭示了一个重要的问题，即不同地区获得不同透析方式的公平性，这在最终的 HTA 报告建议中得到了高度重视。

模板的限制之一与患者需要自己负责填写模板有关。在某些情况下，不熟悉以书面形式交流自己的观点和经历可能会影响调查的信息能力。此外，该试点表明需要更具包容性的参与程序，因为它发现一些重要的国家患者协会被排除在初始工作之外。他们在经过申诉之后，被邀请审查该文件。

26.4 结论

在过去 10 年中，AGENAS 开展了一系列活动，以促进患者参与 HTA，并明确了其中的障碍、挑战和驱动因素。最终，患者参与活动的成功取决于政策背景，正是这些政策背景赋予了 AGENAS 支持患者参与的职权。

AGENAS 的第一步是通过初级和次级定性研究在 HTA 报告中引入患者观点分析。有人从认识论上就不信任这种研究。这个问题在一定程度上得到了解决。解决的途径在于，AGENAS 从国家和地区级 HTA 会议中获得了职权，并在此后加入了已建立了方法学基础的两个组织：EUnetHTA 和 HTAi。

第三部分　各国家、地区的方案与利益相关方的观点 | 297

第 26 章　意大利

如何看待患者协会？这是影响患者协会主动参与 HTA 的一大障碍。患者和公民协会在提议和组织为公民领袖开设暑期学校上发挥的积极作用帮助克服了这一障碍。此外，AGENAS 还采用了利益相关方之间利益冲突的管理程序。

最近出版的 AGENAS HTA 程序手册提供了患者观点分析和患者协会参与的原则、方法和程序。它可以被视为是该组织对患者积极参与 HTA 的承诺。这在一定程度上得益于政策环境最新发展，这些发展为 AGENAS 在 HTA 中及新的国家级 HTA 中扮演重要角色提供了条件。

未来的发展将与使用模板以吸引患者协会和在区域层面推广患者参与模式有关，包括通过为公民领袖开设的暑期学校来实现这两个目的。尽管如此，在将来，任何公众参与 HTA 的成败都依赖于国家的政策环境，它会通过明确说明患者参与的必要性来起到促进患者主动参与的作用。一个有用的第一步是在 IWG 中设立一个公民协会。同样，欧盟的明确承诺也（如通过 EUnetHTA 和 HTA 核心模式做出的承诺）十分重要，因为国际组织在制定 HTA 的最佳原则和实践方面具有权威性作用，并且可以推动各国的最佳实践。

随着透明度和包容性日益成为欧盟和欧洲各国任何公共政策的主导原则，患者组织将不断推动患者参与，并寻找更多的患者参与机会，国家和地区层面的卫生组织也将继续朝着患者参与 HTA 的方向迈进。

致谢

作者感谢 Marina Cerbo 为原稿修改提出意见。感谢来自 Cittadinanzattiva 的 Francesca Moccia 和 Daniela Mondatore 提出的建议。本文所表达的所有观点和任何错误都完全由作者负责。

作者声明没有潜在的利益冲突。

原著参考文献

AGENAS, Agenzia Nazionale per i Servizi Sanitari Regionali. Wireless capsule endoscopy in the diagnosis of small bowel disease. 2008. http://www.salute.gov.it/portale/temi/documenti/dispositiviMedici/C_17_pagineAree_1202_listaFile_itemName_3_file.pdf. Accessed 20 Oct 2016.

AGENAS, Agenzia Nazionale per i Servizi Sanitari Regionali. Manuale delle procedure HTA

(HTA procedures handbook). 2014. http://www.agenas.it/images/agenas/hta/Manuale_proce-dure_HTA.pdf. Accessed 25 Oct 2016.

Cerbo M, Cicchetti A, et al. Indagine conoscitiva sulle attività di HTA in Italia. Rome: AGENAS; in press.

Cittadninzattiva. La Rilevanza delle organizzazioni civiche nei processi di HTA. Verso la Raccomandazione Civica. 2015.http://www.cittadinanzattiva.it/files/progetti/salute/hta/Raccomandazione_civica.pdf. Accessed 02 Nov 2016.

Ferré F, de Belvis AG, Valerio L, Longhi S, Lazzari A, Fattore G, Ricciardi W, Maresso A. Italy: health system review. Health Syst Transit. 2014;16(4):1–168.

Gillespie F, Amicosante AMV, Lo Scalzo A, Chiarolla E, Ondei P, Paone S, Remuzzi G, Santoro A, Teatini U, Jefferson T, Cerbo M. Valutazione HTA delle Modalità di dialisi in Italia—AGENAS. 2015. http://www.salute.gov.it/imgs/C_17_pagineAree_1202_listaFile_itemName_9_file.pdf. Accessed 10 Aug 2016.

Health Equality Europe. Understanding Health Technology Assessment (HTA). 2008. http://www.htai.org/fileadmin/HTAi_Files/ISG/PatientInvolvement/v2_files/Resource/PCISG-Resource-HEE_ENGLISH_PatientGuidetoHTA_Jun14.pdf. Accessed 25 Oct 2016.

Lo Scalzo A, Lenzi L, Chiarolla E, Maltoni S, Negro A, Ballini L, et al. HTA report: new devices for the management of glycaemia in young diabetics. 2012. http://www.salute.gov.it/ imgs/C_17_pagineAree_1202_listaFile_itemName_23_file.pdf. Accessed 11 Aug 2016.

Terzi A. Health Technology Assessment e organizzazioni civiche. Linee guida per l' intervento. 2014. http://www.cittadinanzattiva.it/files/progetti/salute/hta/Linee_guida_HTA_per_organiz-zazioni_civiche.pdf. Accessed 2 Nov 2016.

第 27 章 苏格兰

安·N.V. 森格、凯伦·麦克弗森、内奥米·费恩斯、詹妮弗·迪克森、凯伦·M. 费西

Ann N.V. Single, Karen Macpherson, Naomi Fearns, Jennifer Dickson, Karen M. Facey

（本章译者：张璐莹、俞纯璐）

27.1 引言

自苏格兰 2000 年成立卫生技术临床和成本效益评估国家机构以来，患者参与一直是苏格兰 HTA 的一大特点。促使患者参与 HTA 的动力可能与苏格兰议会鼓励公众参与决策制定的原则（The Scottish Parliament，1999）以及在对医疗服务严重失败进行调查（Bristd Royal infirmary inquiry，2001）后，在英国范围内推动更高的透明度和患者参与医疗保健有关。因此，苏格兰采用评估范围更广的丹麦 HTA 模式（参见第 22 章），该模式评估组织和患者问题，以及临床和成本效益。目前，苏格兰国家卫生服务局（NHS Scotland）进行的 HTA 由苏格兰医疗改善（HIS）内的两个机构负责。[①] 苏格兰医药联盟（SMC）评估药物，苏格兰卫生技术集团（SHTG）评估所有其他卫生技术（非药品技术）。本章概述苏格兰患者参与 HTA 的发展情况，并对药品和非药品技术的快速和全面的 HTA 方法进行对比。它强调了患者组织意见书提交、患者参与咨询小组和公共合作伙伴的潜在价值，并纳入了一个全面的 HTA 的案例研究，展示了定性研究对患者问题的影响。本章最后对突出的挑战和未来计划进行了反思。

---

① 苏格兰改善医疗保健的国家组织

27.2 政策环境

在过去 15 年中，通过一系列政策举措，NHS Scotland 的参与文化得到了加强。2001 年，一项国家战略呼吁个人、团体和社区参与到提高医疗质量，影响优先事项和规划服务的活动中（Scottish Executive，2001）。2005 年，苏格兰卫生委员会成立，以促进患者关注和公众参与 NHS。紧随其后出台了一项质量战略（The Scottish Government，2010）和患者权利法案（The Scottish Parliament，2011），该法案赋予 NHS 鼓励、监督、采取行动和分享从他们收到的意见中学到的知识的责任，并赋予人们提供反馈、发表评论，对 NHS 服务提出疑虑或申诉的合法权利。

27.3 全面的 HTA：所有卫生技术

最初，苏格兰的 HTA 由苏格兰卫生技术委员会（HTBS）负责。HTBS 制定了鼓励患者参与整个 HTA 的流程，以确保"患者认为重要的问题可以被理解并用于为评估提供信息"（HTBS，2002）。其让患者参与的方法是仍在不断学习改进中，具体包括：

- 找到使患者组织能够根据自己的能力参与的方法（见 Slattery 等，2003 中介绍的方法）。
- 建立一个患者参与咨询小组，由来自伞形患者组织、学者和当地卫生团体的代表组成。
- 告知相关患者组织如何参与 HTA。
- 邀请提交关于患者对该技术或其参比技术的体验、对其优点/缺点的看法以及苏格兰特有的问题，如使用、运输和成本变化（HTBS，2002）。
- 在专家组中包括至少一个相关患者组织的代表，以指导 HTA 从界定研究问题范围到评估和交流证据。
- 委托进行文献回顾和一手研究，以确定患者需求、偏好和（或）经历（见 Bradbury 等，2002）。
- 与相关患者组织一起为每个 HTA 制定通俗易懂的语言写成的指南。

这种参与导致了 HTA 范围和研究问题的变化。例如，在评估糖尿病视网膜病变筛查的组织工作时，患者参与强调了就诊障碍，并将主要的 HTA 问题重新聚焦于一个关键的患者问题，即筛查中可能需要使用不方便和不舒服的眼药水（Facey 等，

2002）。

27.4 患者参与药物快速 HTA

27.4.1 建立

2001 年，在 HTBS 内成立了 SMC，以在 12 周内对药品进行 HTA。时间较短，不足以包括初级或次级的患者问题研究，因此 SMC 寻求开发一个流程，以充分利用"积极、知情的患者参与"的资源（SMC，2002）。

最初，SMC 任命了两名公众合作伙伴[①]，一名来自伞式患者组织，另一名来自卫生委员会患者咨询小组。2002 年 8 月，他们与 HTBS 员工、SMC 副主席和一名制药公司代表一起成立了患者和公众参与小组（PAPIG）。其目的是为 SMC 制定程序，以为每个患者组织提供表达意见的机会（SMC，2002）。参照制造商证据提交模板，为患者组织开发了一个结构化模板，以帮助患者组织提供有关患者在患有疾病或使用对照药或新药时的经历信息。这些信息已提交给 SMC 成员，并由公众合作伙伴在 SMC 会议上进行总结。为了吸引提交，PAPIG 开展了宣传活动，并建立了电子邮件提醒系统，就即将进行的告知相关患者组织即将开展的评估。

PAPIG 与制药行业合作开发了一个模板，HTA 送审公司可以填写好该模板，以便以通俗易懂的语言向要提交意见的患者组织提供有关药物的信息。尽管英国制药行业协会（ABPI）认为这不会违反有关向公众推广药物的行业行为守则，但一些公司仍然对其使用感到担忧。因此，许多公司没有填写好该模板。

27.4.2 早期发展

经过两年的运营，SMC 仅仅收到 11 份质量参差不齐的患者组织提交的材料。尽管已经发布了提交的范例，但直到 2013 年，SMC 才在其发布的指南中纳入了患者组织提交的摘要。提交的内容仍然保密，但鼓励患者组织在自己的网站上进行发布。

根据从患者组织收到的反馈意见及公众合作伙伴确定的对审议具有重大影响的信息，对患者组织提交表进行了调整。由于对潜在偏倚的持续关注，增加了利益声明部分，包括来自制药公司的收入的详细信息。随着认识的提高，2006 年患者组织提交的患者意见书稳步增加至 35 份。然而，许多患者组织仍然不了解 SMC 及其流

[①] 2004 年 2 月，增加了第三个公共合作伙伴，以确保至少有一个公共合作伙伴（通常是两个）出席每个 SMC 会议，因为公共合作伙伴通常有其他责任，参见第 6.3.3 章节。

程，那些想要提交材料的人也没有得到支持（SMC，2008）。因此，SMC 聘请了一名来自伞形患者组织的人员，来帮助患者组织完成提交并提供反馈。

27.4.3 近期发展

2013 年，3 个患者组织向苏格兰议会提交了请愿书，声称 SMC 阻止患者获得治疗罕见疾病的药物。发起了国家多方利益相关方审查，导致 SMC 的流程发生变化。其中包括从 2014 年 5 月起公开召开 SMC 会议，并雇佣新员工为 SMC 患者参与活动提供策略指导。

2014 年的一项进一步审查，根据来自 54 个患者小组的反馈提出，患者组织经常发现他们与 SMC 的关系不是互惠互利的。SMC 依靠他们获取信息，但他们自身却很难从 SMC 获得信息、支持或反馈。作为回应，SMC 同意了一项行动计划，包括发展公众参与网络（PIN），并让提交意见书的患者小组通过登记注册为"SMC 患者小组合作伙伴"，与提交意见书的患者小组建立正式的关系（SMC，2016a）。SMC 承诺提供定期培训日，并在其网站上公布材料，以解释如何编制考虑各方关切的提交。它联系了相关患者组织，鼓励他们提交并向他们提供一对一的支持。为了减少重复工作，SMC 开发了一个系统，使每个患者组织在注册为患者组织合作伙伴时能够捕获其核心信息。患者组织提交表得到了极大程度的简化，并通过修改 HTAi 患者组织完成提交模板指南，创建了一个简单的方法指南（第 6 章）。

2014 年，SMC 患者组织的提交量增加了 32%，2015 年进一步增加了 35%，达到 96 份。

自 2014 年 8 月以来，当孤儿药或临终药得到新药委员会（评估）不推荐使用的决定时，制药公司可以要求召开患者和临床医生参与（PACE）会议。PACE 会议旨在通过鼓励患者/照护者[①]代表和临床医生与 HTA 工作人员之间的对话，寻求在临床和经济证据中可能不明显的药物价值信息。共识声明是使用标准模板（SMC 2016b）编制一个共同声明，并在 SMC（评审）讨论开始时宣读该共识。

2015 年成立了一个 PIN 咨询小组，包括公众合作伙伴、四个患者组织合作伙伴、一名 SMC 委员会成员和一名当地卫生委员会代表。在其成立的第一年，咨询小组提出了旨在加强患者/照护者的投入并改善与其关系的全面考虑了各方关切的，可实施性佳的建议，因此广受赞誉。由于小组的工作，SMC 的决定在公开发布的 5 天前就以密件形式与患者小组分享，以便他们准备媒体答复和服务规划，如向服务热线工

---

① 在本书其他章节中称为护理提供员

作人员通报情况。小组还制作了教育视频,对患者组织提交的关于 PACE 药物的介绍进行了调整,并建立了 PACE 的指导流程。此外,患者组织、行业和 SMC 员工共同开发了一种新的表格,使制药行业能够提供关于其产品关键事实的简要概述,以便与患者组织分享(SMC,2016c)。

27.5 患者参与非药品技术 HTA

27.5.1 过程

非药品技术给患者参与带来了挑战。由于它们可用于治疗或非治疗目的,患者可能不知道使用了什么技术(如外科手术)。它们可以涵盖广泛的干预措施和传递机制(例如,医院使用的医疗设备、诊断测试、外科植入物、心理治疗、教育方案)。此外,单一技术可用于广泛的疾病(如磁共振成像),这意味着可能没有一个明显参与的患者组织。尽管存在这些问题,评估患者对非药品技术的看法似乎是必不可少的,特别是当患者是该技术的使用者时(如自我监测系统、家用设备)。

SHTG 成立于 2007 年,旨在评估非药品卫生技术。对于一些主题,编制了全面的 HTA,这些主题获得了大量的时间和资源,为深入考虑患者的需求、偏好和经验提供了机会。然而,在大多数情况下,快速 HTA 是通过对临床和成本效益的次级研究进行系统评价来进行的。因此,在此过程中实现有效的患者参与更具挑战性。

患者和患者组织可以对 HTA 主题提出建议,但迄今为止尚未收到任何提议。这可能是由于即便提供了帮助,创建主题提案仍然十分复杂。未来,SHTG 计划定期与目标患者组织进行直接主题通话。

对于快速 HTA,要求相关患者组织通过同行评审过程提供意见。这种方法并不理想,因为问题并非针对患者组织。然而,对保密同行评审意见的审查表明,患者组织对服务组织提出了重要意见,解释了苏格兰的服务与文献中描述的服务有何不同,并强调了公平性和可及性的问题。他们还提到了患者体验调查和卫生服务审计。例如,患者组织的意见显示,苏格兰各地在提供前列腺手术(开放式与腹腔镜)方面存在重大差异,这在证据说明(HTA 报告)的结论中得到了强调(Healthcare Improvement Scotland,2013)。

当患者组织无法找到有使用该技术经验的患者时,他们可以展示患者的观点以及当前的管理流程。然而,即使提前通知了截止日期,快速审查时间较短也会使患者组织难以从其成员处获得信息。鉴于这种方法的缺点,SHTG 计划基于 HTAi(第

6 章）和 SMC 模板，试行一种患者组织提交表。

SHTG 有四个公共合作伙伴，他们是 SHTG 的正式成员。最近，这一数字从三个增加到四个，使得公共合作伙伴能够更多地参与主题选择和证据评估。目前正在就探索公共合作伙伴是否可以在会议上提出或领导对于患者组织观点的讨论开展工作。自 2016 年 7 月以来，SHTG 公开召开会议，并邀请相关患者组织以观察员身份参会。希望这能提高对 SHTG 过程的认识并对此增加贡献。

考虑到从患者那里获取关于非药品技术信息存在挑战，可能会给某些主题多一些时间，以便纳入定性数据合成。

27.5.2 患者参与全面 HTA 的案例研究

关于慢性伤口抗菌伤口敷料的全面 HTA 采用患者参与的 HTBS 模型，公共合作伙伴参与了专家咨询小组以及次级和初级定性研究（HIS，2015a）。指导 HTA 患者问题部分的目标和子问题见框图 27-1。

框图 27-1 患者问题部分研究计划

目标

探讨和描述患者对慢性伤口和伤口敷料（包括抗菌伤口敷料）的体验子问题

1. 伤口会对患者的日常生活造成什么负担？
2. 患者目前使用伤口敷料的体验如何？
3. 关于未来抗菌伤口敷料的使用，患者希望是什么样的？
4. 目前，医疗专业人员会与患者及其家人/照护者交流和分享哪些有关敷料的信息？
5. 患者及其照护者对这些敷料有何看法？
6. 哪些因素会影响抗菌伤口敷料的使用？

---

1. 方法

由于最初使用荷兰 Huisartsen Genootschap 过滤器进行文献搜索，以确定指南制定中的患者问题（Hielkema 和 Wessels，2014），没有发现太多的定性研究，因此内部开发了一个特定针对定性材料的搜索过滤器。相较于数据库搜索，参考文献列表搜索和与作者的联系确定了更多的相关研究。

由于没有发现有关抗菌伤口敷料的定性研究，因此将范围扩大到对患者慢性伤口的经历以及伤口敷料的研究上，以进行定性合成研究。对苏格兰有抗菌伤口敷料经验的人进行了初步研究。分析采用框架法（Ritchie 和 Lewis，2009），这种方法在数据可能"稀少"（缺乏丰富的细节）且理论发展可能有限的情况下是推荐使用的。它提供了一种详细而严格的数据绘图和汇总的方法，并且有利于寻找到相关支持数据的来源。数据分析在 QSR NVivo10® 中进行。框图 27-2 概述了定性证据合成中使用的过程。

框图 27-2 定性证据合成框架中的步骤

1. 熟悉

两名研究人员根据合成的目标阅读了所有纳入的研究。

2. 确定一个主题框架

一名研究人员审查论文中的所有主题／发现，并制定初步的主题框架。第二名研究人员独立审查该框架。两人就修正案达成一致意见。

3. 索引

一名研究人员对所有论文进行系统编码。第二名研究人员编码了六篇高质量论文。两人将结果进行对比，框架得到进一步完善。

4. 绘图

一名研究人员编码所有论文主题，制作出矩阵。第二名研究人员采用同样方法编码了六篇论文的主题。细化了子主题，并检查了结果中伤口类型、研究位置等存在的差异。

5. 映射和解释

对研究结果进行改进，并制作说明性的图表。合成结果已纳入 HTA 的建议中。

2. 主要发现

患者问题部分提供了丰富的有关慢性伤口患者经历的信息和发现（框图 27-3）。

框图 27-3 患者问题部分的主要发现

慢性伤口对人们生活的影响是相当大的。慢性伤口的持续性、复发性和症状会对人们的生理、心理和社会造成严重后果。

敷料选择通常采用"试错"法，这一过程可以持续到伤口开始愈合为止。而后，人们可能会将伤口的愈合归功于某种特定的敷料类型。

伤口愈合通常是患者最重要的结果，但控制症状（特别是疼痛、气味和渗出物）以及预防感染和伤口恶化也是重要的结果。人们经常报告说想要"尝试任何事情"来实现这些结果。

初步研究表明，人们对抗菌伤口敷料持积极态度。人们认为它们帮助了（或正在帮助）他们的伤口愈合和（或）帮助他们缓解伤口症状。一种尺寸的抗菌伤口敷料并不适合所有人——可能对一个人有效，但对另一个人无效。

患者报告说，慢性伤口疼痛的程度和影响可能相当大。关于疼痛的报道并不总是能得到医疗保健专业人员的认可，而且疼痛似乎经常不受控制。

人们重视他们认为是个人的护理，以及他们所信任、即使在伤口愈合缓慢的情况下也一直坚持会为他们治疗伤口的医疗保健专业人员给予的护理。

初步研究表明，不同的医疗机构对抗菌伤口敷料的使用不一致，这造成了挫折和不便。这种不一致性可能对那些认为自己或许会因费用原因而无法接受最佳治疗的人有影响。

3. HTA 建议

这项工作有助于解释 HTA 所有的部分。纳入患者观点也提供了三方证据印证，例如，从患者经验和医疗保健专业人员的观点来看，需要对医护人员进行有关伤口敷料和慢性伤口患者照顾方面的额外培训。它还直接为 HTA 建议 3 和 6 提供了参考（框图 27-4）。

框图 27-4 关于患者问题的 HTA 建议

3: 在为慢性伤口患者选择敷料并进行整体临床评估时，请考虑对患者而言重要的影响因素，例如气味、疼痛 / 不适、渗漏和是否患者活动受限以及愈合。

6: 应制定一份全国患者手册，该手册可用作支持慢性伤口患者和医疗保健专业人员共同决策的辅助工具。

尽管临床和成本效益部分存在高度不确定性，但通过投入全面且有意义的患者问题研究，HTA 能够为 NHS Scotland 提供有价值的指导。

4. HTA 结果交流

利用 DECIDE 项目（DECIDE，2015；Fearns 等，2016）的指导，与 HIS 公共合作伙伴合作开发了 HTA 患者指南（HIS，2015b）。

27.6 讨论

在 SMC 中，患者参与被认为是一个没有明确最终目的地的持续的旅程。随着政策环境、技术和人们态度的改变，它必须进行相应改革（Nganasurian，2006）。希望通过患者参与能够改善卫生服务、提高 SMC 决策的可接受性并减少对新药使用的申诉。事实上，患者组织已经证明，他们可以就疾病的影响和治疗负担提供清晰的示例和总结。这为 SMC 提供了有用的背景，并有助于委员会成员评估新疗法的真正价值。

一些患者组织表示希望直接参加 SMC 的会议，以回答问题并澄清不确定点。有些人可能还希望提交自己的意见书，而不是由公共合作伙伴提交。然而需要认识到的是，训练有素、经验丰富的公共合作伙伴能整理多份提交的意见书，并将委员会的注意力吸引到那些最有可能影响决策的点上。一些人担心，利益相关方在 SMC 会议上有说服力的陈述可能会对委员会产生不适当的影响，并妨碍成员根据全部证据作出决策的能力，这些证据包括更复杂的临床和成本效益分析。此外，当多个患者组织都感兴趣时，还需要考虑如何选择患者专家。

患者参与 SHTG 的范围更为有限。尽管找到非药品技术相关患者存在明显挑战，但缺乏专门的患者参与资源可能是其主要的原因。SMC 的在媒体上的频繁亮相和公众请愿增加了专门用于患者参与的资源。

然而，患者参与对 SHTG 的 HTA 产生了影响。患者组织对报告草案的同行评审意见为有关组织问题、未公布的调查和审计提供了宝贵的信息。此外，SHTG 的伤口敷料案例研究指出了定性研究的价值。在临床和成本效益存在不确定性和（或）存在争议或伦理上存在不确定性的 HTA 领域中，此类研究尤其可能提供丰富的证据和建议。这种分析是资源密集型的，需要对特定技能进行投入和（或）与学术界合作。此外，还需要研究确定如何最好地结合定性患者证据合成的方法，以便它们可以用于快速 HTA 过程的时间安排的，这构成了 SHTG 目前进行的大部分 HTA 工作。

致谢

作者对 Ken Paterson 和 SHTG 公共合作伙伴 John Woods、Tracey Sheppard 和 Daniel McQueen 在修改原稿时提出的意见表示感谢。所有表达的观点和任何错误完全由作者负责。

KF 是一名独立顾问,为 HTA 机构和患者组织无偿提供咨询服务,但收取出席会议的费用。她还为制药行业提供可能与 HTA 意见书递交和药物开发中的患者参与及策略有关的有偿咨询工作。

原著参考文献

Bradbury I, Bonell E, Boynton J, Cummins E, Facey K, Iqbal K, et al. Positron emission tomogra-phy (PET) imaging in cancer management. Health technology assessment report 2. Health Technology Board for Scotland. 2002. http://www.healthcareimprovementscotland.org/previ-ous_resources/hta_report/hta_2.aspx. Accessed 8 June 2016.

BristolRoyalInfirmaryInquiry.2001.http://webarchive.nationalarchives.gov.uk/20090811143745/http:/www.bristol-inquiry.org.uk/final_report/the_report.pdf. Accessed 10 Nov 2016.

DECIDE. Developing and evaluating communication strategies to support informed decision and practice based on evidence. 2015. http://www.decide-collaboration.eu/. Accessed 13 June 2016.

Facey K, Cummins E, Macpherson K, Morris A, Reay L, Slattery J. Organisation of services for diabetic retinopathy screening. Health technology assessment report 1. Health Technology Board for Scotland. 2002. http://www.healthcareimprovementscotland.org/previous_resources/ hta_report/hta_1.aspx. Accessed 8 June 2016.

Fearns N, Kelly J, Callaghan M, Graham K, Loudon K, Harbour R, et al. What do patients and the public know about clinical practice guidelines and what do they want from them? A qualitative study. BMC Health Services Res. 2016;16:74. doi:10.1186/s12913-016-1319-4.

HIS. Radical prostatectomy for localised prostate cancer: advice statement 004-13. 2013. http://www.healthcareimprovementscotland.org/our_work/technologies_and_medicines/earlier_advice_statements/advice_statement_004-13.aspx. Accessed 14 June 2016.

HIS. Antimicrobial wound dressings for chronic wounds: Health technology assessment report

13. Healthcare Improvement Scotland. 2015a. http://www.healthcareimprovementscotland. org/ our_work/technologies_and_medicines/shtg_-_hta/hta13_antimicrobial_dressings. aspx. Accessed 10 June 2016.

HIS. Antimicrobial wound dressings for chronic wounds—Information for patients, their families and carers. Healthcare Improvement Scotland. Glasgow. 2015b. http://www.healthcareim-provementscotland.org/our_work/technologies_and_medicines/shtg_-_hta/hta13_antimicro-bial_dressings.aspx. Accessed 31 May 2016.

HTBS. Guidance for patient, carer, and voluntary organisations on submissions of evidence to Health Technology Assessments. HTBS/0034/Jun 02. Glasgow. 2002.

Hielkema L, Wessels M. Power to the patient: the development of a literature search filter for patients' perspectives and preferences [conference proceedings]. 2014. http://www.iss.it/binary/eahi/cont/32_Hielkema_Full_text.pdf. Accessed 17 August 2016.

Nganasurian W. Patient and public involvement: five years on, October 2001–December 2006. Glasgow: Scottish Medicines Consortium; 2006.

Ritchie J, Lewis J. Qualitative research practice. London: Sage Publications; 2009.

Scottish Executive. Patient focus and public involvement. 2001. http://www.gov.scot/Resource/Doc/158744/0043087.pdf. Accessed 10 June 2016.

SMC. Patient and public involvement: two years on—a progress report. 2002.

SMC. Evaluation of the SMC's impact on and engagement with stakeholders—executive summary and full report. 2008. http://scottishmedicines.org.uk/files/SMC_engagement_with_stakehold-ers.pdf. Accessed 8 June 2016.

SMC. PACE (Patient & Clinician Engagement) overview document. 2016a. https://www.scottish-medicines.org.uk/files/PACE/PACE_Overview_Document_FINAL.pdf. Accessed 8 June 2016.

SMC. Patient Group Partners. 2016b. https://www.scottishmedicines.org.uk/Public_Involvement/Patient_group_partners. Accessed 10 June 2016.

SMC. Guidance to manufacturers for completion of Summary Information for Patient Groups. 2016c. https://www.scottishmedicines.org.uk/Submission_Process/Submission_guidance_and_forms/Templates-Guidance-for-Submission/SMC_Guidance_on_Summary_Information_for_Patient_Groups V1_.pdf. Accessed 13 June 2016.

Slattery J, Chick J, Cochrane M, Craig J, Godfrey C, Kohli H, Macpherson K, Parrott S, Quinn S, Single A, Tochel C, Watson H. Prevention of relapse in alcohol dependence. Health technology assessment report 3. Health Technology Board for Scotland. 2003. http://www.healthcareim-provementscotland.org/previous_resources/hta_report/hta_3.aspx. Accessed 8

June 2016.

The Scottish Government. The healthcare quality strategy for NHSScotland. 2010. http://www.gov.scot/Resource/Doc/311667/0098354.pdf. Accessed 11 Nov 2016.

The Scottish Parliament. Key principles. 1999. http://www.scottish.parliament.uk/visitandlearn/Education/18651.aspx. Accessed 31 May 2016.

The Scottish Parliament. Patients Rights (Scotland) Act. 2011. http://www.legislation.gov.uk/asp/2011/5/contents. Accessed 11 Nov 2016.

第28章 瑞 典

索菲·沃科、克里斯汀·安德森

Sophie Werkö, Christin Andersson

（本章译者：张璐莹、徐晓程）

28.1 引言

本章将围绕瑞典患者参与 HTA 的情况，详细介绍患者参与和基于患者的循证研究在瑞典 HTA 机构：社会服务评估署（Assessment of Social Services，SBU）以及瑞典牙科和药品福利署（Swedish Dental and Pharmaceutical Benefits Agency，瑞典文缩写为 TLV）的应用。本章作者具有非常丰富的行业经验，在各个机构推行不同的举措，参与患者参与项目。SBU 的实践经验表明，患者可以通过多种方式参与到 HTA，如加入 HTA 顾问组提供咨询意见、参与 HTA 评审等。TLV 的实践经验显示，患者如何参与药物政策和其他更广泛政策议题的制定，不过让患者参与保密的药品报销评审存在挑战。上述两个 HTA 机构都认为患者参与的重要性以及对于评估影响的必要性。

28.2 瑞典卫生技术和社会服务评估机构

SBU 是一个独立的国家机构，承担政府委派的医疗干预评估项目，从医疗、经济性、伦理和社会责任等广泛的视角对项目进行评估。该机构成立于1987年，是全球历史最悠久的 HTA 组织之一。自2015年7月起，SBU 开始开展社会服务相关干预措施的评估。SBU 建立各类机制让患者参与 HTA 流程。

28.2.1 患者参与

纵观 SBU 的历史，个体患者和（或）患者组织以不同的方式参与整个 HTA 流程（SBU, 2016a）。[①]

1. 患者参考小组

患者参考小组已在 SBU 同一治疗领域的多个不同项目中发挥了有效的价值。当 SBU 在同一地区有多个项目时，已显示出其有效性。2009—2013 年 SBU 在精神病学领域开展了 5 个评估项目（如 SBU, 2012, 2013a, 2013b）。在这些项目早期阶段成立了参考小组，每个小组成员由两名来自 7 个患者组织的患者或其家人代表组成。

在整个项目周期中，参考小组与五个 SBU 项目的项目经理会有四轮会议；这些会议通常安排在项目的开题、中期和结题阶段，配合评估过程中的重要决策制定。会议上还会简述项目进展，SBU 工作人员的主要作用是听取和记录参考小组的意见。在第一轮会议上，患者代表主要会一同审阅项目计划，确保与患者相关的重要研究结果和问题没有被忽视。后期的会议则侧重于探索患者的经验，鼓励患者代表对初步研究结果和结论设立提供反馈。最后一轮会议，患者代表会讨论研究结果的传播，同时评估患者参考小组在整个项目中的作用。

2. 咨询会议

部分评估项目会召集不同利益相关方参加咨询会议，包括患者组织。例如，在肥胖饮食治疗项目中（SBU, 2013c），瑞典超重人士协会应邀参加了咨询会议。他们对项目计划书和初步调查结果提供意见和建议。

有时很难获得明确的患者观点，例如当 HTA 研究的领域没有明确的患者或使用者，又如向大规模人群提供预防计划，而并非所有人都是风险人群。这类问题的解决方案是替代参会代表。例如，SBU《预防儿童精神疾病的方法研究》（SBU, 2010a）需要对伦理章节征求意见。SBU 召开了咨询会议，邀请患者代表（学生）参会，但被拒绝。因此，未参加外部审查但有兴趣参会的其他利益相关方代表替代参会，如 BRIS（儿童社会权利组织）和儿童监察员。

3. 多方利益相关方参考组

有时，患者代表与其他利益相关方代表一起加入参考小组。在为自残患者提供专业护理支持的项目中需要参考患者的经验和感知（SBU, 2015），因此参考组纳

[①] 瑞典孤独症和阿斯伯格综合征协会、瑞典抑郁和躁郁症协会、瑞典精神健康国家级伙伴关系（NSPH）、瑞典国家注意力协会、瑞典社会和精神健康协会（RSMH）、瑞典精神分裂症及相关疾病协会、瑞典强迫症协会

入一名自残和饮食失调组织（SHEDO）的患者代表，以及来自瑞典当局及地区协会（SALAR）发起的国家自残项目中的3个区域代表。该小组根据PICO（第1章1.3.2）和SPICE2（第15章15.4）的要求协助项目设定适合的提问，并就结果发现和结论提供反馈。患者代表还帮助传播项目结果，参与媒体报道和拍摄，呈现项目结果（SBU，2015）。①

4. 项目成员

在《精神分裂症药物治疗、患者参与和护理组织》（SBU，2013a）项目中，项目组其中有名成员是患者，其他项目成员则是与该主题相关的医疗专业人员。在项目中，患者能够解释《阳性与阴性症状量表》差异性和相关性，该量表能够评定所有精神症状，患者可以描述治疗对于日常生活的影响。这位组员代表基于患者角度对项目计划和局限性提供了有宝贵的意见，并提出有价值的问题。这些科学发现对研究结果呈现方式也产生了影响。

5. 评审者

每个SBU的评估报告都会经过内部和外部审核。外部审稿人通常是医疗专业人员，他们关注手稿的科学质量。在精神/精神分裂症、注意缺陷多动障碍（ADHD）和孤独症谱系障碍（SBU，2012，2013a，2013b）项目中均有患者参与决策，有必要从患者角度评审这些报告。因此，SBU首次要求患者从他们的角度对报告的相关性、重点和全面性进行反馈。患者评审者给予的评论显然有助于SBU产生更清晰、更相关的研究报告。

6. 科学不确定性排序

为了记录亟待进一步研究的方法学，SBU通过系统评价建立一个医疗卫生领域科学不确定性数据库（SBU，2016b）。有时在某一条件下会识别出大量的不确定性，因此需要对不确定性进行优先排序。例如，在SBU对多动症的评估项目中识别了39项不确定性（SBU，2013b）。SBU在JLA优先排序方法的启发下（James Lind Alliance，2016），基于使用者和医疗专业人士的视角，从中选出了前10个最重要的不确定性。②③④

---

① 在开始文献检索以确定哪些相关质性研究可纳入综述时，常常根据SPICE模型制定问题和检索策略。SPICE模型中，S表示研究场景，P表示视角，I表示干预，C代表对照，E表示评估（the Joanna Briggs Institute，2008；A Booth 2004；SBU 2014，p.18），SPICE模型与PICO框架类似，但前者专门用于质性研究。

② 注意力缺乏多动症

③ At time of publication, this was Stig Nyman, the Chair of the Swedish Disability Federation（Handikappsförbunden，瑞典语简称HSO）主席 Stig Nyman

④ 还纳入了国家精神健康伙伴关系（NPMH或NSPH，是多个精神疾病患者、服务使用者、

项目组为不确定性排序设立了相关工作组，该组由 6 名 ADHD 患者或与患者关系密切的人员，以及 7 名来自医疗卫生、教育和惩教署（心理学家、精神病学家、初级保健医生、矫正服务者、学校顾问和专业教员）的代表。工作组无须将项目实施的可行性纳入考量，如资源、研究伦理和方法论等议题无须考虑。

每位工作组成员可以独立判断，从 SBU 报告中罗列的 39 项不确定性中选择自己认为最重要的前 10 项。再以研讨会形式对排名最高的 20 项不确定性进行进一步讨论。研讨会上先以小组讨论形式初步得出了每组的前 10 项不确定性，每个小组一半成员是服务使用者，一半成员是医疗专业人士。接下来是整体工作组的集体讨论，对最终的前 10 项不确定性达成共识（Jacobson 等，2016）。

SBU 在"阴道分娩后产妇分娩损伤的防治和治疗"项目中开展了上述科学不确定性排序（SBU，2016c）。该项目已于 2017 年完结；可以在 SBU 的网站获得更多信息。

7. SBU 董事会成员

2012 年，SBU 举办了患者协作会议。100 多个患者组织受邀参会，以进一步了解 SBU，讨论患者组织如何与 SBU 开展合作。由此 SBU 对患者和使用者参与作出更多的承诺；应 SBU 管理层的要求，瑞典政府任命了一名患者代表为 SBU 董事会成员。

8. 政府医疗卫生机构协作

2012 年，瑞典政府启动了 PRIO 项目，以预防精神疾病并为罹患精神病疾患者群体提供医疗服务。该项目一直运行至 2016 年底。国家健康和福利委员会（NBHW）拟探索患者及相关人员参与精神健康服务的模式（Socialstyrelsen，2015）。NBHW 希望与其他国家机构合作开展这项工作；因此，在 2014 年设立了一个特殊工作组，以加强患者/服务使用者组织和 4 家机构（包括 SBU）之间的合作。瑞典政府开发了机构、患者和使用者组织在国家层面上合作模式（图 28-1）。

该模式于 2015 年 9 月在"精神卫生和药物治疗"领域开始试行。因为药物治疗是所有患者组织和机构都很关注的领域，并且也包含在 PRIO 项目和质量注册中。

亲属组织的联系网络）、NBHW、MPA、瑞典公共卫生署

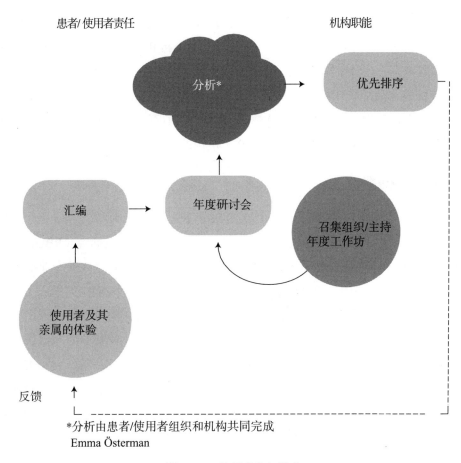

图 28-1 使用者参与模式

28.2.2 未来发展和影响

每一种不同形式的患者参与都为 SBU 提供了有价值的信息和见解。例如，精神病学项目的患者参考小组坚持要求两份独立的项目报告：一份关于多动症，一份关于孤独症谱系障碍——而非原计划的一份报告。其他项目的报告结论也获益于患者的反馈。

系统性评估是一种全面详尽的方法学，这个方法学思路可以探索应用于患者参与。HTA 机构开发成熟稳健的流程，使患者能够系统性地参与到项目评估。SBU 正在实施新的战略计划，系统严格地将患者或使用者参与纳入 HTA。该项目关注于为内部和外部证据使用而开发活动、方法和工具，例如基于瑞典特征对 HTAi 患者组织提交模板进行翻译和调整（第 6 章）。

政府医疗机构协作持续发展，并在 2016 年 9 月进行了调整，当年的主题是老年人的心理健康。① 新成立的知识政策委员会所有成员机构、精神卫生领域的研究者和老年照护质量项目研究者应邀参会。② 研讨会上的分析和评估尚未完成，不过会议为改善瑞典老年人心理健康提供了具有价值的建议，同时也进一步促进优化患者/使用者和政府机构之间的合作模式。基于知识的政策委员会（译者注：药品报销政策等依赖大量的专业知识，因而这类政策被称为"基于知识的政策"）也成立了一个患者参与小组。该小组由SBU领导，由来自9个机构的参与者组成。③

28.2.3 患者循证证据

基于QES原则（第15章）SBU已经开展了数项以患者为基础的研究，如精神病/精神分裂症、多动症和孤独症谱系障碍领域患者参与决策的研究（SBU，2013a，2013b，2013c）、牙齿缺失和无牙研究（SBU，2010b）、患者对自残的专业护理支持的经验和看法研究（SBU，2015）。上述研究侧重于患者对其疾病、健康、生活质量的感知和体验。SBU收集了上述疾病领域患者反馈的经验，同时也包含了患者家人或亲属的反馈。系统综述汇总分析已发表的研究，为报告中罗列的问题提供了证据（在单独的篇章中）。这些定性研究使用的评估方法与临床或经济学研究相类似。根据SBU《医疗卫生技术评估手册》指导（SBU，2014；参见本书第8章），对研究项目的相关性、质量和整合方法/合成方法进行系统和结构化的评估。有关SBU正在执行的项目以及各类定性研究合集，可以在SBU的网站获得更多相关信息。

28.3 牙科和药品福利机构

TLV是瑞典制定药品、医疗设备或牙科诊疗服务能否纳入国家报销政策的中央政府机构。TLV也负责确定瑞典药房零售利润，监管药房药品替代并监管药品市场部分领域。

自2002年成立以来，TLV就开始引入患者参与工作。根据TLV的职权规则，该机构需要与其他政府机构、NBHW共同合作，在决策制定中覆盖各方利益相关方，与外部各方的合作至关重要。TLV只承担患者参与的支持性工作，并不开展任何以

---

① 会议由SBU、药品署（MPA）、NBHW、FHM和NSPH联合举办
② 基于知识的政策委员会具有咨询功能，由9个政府机构组成，包括NBHW、MPA、SBU、TLV和瑞典卫生健康委员会，职能福利（FORTE）、公共卫生署、健康和社会照顾巡视委员会（IVO）、瑞典公众参与署和瑞典电子健康署
③ 执行中的项目包括手臂骨折手术、酒精谱系障碍儿童的家庭支持和康复（FAS/FASD）、无人陪同的避难青年干预等的保险报销等

患者为基础的研究。除了正式的患者参与小组和委员会之外，TLV 可以应具体需求创建新的流程来支持患者参与，本章后文有详细描述。

28.3.1 决策委员会的患者代表

瑞典医疗保险委员会由药品福利委员会和牙科福利委员会组成，负责制定瑞典医疗保障体系的定价和报销政策。董事会成员由瑞典政府任命，任期通常为 1~2 年。

两个决策委员会均有政府委任的患者和使用者组织代表，[①] 以确保委员会在制定报销和参考定价政策时充分考量患者的意见。这些患者代表并不代表单一组织，他们负责在决策中反馈所有患者的观点[②]。

TLV 还设有顾问委员会，负责审查 TLV 的各项工作并向总干事提供建议。该顾问委员会中同样有政府委任的患者和使用者组织代表。

28.3.2 对话论坛

对话论坛是 TLV 在患者、退休人员及使用者组织代表之间开展非正式讨论的平台，也是信息分享的平台，每年举办两次。若患者组织满足如下要求并获得该年度的政府拨款，就会受邀参加该论坛。上述要求包括正式成立、有一定规模、活跃在多个社会领域、民主、政治和宗教独立。

患者组织和 TLV 代表主要围绕 TLV 正在开展/实施的战略发展项目，以及当前医疗卫生领域的趋势和挑战展开对话讨论。2015 年，对话论坛的主题包括新药的平等可及性、罕见病药物和处方药无报销的影响（TLV，2015b）。[③④⑤]

28.3.3 项目开发

TLV 的职责范围广泛，不断变化。其职责变化通常较为复杂，因为涉及其他机构的责任变动，如政府机构和其他公私组织。一项政策变化影响医疗卫生体系中的多个机构组织的实例，即新的审批和监管途径下，创新药物可以在早期阶段获得快速审批，会给 HTA 评审造成高度不确定性。另一个例子是治疗严重疾病和罕见病的

---

① 在本书出版时，药品福利委员会中的代表来自国家罕见病组织和哮喘和过敏协会，而牙科福利委员会中，副代表之一来自瑞典消费者组织。
② 本书出版时，代表来自糖尿病协会和瑞典国家退休人员组织（PRO）。
③ 在 2014—2015 年期间，约有 60~70 个组织获得了这些政府拨款。
④ 由瑞典残疾联合会（HSO）、瑞典国家退休人员组织（PRO）、瑞典老年人协会（SPF）和瑞典消费者协会任命的代表组成。
⑤ 在瑞典，公共资助的医疗保健中的所有优先事项都是基于伦理准则的。该准则基于 3 个原则：人类尊严原则、需要与团结原则、成本效应原则，并于 1997 年获得议会通过。

药物的研究难以开展，其成本效益和预算影响结果一般远高于报销准入的阈值。这些变化也会直接影响到患者，因此与患者组织在内的不同利益相关方开展对话讨论，为决策制定提供坚实可靠的信息至关重要。

TLV 采纳患者建议的常见做法即设立参考小组，由患者和使用者组织的代表组成。TLV 已在不同疾病领域的项目中实施参考组。一个例子是，TLV 成立了一个参考小组，以讨论 TLV 内外部工作中涉及的伦理问题，该项目持续了数年。基于该项目的最终结论，TLV 对 HTA 评估做了两项调整。第一项调整为对于延长寿命的治疗方案，计算方法不应区别于治疗后无法工作人群，因此，TLV 不再计算治疗后的预期工作年限。第二项调整为治疗方案对生活质量和工作的影响，TLV 在研究结果中需要同时考量包含和不包含上述影响两种情况。这些调整变化都是依据 TLV 决策经验（TLV，2015a）进行制定。

28.3.4 报销或推荐的个体申请

TLV 认为患者充分参与药物、耗材、医院药物和医疗设备的 HTA 评审，有助于信息互通共享，提高决策和政策建议的质量。TLV 主要期望获得的患者反馈信息，例如每一类患者需要哪几种药物，或某一特定患者群体为何偏爱某一产品。这些信息能够纳入 HTA 和最终决策建议的考量。TLV 在 HTA 评审中还会向临床专家进行咨询。

1. 新产品价格和报销申请

TLV 在评估药品或耗材报销申请时，公司提交的各类证据信息均为保密直至 TLV 公布最终结果。若 TLV 在评估过程中需要与任何外部方进行沟通，提交申请的公司必须放弃其保密权利。纵观已有的经验，TLV 在评审过程中与组织进行沟通的案例非常有限。一些公司主动放弃保密权利，允许 TLV 与来自患者组织的代表共享信息，从而获得药品的价值定价（TLV，2015c）。例如，在丙型肝炎药物评估期间（TLV，2015b）允许 TLC 与全国丙型肝炎联盟（RHC）患者代表沟通。

2. 已报销产品的评审

TLV 还会对已纳入报销的药品进行评审，保密规则依然适用于任何递交给 TLV 的材料。当 TLV 发起药品评审时，TLV 需要对外公布哪些药品需要进行评审及其原因。患者和使用者组织能在评估中反馈他们的观点和经验。例如，2015 年 TLV 对肿瘤坏死因子药物进行评审时向瑞典风湿病协会开展咨询。每项讨论的议题取决于评审内容。

3. 医院药品和医疗设备的评估

TLV 于 2009 年起分别开展了医院药品的 HTA 评估，于 2012 年起开始了医疗设备的 HTA 评估（TLV，2013，2015a，2015b，2016）。HTA 评估报告将会递交至郡（county，译者注：瑞典的郡相当于我国的省）议会，为郡政府资金用于医院药品和医疗设备的投资决策提供参考信息。患者组织也会受邀参与 HTA 评审讨论。

28.3.5 未来发展

充分合作是 TLV 获得成果的诸多因素之一。TLV 与包括患者代表在内的各利益相关方沟通讨论，深刻理解 TLV 决策对于医疗体系不同领域的影响亦至关重要。

TLV 旨在进一步加强与患者和使用者进行沟通讨论；仍需改进的包括：沟通途径、会议形式和新产品报销申请时的深入讨论（TLV，2015b，2015c）。①

28.4 讨论与总结

在 HTA 等基于知识的文件、政策方面，目标受众一直存在模糊性，使得机构和患者代表都难以理解各自的角色，也使患者参与复杂化（Läkartidningen，2016）。如果患者或使用者被视为目标群体，SBU 和 TLV 通过各种正式和非正式的方式让患者参与他们的工作，不过只有 SBU 将基于患者的证据作为 HTA 评审的一部分。然而，事实上瑞典的 HTA 机构仍未能充分利用患者反馈。SBU 和 TLV 使用不同的方法让患者参与他们的工作，两者的差异一方面是因为瑞典政府赋予机构的职能不同，另一方面是因为每个机构的评估流程也不同。让患者参与 HTA 评审的原因如下：

- 纳入患者的观点和经验。
- 改进报告内容和决策质量。
- 分享信息。
- 建立对决策的信任感——加强对 HTAs 及其结果的理解。

瑞典 HTA 机构旨在为其他机构组织（如制定国家指南的 NBHW）、医生、医疗服务提供者和处方者（SBU）以及报销决策（TLV）提供循证证据。他们给予的结论或对患者日常生活产生重大影响。因此，初期的沟通和信息的共享对于提高 HTA 研究和指南的质量至关重要。不过在提高效率和透明度方面仍存有障碍亟待解决。对

---

① 例如，在 2015 年，TLV 在评估华法林治疗的自我监测时邀请了瑞典心肺协会、瑞典卒中协会和瑞典残疾联合会，在评估血栓切除术时邀请了瑞典获得性脑损伤患者组织、瑞典卒中协会和瑞典残疾联合会。

于 TLV 来说，保密相关法律法规是其与患者沟通的障碍，在报销决策公布之前 TLV 难以向患者进行咨询。TLV 目前正在探索在新产品报销申请期间与患者代表进行沟通的模式（TLV，2015b；TLV，2015c）。

确保患者代表获得与专业同行（即临床专家）相同的经济补偿，亦能改善患者参与和观点反馈。SBU 已开始向患者代表支付咨询补偿，但 TLV 尚未开始。在撰写本章时，SBU 正在开展一项为期 2 年的旨在提高患者参与度的计划，有望提高患者反馈的频率和质量。这项计划将有助于明确障碍和亟待解决的问题，报告中还将着重讨论对患者而言重要的议题。从长远来看，我们希望聚焦于对患者重要的议题，提高他们对证据的认知感，改善瑞典人口的整体健康状况。

最后，我们希望能进一步加强国家层面的跨机构合作。鼓励类似 PRIO 项目、基于知识的政策委员会等措施，以促进不同机构在患者参与方面的合作。我们在卫生和保健服务分析机构报告中提出，设立一个全国患者小组的设想，从而直接收集患者的反馈信息（Vårdanalys，2015）。上述的合作倡议能够互惠互利，得到机构、郡议会和患者的关注。

原著参考文献

Booth A. Formulating answerable questions. In: Booth A, Brice A, editors. Evidence based practice for information professionals: a handbook. London: Facet Publishing; 2004.

Jacobson S, Östlund P, Wallgren L, Österberg M, Tranaeus S. Top ten research priorities for atten-tion deficit/hyperactivity disorder treatment. Int J Technol Assess Health Care. 2016;32:1–8. doi:10.1017/S0266462316000179.

James Lind Alliance. http://www.jla.nihr.ac.uk/ (2016). Accessed 5 Sept 2016.

Joanna Briggs Institute. Reviewers' manual: 2008 edition. Adelaide: The Joanna Briggs Institute; 2008.

Läkartidningen. Kunskapsstöden är för många och för otydliga. 2016. 113;D6ZH. http://lakartid-ningen.se/Aktuellt/Nyheter/2016/07/Kunskapsstoden-ar-for-manga-och-for-otydliga/. Accessed 5 Sept 2016.

SBU. Methods to prevent mental ill-health in children. Stockholm: Swedish Council on Health Technology Assessment (SBU). 2010a. SBU Report No. 202 (in Swedish). http://www.sbu.se/en/publications/sbu-assesses/methods-to-prevent-mental-ill-health-in-children/. Accessed 5 Sept 2016.

SBU. Prosthetic rehabilitation of partially dentate or edentulous patients. Stockholm: Swedish

Council on Health Technology Assessment (SBU). 2010b. SBU Report No. 204 (in Swedish). http://www.sbu.se/en/publications/sbu-assesses/prosthetic-rehabilitation-of-partially-dentate--or-edentulous-patients/. Accessed 5 Sept 2016.

SBU. Schizophrenia—pharmacological treatments, patient involvement and organization of care. Stockholm: Swedish Council on Health Technology Assessment (SBU). 2012. SBU report no 213a (in Swedish). http://www.sbu.se/213e. Accessed 5 Sept 2016.

SBU. Autismspektrumtillstånd—diagnostik och insatser, vårdens organisation och patientens delaktighet. En systematisk litteraturöversikt. Stockholm: Statens beredning för medicinsk utvärdering (SBU); 2013a. SBU-Rapport Nr. 215. ISBN 978-91-85413-54-6.

SBU. ADHD—diagnostics and treatment, organization of the health care and patient involvement. Stockholm: Swedish Council on Health Technology Assessment (SBU). 2013b. SBU Report No. 217 (in Swedish). http://www.sbu.se/adhd_2013e. Accessed 5 Sept 2016.

SBU. Dietary treatment of obesity. Stockholm: Swedish Council on Health TechnologyAssessment (SBU). 2013c. SBU Report No. 218 (in Swedish). http://www.sbu.se/218e. Accessed 5 Sept 2016.

SBU. Evaluation and synthesis of studies using qualitative methods of analysis. Stockholm: Swedish Agency for Health Technology Assessment and Assessment of Social Services (SBU); 2014.

SBU. Self-harm: patients' experiences and perceptions of professional care and support. Stockholm: Swedish Agency for Health Technology Assessment and Assessment of Social Services (SBU); 2015. SBU Report No. 2015-04 (in Swedish). http://www.sbu.se/201504e. Accessed 5 Sept 2016.

SBU. Annual Report 2015, diarienummer EKO 2016/8 (in Swedish). 2016a. http://www.sbu.se/sv/ om-sbu/arsredovisning-2015/. Accessed 5 Sept 2016.

SBU:s database on treatment uncertainties. 2016b. Stockholm, http://www.sbu.se/en/treatment-uncertainties/. Accessed 5 Sept 2016.

SBU. Behandling av förlossningsskador som uppkommit efter vaginal förlossning. En kartläggn-ing av systematiska översikter. Stockholm: Statens Beredning för Medicinsk och Social Utvärdering (SBU); 2016c. SBU-Rapport No. 250 (in Swedish). http://www.sbu.se/250. Accessed 6 Nov 2016.

Socialstyrelsen L. Statens beredning för medicinsk utvärdering, Folkhälsomyndigheten och Tandvårds—och läkemedelsförmånsverket. 2015. Samordnad statlig kunskapsstyrning inom området psykisk ohälsa—myndighetsgemensam delrapport av regeringsuppdrag (in

Swedish). http://www.socialstyrelsen.se/publikationer2015/2015-1-48. Accessed 5 Sept 2016.

TLV: Ny tillämpning av etiska plattformen. 2015 (in Swedish). 2015a. http://www.tlv.se/lakeme-del/halsoekonomi/Ny-tillampning-av-etiska-plattformen (Accessed 5 September 2016).

TLV Annual report 2015. 2015b. TLV reference number 3334/2015.

TLV: Utveckling värdebaserad prissättning, 2015 (in Swedish). 2015c. http://www.tlv.se/lakeme-del/Utveckling-vardebaserad-prissattning/. Accessed 7 Nov 2016.

TLV: Brodin S, KalinY, Mörnefält J, Straubergs L. Delrapport-TLV:s regeringsuppdrag att genom-föra hälsoekonomiska bedömningar av läkemedel som inte ingår i läkemedelsförmånerna, men som rekvireras till slutenvården, Tandvårds-och läkemedelsförmånsverket. 2013. TLV refer-ence number: 2037/2011 (in Swedish).

TLV: Jacobi M, Kalin Y, Straubergs L. Klinikläkemedelsuppdraget—regeringsrapport 2015. 2015a. TLV reference number: 3556/2015 (in Swedish).

TLV: Blixt M, Södergård B, Hiort S, Nilsson C, Eckard N. Economic evaluation of medical devices. Final report. 2015b. TLV reference number: 187/2015.

TLV: Blixt M, Hiort S, Nilsson C, Södergård B. Hälsoekonomiska bedömningar av medicin-tekniska produkter. 2016. TLV reference number: 106/2016 (in Swedish).

Vårdanalys (The Swedish Agency for Health and Care Services Analysis) "Sjukt engagerad—en kartläggning av patient-och funktionshinderrörelsen", report 4. 2015.

第29章 中国台湾

谭延辉

Yen-Huei (Tony) Tarn

（本章译者：张璐莹、徐晓程）

29.1 中国台湾地区新药报销流程

本章主要概述近20年新药在中国台湾地区获得医保报销的决策流程，以及2015年起患者如何参与到新药报销决策。在台湾地区，患者可以通过网络在线提交建议、参加评审委员会会议、教育活动等方式参与到HTA流程中，并持续发展其参与流程。虽有政策，但患者团体仍缺乏参与的经验。所以患者参与存在挑战。因此本章还将讨论患者证据在HTA评审应用的指南，以及需要哪些必要资源以支持发展出适应地方需求及HTA机构的患者参与计划。

自1995年台湾地区建立全民健康保险制度以来，医审及药材组一直负责新药的报销与定价决策流程，并协调聘请专家组成评审委员会，该评审委员会被称为健保药事小组（Drug Benefit Committee，DBC），此小组由24名临床医师和药师组成。因在既往的决策制定中缺乏透明流程和科学证据作为依据，2007年台湾地区卫生行政部门（Department of Health，DoH）筹办了独立公正的HTA机构——医药品查验中心（Center for Drug Evaluation，CDE，成立于1998年，主要负责药品核准上市的科学性评审）下的医疗科技评估（HTA）组，协助健保部门进行新药价值的评估。2008年，台湾地区卫生部门设立单独的预算给予HTA组正式运作。

2008年1月，HTA评估正式纳入新药报销决策流程；该流程在2013年进行更新，详见图29-1。

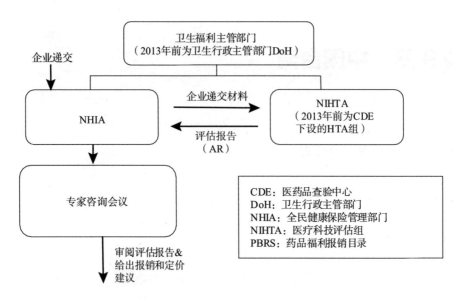

图 29-1　2013 年起台湾地区新药报销和定价流程（司法主管部门，2011）

制药企业向医审及药材组递交所有药品报销申请资料。新药（新化学药品、新给药途径或新复方制剂）案件送到 HTA 组进行评估。HTA 组会对递交证据资料开展独立的系统评估，包括效果比较、经济学评估、预算影响分析，并在 42 天内完成新药评估报告。评估报告由 HTA 组上报给全民健保部门，经由专家咨询会议进行审议以确定第一次评审结果和推荐意见（2013 年起该流程取代了原健保药事小组 DBC 评审流程）。评审结果会反馈全药物给付共同拟定会议（PBRS），该委员会由健保部门成员和不同利益相关方代表（医药专家／学者、参保人、雇主代表、医疗服务提供者）共 30 人组成，最终审议确定新药是否纳入报销以及定价（司法行政主管部门，2013 年）。

29.2 患者组织参与 HTA 的发展历程

2013 年，台湾地区开始实施第二代健保法案，将 HTA 流程、PBRS 委员会成员组成和透明流程等写进法案，目的是将所有不同利益相关方代表纳入决策中。然而，患者团体代表可被邀请参与 PBRS 决策的审议会议以提供患者观点，但患者团体代表没有投票权，这一方面能够更多了解患者的未满足治疗需求，同时也是民主和价值判断的需要以展现更完整的证据基础。在 2015 年 3 月以前，由于缺乏患者组织参与 PBRS 委员会议时如何准备及提交意见的相关流程和指导，还没有患者组织的代表参与过 PBRS 委员会议。

2013年以后，HTAi的患者/民众参与HTA兴趣团队开发了在药物/非药物HTA评审环节中患者组织信息递交模板（HTAi 2014a）以及发表了HTAi患者/民众参与HTA的价值和质量标准（2014b），并积极推动患者组织参与其中。本章作者在2014年翻译了上述药物模板内容、审阅了加拿大CADTH-pCORD的患者组织方法学指南（2015）以及加拿大正使用的患者倡议组织参与药品评审流程材料（2012），再结合台湾地区实际情况创建中文版的患者组织信息递交模板。2014年底作者向台湾地区健保部门的医审及药材组提交了相关模板文档，建议在台湾地区新药报销决策过程中引入患者组织意见。

医药品查验中心在医疗器械HTA评审中（如人工耳蜗评估）已使用基于患者角度与经验的定性研究证据；但在新药评审中尚未使用基于患者角度的证据。

29.3 建立患者信息反馈机制

2015年4月，台湾地区健保部门建立了一个网站，患者、医疗服务提供者、患者组织可以通过此网站提交关于某新药的意见（NHIA 2016）。在药物给付共同拟定会议开会前14天，HTA组会汇总上述意见，并在PBRS会议上提出讨论。

患者、医疗服务提供者和患者组织主要反馈的信息如下：

1. 对于罹患该疾病的患者，有哪些最不舒服的症状或身体状况会严重影响日常生活质量？现有治疗方案无法控制哪些症状或身体状况？

2. 如果没有使用过此新药/新医疗器械，现有治疗方案是什么？效果如何？有哪些不良反应或是无法控制的症状？

3. 如果使用过此新药/新医疗器械，相比原先的治疗方案，是否新药/新医疗器械更有效？是否有不良反应？

4. 护理患者的照顾者是否能够观察到显著的改善？

健保部门虽已开通了该网站，但并未被广泛推荐使用，因为无法保证这些意见信息来自真实的患者或患者组织。其次，网页上的问题设置得较为简略，且缺乏探究性案例（与作者的中文版不同），无法征集患者真实的未满足治疗需求。参与反馈的患者也不清楚是需要完成所有问题还是只需回答其中1~2个问题。因此，现有的方法学较为原始，仍需进一步改进。

在2015年5月—2016年5月，台湾地区共有88项新药申请，其中仅3项包含患者意见的反馈（作者个人与CDE沟通）。在整个台湾地区设有约60个患者组织（数据来于国际研究型制药商协会），超过70%的患者组织规模都很小；而且这些患者组织多与医生相关，不是独立组织。因此，如何引入患者组织参与存在挑战。在一项患者教育项目中，只有一个乳腺癌患者组织反馈他们已在网页上反馈了患者意见，而且还曾培训组织成员填写相关内容。

29.4 患者倡议组织教育

2014 年 7 月，国际研究型制药商协会针对患者倡议组织开展了首个为期半天的"是的，我们行"研讨会。会上向 33 名来自不同患者组织的代表介绍了 HTA 概念、患者如何参与到新药报销评审流程的相关内容。

2015 年 7 月，台湾地区药物经济暨效果研究学会（TaSPOR）为患者倡议组织和药企开展了为期半天的教育活动。健保部门医审及药材组负责人正式宣布患者反馈机制将纳入评审流程中。本章的作者向参会人介绍在 HTA 评审流程中引入患者意见的重要性，以及患者组织如何收集患者反馈信息填写模板。另有其他讲者介绍了定性研究如何应用于收集基于患者角度的有利证据，以及患者如何参与测量生命质量、身体、心理健康和日常生活的负担。共有 65 位来自 22 个不同患者倡议组织的人员参会，询问的意见包括：若要收集患者意见需要多少人力？还需要更多收集与整理数据的培训，需要多少患者意见的人数？参与决策流程的代表如何有代表性？

2015 年 9 月，美国商会医疗器械、制药和公共卫生联合委员会举办的另一项教育活动，侧重于了解、接触和建立与患者倡议组织的伙伴关系。加拿大罕见疾病组织总裁兼首席执行官 Durhane Wong-Rieger 博士用英语发表了演讲，来自卫生技术评估机构的人员、健保部门的评审专家和 13 个患者倡议组织的代表出席了会议。

29.5 总结

中国台湾地区于 2015 年开始让患者参与至新药报销决策的 HTA 评审流程，尚需更多学习改进和监管该流程中的适当性和真实性。台湾地区已有可以让患者组织使用的患者信息收集模板，且需要更多鼓励患者组织去使用患者信息收集模板。需要设计并开展更多患者组织的教育计划，尤其是关于如何收集患者意见、如何使用模板、如何在评审委员会议上呈现和反馈这些意见信息。一些有趣的定性研究方法开始应用于其他形式的 HTA 评审，但这些方法如何应用于快速新药评审流程依然未知。

原著参考文献

CADTH-pCODR. pan-Canadian oncology drug review: patient engagement guide. 2015. https://www.cadth.ca/sites/default/files/pcodr/pCODR%27s%20Drug%20Review%20Process/pcodr- patient-engagement-guide.pdf. Accessed 1 Mar 2016.

HTAi. HTAi Patient group submission template for medicines and non-medicines. 2014a. http://www.htai.org/interest-groups/patient-and-citizen-involvement/resources/for-patients-and-patient-groups.html. Accessed 1 Mar 2016.

HTAi. HTAi values and quality standards for patient & citizen involvement in HTA. 2014b. http:// www.htai.org/interest-groups/patient-and-citizen-involvement/resources/for-patients-and- patient-groups.html. Accessed 1 Mar 2016.

Ministry for Justice. The National Health Insurance pharmaceutical benefits and reimbursement schedule. 2013. http://law.moj.gov.tw/Eng/LawClass/LawAll.aspx?PCode=L0060035 Accessed 1 Mar 2016.

Ministry for Justice. Article 41 and 42. In: National Health Insurance Act. 2011. http://law.moj.gov.tw/Eng/LawClass/LawAll.aspx?PCode=L0060001. Accessed 1 Mar 2016.

National Health Insurance Administration in Taiwan. About NHI. 2015. http://www.nhi.gov.tw/ English/webdata/webdata.aspx?menu=11&menu_id=290&webdata_id=2974&WD_ID=290. Accessed 1 Mar 2016.

National Health Insurance Administration in Taiwan. NHIA webpage for patient, care giver and patient groups sharing opinions. (In Chinese). 2016. http://www.nhi.gov.tw/PatientShare/PatientShare.aspx. Accessed 1 Mar 2016.

pan-Canadian oncology drug review. pCODR patient advocacy group input on a drug review. 2012. https://www.cadth.ca/sites/default/files/pcodr/pCODR%27s%20Drug%20Review%20Process/pcodr-pad-input-on-drug-review.doc. Accessed 1 Mar 2016

第30章 比较效果研究

杰·比·斯莫利、米歇尔·约翰斯顿–弗利斯、苏珊娜·施兰特、丽莎·斯图尔特、苏·谢里登

Jaye Bea Smalley, Michelle Johnston-Fleece, Suzanne Schrandt, Lisa Stewart, Sue Sheridan

（本章译者：张璐莹、徐晓程）

30.1 引言

在当前医疗卫生环境下，美国已经从基于临床试验综述为核心的 HTA 评审，逐步转向通过开展临床试验以产生获得卫生技术价值评价的有力证据。2010 年美国通过了具有里程碑式意义的医疗改革法案《患者保护和平价医疗法案》（PCORI，2010），临床比较效果研究（CER）计划开始实施，同时设立患者为中心的结果研究所（PCORI）。PCORI 旨在制定更明智的医疗决策，在研究中通过引入患者、医疗服务提供者和更为广泛的健康照顾社群的指导，获得更完整的循证信息。PCORI 的三大战略目标包括：增加信息、加速应用、在研究中引入更多患者影响（PCORI，2014）。本章描述了 PCORI 所设计的流程、方案、工具和评估方式，让更多患者和医疗服务提供者参与到 PCORI 工作及其资助的研究。

PCORI 使用"参与（engagement）"这个术语来描述患者和利益相关方的参与（partiupation）。因此，在后文提及工具、计划、指标和评估框架时，将使用"参与（engagement）"这个术语。

30.2 背景

近年来，美国实施了数套 HTA 方案，但这些方案总体而言支离破碎且缺乏协调。美国独特的多支付方的医疗体系，使得 HTA 的客观性和可信性容易成为政治化议题，其筹资机制也随着立法和行政部门的决策改变一直在变化（Sullivan 等，2009）。美国因其独特的医疗体系结构和各方利益问题，已经转而采用 CER 取代 HTA。CER 侧重于生成证据以支持决策制定，而 HTA 则侧重于证据合成与评价。CER 是 2009/2010 年卫生改革焦点议题；CER 的定义涵盖多个维度和不同含义，无法明确区分于 HTA 和循证医学（Luce 等，2010）。考虑到敏感性和对客观可信证据的切实需求，美国立法设立了独立的非营利非政府实体 PCORI，确保决策的透明，让不同利益相关方参与决策，特别是患者和医疗服务提供者的参与（PCORI，2010）。PCORI 将以患者为中心的结果研究作为 CER 中的一种。PCORI 理事会将其工作职责公布在网站上：患者为中心的结果研究（PCOR）旨在帮助患者和医疗服务提供者沟通，在进行医疗决策时有充分的参考信息，在评估医疗服务方案价值时引入他们的观点（PCORI，2015）。

2010 年《患者保护和平价医疗法案》的通过是美国在努力应对医疗保健系统日益增加的压力，提高医疗质量和改善人口健康，降低优质医疗成本的关键举措（AHRQ，2016）。美国医学研究所（IOM）将以患者为中心的医疗作为改进医疗服务的关键，并将"以患者为中心的医疗"定义为"尊重并回应患者个体偏好、需求和价值，并确保患者价值观引导所有临床医疗决策的医疗。"（IOM，2001）。这些改革举措使人们意识到必须让患者和其家属参与到医疗服务体系设计和公共政策治理（Carman 等，2014）。鉴于患者特质和个人偏好的异质性，缺乏有关诊断和治疗方案有效性的证据，PCOR 旨在解决患者和其他医疗相关利益者在决策时面临的这些难题。与加拿大卫生研究所（CIHR）提出以患者为导向的研究（SPOR）类似，PCORI 已开始在研究中引入患者和医疗服务提供者参与。不过 PCORI 被禁止资助任何成本效果研究或倡导公共政策变革的活动（CIHR，2014），这是 PCORI 与其他 HTA 实体的显著区别，如 CIHR 可以在政策实施过程中始终有患者参与。

30.3 为何需要患者参与？

"PCORI 资助研究的基础是把患者观点纳入医疗服务研究，其内在价值体现为，一方面在研究过程中覆盖终端用户以增强研究的实用性，另一方面加速研究转化为实践。"（Frank等，2014）。这与本书第一部分让患者参与HTA的目标相一致。PCORI使用与PCOR相似的原则，制定了社群（译者注：社群是个社会学概念，指具有某些或某种相同社会特征的人。本书中的患者，因为都身患疾病，就可被视为一个社群）参与研究（community-based participatory research，CBPR）的设计、实施和传播的方法学标准。（PCORI，2012）。

社群参与研究CBPR提供了如何结合社会和历史背景来应对健康问题的研究框架，通过研究人员和社群之间的合作沟通，降低被研究人群的不信任感。最终目标是利用研究结果来改善社群的人群健康和生活质量（Macaulay等，1999）。PCORI鼓励具有生活经验的患者、医疗服务提供者和其相应的组织代表来参与研究，使研究以患者为中心、有相关性且有用，在研究结果中建立信任和合法性，鼓励采纳和应用研究结果。

患者参与让患者和医疗服务提供者在研究过程中发展成为合作伙伴。这类合作伙伴关系与其他研究参与不同，科学家、患者、医疗服务提供者和其他医疗保健相关利益者都会积极参与其中。患者参与还需一套建立于现有合作关系的全面计划。

30.4 患者参与的流程

PCORI通过组织设计和研究资助来引入患者参与。在组织设计层面，有许多机会让患者和利益相关方参与研究所的工作。除了包括代表患者和医疗服务提供者的PCORI理事会之外，PCORI还授权立法要求建立咨询小组，向工作人员、理事会和方法学委员会提供意见和建议。这些小组提供技术和科学专业知识，共同协助审阅和讨论研究问题的优先次序，为实现PCORI的组织目标提供指导。上述小组成员均来自患者和医疗服务提供者群体。尽管法律没有要求，但PCORI成立了患者咨询小组，确保患者参与的最高标准和以患者为中心的文化体现在PCORI工作的各个方面。

30.4.1 组织层面的患者参与

1. 绩效评估

每个评审小组由多个利益相关方组成，他们提供独特的观点，确保研究符合项目资助标准，如以患者为中心，确保患者和不同利益相关方参与。PCORI与评审人员确保对所有患者、医疗服务提供者和其他利益相关方进行适当培训，以便他们能够有效参与项目绩效评估过程。初步评估结果发现,患者评审员会对项目审查提出不同的观点,但通过面对面讨论却容易使这些不同类型的评审员达成一致观点(florence 等,2014)。

2. 同行评审

为了确保 PCORI 的所有研究成果在结果公布之前,在是否做到科研诚信和遵守 PCORI 的方法学方面得到严谨的评审(包括以患者为中心和利益相关方的参与),PCORI 制定同行评审程序。同行评审过程邀请患者和医疗服务提供者参与。他们接受相关培训,为研究最终报告评审做好准备。

30.4.2 参与 PCORI 资助研究

患者参与研究是一类全新的资助项目,目前大多数关于患者参与研究的实施指南主要通过概念和理论模型来呈现。许多利益相关方希望能够参与到 PCOR,同时要求 PCORI 项目执行中的每个步骤要素都有相关的操作指导。因此,PCORI 创建了 PCORI 参与规则(图 30-1),用于理解患者和利益相关方如何参与整个研究过程。

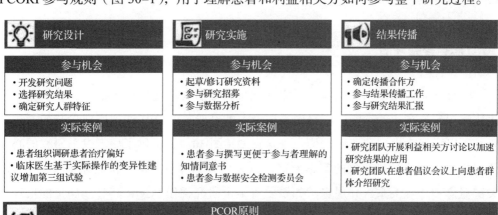

图 30-1　PCORI 参与框架:患者参与研究的框架

1. PCORI 参与规则

PCORI 参与规则是 PCORI 研究方法的基石,在研究的开发、评估和监测每个环节为项目申请者、评审者和工作人员提供指导。该规则框架还标明了项目过程的不同环节的参与机会,分享在不同环节中 PCORI 资助研究的实际案例。PCORI 参与原则包括:促进互惠关系、共同学习、伙伴关系、信任、透明和诚信。自成立以来,

PCORI 参与规则基于实践经验的积累和反馈，完成了数次修订。

患者参与研究的实例

"为患者提供照护：以患者为中心的肾病医疗之家"研究邀请患者参加每个透析中心的季度讨论小组，指导干预的实施。参与者提供的信息有助于研究团队计划、实施和评估研究中使用的新照护模式，特别是该模式在透析治疗时对于初级医疗医师、药剂师和健康促进员的可利用性。参与者信息还有助于研究人员深入了解患者和其家庭成员对于疾病教育的需求和兴趣（Cukor 等，2016）。

2. 参与官

"PCORI 参与规则"的建立突显了 PCORI 监督和学习 PCORI 资助的研究者所使用的患者参与实践的必要性，最终引发了参与官这个角色的创建。参与官与受资助的研究团队密切合作并制定科学计划。他们监督研究项目，确保有意义的患者参与贯穿整个研究项目，收集有实践影响的患者参与实例，并与更广泛的研究社群分享这些实例。

30.5 患者参与评估

PCORI 是一个学习型组织，设立专门项目对所有活动进行评估，进一步完善和优化流程，分享从各类资助项目中吸取学习的经验。PCORI 评估患者参与的方法主要基于以下概念模型和评估框架。概念模型（图 30-2）提供了患者参与研究的必要要素构成，评价参与质量的基本原则，以及后续的评价框架。该模型描述了 PCOR 关键概念和相互关系，并规定了如果要将某个研究视作 PCOR 其必须满足的伦理学条件（Frank 等，2015）。

PCORI 评估框架（图 30-3）的特点是工作人员、患者和其他利益相关方就 PCORI 资助研究的新方法对医疗卫生决策和结果产生影响所提出的问题。这些问题会进一步改进，随着研究所对患者参与影响的逐渐了解，又会有新的问题产生。

第三部分 各国家、地区的方案与利益相关方的观点 | 333

第 30 章 比较效果研究

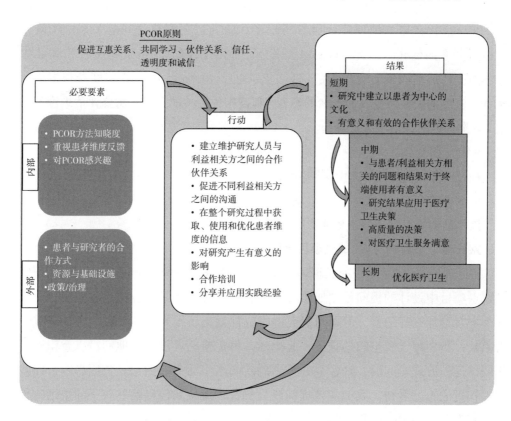

图 30-2 以患者为中心的结果研究（引自下 rank 等，2015，经许可复制）

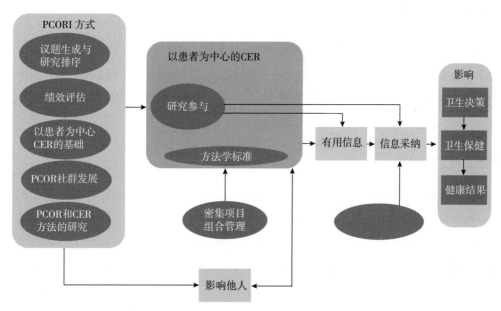

图 30-3 PCORI 总体影响的评估模型（转载自 PCORI 评估框架 2.0，2015）

PCORI 旨在更好地理解项目参与程度和研究过程变化之间的关系，如研究设计和招募率的变化。为此，PCORI 开发了工具，从研究人员及其患者和利益相关方合作伙伴那里收集研究参与的信息（PCORI，2016a）。PCORI 年度参与报告，由PCORI 资助的关键研究者和提名的患者/利益相关方共同完成。主要评估维度包括：
- 谁在何时以何种方式参与。
- 参与程度。
- 对患者和利益相关方的影响。
- 参与的影响。

该评估会给应答者留出描述影响的空白处。

家长参与影响 PCORI 试点项目示例

首席研究员：“项目中家长群体对于研究的影响非常大。起初，我们首席研究员在试点项目中设计的提问是"如果有一种可以治愈您孩子慢性疾病的方案，您觉得这个方案是什么样的？"但参与研究的家庭都觉得该提问带有一种消极的语气。作为家长，我们每天和患病的孩子一起生活，但是研究者没有。他们没有意识到，当他们以这种方式提问时，好像我们孩子的疾病给生活带来的都是负面影响，而我们却以积极的态度看待。我们建议提问改为"这种疾病如何影响你孩子的生活，你希望如何改变？"（Brodt 等，2015）。

30.5.1 向研究人员学习

Forsythe 等（2016）开展了一项研究，分析有患者和利益相关方参与的 50 个 PCORI 资助的试点项目，并获得了一些初步的经验。该研究的回应率为 94%，被调查的研究者报告了参与 PCORI 研究的利益相关方类型、研究中的阻碍和促进因素，以及患者/利益相关方参与项目带来的经验和贡献。

30.5.2 向患者学习

在 PCORI 资助研究项目的第一年，对 257 名患者和利益相关方开展了类似的定性分析，从患者角度获得一些经验。患者和利益相关方意识到早期参与项目的重要性。患者还注意到沟通方面的挑战，如权力差异的处理、与不同的群体合作以及语言的简明。许多患者和利益相关方也指出，除了本身参与 PCORI 研究项目带来的影响以外，他们还增加了研究相关知识和技能（Forsythe 和 Johnston-Fleece，2015）。

30.6 能力建设和未来趋势

30.6.1 能力建设

PCORI 通过各种项目推动 PCORI 流程和工作，给予 PCOR 项目大量资金支持，以进一步推动 PCOR 领域的发展。PCORI 还有待进一步学习发展，进一步推动 PCOR 社群发展。进一步组织参与 HTA 所面临的更广泛的挑战即培训。虽然生活实践经验给研究环境带来不可替代的价值，但这些参与项目的合作伙伴仍需有关研究术语、研究方法等方面的培训。所有研究人员和合作伙伴都可以从如何在不同团队中工作的培训中受益。PCORI 设立能力建设计划来加强研究伙伴关系，围绕特定医疗卫生主题开展 PCOR 研究作准备，为个人或小组患者、医疗服务提供者或其他利益相关方提供机会。例如，患者、医疗服务提供者和社群组织能够申请资金，用以支持与研究人员的合作关系发展，制定共同的研究计划（PCORI，2016b）。PCORI 认为该计划是伙伴关系发展的"实验室"（McQuestion 和 Heckert，2015）。此外，还另设其他奖项，旨在促进更多患者、医疗服务提供者、临床医生和其他医疗保健利益相关方参与研究过程。这些奖项为实施培训、发展计划、能力建设、加强传播网络和会议支持提供资金，使 PCOR 在不同社群中更好地开展，也是 PCOR 研究成果的传播渠道。例如，马里兰大学与国家罕见病组织合作，为罕见病倡导组织开展 PCOR 培训（PCORI，2016c）。

30.6.2 PCOR 参与方法和 PCOR

开发 PCOR 实施方法也是 PCORI 的另一个战略重点。PCORI 设有专项计划，致力于改进 PCOR 研究实施方法。整个研究领域均会从更严谨的方法学中获益，如研究的参与实施、患者自述报告的建立、研究问题的优先排序，以及反映真实世界人群和个体异质性的分析（McQuestion 和 Heckert，2015）。

30.6.3 未来趋势

患者参与研究和 HTA 的未来既充满挑战又充满希望。研究活动开始在研究中引入以患者为中心的方法，并制定患者参与计划。例如，美国 FDA 于 2016 年成立了患者参与咨询委员会（US FDA，2016a）。他们还举办了一系列"以患者为中心的药物开发"会议（US FDA，2016b）。现在评价这两项举措对 FDA 产生的影响似乎还为时过早，但像 FDA 这样的权威机构开始采取措施促进患者参与是令人鼓舞的。

在研究中在什么阶段、以何种方式和方法引入患者参与才能最有效、最成功影响研究结果尚未可知。如果无法更好地了解让患者参与研究能够带来的研究获益，许多利益相关方依然不愿意在现有研究中引入患者参与。开展 HTA 基础研究项目的机构，如加拿大的 CIHR 和英国的 NHS 国家健康研究所，基于其在评估领域长期积累的经验，也为患者参与研究提供了宝贵信息。

30.7 结论

PCOR 研究社群发展需要进一步的证据和资源来支持，PCORI 推动美国发展更加以患者为中心的研究活动/事业。研究越来越关注患者相关的重要结果，例如生活质量、功能、症状和幸福感（PCORI，2016d）。患者驱动的研究的出现，使得患者成为医疗卫生数据的托管者和生成者，同时也是研究的催化剂和发起者。PCORI 设立了患者驱动研究网络（Patient-Powered Research Networks，PPRN）就是一个例证。这些网络的特点是患者社群聚集在一起制定研究方案并确定其中的优先事项，制定并确定研究关键结果，利用他们的可穿戴设备和其他技术设备所生成电子健康记录数据、PRO 数据来开展研究。

PCORI 致力于进一步发展 PCOR 社群，并分享患者参与的实践经验和进展。初步研究表明，患者参与研究具有发展前景。许多研究人员认为，患者的参与给他们的研究工作带来了巨大的价值，所以他们在开展研究时会尽可能引入患者参与。与此同时，参与研究的患者和医疗服务提供者也反馈他们在项目参与中获得额外获益，如增加了对自己健康的了解和管理（Forsythe 和 Johnston-Fleece，2015）。PCORI 面临与其他 HTA 研究实体类似的挑战，特别是在领导力发展、新模型和流程开发来有效管理不断变化的组织等方面。与 HTA 研究者一样，PCORI 研究人员需要开发新的技能、能力和实践（第 8 章）。

PCORI 旨在对更多的以患者为中心的研究产生持久的影响，从而实现 PCORI 的组织愿景，即患者和临床医生能够基于充分的、以循证为基础、以患者为中心的信息，做出切实反映其希冀的健康结果的决策。

原著参考文献

AHRQ. About the national quality strategy. (2016). http://www.ahrq.gov/workingforquality/

about. htm#aims. Accessed 13 Aug 2016.

Brodt M, Norton M, Christine K, Kratchman A. So much more than a "pair of brown shoes": triumphs of patient and other stakeholder engagement in patient-centered outcomes research. Patient Exp J. 2015;2:43-9.

Carman KL, Dardess P, Maurer ME, Workman T, Ganachari D, Pathak-Sen E. A roadmap for patient and family engagement in healthcare practice and research. 2014. http://patientfamily-engagement.org/#sthash.lx5qltkN.dpuf. Accessed 13 Aug 2016.

CIHR. Strategy for patient-oriented research. 2014. http://cihr-irsc.gc.ca/e/documents/spor_frame-work-en.pdf. Accessed 13 Aug 2016.

Cukor D, Cohen LM, Cope EL, Ghahramani N, Hedayati SS, Hynes DM, et al. Patient and other stakeholder engagement in Patient-Centered Outcomes Research Institute funded studies of patients with kidney diseases. Clin J Am Soc Nephrol. 2016;11:1703-12.

Fleurence RL, Forsythe LP, Lauer M, Rotter J, Ioannidis JPA, Beal A, et al. Engaging patients and stakeholders in research proposal review: the patient-centered outcomes research institute. Ann Intern Med. 2014;2:122-30.

Forsythe L, Ellis L, Edmundson L, Sabharwal R, Rein A, Konopka K, et al. Patient and stakeholder engagement in the PCORI pilot projects: description and lessons learned. J Gen Intern Med. 2016;31:13-21.

Forsythe L, Johnston-Fleece M. Evaluating engagement in research: promising practices from PCORI's portfolio. 2015. http://www.pcori.org/sites/default/files/PCORI-Evaluating-Engagement-in-Research-Promising-Practices.pdf. Accessed 13 Aug 2016.

Frank L, Basch E, Selby JV. The PCORI Perspective on Patient-Centered Outcomes Research. 2014. http://www.sgim.org:8148/File%20Library/SGIM/Communities/Advocacy/Hill%20Day/jvp140114.pdf. Accessed 13 Aug 2016.

Frank L, Forsythe L, Ellis L, Schrandt S, Sheridan S, Gerson J, et al. Conceptual and practical foundations of patient engagement in research at the patient-centered outcomes research insti-tute. Qual Life Res. 2015;24:1033-41.

IOM. Crossing the quality chasm: a new health system for the 21st century. 2001. http://iom.nationalacademies.org/Reports/2001/Crossing-the-Quality-Chasm-A-New-Health-System-for-the-21st-Century.aspx. Accessed 10 Apr 2016.

Luce BR, Drummond M, Jonsson B, Neumann PJ, Schwartz JS, Siebert U, et al. EBM, HTA, and CER: clearing the confusion. Milbank Q. 2010;88:256-76.

Macaulay AC, Commanda LE, Freeman WL, Gibson N, McCabe ML, Robbins CM, et al. Participatory research maximises community and lay involvement. Br Med J.

1999;7212:774–7.

McQuestion K, Heckert A. Developing methods to engage patients and other stakeholders research prioritization. In PCORI blog. 2015. http://www.pcori.org/blog/developing-methods-engage-patients-and-other-stakeholders-research-prioritization. Accessed 13 Aug 2016.

PCORI. PCORI Authorizing legislation. 2010. http://www.pcori.org/sites/default/files/PCORI_Authorizing_Legislation.pdf. Accessed 14 Aug 2016.

PCORI. Workshop on incorporating the patient perspective into patient-centered outcomes research. 2012. http://www.pcori.org/sites/default/files/Workshop-on-Incorporating-the-Patient-Perspective-into-PCORI.pdf. Accessed 14 Aug 2016.

PCORI. About us. 2014. http://www.pcori.org/about-us. Accessed 30 Sept 2016.

PCORI. Definition of PCOR. 2015. http://www.pcori.org/assets/March-5-Definition-of-PCORI1.pdf. Accessed 13 Aug 2016.

PCORI. How we evaluate key aspects of our work. 2016b http://www.pcori.org/research-results/evaluating-our-work/how-we-evaluate-key-aspects-our-work. Accessed 13 Aug 2016.

PCORI. Partnering to advance pediatric health equity through research engagement. In Research and Results. 2016c. http://www.pcori.org/research-results/2016/partnering-advance-pediatric-health-equity-through-research-engagement. Accessed 13 Aug 2016.

PCORI. PCOR training: a program for rare disease patient advocates. In: Research and results. 2016d. http://www.pcori.org/research-results/2015/pcor-training-program-rare-disease--patient-advocates. Accessed 14 Aug 2016.

PCORI. Planning our evaluation, reporting the results. In: Research and results. (2016a) http://www.pcori.org/research-results/evaluating-our-work/planning-our-evaluation-reporting-results. Accessed 14 Aug 2016.

Sullivan SD, Watkins J, Sweet B, Ramsey SD. Health technology assessment in health-care deci-sions in the United States. Value Health. 2009;12:S39–44.

Wilensky GR, Developing A. Center for comparative effectiveness information. Health Aff. 2006;25:w572–85.

U.S. FDA. (2016a). http://www.fda.gov/AdvisoryCommittees/CommitteesMeeting Materials/PatientEngagementAdvisoryCommittee/default.htm. Accessed 14 Aug 2016.

U.S. FDA. (2016b). http://www.fda.gov/forindustry/userfees/prescriptiondruguserfee/ucm368342.htm. Accessed 14 Aug 2016.

第31章 有关不同国家和地区所采用的方法的讨论

戴维·海利
David Hailey

（本章译者：李俊、陈佳瑶）

31.1 引言

本章回顾了第三部分中不同国家和地区在患者参与 HTA 方面取得的进展和面临的挑战。所讨论的不同方法是对 HTAi、INAHTA 和其他团体在既往调查中获得的有趣和详细的信息更新（第 5 章）。第三部分的大部分章节都描述了患者参与国家和地区卫生技术评估项目的过程。加拿大一章还涵盖了各省卫生技术评估项目中所采取的不同患者参与方法。关于卫生技术评估核心模型（HTA Core Model）的章节采用了国际视角，由"以患者为中心的结果研究所"撰写的第 30 章探讨了美国的有效性比较研究中，以患者为中心的结果研究所提出的方案。本章对比各国患者参与卫生技术评估的应用或引入进展及其与政治环境的关系。卫生技术评估项目的主要目的是向卫生部或卫生服务部门提供建议。很明显，在卫生技术评估项目中，用于获得患者提供的信息或对患者进行研究的方法各不相同，而且仍处在发展之中。挑战在于患者组织和卫生技术评估项目面临时间的压力和资源的限制。为确保未来卫生技术评估中的患者参与更加有效，需进一步开展研究，以记录和报告患者参与对卫生技术评估报告的准备工作及评估建议的影响。

31.2 机构和政治框架

第三部分显示，卫生技术评估项目的组织架构和政治环境，以及卫生技术评估项目试图去影响的决策者团体有时相当复杂。这些决策者通常包括与卫生部或医疗服务提供方有某种关系的委员会或理事会，有时就设立于这些机构内部。对这些委员会提供的支持，包括卫生技术评估报告准备，可能来自独立机构、高校研究者和其他承包商或委员会内部。在第三部分涉及的所有国家和地区中，随着时间的推移，在机构方面都发生了变化。这些变化是政治和治理决策的体现。这些变化会影响卫生技术评估项目的运作和患者参与。一些项目最初侧重于药物或设备的评估，但其关注的范围正在扩大。大多数项目同时进行着药物和非药物评估。第28章体现了瑞典卫生技术评估活动的范围广度，患者参与了许多类型的技术和服务的评估。在德国和中国台湾地区（第25章和第29章），法律明确规定患者能够参与卫生技术评估，苏格兰议会也将患者参与卫生技术评估作为政策重点（第27章）。

31.3 患者直接参与的方法

通常，各种项目都遵循第6章中详述的方法，但患者参与程度各不相同。本部分论及的所有卫生技术评估项目都允许患者组织提供信息，有些项目还允许个人向委员会或多方利益相关方咨询小组提供意见。在某些项目中，信息提供的具体流程仍处于发展过程中。此外，可以在不向患者组织或个人提供反馈的情况下接收意见书，如此一来，流程中就不会有互动。越来越多的患者代表加入评估委员会（第21章）。通常情况下，患者代表通过患者组织的提名参与进来。在德国，患者和患者组织能够参与整个评估过程，包括卫生技术评估报告的准备过程，但他们并没有投票权。委员会成员可包括熟悉相关技术的患者代表和具备方法学或通用专业知识的常任代表。

大多数卫生技术评估机构提供如何为患者组织和个体患者和照护者开展培训和提供支持的细节，包括针对患者组织的书面材料和面向更广泛受众的通俗易懂的概要。本书提供了一些概要和便于患者理解的卫生技术评估报告的简写版（第20章、第23章、第28章、第30章）。以患者为中心的结果研究所（第30章）提供了患者参与测量的工具，作为患者参与研究过程的指导框架。测量工具和框架仍在发展中。有些机构提供的患者参与更为广泛，包括法律和方法学咨询（第25章）以及设置患者参与协助员（第21章和第30章）。

第三部分 各国家、地区的方案与利益相关方的观点 | 341

第 31 章 有关不同国家和地区所采用的方法的讨论

卫生技术评估的发现通常可以较好地传递给患者和照护者，在近期开展的一些项目中，新的传递方法也在不断出现。总体来说，信息传递在过去几年间有所改善，评估工作有了适当的透明度。此前的一项审查认为，与其他监管程序的要求相比，卫生技术评估信息的披露仍很不足，此后，情况似乎有所改善（Productivity Commission，2005），但一些不足仍然存在，如第 19 章中提到的药品保险咨询委员会决策的相关安排。

31.4 对患者方面的研究

先前的章节讨论了一些项目对质性证据整合（QES）的使用（参见第 21 章、第 22 章、第 27 章、第 28 章），并给出了应用实例。第 29 章指出了定性方法的必要性。第 25 章介绍了层次分析法的使用，但似乎没有国家和地区使用过离散选择试验。

第二部分中提出的所有方法都可能在未来用于拓宽评估途径和扩大患者参与。有些方法既耗时又昂贵，可能还需要一些经过特别研究的专业知识。这表明需要为具体的卫生技术评估选择适当的方法，同时要清楚地了解使用一种方法的原因及其对决策进程的预期贡献。

在第 24 章中，对欧洲卫生技术评估网络核心模型®患者和社会维度的发展和结构的介绍，详细说明了需要考虑的问题以及这些问题与卫生技术评估流程其他部分的关系。卫生技术评估核心模型®有效帮助意大利的评估项目克服了使用定性方法信心不足的问题（参见第 26 章）。

焦点小组座谈和访谈的使用在第 21 章和第 22 章中有所提及，当可用的二级信息不足时，这些方法可用作获取描述性信息，而不是用于完整的定性研究。招募合适的参与者可能困难且耗时，这可能会导致卫生技术评估项目延期。

31.5 挑战和局限性

31.5.1 患者代表提供的信息

招募和培训患者代表加入评估委员会，并获得他们提供的与评估相关的信息仍非易事。值得表扬的是，大多数项目都积极尝试改进患者代表招募和培训的流程。具体的尝试包括：注重找到向患者学习的方法，而不是坚持固定流程（第 27 章）；开展系统、严格地纳入患者参与的项目（第 28 章）；改变患者参与和鼓励患者直接参与的方法（参见第 23 和第 27 章）；以及关于患者偏好的试点研究（参见第 25 章）。

31.5.2 资源和进程

将患者参与纳入卫生技术评估项目需要大量资源。患者代表必须得到适当的支持才能加入评估委员会和参与其他领域工作。患者参与对卫生技术评估项目负责机构提出了新的要求。在卫生技术评估机构内，用于获取患者偏好和患者视角信息的研究方法的专门知识可能有限。这些知识可能需要由外部承包商提供。卫生技术评估项目可能会受到设法节省预算的政府机构的审查。对于项目来说，将有限的资金用于患者参与可能是困难的，难以预料政府能否支持一些倡议。第 19 章提到停止资助患者影响报告，其中详述了这种状况和疾病对患者和照护者日常生活的影响。

如第 27 章所述，患者参与可能会使卫生技术评估的速度面临挑战，这给患者组织和卫生技术评估项目工作人员都带来压力。为进行快速证据审查，需开发快速且高质量的证据合成方法，这是苏格兰卫生技术评估计划的主要部分。

31.5.3 衡量结果

患者参与卫生技术评估的结果相当令人兴致盎然，但通常难以被具体说明或量化。需要具体或量化的详细结果来完善卫生技术评估机构所采取的方法，为卫生技术评估项目的审查、资金申请和对患者组织的反馈提供信息。通过记录患者和照护者发来信息的收取情况，如通过使用第 21 章中所述的患者提供的信息模板，可记录患者参与程度及卫生技术评估项目与患者组织和其他利益相关方的沟通。但在这一基本层面之外，还有其他问题，即患者参与在多大程度上影响了卫生技术评估准备及其提供参考的决策。

在谱系的一端，的确在一些案例中患者参与明显对卫生技术评估的范围或组织产生重大影响。卫生技术评估项目组撰写的章节中，给出了几个很好的例子，值得记录和宣传。但患者参与对某些评估的影响不会那么明显。第 21 章指出，很难追踪通过卫生技术评估模板或协商模板收集到的信息，第 25 章介绍了评估委员会会议中的直接参与所遇到的障碍。在卫生技术评估报告中坚持用一部分文字介绍患者相关问题会有所助益，偶尔审查卫生技术评估项目也是有用的（第 21 章和第 30 章）。"以患者为中心的结果研究所"（第 30 章）描述了一个评价框架。该框架的特点是，有利益相关方（含患者）针对患者临床结果研究提出的问题，及其对决策者和临床结果的影响。

31.6 患者参与基于卫生技术评估的决策

第 1 章中提到，世界卫生组织的新指示支持使用卫生技术评估为全民健康覆盖决策提供信息，这可能会对资源稀缺的发展中国家产生重大影响。卫生技术评估作为一个系统而透明的，旨在为决策提供参考的框架而受到推崇。对此，卫生技术评估界会普遍赞同，但也会认识到这种框架仍然不会使决策进程本身实现透明度一致。决策透明度取决于各个国家和地区的政治结构，是政府决策者和非政府决策者政治进程的一部分。决策者不应忽视卫生技术评估的发现和建议，但也不一定要接受这些发现和建议。通常情况下，卫生技术评估是决策过程的几个参考信息提供方之一。决策者考虑的其他因素包括政治观点、现行政策、行政可行性、时机和平等性（Ross，1995）。此外，卫生技术评估不限于临床和成本效益的评估。在向决策者提供建议时，卫生技术评估经常考虑的其他领域包括安全、疾病负担、预算影响和社会问题。原则上，通过就现有卫生技术和服务的安全性和有效性问题提供信息，让贫困国家的患者参与可以发挥重要作用。

31.7 未来方向

如第 5 章所述，2005 年的患者参与倡议包括由国际卫生技术评估网络编写的一份讨论文件和对其成员机构的调查。该调查指出了与患者参与卫生技术评估相关的各种挑战。如第 5 章所述，其中一些挑战还将继续存在（Facey 和 Stafinski，2015）。这些挑战包括为响应紧急请求而执行项目的时间限制，以及缺乏确定、培训合适的机构和个人所需的资源（Hailey，2005）。对国际卫生技术评估网络机构的跟踪调查表明，患者参与水平仍然相对有限，评估报告也几乎没有纳入消费者视角（Hailey 等，2013）。

本书第三部分介绍的不同国家和地区的项目经验表明，在发起早期倡议之后的过去十年间，患者参与卫生技术评估方面取得了相当大的进展。除了卫生技术评估界付出的实质性努力外，官僚机构也越来越认可患者参与在决策中占有的重要地位。总体而言，政治层面对患者权利和视角以及社交媒体所施加的压力更加敏感。

然而，虽然许多国家和地区在患者参与卫生技术评估方面已经取得了重大进展，但有患者参与的卫生技术评估仍有待发展。如何让患者参与卫生技术评估并与其他参与方互动，仍是有待探讨的课题。具体的实施策略包括广泛纳入患者组织，并为他们提供培训和支持。有几个项目关注了如何更好地分析和记录患者为评估建议制定提供的参考信息。正如第 21 章中提到的那样,要更充分地体现患者为卫生技术评估提供的信息、用途及使用方式之间的联系。此外还要进一步发展定性方法和质性证据整合方法。

各部门内部的变化、政府政策变化都会影响卫生技术评估及有患者参与的卫生技术评估。在一些国家和地区,这种变化相当频繁,随之而来的相关行政安排也很麻烦。我们并非不知道,在资源有限的情况下,各机构都承受着提供快速卫生技术评估结果带来的压力(第 19 章)。由于决策机构在答复报告草稿或确认评估的拖延,独立于卫生部的卫生技术评估机构所承受的压力更大。卫生技术评估机构的政治敏感性和对卫生技术评估机构的要求在几个章节(第 19 章、第 21 章、第 25 章、第 26 章、第 27 章)中均有所提及。

患者参与卫生技术评估的有效性取决于患者组织在知情条件下提供适当信息等要素。利用患者的常规资源所能做的事情是有限的,随着患者参与卫生技术评估项目范围的扩大,这可能成为一个越来越难以解决的问题。第 22 章、第 25 章、第 27 章和第 28 章中提到了患者组织获得支持时所受的限制。为确保患者组织成为卫生技术评估的可持续资源,要为患者组织找到资金来源。这几个章节中还提出了决定让患者参与哪些技术评估的问题。除此以外,还要考虑另一个问题:需要患者参与为一项技术的哪些问题或方面提供参考信息。例如,假如设备只是发生了相对小的变化,其评估过程并不一定需要患者提供参考信息。

在上述方方面面的压力之下,卫生技术评估项目可能会陷入进退两难的境地。患者参与快速卫生技术评估对患者组织和卫生技术评估项目似乎都很困难。如第 21 章和第 27 章所述,要针对具体的卫生技术评估项目和评估主题采取灵活的方法,并充分考虑项目进程和可用资源。卫生技术评估项目还必须进一步提升自身能力,定期记录和报告患者参与活动对评估准备工作的贡献和向决策者提供的建议。

原著参考文献

Australian Government Productivity Commission. Impacts of advances in medical technology in Australia. Research Report. Melbourne. 2005. http://www.pc.gov.au/inquiries/completed/medical–technology. Accessed 12 Oct 2016.

Facey K, Stafinski T. Tools to support patient involvement in Health Technology Assessment. In: G–I–N public toolkit: patient and public involvement in guidelines. 2nd ed. Pitlochry:

Guidelines International Network; 2015. p. 141–159.

Hailey D. Consumer involvement in Health Technology Assessment. Edmonton: Alberta Heritage Foundation for Medical Research, HTA Initiatives #21. 2005. http://www.ihe.ca/advanced-search/consumer-involvement-in-health-technology-assessment. Accessed 20 Sept 2016.

Hailey D, Werkö S, Bakri R, et al. Involvement of consumers in Health Technology Assessment activities by INAHTA agencies. Int J Technol Assess Health Care. 2013;29:79–83.

Ross J. The use of economic evaluation in health care: Australian decision makers' perceptions. Health Policy. 1995;31:103–10.

第 32 章 讨论：患者直接参与卫生技术评估——有证据证明变革真的产生了吗？

杜拉耐·王 – 里格尔

Durhane Wong-Rieger

（本章译者：李俊、黄黎烜）

32.1 引言

就在几年前，我们还不太可能找到能写满整整一章的患者参与卫生技术评估的证据，更遑论一整本书了。显然，当前我们已经取得了一定进展，而且毫无疑问，今后还会有更多的进展；但或许我们也应适时提出以下两个问题：卫生技术评估机构到底发生了多少变化？这究竟产生了怎样的影响？本章通过考量第三部分介绍的各国和（或）区域的实证来探讨这一问题。著者与国际患者组织联盟（International Alliance of Patient Organizations，IAPO）、加拿大患者组织开展过合作，这些经验使其从热衷于参与卫生技术评估过程的患者利益倡导者的角度批判性地审查评估过程。首先，患者参与卫生技术评估的方式存在系统性的、反映意识形态、发展的和文化因素的相似性和差异性。其次，利益相关方让患者直接参与卫生技术评估的目标会显现医疗系统内部和跨系统之间的差异性。在这个过程里，一些目标明显比其他目标更有利于患者直接参与。再次，有一些条件支持或阻碍了患者直接参与卫生技术评估，我们通过仔细考量，提出了一些促进患者直接参与的"最佳实践"。

32.2 提高患者参与度的证据

正如前几章的国别和区域情况介绍以及海利在第 31 章中概括的那样，在过去的

第 32 章 讨论：患者直接参与卫生技术评估——有证据证明变革真的产生了吗？

几年中，报告患者参与的卫生技术评估的数量有所增加。然而，参与的范围和性质却相当不同。虽然我们明显处于一个探索和实验的时代，但本书中的讨论显示，即便目前我们尚未对最佳实践方式达成共识，至少在实践上相似性越来越多。

卫生技术评估起初只考虑基于患者的、符合收集、测量和分析的标准"科学"数据；换言之，主要是临床试验中的一部分生活质量指标。那时，患者和照护者不是卫生技术评估的积极伙伴，而是产生基于患者证据、回答问卷（包括经过验证的各种工具）的对象。

随着患者施加压力，要求发出积极的声音，卫生技术评估机构也以多种方式作出了回应。图 32-1 中有三个卫生技术评估系统没有直接让患者提供信息的过程，只纳入了公开的二手数据或由卫生技术评估机构从专家组或咨询小组处收集的一手数据。但似乎所有人都想转向直接让患者提供信息的方式，无论是在国家级（瑞典、意大利）还是在区域化卫生技术评估中（丹麦）（第 22 章、第 26 章和第 28 章）。

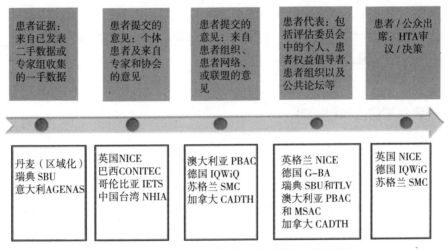

图 32-1 患者参与卫生技术评估：国家和地区差异

一些卫生技术评估机构为个体患者和照护者开辟了一条途径，为所审查的特定技术直接提供参考信息，这就大大降低了参与的门槛。通过提供问题让患者回答，提供材料准备模板，在没有或很少接受过卫生技术评估培训的情况下，患者和患者组仍可分享患病后的生活体验或没有接受过特定治疗的后果。中国台湾允许患者和照护者提交书面证词给评估委员会，文字数量限制在 300 个字以内（第 29 章）。巴西不在评估前征求意见，但在其网站上公布拟提出的卫生技术评估建议，供患者和公众评论（第 20 章）。这些国家和地区至少保障了患者（公众）参与卫生政策和（或）医疗卫生决策的合法权利。

一些国家（德国、英格兰/威尔士、苏格兰、加拿大、澳大利亚）的机构通过患者团体、网站或联盟获取患者体验和意见（第19章、第21章、第23章、第25章和第27章）。这种途径有几个优点，包括减少递交材料数量，获得总结性经验和意见，提高患者提供意见的质量。由于大多数参与团体是指定的、注册的或征集来的，卫生技术评估机构可以通过规定患者意见提交格式、支持患者团体教育和（或）培训来提高意见的质量。

任命患者和（或）患者代表参加评估和决策委员会，体现了更高层次的参与水平。在各个国家和地区，具体的实施情况各异，有的在为患者组织提供递交患者意见途径之前就已经开展，有的在之后，有的则同步开展。有趣的是，各国和地区机构的患者代表角色各不相同，对他们的资格要求也各不相同。虽然所有受命者都要代表广大患者，但在一些委员会中，受命者实际上是公众代表（加拿大）或非专业人士（英格兰/威尔士），而其他委员会可能是由患者组织提名的人员（德国、澳大利亚）。参与的范围和水平也各不相同，有的仅对具体技术评估提出意见，有的会参与治疗领域审查，有的则是参与医疗服务的再设计。

有3个国家的卫生技术评估审议过程向患者和（或）公众开放，他们是英格兰/威尔士、苏格兰和德国，但其具体形式各不相同。

32.3 患者参与的目的和影响

很难确定患者参与是否对第16章所概述的卫生技术评估结果产生了有意义的影响。除了患者直接参与的伦理和政治问题之外，有人认为，患者对病情和（或）治疗的生活体验还将提高评估的质量，并由此产生对个人而言更合适，且在总体上最佳的卫生资源分配建议。然而，衡量建议的影响可能很困难，至少在客观指标方面并非易事。我们应该问问，有了患者意见后，技术可及性是否得到了改善（显然，可及性不应该更差）。同样重要的是，患者直接参与是否促进了准入标准的发展？最佳使用方式、合适的患者、反映实际情况的开始、停止标准和结果衡量标准方面的具体规定是否得到了改善？

主观上，我们可以问，允许患者表达意见后，是否能让患者和患者组织更好地接受资源分配决策，特别是消极的、有限制的或延迟的决策。苏格兰、英格兰/威尔士和加拿大等国貌似在最高程度上整合了患者意见，但这些国家的患者和公众针对卫生技术评估建议产生的抗议和示威，实际上为上个问题提供了否定的答案。

此外，我们还可从利益相关方让患者参与的目标角度来考察患者（和倡导者）参与。下文简要总结了利益相关方的总体目标、获益和潜在风险。卫生技术评估的

第三部分　各国家、地区的方案与利益相关方的观点 | 349

第32章　讨论：患者直接参与卫生技术评估——有证据证明变革真的产生了吗？

发起方（通常是付费方）既有提升其所代表的势力（选民或保险计划赞助者）认可度的政治目标，也有确保其药品项目的可持续性或盈利性的商业目标。他们能从患者参与中获得对资源分配决策的支持（或免除怨言和抱怨）以及对使用指南的遵守，这（如果准确的话）将最终促进健康结果的实现和资源的最佳利用。相反，患者直接参与可能会导致不切实际的期望和对卫生技术评估决定的不认同。

卫生技术评估机构本身就是利益相关方，其公认的政治目标是提出合理的建议，同时考虑其资助者的预算限制。从技术官僚的角度来看，目标是确保这些建议可信并站得住脚。评估质量提高的程度，取决于患者体验证据补充科学证据、改善总体数据说服力和全面性的程度。潜在的风险包括数据或过程的偏差或不充分、时间延迟和资源的过度需求。

技术提供方，一般是股份制公司，但也可以是研究人员，往往希望卫生技术评估建议有利于向尽可能多的（适当的）用户提供技术，以产生最高的投资回报和（或）增加研究投资。人们都期待患者意见为技术使用提供理由，阐明患者对新技术的偏好，并向付费方施加压力，以实现广泛可及。潜在挑战包括时间延误、需要大量资源，如果互动太多，还可能会出现利益冲突。

技术的使用者多样，包括患者、照护者以及患者组织和医护人员。共同目标是获得负担得起、可持续的、"最好的"技术（与个人期望的卫生结果相匹配的技术）。患者和照护者接受和遵守治疗方案的程度，取决于患者参与能够带来基于现实的、知情的、对患者重要的结果和价值观的技术使用指南的程度。患者利益相关方面临的挑战是如何获得信息、时间和资源来教育"普通患者"，以便提供有意义的意见并影响卫生技术评估后建议。

在本文介绍的各个国家中，利益相关方的目的如何影响患者的参与？在英格兰/威尔士、德国和苏格兰等国家和地区，政府资助的卫生技术评估中，对患者（公众）参与卫生政策制定负有法律规定的义务或患者（公众）参与卫生政策制定已经制度化，卫生技术评估机构也已形成高度结构化和明确界定的患者咨询和意见征询机制。巴西和中国台湾地区卫生技术评估机构都具有相似的法定义务。尽管两地仍处于卫生技术评估发展早期阶段，但都提供了形式更简单的用于征集患者意见的结构化在线工具。在这些情况下，每个人都有机会作出贡献（通过指定的患者网络或直接与个人联系）。在这些国家和地区，卫生技术评估机构支持了有关卫生技术评估及其贡献机制的患者和公众教育工作（中国台湾地区的相关工作可能刚刚开始）。更发达的卫生技术评估机构（NICE、SMC）也正努力与患者组织合作，改善沟通和设计意见征询工具，并增加对患者提交的材料或建议给予评论意见的机会。（通过患者组织或人际网络）对患者社群负责，似乎是法律或民权所要求的技术评估的基石。因此，我们预计巴西和中国台湾地区的卫生技术评估机构将贯彻一部分新兴的最佳做法。

在一些国家和地区，卫生技术评估机构只认真考虑来自文献综述或患者提交的传统临床和成本效益证据，并可能与赞助机构（政府或医疗机构）关系紧密，如德国的 IQWiG、加拿大的 CADTH、瑞典的 TLV、澳大利亚的 PBAC 和意大利的 AGENAS（第 19 章、第 21 章、第 26 章和第 28 章）。在这些情况下，患者参与可能是有限的，受到以下看法的影响：患者意见质量较低（以个人经验为基础，可能有偏见），而且很难将（通常是定性的）患者意见与科学证据整合。

另一个干扰因素是认为赞助方 / 付费方（及其卫生技术评估机构）的目标与使用者（主要是患者，也包括医护人员）的目标直接冲突。因此，在患者（也是使用者）和赞助方之间产生了张力。患者目标是最大化个人可及性，而赞助方的目标是根据需求模式（而非个别情况）有效分配资源。

如前所述，在这些国家和地区，患者意见可由卫生技术评估机构通过二手渠道或从"专家"患者处收集，以满足质量标准并减少疾病特异性患者偏差（意大利、瑞典、丹麦）。瑞典的情况是这样的：患者的参与是由瑞典牙科和药品福利机构组织的，主要是咨询性的，患者团体作为"参考机构"，提供背景信息和对优先次序的意见，并在治理委员会（但不是评估委员会）任职。在许多情况下，人们怀疑患者只能象征性地参与，参与过程中透明度有限，也怀疑对卫生技术评估建议是否能产生实质影响。

在一些国家，患者倡导者接受培训，以提供更高质量（偏倚较小）的意见。在意大利，公民组织（Cittadinanzattiva 积极公民）在卫生技术评估机构工作人员和研究人员的支持下，组织并举办了卫生技术评估公民领袖暑期学校。

最后，有人以医疗技术开发者和患者利益之间关系过于紧密为由，去遏制或者减少患者的参与。为此，可要求患者组织根据制药公司的贡献申报潜在的利益冲突（加拿大、英格兰 / 威尔士、苏格兰）。在其他国家和地区，卫生技术开发商对卫生技术协会的影响也十分有限（巴西、中国台湾地区、瑞典）。

32.4 卫生技术评估的变化和未来患者的参与

尽管有越来越多的证据表明参与度提高了，但重要的是要问，患者的参与是否从根本上改变了卫生技术评估做出建议的过程。否则，这又有什么意义呢？在平行进程中，我们可以指出患者意见对技术创新（以患者为中心的药物发现）、临床试验

第三部分 各国家、地区的方案与利益相关方的观点 | 351
第32章 讨论：患者直接参与卫生技术评估——有证据证明变革真的产生了吗？

设计（如无安慰剂、交叉设计和较短的试验）、患者结果测量（使用患者报告的结果，包括生活质量结果）、获益和风险的监管评估（在患者对风险的容忍度和未满足的需求之间权衡）、甚至是上市后监管（如通过参与患者登记库方法）的影响（Hoos等，2015）。然而，患者提交的证据（定量和定性）和患者直接参与卫生技术评估委员会是否改变了对临床或经济证据的评估、围绕证据的对话以及达成决定的审议工作？[①]

如海利所指出的（第31章）："除了这个基本层面，还应当注意患者参与在多大程度上影响了卫生技术评估的准备及政策建议。"我们认识到很难找到测量影响（即对决策结果的影响）的指标，更不要说如何去测量了。进行对照实验是不可能的，即使是历史对照也不能提供太多帮助，因为许多其他因素在技术和证据方面也发生了变化，从而导致了定量科学探究的局限性。虽然我们可以对患者参与前后的过程和建议进行定性解读，或在有无患者参与的机构之间进行比较，但很少有机构提供必要的细节，尤其是那些没有患者参与的机构，因此缺乏定性数据进行分析。

在评估现有证据具有高度不确定的技术时，患者参与可能产生重要影响。这些技术包括突破性疗法、基因疗法等有望治愈疾病的方法、针对罕见疾病或特殊人群的药物。这些技术往往人均费用较高，并且缺乏标准化比较对象。卫生技术评估愿意通过改革来更好地评估技术的"治疗地位"及真正价值的证据不多。

英格兰和威尔士国家健康和照顾优化研究所提供了针对极少数患者群体的"高度专门技术"评估途径，一改传统的卫生技术评估或评价方法（NICE，2016）。苏格兰已建立"患者和临床医生参与"程序，以专门评估终末期疾病用药和罕见病用药（SMC 2014）。澳大利亚创建了"拯救生命药物计划"（Australian Government Department of Health，2016），为"严重疾病和罕见病患者提供昂贵但能拯救生命的药物"。其他国家和地区也有类似的计划，许多是在地区和医院层面，但没有一个能够从根本上改变将卫生技术评估应用于创新技术的方式。

有人指出，"卫生技术评估一直都依赖于 RCTs、系统回顾、meta 分析和成本效益分析，这些都是在进入市场之前进行的。这种情况直到近期才有所改观"（Lewis等，2015）。尽管在欧洲、北美和澳大利亚已经采用了管理性准入（managed entry）办法，包括风险分担、按绩效支付、随着证据发展逐步纳入（医保）支付，专门为针对严重疾病、危及生命疾病的药物提供"早期准入"机会，但此类办法尚未得到系统采用、持续采用（Stafinski等，2010）。因此，患者参与正在增加，但在完善卫生技术评估程序以更好地纳入基于患者的证据、患者直接参与，并满足新技术评估需求方面，证据尚不多。哪怕是简单地对照"变革模型"，也看不到任何变革发生

---
① 随机对照试验

的迹象。根据勒温（Lewin）提出的三阶段变革模型（Schein，1996），判断变革产生，需要看到一些从当前方法中"解冻"，向新方法"转变"以及随后"重新冻结"的迹象。同样，ADKAR 变革阶段模型，也要求"意识到变革的必要性"和"变革的愿望"作为了解、擅长和强化变革的前奏（Prosci，2016）。在欧洲，类似"创新药创议"（Innovative Medicines Initiative，IMI）推出的"加快开发患者适宜疗法：从研究到治疗结果的可持续多利益相关方办法"（Accelerated development of appropriate patient therapies: a sustainable, multi-stakeholder approach from research to treatment-outcomes，ADAPTSMART）(2016) 等诸多创新项目正在进行试点，但卫生技术评估机构没有参与变革的迹象。

同样，正如世界卫生组织（2016）等机构所指出的那样，在全民医疗覆盖理念刚刚兴起的中低收入国家，卫生技术评估是否会使得有限的医疗资源得到更好的分配，仍是一个有待回答的问题。又如，"开明的"卫生技术评估程序是否会让患者团体所希望的新技术被引入？此外，在确立医疗保健和卫生资源分配的目标方面，患者的参与将起到什么作用？最后，典型的卫生技术评估过程主要基于 RCTs、量化的生活质量量表、成本效益和成本效用测量，如果患者意见是作为补充，那么它可能带来的结果是为医疗保健的配给提供正当理由，但不会真正考虑患者目标、患者价值观。这可能既不会带来更好的医疗卫生结果或患者结果，也不会带来更高的技术接受度。

原著参考文献

ADAPTSMART. Accelerated development of appropriate patient therapies. 2016. http://adaptsmart.eu/the-european-medicines-agency-on-adaptive-pathways/. Accessed 20 Oct 2016.

Australian Government Department of Health. Life saving drugs program criteria and conditions. 2016. http://www.health.gov.au/internet/main/publishing.nsf/Content/lsdp-criteria. Accessed 20 Oct 2016.

Hoos A, Anderson J, Boutin M, Dewulf L, Geissler J, et al. Partnering with patients in the develop-ment and lifecycle of medicines: a call for action. Ther Innov Regul Sci. 2015;49:929-9.

Lewis JRR, Kerridge I, Lipworth W. Coverage with evidence development and managed entry in the funding of personalized medicine: practical and ethical challenges for oncology. J Clin

Oncol. 2015;33:4112–7.

NICE. NICE highly specialised technologies guidance. 2016. https://www.nice.org.uk/about/what-we-do/our-programmes/nice-guidance/nice-highly-specialised-technologies-guidance. Accessed 20 Oct 2016.

Prosci. Adkar change management model overview. 2016. https://www.prosci.com/adkar/adkar-model. Accessed 20 Oct 2016.

Schein EH. Kurt Lewin's change theory in the field and in the classroom: notes toward a model of managed learning. Syst Pract. 1996;9:27–47.

Scottish Medicines Consortium. PACE (Patient and Clinician Engagement) overview document: process for end of life and very rare conditions (orphan and ultra-orphan medicines). 2014. https://www.scottishmedicines.org.uk/files/PACE/PACE_Overview_Document_V2.pdf. Accessed 22 Nov 2016.

Stafinski T, McCabe CJ, Menon D. Funding the unfundable: mechanisms for managing uncertainty in decisions on the introduction of new and innovative technologies into healthcare sys-tems. PharmacoEconomics. 2010;28:113–42.

WHO. Using health technology assessment for universal health coverage and reimbursement sys-tems. 2-3 Nov 2015, Geneva. 2016. http://www.who.int/health-technology-assessment/HTA_November_meeting_report_Final.pdf. Accessed 20 Oct 2016.

第 33 章 患者参与药物开发和评估

大卫·L. 格兰杰

David L. Grainger

（本章译者：李俊、刘方方）

33.1 引言

监管机构和卫生技术评估机构的专家敦促制药行业做出更多努力，将患者的观点纳入药物开发过程，以进一步提高有效性和价值证据的质量和相关性。事实上，公司内部的大部分产品开发活动都是围绕着通过监管批准和获得市场准入的目标而进行的。因此，制药行业有兴趣回应这些机构如何考虑证据和作出决定的变化。许多公司付出巨大的努力，尽力使患者能够参与开发过程，并希望借此提高开发过程的整体效率。制药行业认识到，应该在提高药物开发效率的同时确保患者组织能够参与监管过程和卫生技术评估过程。有了这个认识，制药行业受益匪浅。国际和国家准则为卫生技术评估过程提供了治理途径，并确保患者参与透明化，不会对参与者施加影响，也不会公开推销特定产品（European Federation of Pharmaceutical Industry Associations，2011；Perfetto 等，2015）。本章回顾了患者参与医药开发和评估过程的演变和价值，讨论制药行业和患者交流的法律约束，以及患者教育和培训的重要性。

33.2 历史视角

患者个人不断被赋能并越来越多地参与到卫生系统中，在患者可以通过互联网获得卫生相关信息后，这一点尤其明显（Dewulf，2015）。患者组织也已经成为支持和教育个体患者的力量，同时也是其代表的患者的利益的强有力的倡导者和游说者（参见第 35 章）。患者组织最初的重点是作为一个整体获得优质诊疗，但近年来，新型治疗方法的及时性和可负担性已成为患者组织的新的关注点。制药行业也希望让药物尽快以可负担的价格进入医保。

在大多数国家和地区，人们担心制药行业（产业）和患者之间的牵连可能会对他们的决定产生不应有的和不适当的影响。在绝大多数国家，直接向患者推销药物是非法的，只有美国和新西兰例外。虽然允许制药业进行回应性沟通（给患者提供具体信息或针对临床试验相关问题给予回答），但为了确保患者免受不适当宣传的影响，这种沟通受到严格监管。

在过去的 10 年里，患者话语权的演变及其与制药行业的关系一直是人们关注的话题。随着卫生技术评估成为通往准入道路上的"第四个障碍"，制药行业受到指责，人们控诉他们试图控制患者组织的政策议程。英国的一项研究未能证实这一点，但的确做出如下结论："大多数公司和患者组织在透明度上下的功夫不足，因此加剧了人们对不当影响的批评"（Jones，2008）。

幸运的是，制药业和患者组织双方的关系正在发展成熟。现在许多行业行为准则要求公布公司和患者组织之间的财务关系（Francer 等，2014）。多个利益相关方呼吁创建让患者能够参与药物研发及其价值评估的框架。期待患者组织能够作出贡献的相关政策问题涉及范围广泛，但患者组织却缺乏相关资源和专业知识，参与程度难以提高。因此，有必要对患者利益倡导者提供相关教育和培训。这些活动得不到卫生系统支持，往往需要从制药行业争取赞助。如果任用透明、独立的第三方专家，并且不涉及特定药物或技术，可以考虑从制药行业争取赞助。此处仅举一个例子。2012 年，旨在为欧洲各国患者代表提供培训的欧洲治疗创新患者学院（European Patients Academy on Therapeutic Innovation，EUPATI）成立。学院得到了患者、学术界、制药行业和非营利组织等多个利益相关方支持，并由患者主导（Pushparajah 等，2015）。

33.3 患者参与证据开发

制药行业需要更好地管理临床试验的时间和成本,并设法改善患者招募、遵守临床试验方案和减少患者脱落。许多公司现在认识到,要想在与患者相关的临床结果方面取得令人信服的进展,就需要患者的早期参与。在产品开发过程中让患者参与有助于临床试验设计关注最合适的终点(临床结果和患者报告的结果),并方便患者直接参与试验。在临床试验的直接参与方面,制药行业与患者实际上有一种社会契约关系,并且制药行业必须确保直接参与试验给患者带来的负担在患者可接受的程度范围内。迁延数月甚至数年的随访、冗长的调查以及看似毫无意义的数据的收集,都会影响患者直接参与和完成试验。试验有效、及时完成能保障制药行业既得利益的实现,故制药行业现在越来越重视患者参与。此外,制药行业要抓住机会改进儿科适应证等某些特定试验的相关方面。患儿父母提供的试验相关意见有助于改进方案设计。罹患相关疾病的患者与临床试验团队开展合作,有助于将患者视角纳入试验方案。试验报告中的结果指标也更可能显示新技术带来的价值(Hoos等,2015)。通过这种合作,常规测量的临床终点以外患者需求(如疲劳或服药困难)可得以满足。患者参与可采取多种形式,包括问卷调查、专家小组和在线参与。

最近,一些患者组织已经认识到,通过在药物开发过程中作出贡献比在卫生技术评估阶段作出贡献更能为整个过程增加价值(Low,2015)。这方面的一个例子是英国的黑色素瘤基金会,该基金会已经发展出在临床试验的所有阶段纳入患者意见的复杂能力。他们创建了一个涉及英国35家医院的临床试验网络,并通过该网络为患者提供促进研究发展的机会。制药行业正在与这些机构合作,并认识到这种合作可快速高效地改进试验设计。

监管机构也制定了让患者参与技术评估过程的机制,告知患者临床试验设计、有效性评估、安全性评估方面的建议。这方面的例子可参考美国的以患者为中心的药物开发倡议(Patient Focused Drug Development Initiative)(US FDA,2016a)和欧洲药品管理局与患者的合作(EMA,2016)。

总体而言,公共部门努力将患者纳入临床试验的设计和实施、指南制定甚至拨款审查过程。制药行业可以从中学到更多。其中一些公共部门批评患者参与缺乏连续性,主张患者持续参与整个试验。制药行业可考虑这些批评建议。目前,制药行业主要采取一次性的方法来让患者参与,如让患者参与一次设计方案审查会议。风湿病学研究者报告的FIRST模型,得到了广泛参考,为结构性参与提供了解决方案,制药行业可以学习（Hewlett 等，2006）。

33.4 彰显价值

越来越多的人认识到，患者可以在两个方面对卫生技术评估过程作出贡献：新技术治疗的疾病的患病体验、对治疗方法的总体偏好或技术特定属性的偏好（Facey 等，2010）。这反映在让患者考虑临床试验，并鼓励患者及患者利益倡导者将考虑得出的意见带到卫生技术评估过程中。

患者视角有助于理解临床试验终点的一个特定变化对于试验场景之外的患者可能会有多重要（或不重要）。终点的变化可能具有统计学意义，但这对患者会有多重要呢？这真的重要吗？一个经常引用的例子是银屑病。监管部门标准关注的患病皮肤总面积减少分数。但患者表示，改善面部、手部等最常看到的皮肤区域更重要（Staley 和 Doherty，2016）。因此，制药行业的银屑病临床试验方案发生了改变，更多地使用多种测量工具来评估生活质量（QOL）和皮肤外观改善方面的患者视角。

33.5 患者评估特定药物获益中面临的挑战

当技术可能具有改善总体患者临床结果的属性时，如增加舒适性、功能性或使其更容易使用以改善长期依从性，患者在价值评估中提供的信息就会尤其重要。制药行业通过开发药物和设备来改善这些领域，并且认识到在慢性病中，这可能意味着更好的长期卫生结果。这些属性值得评估，但可能需要从与验证性临床试验中通常出现的临床结果不同的视角来看待。可以使用离散选择试验等经济评价技术评估这些属性（第 10 章）。

制药行业现在正越来越多地考虑患者的偏好。例如，创新药物计划提议设立一个名为 PREFER 的新项目，以促进将患者偏好研究的结果纳入监管机构、卫生技术评估机构和医疗服务付费方的评估申请（European Cancer Patient Coalition，2016）。目前共有 17 家公司参与这一合作项目。另一个例子是资助学术团体进行离散选择试验，以了解对特定卫生技术评估意见书的偏好。制药行业认为有必要制定卫生技术评估制度中的主控文件开发指南，以正式承认此类分析。此外，制药行业还使用一系列定性技术和社交媒体研究患者对状况和治疗的看法。其中大部分内容是未发表的，可以简化后纳入卫生技术评估意见书。

进一步考虑的是评估健康相关的生活质量的变化。理想情况下，这些变化是在主要临床试验期间使用标准化生活质量问卷测量的。制药行业因在临床试验中未纳入生命质量的测量工具。生活质量测量无疑会增加试验成本，但由于卫生技术评估机构给出的反馈，生活质量测量现在已经十分普遍。然而，调查问卷在特定产品属性相关影响敏感性上仍然不足。因此，总体而言，其他形式的患者意见在卫生技术评估中变得更加重要了。制药行业和患者利益倡导者有时会质疑临床试验中的生活质量测试，并指出，许多工具不便使用，也难以应用于后续分析（如效用评估）。

除了评估生活质量和了解患者偏好外，患者报告结局持续得到关注。制药行业已使用经改进的工具，更好地获得患者报告结局，但在临床试验中搜集患者报告结局比较复杂，会给患者带来负担。将患者报告结局纳入临床试验，究竟能带来什么附加值？这是制药业一直在思考权衡的问题。美国食品和药物管理局的"临床试验中以患者为中心的结果指标路线图"（US FDA，2016b），就反映了这种复杂性。

33.6 制药行业视角下的特别领域：肿瘤和罕见病

某些类型的药物和某些疾病领域对卫生技术评估带来了特殊的挑战（Rosenberg-Yunger等，2012）。在肿瘤治疗领域尤其明显。如今，美国制药行业的药品管线中，大约有800种抗肿瘤化合物，这表明患者在这一领域的作用值得特别关注（PhRMA，2016）。制药行业还必须在较小的试验规模和较低的患者数量与取得有价值的令人信服的证据的需求之间取得平衡。无进展生存期等替代终点在肿瘤学试验中越来越常见，而传统的临床终点和生活质量量表可能不能反映出所有对患者和照护者重要的结果指标。

罕见疾病也面临着类似的挑战。卫生技术评估机构越来越认识到，可能还有与罕见疾病和相关治疗的患者体验相关的其他价值维度（Hughes等，2016）。临床效益证据的有限使情况变得更加复杂。一些机构已经考虑使用多标准决策分析来帮助应对这种情况（Sussex等，2013），其他机构则采用强有力的审议程序，将更广泛的证据和信息作为更实际的替代方案（NICE，2016）。制药行业欢迎这些进展。在小规模临床试验中获得可靠证据非常困难。如今，这种困难终于得到了认可，这表明各方认识到在小规模临床试验中要产生可靠的证据非常有挑战。反过来，这同样需要产品开发者和患者利益倡导者之间进行开放和适当的沟通。

33.7 制药行业参与的国家地区差异

众所周知，各国家和地区的卫生技术评估流程差异很大（Muhlbacher，2015）。

在一些国家和地区，卫生技术评估机构控制整个流程，从报销申请、到定价谈判、到报销后审查。在其他国家和地区，卫生技术评估流程可能比较独立。评估机构完成对新技术的评估，然后由一个单独的机构负责定价和报销决定。这影响到利益相关方如何参与这些流程，以及制药行业如何看待这种参与。

在前一种情况下，由制造商启动评估流程，并可能告知患者组织该技术已提交评估机构。在后一种情况下，需要一定的机制来让患者了解要进行审查的技术选择。这需要明确的患者参与流程，制药行业对这种调动患者意识的流程很感兴趣。如果涉及提前公布委员会议程，制药行业会希望在自己关心的商业利益和为患者组织提供足够的准备时间来做出回应之间取得平衡。

一些卫生技术评估系统允许患者通过多种机制参与。每一种都有利于患者和行业之间的互动。一种方法是在评价委员会中安排一个或多个患者利益倡导者。在这种情况下，患者利益倡导者可以与多个患者组织互动，并接收来自单个患者和机构的意见书。虽然业界对此表示欢迎，但在第一次评估时公布的数据可能有限。这可能需要增加委员会中的患者代表和制造商之间的对话。同样，如果患者代表评审来自单个患者和机构的意见书，那么患者代表需要对任何来自制造商的支持都做到透明和适当。

另一种选择是患者和机构通过网络模板提交意见书。同样，这也需要披露与赞助公司的关联。如果当地法规和行为准则允许，这对通过此类模板提交申请书的患者也是有帮助的，能够便于他们审查关于新技术的信息。

33.8 厂商与患者之间的有效沟通面临的障碍

如34.2所述，在大多数国家和地区，患者受到"保护"，不能与制药行业直接沟通。这是为了防止制药公司绕过作为处方的医生进行不适当的推广。然而，一个意想不到的后果是，制药公司很难向患者提供药品的相关信息，而这些信息可能对患者权益倡导组织准备提交材料或参与本地的卫生技术评估过程有帮助。

对此，一些机构作为可信赖的中介，以固定的格式从制药公司接收信息，并向这些以参与为目的的患者提供信息。苏格兰药品联合会多年来一直有这样一个机制（SMC Guidance for Submissions，2016）。在卫生技术评估正处在发展中的地区，如中国台湾地区（第29章），也出现了这样的机制。针对这一问题有几条行为守则（Francer等，2014），其中一些由IAPO等伞形患者权益倡导组织制定，旨在指导成员团体如何恰当地与制药公司接触。同样，国家和地区行业协会的行为守则和"用户指南"也可以指导成员公司与患者组织恰当接触。然而，在药物审查和审批过程中趋向于更早地应用卫生技术评估。例如，澳大利亚现在允许同时向国家监管机构（即治疗性产品监管局，Therapeutic Goods Administration）和国家卫生技术（药品）评估机构（药物福利咨询委员会，Pharmaceutical Benefits Advisory Committee）同时递交材料。

患者利益倡导者有可能对未获监管机构批准的药物发表评论，而且在这种情况下，法律禁止公司向患者提供关于该药物的任何信息。

33.9 能力发展、培训和教育

除了提供关于评估中的新技术的适当信息外，制药行业还可发挥支持能力发展、教育和培训的作用。即使在那些认识到患者参与重要性的卫生技术评估系统中，也几乎没有公共资源来支持这种参与。在一些国家和地区，制药行业填补了这一空白。如果保持适当距离并且做到透明，这能够满足需要，使患者能够参与。否则患者无法参与。

有一些项目成功得到制药业的支持。具体方式是通过适当的第三方向患者利益倡导者提供支持。其中之一，是由伦敦经济学院提供并且得到多家公司赞助的年度项目，来自欧洲各地的患者利益倡导者参与其中（培训和能力建设，European Federation of Neurological Associations，2016）。这个项目为患者利益倡导者提供了关于卫生技术评估的基础知识教育，让他们具备参与评估的能力。制药公司还直接与这一领域的专家合作，开发旨在介绍卫生技术评估概念并帮助患者利益倡导者与当地机构接触的在线或线下资源。eMEET项目就是其中的一个资源（Medicine Evaluation Educational Training，2016）。此虚拟资源可在国际卫生技术评估网站上免费获得，一些国家和地区的患者组织已将其用于教育他们的成员。制药行业还提供了不加限制的研究补助金，以支持患者参与HTAi的卫生技术评估中的价值判断和质量标准的发展（参见第1章）。

33.10 结语

患者和患者利益倡导者越来越多地参与监管和卫生技术评估过程，这是一个积极的趋势，也受到了制药行业的欢迎。需要进一步努力，以便患者意见可以发挥应有价值。然而，制药行业认识到，只有倡导机构内部具备相应能力，才能使患者视角得到考虑。对教育和培训的更多支持，会减少对获得特定技术的需求的"噪声"，代之以对评价委员会真正有用的信息。然而，这需要明确制药业作为信息来源之一的作用，以帮助患者和倡导者为卫生技术评估进程作出贡献。由于立法和行为准则的限制，制药行业本身需要注意它可以向患者传达的新技术信息，以及何时可以传达。同样至关重要的是，制药行业和患者之间的互动绝不能影响患者意见的价值和可信度。最后，如果制药行业更加努力地让患者参与到临床试验的设计中，认识到这对降低试验成本、提高整体效率和帮助确保所产生的数据的意义具有长期好处，这将大有裨益。

致谢

作者感谢阿斯利康公司的 Lucy Hickinbotham 提供的有益信息和建议。

原著参考文献

Dewulf L. Patient engagement by pharma—why and how? A framework for compliant patient engagement. Ther Innov Regul Sci. 2015;49:9–16.

EMA. Patients and consumers. http://www.ema.europa.eu/ema/index.jsp?curl=pages/partners_and_networks/general/general_content_000317.jsp&mid=WC0b01ac058003500c (2016). Accessed 30 Mar 2016.

European Cancer Patient Coalition. PREFER project: Giving patients a voice in drug development (2016). http://www.ecpc.org/pressroom/news/427–prefer–project–giving–patients–a–voice–in–drug–development. Accessed 28 Oct 2016.

European Federation of Neurological Associations. Training and capacity building. http://efna.net/ training/ (2016). Accessed 28 Oct 2016.

European Federation of Pharmaceutical Industry Associations. Code of practice on relationships between the pharmaceutical industry and patient organisations. 2011. http://transparency.efpia. eu/uploads/Modules/Documents/code_po2011.pdf. Accessed 3 Mar 2016.

Facey K, Boivin A, Gracia J, et al. Patients' perspectives in health technology assessment: a route to robust evidence and fair deliberation. Int J Technol Assess Health Care. 2010;26:334–407.

Francer J, Izquierdo JZ, Music T, et al. Ethical pharmaceutical promotion and communications worldwide: codes and regulation. Philos Ethics Humanit Med. 2014;9:7.

Hewlett S, De Wit M, Richards P, et al. Patients and professionals as research partners: challenges, practicalities, and benefits. Arthritis Rheum. 2006;55:676–80.

Hoos A, Anderson J, Boutin M, et al. Partnering with patients in the development and lifecycle of medicines: a call for action. Ther Innov Regul Sci. 2015;49:929–39.

Hughes E, Morgan R, Burgess A. Equitable access to medicines for rare disease patients in Wales. 2016. http://www.rare-diseases.eu/wp-content/uploads/2013/09/45.-%E2%80%98Equitable-Access-to-Medicines-for-Rare-Disease-Patients-in-Wales%E2%80%99.pdf. Accessed 28 Oct 2016.

Jones K. In whose interest? Relationships between health consumer groups and the pharmaceutical industry in the UK. Sociol Health Illn. 2008;6:929–43.

Low E. Potential for patients and patient-driven organizations to improve evidence for health tech-nology assessment. Int. J Tech Assess Health Care. 2015;31:226–7.

Medicine Evaluation Educational Training. The role of patient advocacy. http://www.meetforpa-tients.com/ (2016). Accessed 28 Oct 2016.

Muhlbacher A. Patient-centric HTA: different strokes for different folks. Expert Rev Pharmacoecon Outcomes Res. 2015;15:591–7.

NICE. Highly specialised technologies guidance (2016). https://www.nice.org.uk/about/what-we-do/our-programmes/nice-guidance/nice-highly-specialised-technologies-guidance. Accessed 28 Oct 2016.

Perfetto EM, Burke E, Oehrlein EM, Epstein RS. Patient-focused drug development: a new direc-tion for collaboration. Med Care. 2015;1:9–17.

PhRMA. Medicines in development. (2016). http://www.phrma.org/report/list-of-2015-medicines-in-development-for-cancer. Accessed 28 Oct 2016.

Pushparajah DS, Geissler J, Westergaard N. EUPATI: collaboration between patients, academia and industry to champion the informed patient in the research and development of medicines. J Med Dev Sci. 2015;1:74–80.

Rosenberg-Yunger ZRS, Thorsteindottir H, Daar AS, Martin DK. Stakeholder involvement in expensive drug recommendation decisions: an international perspective. Health Policy. 2012;105:226–35.

Scottish Medicines Consortium Guidance for Submissions 2016 https://www.scottishmedicines.org.uk/Submission_Process/Submission_guidance_and_forms/Templates-Guidance-for-Submissions/Templates-Guidance-for-Submission. Accessed Oct 2016.

Staley K, Doherty C. It's not evidence, it's insight: bringing patients' perspectives into health technology appraisal at NICE. Res Involvement Engagement. 2016;2:4. doi:10.1186/

s40900-016-0018-y.

Sussex J, Rollet P, Garau M, et al. A pilot study of multi-criteria decision analysis for valuing orphan medicines. Value Health. 2013;16:1163-9.

US FDA. Roadmap to patient-focused outcome measurement in clinical trials. 2016b. http://www.fda.gov/Drugs/DevelopmentApprovalProcess/DrugDevelopmentToolsQualificationProgram/ucm370177.htm. Accessed 29 Nov 2016.

US FFDA. FDA patient focused drug development initiative. 2016a. http://www.fda.gov/ForIndustry/UserFees/PrescriptionDrugUserFee/ucm347317.htm. Accessed 29 Sept 2016.

第 34 章 患者参与医疗技术开发和评估

维多利亚·伍塞尔、索菲·克罗斯、塞巴斯蒂安·盖瑟、利塞尔-洛特·赫曼森、凯瑟琳·杰西-沃德、劳拉·诺伯恩和马库斯·A.奥特
Victoria Wurcel, Sophie Cros, Sebastian Gaiser, Lisse-Lotte Hermansson, Katherine Jeays-Ward, Laura Norburn, and Markus A. Ott
（本章译者：李俊、蒋依兰）

34.1 引言

医疗技术是指包括医疗设备、体外诊断、医学影像、健康信息和通信技术等在内的卫生技术。其价值在很大程度上取决于能否满足患者和照护者的需求。为了充分理解并利用医疗技术的价值，在开发和评估时需要考虑其使用场景，包括患者个人特征和需求、医疗保健体系组织方式及用户体验。让患者早期参与医疗技术设计开发，可将患者特殊需求考虑在内，以便开发出更安全、更适合患者的医疗技术，并确保其价值。患者可提出任何可用性问题，促进医疗技术功能改进。患者参与的卫生技术评估可帮助调整评估标准，并将更广泛的技术价值（临床、社会和经济价值）纳入考量范围。本章阐述患者参与医疗技术设计、开发到卫生技术评估的整个过程的必要性，及其间面临的挑战，并列举患者参与医疗技术开发评估情况。

34.2 患者参与的医疗技术开发

一般来说，患者在早期参与医疗技术产品开发，可提高其对最终投入使用的医疗技术的满意度（Coulter，2008；Wressle 和 Samuelsson，2004）。患者参与医疗技

术研发，可为患者赋权，并提高患者对照护的掌控感（Money 等，2011）。糖尿病等慢性病患者使用居家诊断技术指导治疗，可提高依从性，改善自我管理（Maran 等，2014），优化健康结果（Sax 等，2007）。患者参与开发还可减少器械开发时间，避免设计变更和产品召回带来的高成本（De Vito Dabbs 等，2009）。患者可按参与开发的医疗技术类型提供相应信息。患者及医疗卫生专业人士参与将决定医疗技术产品的最终样式。例如，可植入设备开发中，患者提供的信息、证据与设备功能研发（如何通过微创或开放式手术植入设备）密切相关。患者贡献的信息和证据有助于最大限度减少设备对日常生活带来负面影响，并有助于帮助患者维护好身体形象。

如表 34-1 及后案例研究所示，医疗技术开发通常是一个开发、改进、版本迭代的连续过程，患者和诊疗人员参与开发的每一个步骤才能开发出更符合患者、诊疗人员和（或）医疗卫生工作者偏好和需求的产品，让"量身打造"的产品带来更多益处。医学技术带来的广泛价值，使得卫生技术评估对医疗技术有了很多具体的考量。这也是本章第 3 节重点讨论的问题。

案例研究：参与医疗技术设计全过程的患者

"维护尊严的设备"（D4D）是英国接受国家健康研究所公共资金支持的八个医疗保健技术合作项目之一。该项目汇集了学者、临床医生、患者、慈善机构及来自医疗技术企业的创新人才。D4D 项目的重点之一是确保产品可以维护患者尊严，并提升产品使用者的独立生活能力。D4D 首先评估相关临床领域内一系列患者和专家的意见，从而发现未得到满足的需求，并将其列为高度优先事项。之后与包括患者代表在内的开发团队一起寻求解决方案。开发团队通过迭代过程研发出可能在商业上获得成功的产品，在设备预期用途范围内开发证据，以支持技术的采纳。为进行性神经肌肉衰弱患者开发的模块化颈椎矫正术（颈部支撑）就是体现 D4D 方法的一个例子。如果患者对当前设备的可调性和支持程度不满意，D4D 开发了一种全新的替代方案。患者及照护者参与了迭代设计和评估过程，包括审查拨款申请、试验设计、焦点小组座谈、设计研讨会以及概念和原型评审，确保研发出的设备符合用户需求。通过与相关慈善机构密切合作，D4D 项目在运动神经元疾病领域获得了广泛关注，并得到了该慈善机构的资助。

表 34-1　患者参与医疗技术开发的过程示例

阶段	目标	使用的方法
第一阶段——最初的概念	当新确定一个项目时： 在国家层面——确定用户需求和价值，开展范围界定工作（与用户一起） 在全球层面——开发产品需求文档	● 焦点小组座谈 ● 个人情况调查（在患者日常的环境中开展采访，让患者进行日常活动，收集原始数据用于后期分析） ● 任务分析和可用性测试（通过认知演练以了解新用户是否可以轻松执行与新的医疗技术产品相关的特定任务） ● 问卷 ● 访谈 ● 社交媒体
第二阶段——验证与完善	验证并完善概念	● 焦点小组座谈 ● 个人情况调查 ● 任务分析和可用性测试 ● 问卷 ● 访谈 ● 德尔菲技术
第三阶段——设计	基于用户需求和偏好的设备迭代设计	● 根据法规文件、场景及设计规划确定
第四阶段——评估	上市前和上市后持续改进的过程。 在各国收集并通过区域渠道报告的产品建议和问题	● 可用性测试 ● 启发式评估（更全面的可用性检查） ● 焦点小组座谈 ● 问卷 ● 访谈

34.3 患者参与医疗技术的卫生技术评估

34.3.1 医疗设备

从卫生技术评估的角度来看，患者参与医疗设备的评估与设备如何解决患者需求密切相关。患者可以在卫生技术评估的范围内提供的信息包括：疾病对日常生活的影响，当前管理策略的经验以确保选择正确的参比技术/参比制剂，并选择适当的患者医疗结果衡量标准。患者还可以就设备的功能和易用性、设备如何解决健康需求、对日常活动的影响和不良反应提供意见。患者可以在使用医疗设备带来的社会经济影响、时间和资源的节约或增加等方面建言献策。

从方法学角度来看，医疗设备能够使患者的知识在卫生技术评估中发挥作用。医疗设备经常进行产品调整（Marlow，2016），通常存在一个"学习曲线"，所以在随机双盲实验中评估医疗设备时，保持设备处于"稳态"是不太可能的（Drummond等，2008）。医疗设备的评估也有迭代，随着现实生活中收集到更多关于有效性的证据（例如来自患者的证据），医疗设备的评估也在不断修正。随机对照试验可能无法涵盖所有与患者相关的临床结果（如未能反映医疗设备对社会功能和患者健康的真正影响）患者报告的临床结果也有限制，因为并非所有情况都有相应的专门验证工具（Nelson等，2015）。即使临床结果相似，患者也可就一种设备相对于另一种设备（如胰岛素笔与胰岛素泵相比，不同的敷料、不同的葡萄糖监测器）的优点提供建议。

尽管患者参与医疗设备的卫生技术评估很重要，但只有少数国家设立了具体的流程。例如在法国，其国家内部流程指南《法国卫生管理局可交付成果统一要求》规定，必须要考虑包括患者或公民在内的各利益相关方的意见（HAS，2014）。医疗设备评估委员会（CNEDIMTS）包括两位有投票权患者代表。然而，委员会对医疗技术的评估虽然总结了临床证据，但并没有将患者证词或任何其他定性证据单列出来。此外，由于委员会投票是保密的，很难反映投票过程具体情况或委员会内患者代表的影响。

在英国，NICE 也有纳入患者观点的正式流程（第23章），在第34章也列举了医疗技术相关的案例。其余大部分欧洲卫生技术评估机构并没有患者参与的正式流程。

在欧洲，患者作为利益相关方参与欧盟卫生技术评估联合行动方案2，但提供信息的机会非常有限。此外，尽管制造商收集并提交了其他形式的基于患者证据的意见书，但最终的联合卫生技术评估报告（快速有效性评估）根本没有提及这些证据，仅纳入了临床试验证据。"塑造欧洲早期对话"（SEED）项目（第35章）邀请患者参加会议，为医疗技术开发人员提供科学建议，但往往很难邀请到具有适当专业知识的患者。

34.3.2 体外诊断用品（IVDs）

体外诊断是指对血液或组织等样本进行检测。不同于治疗技术，体外诊断不直接影响患者的临床结果，但可以提供有价值的诊断信息，以便更有把握地选择最佳治疗方案（Wurcel and Int.VODI Platform，2016）。卫生技术评估的主要挑战是如何衡量这些诊断信息的作用，并将相关背景因素考虑在内（如体外检测后可行的治疗方案、特定的诊疗路径、哪些人会使用这些信息）。例如，QALY 在衡量体外诊断价值上存在局限性。体外诊断并不直接影响患者生活质量和（或）寿命（Rogalewicz 和 Juřičková，2014）。这体现了体外诊断卫生技术评估的特殊性，并且需要专业知识辅助。这就不难理解为何像在 NICE 和苏格兰 NHS 这些有经验的欧洲卫生技术评估机构特别为诊断用品制定了具体的程序、指导方针，甚至是决策框架（NICE，2011；NHS Scotland，2011）。

体外诊断的卫生技术评估从创建检测应用的诊疗路径开始。患者可分享其疾病的关键点、可用的诊疗选择方案及其未来改善空间。可从患者视角出发，就某一体外检测的价值提供反馈，帮助卫生技术评估更好地衡量这些诊断信息的益处。这可能包括自我检测（如血糖或凝血监测）的"可用性"，以及患者认为从诊断信息中最可能获得的收益。这些收益包括：更准确的诊断，更快地获得检测结果，等待检测结果的体验更好，获得知情权、拥有健康状况或预后的决定权，能够根据诊断信息安排生育/工作/退休，知道疾病名称，得知自己没有患病的安心感，测试的创伤小、疼痛少、更舒适，以及自我检测对日常活动的影响最小（Wurcel 和 Int.VODI Platform，2016；HTAi，2014，2017）。

34.4 患者参与医疗技术的卫生技术评估的实例

下例显示患者如何参与 NICE 针对医疗设备和体外诊断的评估。

患者参与医疗技术的卫生技术评估：NICE

1. 房颤与心脏瓣膜疾病：通过便携式凝血检测仪自我监测凝血情况

NICE 在制定诊断指南时，会邀请两位患者担任咨询委员会成员。两位患者代表介绍自我检测对心理健康的益处，包括对病情的掌控感、减少到诊所或医院就诊的需要、方便患者行动及探望和照顾家庭成员。NHS 中自我检测试纸可及性问题也得到了重视。其可及性会限制患者在搬家方面的自由（因为新住址可能无法提供试纸）。委员会依据患者代表意见出结论，成本效益分析仅是证据的一部分，无法充分体现对患者的益处 (NICE，2014a)。

2. 脊柱侧弯患儿：辅助脊柱延长的磁力控制生长棒系统（MAGEC)

NICE 在对 MAGEC 系统进行评估的过程中，邀请接受过 MAGEC 系统治疗患儿家长参加委员会会议。这种途径让家长能够凸显 MAGEC 系统在生活质量方面带来的益处，包括与手术延长脊柱相比，MAGEC 带来的痛苦更少，患儿对生长棒延长治疗有更积极的态度，住院时间减少，日常活动受限减少，痛苦少、瘢痕小。家长还指出，孩子在来院调整生长棒长度的过程中能够互相交流，减少孤独感 (NICE，2014b)，获得有益的同伴支持。指南制定委员会能够将患者的意见纳入考量。

3. 良性前列腺增生：前列腺尿道悬吊术（UroLift）治疗下尿路症状

NICE 将针对 UroLift 的建议草案作为意见征询结果公开发表。患者反馈，保存性功能非常重要，在某些情况下，甚至有必要增强性功能，并指出对其生活质量的影响 (NICE，2015)。这些患者反馈与证据基础相结合，成为英国 NHS 采用 UroLift 系统的支撑。

34.5 患者参与所面临的障碍和可能的解决方案

患者参与医疗技术开发和评估可能会给制造商和卫生技术评估机构带来一些挑战。表 34-2 列举了在医疗设备和诊断方面面临的更多挑战，以及可能的解决方案。

表 34-2 促进患者参与医疗技术开发和卫生技术评估的阻碍和可能的解决方案

阻碍因素	可能的解决方案
纳入患者意见的卫生技术评估过程的异质性和稀缺性	● 患者参与医疗技术开发应作为评估医疗技术的关键证据 ● 卫生技术评估机构应该认识到，许多医疗技术的有效性与患者同设备的互动方式息息相关 ● 所有医疗技术评估机构都根据具体的指南和计划，让患者积极参与评估。每个医疗技术评估委员会都应保证患者有一席之地 ● 在卫生技术评估过程中，应定期征求患者意见，患者也可随时表达意见
开展相应机构组织改革，促进患者参与	● 卫生技术评估机构要认识到，全面评估医疗技术离不开患者参与信息提供，并应采取相关措施、提供相关资源，做到真正倾听和接触患者，而非指望患者成为自我表达专家或参与各种会议或系统的专家
如何确保患者的个人/疾病代表性	● 卫生技术评估机构应主动寻找愿意提供证据的患者，这是所有医疗技术评估的标准流程之一 ● 我们需要改变态度，不能认为患有某种疾病的患者的想法就是片面的。他们对医疗技术评估往往有独特见解 ● 可以通过伞形组织或相关慈善机构接触相关患者 ● 也可通过社交媒体和网络平台接触更多患者

阻碍因素	可能的解决方案
难以找到或吸引有代表性的使用者参与	● 医疗技术开发人员和卫生技术评估人员应确保患者和照护者能有机会在项目早期参与意见表达，且无需担心或面临批判性问询 ● 患者提供信息的方式应简单易行，应通过方便患者和照护者的方法听取他们的意见，并采取积极措施确保患者参与（如直接前往患者家中、选择患者方便的时间会面、提供差旅补助或儿童保育费）
照护者或家庭成员代替患者提供证据	● 应制定与儿童和（或）残障人士合作的原则
法律问题	● 应为患者、制造商和（或）卫生技术评估机构之间的互动交流制定明确的法律框架

34.6 结语

患者参与至关重要，是医疗技术开发过程中的标准操作，能促进有价值的新产品的研发，从而满足患者未满足的需求。患者参与卫生技术评估开始逐渐被认为是发掘医疗技术全部价值的关键一步。医疗设备有效性评估一定要考虑患者使用方式，诊断设备效用评估一定要以患者视角的诊断获益为指导。患者、卫生技术评估机构和医疗技术制造商应密切合作，整合资源，促进患者系统性参与卫生技术评估。未来的卫生技术评估必须认识到患者参与医疗技术开发的重要性，将其作为关键证据，采取相应措施方便患者提供信息（第6章）并根据相关定性和定量研究策略生成基于患者的证据（第4章）。

致谢

感谢安妮·科尔贝（Anne Kolbe）、凯伦·费西（Karen Facey）、赫勒·普劳格·汉森（Helle Ploug Hansen）和安·森格（Ann Single）在审阅原稿时所提供的建议。本文所表达的所有观点和意见只代表作者本人，与任职机构或审稿人无关。VW，SC，SG和MO代表医疗设备和（或）体外诊断制造商的利益。

原著参考文献

Coulter A, Parsons S, Askham J. Where are the patients in decision making about their own care? Policy brief. World Health Organization. 2008. http://www.who.int/management/general/deci-sionmaking/WhereArePatientsinDecisionMaking.pdf. Accessed 3 Sept 2016.

De Vito Dabbs A, Myers BA, Mc Curry KR, Dunbar-Jacob J, Hawkins RP, Begey A, Dew MA. User-centered design and interactive health technologies for patients. Comput Inform Nurs. 2009;27(3):–175. http://www.ncbi.nlm.nih.gov/pmc/articles/PMC2818536/.

Drummond M, Griffin A, Tarricone R. Economic evaluation for devices and drugs—same or different? Value Health. 2008;12(4):402-4. http://www.sciencedirect.com/science/article/pii/S1098301510607784.

HAS. Exigences communesà toutes les productions de la HAS. 2014. http://www.has-sante.fr/ portail/upload/docs/application/pdf/2015-02/methodes_has_exigences_communes.pdf Accessed 2 Sept 2016.

HTAi. Patient group submission template-non medicines HTA. 2014. http://www.htai.org/interest-groups/patient-and-citizen-involvement/resources/for-patients-and-patient-groups.html Accessed 1 Sept 2016.

HTAi. Patient group submission template for HTA of diagnostic technologies. 2017 (in press) Maran A, Tschoepe D, Di Mauro M, Fisher WA, Loeffler K, Vesper I, Bloethner S, Mast O.

Weissmann J, Amann-Zalán I, Moritz A, Parkin CG, Kohut T, Cranston I. Use of an integrated strip-free blood glucose monitoring system increases frequency of self-monitoring and improves glycemic control: results from the ExAct study. J Clin Transl Endocrinol. 2014;1(4):161-6. http://www.sciencedirect.com/science/article/pii/S2214623714000325.

Money AG, Barnett J, Kuljis J, et al. The role of the user within the medical device design and development process: medical device manufacturers perspectives. BMC. 2011;11:15. http://www.ncbi.nlm.nih.gov/pmc/articles/PMC3058010/.

Marlow M. Evidence development and decision making for medical devices. Value & Outcomes Spotlight. 2016. http://www.ispor.org/health-policy_decision-making_medical-devices.pdf Accessed 4 Sept 2016.

Nelson E, Eftimovska E, Lind C, Hager A, Wasson JH, Lindblad S. Patient reported outcomes in practice. BMJ. 2015:350. http://www.bmj.com/content/350/bmj.g7818.long.

NHS Scotland. Molecular Pathology Evaluation Panel. Criteria for decision making. 2011. http://

www.nsd.scot.nhs.uk/services/specserv/molpath.html. Accessed 21 Aug 2016.

NICE. Diagnostic Assessment Programme Manual. 2011. https://www.nice.org.uk/Media/Default/ About/what-we-do/NICE-guidance/NICE-diagnostics-guidance/Diagnostics-assessment-programme-manual.pdf Accessed 1 Sept 2016.

NICE. Diagnostics guidance [DG14] – Atrial fibrillation and heart valve disease: self-monitoring coagulation status using point of care coagulometers (the CoaguChek XS system and the INRatio2 PT/INR monitor). 2014a. http://www.nice.org.uk/guidance/dg14/chapter/6-Considerations. Accessed 1 Sept 2016.

NICE. Medical technology guidance [MTG18], The MAGEC system for spinal lengthening in children with scoliosis. 2014b. http://www.nice.org.uk/guidance/mtg18/chapter/3-Clinical-evidence Section 3.23. Accessed 2 Sept 2016.

NICE. Medical technology guidance [MTG26], UroLift for treating lower urinary tract symptoms of benign prostatic hyperplasia. 2015. https://www.nice.org.uk/guidance/mtg26/chapter/ About-this-guidance. Accessed 1 Sept 2016.

Rogalewicz V, Juřičková I. Specificities of medical devices affecting health technology assessment methodology. Proceedings IWBBIO Granada. 2014. http://iwbbio.ugr.es/2014/papers/ IWBBIO_2014_paper_130.pdf. Accessed 2 Sept 2016.

Sax H, Allegranzi B, Uçkay I, Larson E, Boyce J, Pittet D. My five moments for hand hygiene: a user-centred design approach to understand, train, monitor and report hand hygiene. J Hosp Infect. 2007;67:9–21.

Wurcel V. on behalf of the International VODI Platform. The value of diagnostic information: uncovering the full value of diagnostics, 2016 (in press).

Wressle E, Samuelsson K. User satisfaction with mobility assistive devices. Scand J Occup Ther. 2004;11:143–50. http://www.tandfonline.com/doi/abs/10.1080/09638 280701355777.

第 35 章 患者组织的角色

尼古拉·贝灵顿、扬·盖斯勒、弗朗索瓦·霍耶兹、艾莉森·莱特伯恩、黛博拉·马斯肯斯、瓦伦蒂娜·斯特拉米耶洛

Nicola Bedlington, Jan Geissler, François Houyez, Alison Lightbourne, Deborah Maskens, Valentina Strammiello

（本章译者：李俊）

35.1 引言

通过参与卫生技术评估，患者组织可参与卫生技术获得和报销决策，做出有益贡献（Wong-Rieger，2013）。对卫生技术评估过程的充分性和透明度提出挑战是患者参与卫生技术评估的主要贡献。这些挑战包括在具体的卫生技术评估中，在多大程度、以何种方式考虑患者和患者家庭生活有重要意义或影响的各个方面。本章描述患者组织在卫生技术评估中扮演的一些角色，并特别关注伞式患者组织；描述各国卫生技术评估中存在的差异、对相关技能和资源要求的差异，以及决策者对患者参与的态度给患者组织带来的挑战；阐述患者组织如何通过合作、能力建设和影响卫生技术评估方法和框架来应对这些挑战。人们一直对患者组织眼中有意义的参与颇有微词，本章末尾对这些挑战进行反思。

35.2 置身于场景中的患者组织

患者组织在研究、监管和政策环境中的作用是具有变革性的。在过去 30 年中，患者组织的角色发生了相当大的变化。艾滋病毒/艾滋病活动家在 20 世纪 80 年代和

90年代领导了一场以权利为基础的全球运动,为患者参与药品审批和获得开了先河(Marcus,2011)。他们的战略中有一个贯穿始终的概念——患者赋权。始于20世纪90年代的艾滋病患者权利倡导工作,为如今的患者参与卫生技术评估奠定了基础。当时,艾滋病治疗药物价格较高,患者买不起药成了一个公共问题。一些医疗保健系统/医疗服务提供者开始要求对新药进行成本效益研究。例如,有效的艾滋病治疗药物于1996年获批。当时,实施同情用药(compassionate use)计划的欧盟成员国已向大多数最有需要的患者提供了治疗(如法国为11000人提供了治疗),而在监管机构要求进行成本效益研究的国家,患者仍被迫等待救命药的问世(EATG,1996)。因此,艾滋病患者组织与卫生服务部门开展积极对话,就艾滋病治疗药物的价值和费用问题展开讨论。

参与此类讨论的患者组织的可信度和合法性至关重要。相关机构要求这些患者组织具备具体的筹资安排[加拿大罕见疾病组织(CORD),2016]和确保代表性、透明度和问责制等要求的一套明确标准(EMA,2016a)。此外,患者参与卫生技术评估会影响到患者组织如何利用其有限的资源、如何优先发展亟待发展的能力。例如,患者组织认为,患者参与是一项时间密集型活动,且患者组织往往缺乏参与能力,这两点对参与卫生技术评估构成障碍。欧洲患者论坛(EPF)研究发现,在这种背景下,医生等代理人的参与无法有效克服这些障碍(EPF2013),并明确指出:①需要对患者和更广泛的卫生技术评估界进行教育;②需要各方商定具体方法和框架,以促进患者的参与。

35.2.1 伞形组织

伞形和特定疾病的全球性、区域性和国家级患者组织,虽然在方法和重点上高度多样化和互补,但都代表患者、教育患者,并由其成员需求所引领驱动。伞式患者组织在鼓励患者组织合作、支持能力建设、影响方法和政策的发展等方面扮演关键角色,故可在卫生技术评估中发挥关键作用。伞式患者组织的例子有国际患者组织联盟(IAPO)、欧洲患者论坛和欧洲罕见病组织(EURORDIS)。IAPO是一个代表各疾病领域的各国患者,并促进以患者为中心的医疗保健的全球联盟(IAPO,2016)。联盟在2005年前后开始专门关注卫生技术评估,以倡导和建设其成员的能力。区域一级伞形组织的例子是EPF。它负责将患者的"集体声音"带到欧盟卫生和社会政策讨论中(EPF,2016)。EURORDIS的主要宗旨是协调孤儿药报销相关决定。其开展的"EurodisCare"(EURORDIS,2009)和"价格和可用性"调查(EURORDIS,2016a)显示,欧盟新批准的孤儿药,可及性问题较大。EURORDIS

鼓励其成员与各自国家的卫生技术评估机构创建工作关系,并已开始着手创建国际网络。

伞形患者组织在多个疾病领域和地理区域与利益相关方合作发展评估技术制度和流程,让新技术最大化地为患者和社会带来实际价值和获益。在国际一级,它们促进患者组织跨境连接,推广患者参与的好办法,分享卫生技术评估相关信息,为决策提供参考。此外,国际性的特定疾病伞形组织越来越多地通过早期监管对话和早期科学建议参与研究优先顺序设定和Ⅱ/Ⅲ期研究设计,这些对话和建议涉及临床试验设计、新的试验方法和许可计划。新的许可计划则包括"药物适应性路径"(adaptive pathways for medicines)和"证据开发逐步覆盖"(coverage with evidence development)。不同种类的医疗器械临床研究监管要求不同,一些器械在获得监管部门批准之前,无须任何临床试验。此外,只有一小部分医疗器械需要接受卫生技术评估。因此,患者群体不太关注如何促进患者参与医疗器械的开发和评估。

国家级患者组织和伞形组织之间的相互作用至关重要。伞形组织必须了解国家一级的卫生技术评估要求,以便在技术评审过程早期阶段(如作出研究设计决定时)产生影响。例如,许多癌症患者组织参与研究设计、实施和监管。它们由国家、区域和国际级联盟(如欧洲癌症患者联盟)或单一癌种国际联盟(如全球肺癌联盟)代表。在国家一级,苏格兰伞形患者组织与卫生技术评估机构开展了合作。SMC公共参与网络咨询小组在发展跨多疾病领域患者培训方面发挥着重要作用(第27章)。放眼欧洲之外,Pivik等(2004)对加拿大消费者参与卫生技术评估的潜在途径进行了实证评估。彼时,CADTH开发了一个程序,积极征求患者组织意见。作为国家级患者组织,CADTH提供的信息既包括直接收集到的新药物和技术国内患者使用经验,也包括其通过其与伞形组织的关系收集到的他国患者使用经验。在澳大利亚,澳大利亚罕见癌症(Rare Cancers Australia)等伞形组织在为200多种罕见癌症患者向监管机构和卫生技术评估机构(如PBAC)提供患者视角的参考信息,代表相关患者方面,发挥着关键作用。若没有这些伞形组织的话,社会上根本没人为这些罕见癌症患者代言。

35.2.2 国家间的差异性

虽然伞形组织中的合作使患者组织能够分享技能和资源并加强其影响力,但在如何开展卫生技术评估和如何开展患者参与方面存在广泛的国际差异,这对患者组织造成了限制。卫生技术评估发达地区的患者组织可通过伞形组织分享知识和经验;但要让当地患者组织理解并参与当地卫生技术评估工作,仍需开发符合当地环境文化的工具和策略。

例如，在卫生技术评估发展最快的拉丁美洲，IAPO一直在推广HTAi制定的患者参与的卫生技术评估的价值观和质量标准（第1章）。尽管在卫生技术评估中出现了对这些观念和标准的各种不同解释和做法，但所有国家和地区都有可能调整使用这些观念和标准。以当地语言提供这些观念和标准是关键。这样才能引发对话，让各方了解程度一致，促进合作。

拉丁美洲对卫生技术评估越来越重视，专门能力在不断提升。该地区各国在对卫生技术评估的承诺方面取得了一些关键进展，评估活动的质量也得到了显著提高。在采用其他地区的评估方法时，还开展了跨国界合作。患者组织经常强调，更低的成本和增加获得创新疗法和器械的机会（以及获得的速度）对患者有积极的影响，但同时也预见到，对新技术在当地应用场景的考虑不足、对技术对当地社会伦理带来的影响和对财政经费的影响考虑不足，会带来一定的风险。新兴生物药物尤其如此，例如，哥伦比亚的"简化途径"可以让患者加速获得治疗，但在评估的深入程度和其他潜在影响评估的全面性方面存在风险。有人担心，在有区域先例的情况下，将不会考虑更广泛的患者和社群需求。

与此同时，亚洲地区患者参与卫生技术评估的程度极不均衡。泰国拥有先进的卫生技术评估系统，但其他国家才刚刚开始考虑卫生技术评估制度，以患者为中心的评估方法没有写入制度，也不常见。因此，在没有清晰的患者参与机制的情况下，强有力的患者利益倡导可以发挥关键作用。在中国香港，患者团体对患者参与卫生技术评估有一定的认识与了解。这些团体与卫生专业人员合作，不仅倡导患者更多地参与评估，而且还在卫生系统和政府内部推动将卫生技术评估作为工具的讨论。

总的来说，中低收入国家仍然处于基本阶段，主要工作是倡导将患者参与的卫生技术评估作为长期机制，实现真正的患者参与，保证决策过程透明、药物警戒有效、沟通交流有效。尚未对具体的卫生技术评估建议进行个人或有组织的干预。

35.2.3 能力建设

在欧洲，2005—2008年，在高级别制药论坛（High-Level Pharmaceutical Forum）的背景下，利益相关方内部和之间进行的早期战略政策讨论[①]带来了实质性变化，各方开始着手促进患者真正参与卫生技术评估（European Commission，2008）。

---

① 除了代表患者的EPF之外，参与的利益相关方群体还有医疗卫生专业人员［欧洲医生常设委员会（CPME）、欧洲联盟制药集团（PGEU）］、付费方［国际互惠协会（AIM）、欧洲社会保险平台（ESIP）］、产业界［欧洲制药工业和协会联合会（EFPIA）、欧洲仿制药协会（EGA）、欧洲自我药疗产业协会（AESGP）、欧洲生物产业协会（EuropaBio）、欧洲医药批发商协会（GIRP）］。

第三部分 各国家、地区的方案与利益相关方的观点

第 35 章 患者组织的角色

2008 年，欧洲健康平等组织编写了第一份指南，以帮助患者和公众了解和参与卫生技术评估，或者直接参与具体疾病的决策，或者倡导更好地考虑患者的需求。有经验的患者代表、学者、宣传和伞形组织共同制定了该指南。指南相关研讨会也由以上各方共同参与（Health Equality Europe，2008）。

自那时以来，欧洲政府部门采取了一系列教育举措。2010 年，EURORDIS 为其患者倡导者进行了暑期学校培训，其重点是卫生技术评估（EURORDIS，2016b）。这个为期 4 天的研讨会每年培训 40~50 名罕见病倡导者。① 从 2011 年起，欧洲神经协会联合会（European Federation of Neurological Associations，EFNA）与伦敦经济学院合作，为患者利益倡导者提供为期 3 天的卫生技术评估课程。4 年来，250 多名与会者参加了这些讲习班。

在欧洲一级，能力建设最突出的例子当属欧洲治疗创新患者学院（European Patient Academy on Therapeutic Innovation，EUPATI 2016a）。EUPATI 是一个由患者领导的公私伙伴关系，由 EPF 协调，② 涉及来自患者组织、学术界、非营利组织和制药行业的 33 个机构。该伙伴关系的重点是以多种语言提供关于治疗创新过程的教育材料。创建了一个专门和范围广泛的模块，重点是卫生技术评估和患者参与。到 2017 年初项目结束时，欧洲各地的 96 名患者代表已经完成了为期 15 个月的强化专家级别课程，超过 100000 名患者和患者利益倡导者使用了以 7 种以上语言开发的 EUPATI 工具箱（EUPATI，2016b），其中有大篇幅与卫生技术评估程序有关。HTAi、EUnetHTA 和 NICE 为这些评估程序提供了参考信息。

EUPATI 还制定了指导文件。EUPATI 将于 2017 年发布的《患者参与卫生技术评估框架》将专门探讨卫生技术评估机构和患者在药物方面的互动。关注重点是卫生技术评估进程的参与，目的是推广患者参与的好办法，同时作为 EUnetHTA 卫生技术评估、HTAi、患者组织、学术界、卫生技术评估机构和卫生技术开发人员相关工作的补充。

EUPATI 最初是"创新药物倡议（IMI）项目"资助的一个为期五年的项目。从 2017 年起，它将作为 EPF 领导下的多利益相关方项目继续开展活动。它将继续提供高质量的患者教育，以确保患者系统性、结构化地参与药物研发的整个生命周期。为解决监管环境和卫生技术评估环境中其他参与者与患者接触的能力问题，还需开展探索性工作。正如 EPF 研究表明的那样，这仍然是一个重要的障碍（EPF，2013）。

---

① 一部分培训内容受泰罗尔霍尔健康科学、医学信息学和技术大学公共卫生研究所尤韦·西伯特（Uwe Siebert）教授讲授的"卫生技术评估入门"课的启发。

② 参与 EUPATI 的机构还有 EURORDIS、欧洲遗传联盟和欧洲艾滋病治疗小组。

EPF 有一个明确的战略，希望在欧盟各国培养更多可以在卫生技术评估政策和实践中充分发挥批评作用的患者领袖。为实现这一目标，EPF 于 2010 年举办了一次多利益相关方研讨会，来自欧洲各地的 80 名患者代表参会。这次研讨会展示了伞形组织如何与他们的代表接触。期待这些代表日后可以自己行动，并为他们所在社群内的其他个体患者赋权。它还证实，需要加强合作，让患者真正和系统地参与卫生技术评估和整个创新过程，以获得更有效的新疗法（EPF，2010）。

最近，EPF 与 MedTech Europe 一起实施了患者–MedTech 对话项目，让患者和医疗设备行业代表相互对话。2015 年，它聚焦卫生技术评估，以确定障碍因素和促进因素、好办法和潜在解决方案，更好地将患者的观点纳入医疗器械的卫生技术评估中（MedTech Europe，2015）。EPF 还设立了一个关于卫生技术评估的非正式工作组，以创建一个充满活力的患者利益倡导者网络，为卫生技术评估政策制定提供信息，并协调与 HTAi、HTA Network 和 EUnetHTA 有关的行动。

35.2.4 影响卫生技术评估的方法和框架

欧洲卫生技术评估机构之间以 EunetHTA 形式的合作（第 24 章）为患者组织提供了影响欧洲患者参与的方法和框架的机会。EUnetHTA 中的患者参与，随着时间推移而发展。最初，EUnetHTA 主要是学术性的，为欧洲的卫生技术评估机构制定共同的方法和指南，通过利益相关方论坛中的伞形组织代表咨询患者发展情况。然而，随着 EUnetHTA 更多地转向联合制作卫生技术评估信息和与公司的早期对话，咨询伞形患者组织日渐频繁，对个体患者的接纳度也有所增加。

这项工作产生了一些核心问题，包括：
- 患者组织参与卫生技术评估相关活动的能力
- 患者参与的点以及欧洲级和国家级患者组织的不同角色
- 协商进程
- 透明度
- 患者参与草拟面向非专业人士的摘要的需要
- 患者早期参与和早期对话的重要性
- 需要一个以患者组织为主导的在线平台，允许沟通和交流信息，以识别和支持患者
- 培训和教育的需要

共享式学习是关键。其他欧洲倡议或机构已经制定了患者和消费者参与的模式。例如，EMA 实施了一个成功的患者参与模式，其中包括参与规则和政策（如筹资

安排、患者和消费者组织名录、利益冲突政策、报告政策、工作组政策等)(EMA，2016b)。

EUnetHTA 的发展还与欧盟关于跨境医疗患者权利的指令有关,该指令催生了"卫生技术网络"(European Commission，2012),这是一个由成员国领导的,为欧洲卫生技术评估合作提供政治指导和战略指导的网络(科学和技术工作由 EUnetHTA 负责)。

"卫生技术评估网络"创建了自己的利益相关方论坛,目前正在确定让患者和消费者参与的新方法。

人们越来越重视联合科学咨询、早期对话和现实世界证据。这方面的一个成功例子是"塑造欧洲早期对话"(SEED，2015)。这是一个由法国卫生技术评估机构与其他 12 个机构共同领导的项目,旨在为新技术的开发者提供科学建议。其目的是减少在向国家健康保险机构提交产品供评估时数据不足的风险。该项目提供了一个重要的学习机会,让患者组织能够充分了解,在物色患者专家,将患者专家引入技术评估,并全程支持他们参与评估方面,患者组织需投入多少时间。项目还让患者组织充分了解到,为增强患者专家的能力,需提供哪些培训和支持。

IMI 项目 ADAPTSMART(2016)汇集患者和卫生技术机构等利益相关方,探索如何推进"患者药物适应性途径"(MAPPs)的概念。具体工作围绕伴随整个产品生命周期的证据生成和 MAPPs 设计,并就对决策、可持续性以及对伦理和法律带来的影响展开讨论。这给患者群体带来了新的挑战。它需要患者具备新的技能,目的是：

● 作为平等伙伴有效参与评估流程的所有阶段。
● 参与影响试验设计、终点设定和监管机构、卫生技术评估专家和付费方期望的早期对话。
● 帮助收集真实世界证据。

EPF 和 EURORDIS 积极参与这一项目,并将评估如何最好地支持患者在这方面开展工作。其他组织,如欧洲多发性硬化平台(2016)通过其项目 EUReMS,已经证明了国际登记(registries)的重要作用以及流行病学、临床和疾病管理数据收集的重要性,包括关键的生活质量数据收集的重要性。随着收集真实世界证据得到越来越多的关注,今后,登记的关键作用会越来越明显。例如,欧洲艾滋病治疗小组(European AIDS Treatment Group)与地平线 2020 项目 EmERGE(2016)合作,旨在开发一个 mHealth(移动健康)平台,使疾病稳定的艾滋病患者能够自我管理疾病。具体目标包括收集和协调患者结果和卫生经济数据。

35.3 反思和持续的挑战

政治层面上，领导层日益关注患者参与，将其恰如其分地提到与卫生系统未来可持续性和质量同等重要的地位。将患者参与嵌入组织政治体制中良好做法也是值得推广的好办法之一。尽管 NICE 在某些方面的工作受到了批评，但当在做好让患者有效参与技术评估方面，它仍不失为一个"标兵"。这里面存在一个明显的困境。批评者认为，如果最终决定不将某技术纳入医保，那确保患者有效参与评估还有何意义？这种批评体现批评者对患者参与卫生技术评估存在极大误解。如果创建了有效的、广纳各方的、基于证据的评估程序，并真正纳入患者的观点、保障程序的透明度和公平性，那么无论结果是将技术纳入医保或不纳入医保，患者和广大公众都更有可能接受并理解评估委员会作出的决定。

在美国，随着基于价值的付费安排和"价值模型"的出现，国家卫生委员会（NHC）在利益相关方的信息支持下，创建了"以患者为中心的价值模型评价指标"（Patient-Centered Value Model Rubric）（NHC，2016）。其目的是提供一个工具，让患者群体、医生、卫生系统和付费方可以使用该工具来评估价值模型在多大程度上以患者为中心，并指导价值模型开发人员在其模型开发整个过程中有效地让患者参与。这是一个最新动向，我们将不断评估其影响。观察家们期待检验这套指标在多大程度上可补充现有工具和手段，在世界其他地区开展评估。

2016 年 3 月成立的"中欧和东欧（CEE）患者药物获得问题智库"，反映了欧盟目前对公平获得药物的政治关注。该智库首次聚集了来自中东欧地区的专家、医生、药物经济学家和患者协会的代表，并利用务实的多标准评估方法，设计了一个涉及保加利亚、罗马尼亚、匈牙利、斯洛伐克、克罗地亚和其他主要利益相关方（科学家、决策机构代表和政府官员）的评估流程。这个试点项目旨在通过新的评估流程，推进跨国统一评估，并提高评估资源使用效率。

从一开始，伞形组织就在同时重视了加强患者和患者代表能力与倡导战略变革两方面工作。

每个国家在卫生技术评估的实施和评估进程的稳健性方面存在重大差异，适用的证据标准和分析标准各不相同。在一些关键疾病领域，患者参与的卫生技术评估仍然是一种愿望，而不是现实。资源短缺问题仍然是一个挑战。患者充分有效地参与评估需要大量的资源投入作为基础。此外，需要何种类型的患者视角的参考信息，需要咨询哪些人士（如个体患者、患者利益倡导者或患者利益倡导者专家），学界也未做出明确界定。这些都影响到患者视角的参考信息的针对性和有效性。

在区域和全球一级，包括个性化和靶向基因治疗在内的新技术的出现以及有限的资源增加了伞形组织和患者组织的担忧，担心新生的评估制度可能侧重于卫生经济评估，对更广泛的社会成本和效益不利。世卫组织对成员国进行的指导和支持，通过将卫生技术评估与全民健康覆盖、健康公平和以人为本的保健明确联系起来，增加了患者更多参与卫生技术评估的论点的共鸣和吸引力。

患者参与卫生技术评估没有单一的"完美途径"，但基本原则是患者有权参与影响患者生活的评估过程和决策、决策要完全透明。总之，国家和伞式患者组织还将继续挑战以降低成本为重点的卫生技术评估制度的发展。如果没有患者的参与，这种卫生技术评估过程将仍然不能为患者带来价值。必须从整体角度评估患者的价值，考虑他们的生活质量和福祉，考虑他们参与就业、参与家庭和社群生活的能力。

原著参考文献

ADAPTSMART. Accelerated development of appropriate patient therapies a sustainable, multi-stakeholder approach from research to treatment-outcomes (2016). http://adaptsmart.eu/. Accessed 17 Aug 2016.

EATG. AIDS Treatment project. Press Conference. In: EATN (1996). http://www.eatg.org/wp-content/uploads/2016/05/1996vol5n6.pdf. Accessed 20 Nov 2016.

CORD. Affiliate/Group. http://www.raredisorders.ca/cord-membership/#section-id-157 (2016). Accessed 16 Nov 2016.

EMA. Patients and consumers (2016a). http://www.ema.europa.eu/ema/index.jsp?curl=pages/partners_and_networks/general/general_content_000317.jsp&mid=WC0b01ac058003500c. Accessed 16 Nov 2016.

EMA. Partners and networks (2016b). http://www.ema.europa.eu/ema/index.jsp?curl=pages/part-ners_and_networks/general/general_content_000212.jsp&mid=. Accessed 15 Sept 2016.

EmERGE. EmERGE mHealth platform. http://www.emergeproject.eu/. 2016. Accessed 07 Sept 2016.

EPF. Health Technology Assessment: European Patients' Forum seminar report, European Patients' Forum. 2010. http://www.eu-patient.eu/globalassets/library/conferenceseminarreports/hta-seminar-2010-brussels-report.pdf. Accessed 15 Sept 2016.

EPF. Patient involvement in Health Technology Assessment in Europe: results of the EPF survey. European Patients' Forum. 2013. http://www.eu-patient.eu/globalassets/projects/hta/hta-epf-final-report2013.pdf. Accessed 16 Aug 2016.

EPF. European Patients' Forum (2016). www.eu-patient.eu. Accessed 15 Sept 2016.

EUPATI. European Patients' Academy on Therapeutic Innovation (2016a). http://www.patientsacademy.eu/. Accessed 16 Aug 2016.

EUPATI. European Patients' Academy. 2016b. https://www.eupati.eu. Accessed 16 Aug 2016. European Commission. High Level Pharmaceutical Forum—2005–2008—Final Report. European Commission. 2008. http://www.anm.ro/_/Final%20Conclusions%20and%20Recommendations%20of%20the%20High%20Level%20Pharmaceutical%20Forum.pdf. Accessed 18 Nov 2016. European Commission. Report on the public consultation on the modalities of stakeholder consul-tation in the future Health Technology Assessment Network, European Commission. 2012. http://ec.europa.eu/health/technology_assessment/docs/cons_hta_network_results_en.pdf. Accessed 06 Sept 2016.

European Multiple Sclerosis Platform, European register for multiple sclerosis project report 2011–2014. 2016. http://www.emsp.org/wp-content/uploads/2015/06/140930-EUReMS-Report.pdf. Accessed 17 Aug 2016.

EURORDIS. The voice of 12,000 patients—experiences and expectations of rare disease patients on diagnosis and care in Europe. 2009. http://www.eurordis.org/IMG/pdf/voice_12000_patients/EURORDISCARE_FULLBOOKr.pdf. Accessed 17 Nov 2016.

EURORDIS. Access to orphan drugs (2016a). http://www.eurordis.org/content/access-orphan-drugs. Accessed 17 Nov 2016.

EURORDIS, Eurordis Summer School (2016b). http://www.eurordis.org/summer-school. Accessed 15 Sept 2016.

Health Equality Europe. Understanding Health Technology Assessment (HTA). Health equality Europe. 2008. http://img.eurordis.org/newsletter/pdf/nov-2010/58-1%20HEE%20Guide%20To%20HTA%20for%20Patients%20English.pdf. Accessed 15 Sept 2016.

IAPO. International Alliance of Patients' Organizations. www.iapo.org.uk. 2016. Accessed 15 Sept 2016.

Marcus AD. Lessons from AIDS/HIV advocacy efforts. In: Health blog: the Wall Street Journal. 2011. http://blogs.wsj.com/health/2011/06/16/lessons-from-aidshiv-advocacy-efforts/. Accessed 16 Aug 2016.

MedTech Europe. 2015 Priorities of the "Patient-MedTech Dialogue". Focus on Medtech. 2015. http://medical.technology/newsletternews/762/86. Accessed 17 Aug 2016.

NHC. The patient voice in value: the National Health Council patient-centered value model rubric. NHC. 2016. http://www.nationalhealthcouncil.org/sites/default/files/Value-Rubric.pdf. Accessed 18 Nov 2016.

Pivik J, Rode E, Ward C. A consumer involvement model for Health Technology Assessment in

Canada. Health Policy. 2004;69:253–68.

SEED. Shaping European Early Dialogues. http://www.earlydialogues.eu/has/. 2015. Accessed 31 Oct 2016.

Wong-Rieger D. Patients as partners in HTA. 2013. http://www.ispor.org/meetings/neworleans0513/releasedpresentations/W20_Wong-Rieger.pdf. Accessed 16 Aug 2016.

第36章 讨论：卫生技术评审委员会主席的观点

肯尼斯·R. 帕特森

Kenneth R. Paterson

（本章译者：李俊）

36.1 引言

本章回顾前面三章，并从卫生技术评估机构的角度对这些章节进行反思。这3章从医疗保健技术开发人员（第33章和第34章）和患者组织（第35章）的视角介绍患者参与的卫生技术评估。本章还探讨前三章中出现的共同主题，如患者参与新技术开发全生命周期的必要性、透明度的必要性和协作工作的好处。患者组织需要得到支持，以发展他们为卫生技术评估作出贡献的技能；应从多个源头提供支持，以减低对患者观点的影响，甚至是患者观点出现不应有的偏倚。卫生技术评估机构需要积极与患者组织合作，以确保患者意见对卫生技术评估产生实际影响。此外，卫生技术评估机构需要调整他们的流程，以充分发挥患者意见对评估和决策的作用。我个人长期在力求促进患者参与新药和新诊断技术评估的机构工作。我自己一点体会是，这种促进患者参与，实际上将责任放在了卫生技术评估机构身上。在此，我总结其中的一些责任及个人对患者参与卫生技术评估所能带来的"附加值"的一些观察。

36.2 利益相关方章节的关键主题

36.2.1 全生命周期参与

这三章都提到，患者越来越多地参与新医疗技术的设计、测试、许可/注册和卫生技术评估。这显然是受欢迎的。这样的做法还能确保对患者方面的考虑不是对其他考虑的后期补充，而是在发展过程中的有机组成部分。这还意味着患者针对卫生技术评估发表意见不是孤立的，而是更广泛参与的一部分，甚至可能从参与第35章所述的新近出现的"早期对话"项目开始。通过更早和更持续地参与卫生技术开发，也有望缓解患者为新技术审查作出贡献的时间压力。

应逐步加大患者报告结局量表在患者针对临床试验设计和评估发表意见过程中的运用，这有助于评估新干预措施的实际临床价值，对卫生技术评估，对指导临床医生和患者各自开展评估都大有裨益（Turner-Bowker 等，2016；Botero 等，2016；Bottomley 等，2016）。一些患者报告结局量表正由开明的技术开发人员引入（第33章），但在很大程度上，这些 PROM 仍排在临床试验评估的主要和次要结果指标之后。令人鼓舞的是，证明"价值"，而非不"功效"甚至"效力"，被认为是最重要的。希望这将增加患者报告结局量表在今后几年的使用和重要性。

事实上，除患者报告结局量表之外，卫生技术开发人员对围绕疾病领域和新技术的更广泛的患者观点进行定性和定量研究，或委托他人开展研究，可能具有相当大的价值。这可能对 HTA 机构有所帮助，并且可以帮助希望针对评估提供患者意见的患者组织，因为这有助于提供患者意见的支持数据。

36.2.2 透明度

这3章都指出了围绕医疗保健技术行业和患者组织之间的互动，必须保持高度透明度，对近年来在透明度上取得的真正进展表示认可（Colombo 等，2012；Lee 等，2015）。伞式患者组织在这方面做得很好，单一组织的透明度评价标准制定可资借鉴。当然，这种透明度应适用于卫生技术评估过程中的所有利益相关方和参与者，因此不应对患者组织适用不同的标准。

然而，透明度不仅限于患者组织的资金和赞助问题，还包括患者组织的治理、合法性和代表性。卫生技术评估机构会提出一些问题，如"为何这个组织有权代表患者发声？""它为哪些患者说话？""它是通过何种方式搜集证据、得出患者意见的？"等。提出这些问题是恰当的、合理的。这些问题的答案可能会影响给予患者组织意见的权重，合法性、代表性越好，患者意见的影响也越大。制造商（参见第34章）可能难以识别具有适当属性的患者组织，因此寻求参与的患者组织需要突出展示其治理结构和工作方式。

36.2.3 协同工作

这三章都指出了协作的重要性，包括利益相关方内部的合作（如制药公司之间、患者组织之间的合作）和利益相关方之间的合作（如患者与制药行业的合作）。创新药物倡议、国际患者组织联盟和欧洲患者论坛等例子，分别从行业角度（上述倡议）和患者角度（上述联盟和论坛）表明，汇集资源、分享经验并加强对政策制定和决策发表意见和施加影响是有益的。在以证据为基础、以价值为重点的评估过程中，竞争（制药行业争夺市场份额或患者组织争夺医疗支出份额）占主导地位的旧工作方式不再那么有效。

36.2.4 国家间异质性

这三章都体现了不同国家在卫生技术评估（以及患者参与的卫生技术评估）方面存在的显著差异。这种异质性对技术制造商和患者组织都是个问题，到目前为止，尽管有EUnetHTA等国际倡议，但国家间异质性几乎没有减少的趋势。因此，国际性患者组织的培训和支持只能是一般性的、围绕参与卫生技术评估的原则展开的，仍需针对具体国家的开展培训、提供支持，且往往需要调动当地卫生技术评估机构参与。第34章提到过，这是地方卫生技术机构的一个重要角色，它们应该积极提供这种帮助，而不是期望患者组织在没有帮助的情况下驾驭复杂的过程。

36.2.5 向患者组织提供支持和培训

促进患者参与卫生技术评估给许多患者组织带来了新活动的重大负担，这些组织以前通常是活动或患者支持组织，而不是卫生技术评估的贡献者。

这就要求患者组织内的工作人员有相当大的发展，以便为卫生技术评估作出最好的贡献。虽然卫生技术评估机构在一定程度上参与患者组织支持和培训是合适的，但同时也要有外部支持，以避免卫生技术评估机构对患者意见造成影响，甚至塑造患者意见。

第33章和第35章介绍了世界各地许多优秀的"能力建设"倡议，有些得到了工业界的支持，但这些倡议往往与赞助公司保持距离，避免充当赞助商联盟的成员。

此类支持和培训的重点应围绕加强患者意见;一定要避免将患者倡导者转变为"卫生技术评价专家",这可能会破坏其意见的独特的、有价值的视角。

36.2.6 患者组织意见

如在有关医疗保健技术开发人员的两章(参见第33章和第34章)提及的那样,当前患者对卫生技术评估发表的大部分意见完全不是简单的事实性意见,而是有具体背景的意见。虽然意见提交模板往往要求填写有关新技术本身的事实信息,但这种信息也可能从技术制造商处获得,并由关于新技术使用的临床试验或"真实世界"数据支持。患者组织能提供的特色信息,是处在具体背景中的患者的患病生活经历和现有技术的局限性。随着患者在产品生命周期更早期参与技术开发,事实性意见和场景意见之间的这种区别可能会随着时间的推移而减少。

卫生技术评估机构期望的,是患者意见影响他们的评估和评审,而不仅仅是公正观点的采纳;患者组织不应当不公正,但应该倡导他们所代表的患者的利益。在扮演这一角色时,患者组织需要公平诚实地再现事实和意见,无须顾及争论的各个方面。在这方面,他们与向卫生技术机构送审新技术的制造商(申办方)没有什么不同;申办方会对其新技术持积极态度,但也将实事求是地提供全面的数据和分析。

36.2.7 向患者组织提供信息

第33章指出,在一些国家和地区,制造商在向患者组织提供新技术信息,以便患者组织为卫生技术评估活动作出贡献方面仍然存在困难,有人担心这种信息提供可能被视为"直接向患者"营销或推广未经许可的医药产品。一些协会的规定(EFPIA,2011;ABPI,2016)以及一些国家的法律框架禁止制造商与患者发生这种互动。然而,这些限制颁布时,患者还没有积极参与技术开发和评估。

在过去的20年里,临床试验参与者可以获得关于新技术的完整(并不断更新的)信息,使他们能够对其试验参与给予(并保持)完全知情的同意。这是合适的做法。如果此类信息可用于参与试验的目的,则向患者组织提供相关信息以允许其参与新技术的监管或卫生技术评估一定也同样合适。防止这种情况出现的规定和法律显然不适应新的技术发展模式,迫切需要修订和更新;第33章为如何处理这方面问题提供了良好参考。

36.3 与患者合作的卫生技术评估机构的角色和责任

寻求让患者个人参与其工作和（或）从患者组织获得关于新技术的信息的卫生技术评估机构必须认识到，他们需要成为积极的利益相关方，而不是简单被动地等待递来意见。他们还需认识到，他们对与其合作的患者和患者组织负有责任（Abelson 等，2016；Rashid 等，2016；Low，2015）。

36.3.1 患者组织

1. 有助于评估 / 评审的信息

如上一节所述，参与卫生技术评估会对许多患者组织带来沉重的新负担，这些组织往往会因此面临重大的资源限制。因此，卫生技术评估机构必须就哪些信息将对卫生技术评估过程有帮助以及如何提供这些信息提供非常明确的建议，以最大化其影响，同时最大限度地减少患者组织的工作量。简单地邀请患者组织随意提供任何信息作用不大。患者组织必须要具备提供意见的能力，但评估机构也要帮助患者组织做到意见切题。

2. 患者意见递交流程注意事项

在卫生技术评估过程中，必须在尚能影响最终决定的时间点提交患者意见，以确保患者意见带来显著影响。这通常意味着在评估过程的早期，跟其他证据一起提交，以便评估机构开展初步评估。先审查所有临床数据和成本效益数据，然后才考虑患者的意见是不合适的。

3. 患者意见的影响

患者组织经常觉得，卫生技术机构公布的结果中，很少体现他们的贡献，觉得没得到重视。卫生技术评估机构至少应在公布的结果中描述所收到和考虑的患者意见。

4. 最终评估结果为不纳入医保时的患者意见问题

卫生技术评估机构需要非常清楚，如果评估 / 评审决定是不引进或资助一项新技术，仅仅是技术未通过评审，而不一定是患者意见未被采纳。如果一项技术没有得到批准，患者组织不能感到他们辜负了自己所代表的患者，而患者也不应觉得患者组织让自己失望。一些患者组织已经在考虑不再为卫生技术评估提供意见，因为他们觉得自身可能成为替罪羊。这对患者和卫生技术评估机构都没有好处。即使患者意见没有促成对这项技术的认可，也要尽力体现患者意见的价值，这样才能让相关各方免遭非议。

36.3.2 卫生技术评估机构中的患者代表

1. 角色和责任

现在，许多卫生技术评估机构让患者成为评估／评审委员会的正式成员，在决策桌上，他们有发言权（通常也就是投票权）。这些个人的主要作用是确保患者的需要和利益永远是卫生技术评审、评审和决策的核心。有人担心，医疗保健系统中其他人（保险公司、其他付费方、医疗保健提供者等）的需求和观点可能占主导地位，这种担心不无道理。因此，委员会中的患者代表在确保维持"正当程序"和确保患者关切得到重视方面发挥着重要作用（Panteli 等，2015）。

在委员会讨论和审议过程中，患者代表在提出和讨论患者组织的意见方面也可能发挥重要作用。他们可能需要为此接受专门培训。应规定卫生技术评估机构至少有三名患者代表，目的是每次会议至少有两名患者代表出席，以避免一名患者代表"孤掌难鸣"。

2. 支持和培训

显然，卫生技术评估委员会的患者代表需要接受针对他们的角色开展的培训以及持续的支持。虽然其中培训和支持会来自委员会的其他患者代表，但卫生技术评估机构本身提供一些培训和支持也是恰当的。培训的目的是支持患者在卫生技术评估过程中发表不同观点，而不是将患者变成与委员会其他成员一样的卫生技术评估专家。因此，需要仔细和敏锐地考虑患者代表的需要以及如何最好地满足这些需要。

3. 避免责备

必须保护卫生技术评估决策机构的患者代表，使他们不会因为任何不批准新技术的决定而受到针对其个人的指责。责备的感觉可能来自内部，（患者代表自责）也可能来自外部（患者组织或患者个人责备患者代表未能让技术获批）。两者都是错误的，因为卫生技术评估过程有太多的意见，没有一个意见应对积极或消极的决定负责，但如果患者代表被不公平地指责为消极决定负责，需要向他们提供一些支持，甚至为他们辩护。

36.4 卫生技术评审评价委员会主席的思考

卫生技术评估机构在让患者参与其审议的过程中要发挥积极作用，要与患者代表和患者组织谨慎合作，并向他们提供支持，以最大化他们参与的好处和影响，同时保持足够的距离，以避免影响或破坏他们在一些问题上的独立性和观点上的独特性。

作为卫生技术评审委员会主席和经验丰富的卫生专业人员，著者很欣赏患者的提交和患者参与决策给这个过程带来的附加值。（新药或其他技术的）临床试验中的主要和次要终点几乎从不说明任何疾病的不良影响的全部，因此这些终点的变化同样不能充分体现新干预措施的全部影响。患者组织可以更全面地描述疾病的影响和后果以及当前干预措施的局限性，并可以超越严格的试验终点，展示新技术可能的好处（有时甚至是缺点）。在作出会影响患者的批准决定时，这些更广泛的见解使我确信，委员会完全了解其所作决定的背景和影响。

对著者来说，患者在实际决策过程中的存在是一个长期把控手段，能帮助确保评估工作中，患者重视的结果和获益始终处于的核心地位。

帮助作为主席的著者集中精力去讨论和辩论与患者相关的问题。此外，著者认为让患者参与决策有助于使决策合法化，哪怕这些决策不批准新技术引入。人们很容易把参与卫生技术评估活动的临床医生和其他专业人员讽刺为"无情的会计"或"知道一切事物的价格，却不知道任何东西的价值"（引用奥斯卡·王尔德在《温德米尔夫人的扇子》中的话）。

从著者过去15年多的个人经验来看，从任何感兴趣的利益相关方的角度来看，患者参与卫生技术评估几乎没有（如果有的话）不可克服的缺点，并为决策带来了真正的附加值，改善了决策，使相关各方受益。

原著参考文献

Abelson J, Wagner F, DeJean D, Boesveld S, et al. Patient and public involvement in health tech-nology assessment: a framework for action. Int J Technol Assess Health Care. 2016;32:256–64. doi:10.1017/S0266462316000362.

ABPI. Code of practice for the pharmaceutical industry. 2016. http://www.abpi.org.uk/our-work/library/guidelines/Documents/code_of_practice_2016.pdf. Accessed 25 Nov 2016.

Botero JP, Thanarajasingam G, Warsame R. Capturing and incorporating patient-reported out-comes into clinical trials: practical considerations for clinicians. Curr Oncol Rep. 2016;18:61. doi:10.1007/s11912-016-0549-2.

Bottomley A, Pe M, Sloan J, Basch E, et al. Analysing data from patient-reported outcome and qual-ity of life endpoints for cancer clinical trials: a start in setting international standards. (Setting standards in analyzing patient-reported outcomes and quality of life endpoints data (SISAQOL) consortium). Lancet Oncol. 2016;17:e510-4. doi:10.1016/S1470-2045(16)30510-1.

Colombo C, Mosconi P, Villani W, Garattini S. Patient organizations' funding from pharmaceutical companies: is disclosure clear, complete and accessible to the public? An Italian survey. PLoS One. 2012;7:e34974. doi:10.1371/journal.pone.0034974.

EFPIA. Code of practice on relationships between the pharmaceutical industry and patient organ-isations. 2011. http://transparency.efpia.eu/uploads/Modules/Documents/code_po2011.pdf. Accessed 25 Nov 2016.

Lee A, Jones J, Brown A, Macfarlane K, Fox JG. Increasing transparency and the patient voice in HTA of new medicines. Value Health. 2015;18:A561-2. doi:10.1016/j.jval.2015.09.1829.

Low E. Potential for patients and patient-driven organizations to improve evidence for health tech-nology assessment. Int J Technol Assess Health Care. 2015;31:226-7. doi:10.1017/S0266462315000434.

Panteli D, Kreis J, Busse R, Int J. Considering equity in health technology assessment: an explor-atory analysis of agency practices. Int J Technol Assess Health Care. 2015;31:314-23. doi:10.1017/S0266462315000549.

Rashid A, Thomas V, Shaw T, Leng G. Patient and public involvement in the development of healthcare guidance: an overview of current methods and future challenges. Patient. 2016;1:1. doi:10.1007/s40271-016-0206-8.

Turner-Bowker DM, Hao Y, Foley C, Galipeau N, et al. The use of patient-reported outcomes in advanced breast cancer clinical trials: a review of the published literature. Curr Med Res Opin. 2016;32:1709-17. doi:10.1080/03007995.2016.1205005.

第 37 章　对未来发展的思考

凯伦·M. 费西、尼尔·贝尔特森、珍妮特·L. 威尔和安·N.V. 森格
Karen M. Facey, Neil Bertelsen, Janet L. Wale, and Ann N.V. Single
（本章译者：李俊）

37.1 引言

　　本章反思本书的一些关键主题。本书为卫生技术协会机构和学者提供了一个起点，让他们可以与患者和其他利益相关方合作，共同考虑、研究、开发、试点和实施患者参与过程。第一步是重申患者参与卫生技术评估的含义，然后考虑为什么参与、如何参与、何时参与以及谁来参与。HTAi 已经回答了患者参与（patient involvement）是"什么"这个问题。它将患者参与定义为：①对患者经验、观点和偏好的研究；②患者直接参与（patient participation）卫生技术评估过程。一些新的研究澄清了患者为何参与的问题。这些研究说明了患者参与卫生技术评估的高层次目标——为了民主、发展、工具性和科学性。来自不同利益相关方的作者，通过分析经典研究方法和新兴研究方法在评估中的运用，通过分析患者直接参与方式，解释了患者直接参与的机制。从患者个人参与动机和目标角度来考虑这些研究方法，有助于阐明患者参与卫生技术评估的方式、时机和适切的参与对象。

　　澄清概念：考虑到国际上存在的术语差异，特别是在"参与"和"卫生技术评估"等关键词方面存在差异，要厘清什么是卫生技术评估并不简单。第 1 章探讨了卫生技术评估的多样性，并对本书使用的"参与"的定义进行了探讨（Facey 等，2010），但随着本书后续章节内容的展开，仍需进一步阐明"参与"的概念。

　　患者和患者小组向卫生技术评估单位提供书面或口头意见的过程被称为"患者投入"（借用 CADTH 的术语）。为此，本书特意加入了第 6 章内容。该章将患者投入

定义为直接参与机制的一种。患者投入指的是患者或患者代表通过咨询磋商、多利益相关方会议、意见递交模板等方式，主动为卫生技术评估提供的专门的、结构化的意见。随着患者投入（patient input）定义的阐明，研究产出（research outputs）也得到了阐明，即基于患者的证据（第4章）。

第3章、第12章、第15章和第17章探讨了了解患者观点、经验和偏好所需的研究形式之间的区别。进一步地，本书澄清了一个重要问题：关于患者对某种状况或使用保健技术的经历的研究，所需的研究结构与研究患者偏好所需的研究结构不同，应从结构性框架变为综合性框架（第17章）。此外，这项研究的可推展性是不同的，疾病体验适用于多个卫生技术评估，但偏好只适用于具体的卫生技术、人口或文化。需要与能够引导我们更好地理解知识和认识论框架的研究人员就这些概念进行更多的辩论。

37.2 患者参与卫生技术评估的目标

在过去10年中，患者参与卫生技术评估的目标往往不够明确。这意味着，与患者参与卫生技术评估最相关的关键问题是，为什么参与评估。Gauvin等（2010）解释卫生技术评估界在对患者参与进行概念化时的差异时指出，要"具体问题具体分析"（it all depends），要看卫生技术评估过程的具体目标和背景，以及单个卫生技术评估中要解决的具体问题。

虽然我们可以说卫生技术评估的总体目标是采取一个系统的、基于科学的过程来为政策提供参考，但每次卫生技术评估的具体过程对于每个卫生技术评估机构来说，都是独特的（参见第1章），并可能依据所评估的卫生技术类型而变化。卫生技术评估是由它所处的政治环境、使用评估结果的医疗保健系统的结构及其法律基础、可获得的科学证据。

可用于评估科学证据和其他历史先例的专门知识，例如与利益相关方产生关系是应当鼓励还是不鼓励。因此，在确定患者参与的目标之前，必须了解卫生技术评估机构的背景和目标。

最近的一篇文献综述确定了患者（和公众）参与卫生技术评估的目标（表37-1）。这些理论目标被用来描述安大略省卫生技术评估过程各个阶段患者参与的目标，然后确定参与的具体机制以匹配目标（Abelson等，2016）。

表 37-1 （公众和）患者参与卫生技术评估的理论性目标（OHTAC 2015）

理论性目标	说明
民主目标	就卫生技术作出更知情、更透明、更负责和更合法的决定
发展目标	如果公众对卫生技术和卫生技术评估的了解得到提升，可以增强公众和患者为卫生技术政策问题作出贡献的能力（Gauvin 等，2015)
科学目标	促进对卫生技术评估采取更有力和全面的方法，纳入社会价值观和道德，以及患者的问题、生活经历、结果和偏好
工具性目标	在卫生技术评估流程的所有阶段做出更高质量的决策

可以说，所有卫生技术评估机构都应促进患者参与，以支持框图 37.1 中所述的科学性和工具性目标的实现。这将有助于确保在整个卫生技术评估过程中提供关于卫生技术对患者生活影响的最佳证据和信息，并为所需的各种价值判断和决定提供参考信息。一些卫生技术评估直接为卫生技术报销决策提供参考信息，证明问责制。框图 37-1 中的民主目标和发展目标对于这些评估可能特别重要。

如果患者参与卫生技术评估的目标不明确，这可能导致不能为卫生技术评估过程中的任何利益相关方提供有价值的过程和方法。并不要求所有卫生技术评估机构对患者参与卫生技术评估有相同的目标，而是每个机构都要明确自己的目标。然后，他们可以与所有利益相关方一起适当地塑造患者的参与，并根据已经设定的目标进行评估。

37.3 研究和直接参与

37.3.1 平衡好研究和直接参与

这本书提出了可用于研究患者观点、经验、偏好的一系列研究方法和各种机制，以支持患者直接参与卫生技术评估。患者直接参与有力地支持框图 37-1 概述的"民主"和"发展"目标，特别是在直接参与以支持对话的方式进行的情况下。而研究生产基于患者的证据可以被视为实现了"科学"目标，研究和直接参与都支持"工具"目标。

框图 37-1 患者可能作出贡献的决策不确定性领域（Menon 等，2015）

临床获益

（a）试验中观察到的获益是否适用于相关国家和地区内的患者群体？
（b）观察到的健康增益水平是否因患者亚型而不同？
（c）应衡量哪些结果？
（d）疾病的自然进展是怎样的？
（e）与当前最佳实践相比，该药物效果如何？
（f）药物带来的健康收益对患者有什么意义？

物有所值

（g）除了临床获益之外，该药物还能进一步带来什么影响？
（h）为该药物付费，会带来哪些机会成本？
（i）社会愿意为预期获益付费吗？

可负担性

（j）预计有多少患者能从药物中获益？
（k）每个患者每年的预期费用是多少？

采用/扩散

（l）如何管理药物的获取？
（m）谁有专业知识来决定启动和停用标准？
（n）是否有机制迫使患者和医生确保适当的使用？
（o）是否有其他药物在管线中并可能影响该药物在不久的将来的使用？

正如本书第三部分中的案例研究所证明的，大多数卫生技术评估机构关注患者的投入，使用基于患者的证据比较有限。这可能是由于政府从政策层面提倡患者直接参与医疗卫生服务设计，以及患者要求将其视作民主权利、工具性权利或基本人权。为卫生技术评估提供基于患者的证据的研究不多，这可能是时间和成本因素所致。由于预算有限和快速卫生技术评估的使用越来越多，患者投入通常被用来替代基于患者的证据。这种方法不能体现患者投入和基于患者的证据在卫生技术评估中的互补功能，从而潜在地降低了基于患者的证据和患者投入的价值。不恰当地使用两种方法会带来风险，导致人们对基于患者的证据的稳健性产生疑问，降低人们直接参与评价的主动性和在直接参与过程中的分享与学习。

研究人员和临床医生必须严格审查证据，并将了解到的情况与制定卫生技术评估建议过程中使用的其他投入进行权衡（Facey 和 Hansen，2011）。我们在卫生技术评估中看到的挑战是，知识和证据来源的平衡并不明确。Facey 等（2010）建议卫生技术评估报告应包含关于患者观点的专门部分。我们进一步指出，这部分内容应清楚地描述患者参与卫生技术评估的目标、患者如何参与、从他们那里获得的关键见解以及这些见解如何影响制定卫生技术评估建议的审议和讨论。

虽然本书强调了研究和直接参与的独立但互补的性质，但在实践中，这两个领域可以相互作用。我们认为，有必要进一步仔细思考本书在基于患者的证据和患者投入之间的区别，以及研究和直接参与过程的价值和局限性。

37.3.2 直接参与

患者直接参与在卫生技术评估中更受欢迎，但如果将之弱化为单向沟通，例如只使用书面递交意见，就会削减对话、反应、解决问题和能力建设的潜力，甚至导致潜力完全丧失。此外，为了使患者投入可信、合法，需要更多地认识和考虑使用患者或患者代表作为"基于经验的专家"的价值和局限性（Boivin 等，2014）。参加卫生技术评估通常需要一定的能力（理解科学论文，自信地参与辩论等）和体力。因此，卫生技术评估机构和患者组织经常不遗余力地寻找可以参与卫生技术评估的患者，并对他们进行培训。因此，应该让患者代表参与，而不是让个别患者参与或是让患者代表和个别患者一起参与。将直接参与的重点放在邀请患者和患者代表进入卫生技术评估过程，让他们参与会议，而不是将评估过程和会议给到患者，这是需要进一步开展工作的领域。第 5 章中马赛克图部分所建议的不同直接参与机制的优点 5 需要进行讨论。

37.3.3 研究

本书强调了卫生技术评估是跨学科的，应该包括社会科学研究，而不仅仅是临床研究和经济学研究。虽然在卫生技术评估的经济建模方面取得了重大的学术进展，但产生基于患者的证据的研究却没有出现类似进步。这可能是由于基于定量临床研究方法的卫生技术评估专业人员的误解，认为产生基于患者的证据的研究是"不科学的"或质量差（第 4 章）。社会科学提供了灵活的研究设计，可以对复杂的情况提供丰富的、全面的描述。它严格的方法解决了对偏倚的担忧，具体途径是要求反思患者和研究人员的主观性（第 17 章），并明确提出研究的局限性。这种研究给患者和患者代表带来的负担，比患者投入流程更少，并且可以进行批判性的评审。它还可以触及那些可能不回应患者组织的联络或向单独卫生技术评估提交自己意见的个人，从而为那些很少被听到的人开放一个沟通渠道。通过这种方式，分担或减轻了作为"专家"的患者在投入过程中的负担，并且，如果患者代表仍然希望"在评审会议中占有一席之地"，那么他们在直接参与评估过程中，可通过补充研究来支持自己的观点。虽然本书展示了多种研究患者视角和偏好的研究方法，但它们的吸收取决于解决目前的误解，提高对其价值的认识，并在卫生技术评估界，对这一领域的专业人员进行投入，让他们熟练掌握工作技巧。

在撰写本书时，我们认识到《HTAi 患者参与卫生技术评估的价值观和质量标准》关注了直接参与的问题，但没有涵盖以患者为基础的证据的质量标准问题，这是一个需要填补的关键空白。虽然研究有自己的标准，但考虑到参与此类研究的利益相关方的范围，更明确地规定基于患者的证据的质量标准是有好处的，有标准才有效果。

37.4 患者参与为关于价值的讨论提供参考

为了确保最好地利用患者小组和卫生技术评估机构的资源，应考虑患者参与何时为单个卫生技术评估确定的目标带来最大的附加值。当临床和经济证据不清楚时，患者的参与可以提供有关当地诊疗情况、现有疗法使用经验、患者获益方面的重要信息。此外，当一项卫生技术的有效性取决于患者使用它的能力或意愿时，患者的经验就显得至关重要。在基于临床和成本效益的卫生技术评估中，当卫生技术的单位 QALY 成本远高于规定的支付意愿阈值时，患者参与卫生技术评估可以带来重大变化。否则，患者的参与就有可能浪费时间，并通过产生不切实际的期望而破坏关系。

Menon 等（2015）研究了做出报销决策的卫生技术评估系统，并提供了患者何时可以向卫生技术评估提供工具性信息的具体示例。他们考虑了以下关于决策不确定性的问题。

Menon 等提出的问题（2015）为卫生技术评估委员会和患者团体之间的讨论提供一个有用的起点，让双方可以确定这些是否都是患者参与最有益的领域。然后可以形成具体流程，以确保患者的参与可以改善这些不确定的领域。

通常认为患者参与卫生技术评估始于主题选择，但第 33 章和第 34 章表明，患者参与可以从卫生技术的开发就开始。卫生技术开发商现在委托进行一系列关于患者观点的定量和定性研究。这些研究主要是出于内部目的，主要是指导临床开发计划或用于营销目的，研究成果很少发表。发表这些研究成果可以避免浪费，并有助于优化资源的使用。当卫生技术开发人员公布此类研究或将研究作为卫生技术评估档案的一部分提交时，也有人经常提出可信度和偏见的问题。与开发者提供的其他形式的证据一样，可以根据专门为这种形式的证据开发的清单对这类研究进行批判性评估（Lewin 等，2015；SBU，2013；Bridges 等，2011）。在这类研究中发展出保证严谨性的方法，就可使其成为卫生技术评估提交的证据库中有价值的一部分。

37.5 协同工作

本书各章作者来自不同学科和机构，从广泛的视角来探讨患者参与的卫生技术评估。我们必须在深思熟虑的合作中共同努力，在彼此的思想和知识的基础上创建患者参与的卫生技术评估的框架，为卫生技术评估带来可测量的影响。

Gauvin 等（2011）指出，HTAi 和 INAHTA 已经发展了紧密的国际合作关系来发展和促进卫生技术评估，但他们可以做更多的工作来使得患者和公众参与卫生技术评估合法化，促进他们积极参与评估。在过去 10 年中，HTAi 兴趣小组的经验充分体现了多方利益相关方合作的价值。他们通过诚实地分享挑战和新出现的评估流程，以便探索、发展和实施新的想法，从而产生协同作用。在本书成书过程中，这种合作的力量对我们来说变得更加明显。我们发现，合作是一种魔力，使那些"灵光一闪"的时刻成为可能，在这种时刻，来自某一特定学科的人突然意识到，还有一大堆他们以前从没考虑过的思想和概念。我们非常希望这本书成为各卫生技术评估机构、各学科、各国和卫生技术评估舞台上各方行动者合作的催化剂。正是通过协作行为，我们才能建立信任和关系，形成共同理解，实现共同目标。

37.6 结语

30 年前发展出的卫生技术评估程序认识到，卫生技术对患者、其照护者和社会的影响远远超出了其有效性和安全性。卫生技术评估界已经变得善于从临床和成本效益方面表达卫生技术的价值，但我们仍然很难理解它们对患者和照护者的价值以及卫生服务设施之外的影响。卫生技术评估涉及许多在临床研究、卫生经济学和卫生服务研究方面具有经验的专业人员，并利用这些学科来批判性地评估证据，以确定卫生技术的价值。卫生技术评估现在需要涉及更广泛的研究人员。他们可以帮助卫生技术评估界理解和开发基于患者的证据，并认识到患者及其代表是"基于经验的专家"，他们有权参与卫生技术评估过程。

为了继续提高患者的参与度，我们需要记住卫生技术评估以科学为基础，但同时具有跨学科性质，并鼓励所有利益相关方利用他们的专业知识进行合作。我们呼吁：

1. 患者小组与所有利益相关方合作，制订患者参与程序，提高研究和卫生技术评估的质量。

2. 学界开发能够满足卫生技术评估时间表要求的方法（包括快速定性证据合成、社交媒体研究），解释他们研究的价值，并促进学者参与卫生技术评估。

3. 卫生技术开发人员使用合理的方法将患者纳入他们的技术开发计划中，并透明地报告这项工作。

4. 卫生技术评估机构明确其患者参与的目标，制订和评估其患者参与的流程，并实施《HTAi 患者参与卫生技术评估的价值观和质量标准》（第1章）。

我们的愿景是让卫生技术评估舞台上的所有行为者走到一起，加强他们的审议进程，扩大他们投入的范围，并分享他们在患者参与、投入和证据方面的研究和经验。通过集成来自患者社群的观点、经验和证据，我们有一个巨大的机会来塑造更好的未来。

申明

作者凯伦·M. 费西是一名独立咨询师，为卫生技术评估机构和患者组织承担有偿和无偿工作，并收取出席会议的费用。她还有偿为制药业承担咨询工作，这些咨询可能与卫生技术评估中提交的文件和药物研发中患者参与的策略有关。

作者尼尔·贝尔特森，是一名独立顾问，无偿担任 HTAi 患者和公民参与卫生技术评估兴趣小组主席，并无偿承担其他多利益相关方联盟的工作。在这些无偿活动中，他有时会收到参加会议的费用。他还有偿为制药业承担咨询工作，这些咨询工作可能与卫生技术评估中提交的文件和药物研发中患者参与的策略有关。

原著参考文献

Abelson JA, Wagner F, DeJean D, Boesveld S, Gauvin FP, et al. Public and patient involvement in health technology assessment: a framework for action. Int J Technol Assess Health Care. 2016;32:1–9. doi:10.1017/S0266462316000362.

Boivin A, Lehoux P, Burgers J, Grol R. What are the key ingredients for effective public involve-ment in health care improvement and policy decisions? A randomized trial process evaluation. Milbank Q. 2014;92:319–50.

Bridges J, Hauber AB, Marshall D, Lloyd A, Prosser LA, Regier DA, et al. Conjoint analysis appli-cations in health—a checklist: a report of the ISPOR Good Research Practices for Conjoint Analysis Task Force. Value Health. 2011;14:403–13.

Facey K, Boivin A, Gracia J, Hansen HP, Lo Scalzo A, Mossman J, et al. Patients' perspectives in HTA: a route to robust evidence and fair deliberation. Int J Technol Assess Health Care. 2010;26:334–40.

Facey K, Hansen HP. Patient-focused HTAs. Int J Technol Assess Health Care. 2011;27:273–4. doi:10.1017/S0266462311000572.

Gauvin F-P, Abelson J, Giacomini M, Eyles J, Lavis JN. "It all depends": conceptualizing public involvement in the context of health technology assessment agencies. Soc Sci Med. 2010;70:1518–26.

Gauvin FP, Abelson J, Giacomini M, Eyles J, Lavis JN. Moving cautiously: public involvement and the health technology assessment community. Int J Technol Assess Health Care. 2011;27:43–9. doi:10.1017/S02664662310001200.

Lewin S, Glenton C, Munthe-Kaas H, Carlsen B, Colvin CJ, Gülmezoglu M, et al. Using qualita-tive evidence in decision making for health and social interventions: an approach to assess confidence in findings from qualitative evidence syntheses (GRADE-CERQual). PLoS Med. 2015;12:e1001895. http://journals.plos.org/plosmedicine/article?id=10.1371/journal.pmed. 1001895. Accessed 12 Dec 2016.

Menon D, Stafinski T, Dunn A, Short H. Involving patients in reducing decision uncertainties around orphan and ultra-orphan drugs: a rare opportunity? Patient. 2015;8:29–39. doi:10.1007/ s40271-014-0106-8.

OHTAC Public Engagement Subcommittee. Public engagement for health technology assessment at Health Quality Ontario—final report from the Ontario Health Technology Advisory Committee Public Engagement Subcommittee [Internet]. Toronto: Queen's Printer for Ontario. 2015. http:// www.hqontario.ca/Portals/0/documents/evidence/special-reports/report-subcommittee-20150407-en.pdf. Accessed 27 Aug 2016.

SBU. Evaluation and synthesis of studies using qualitative methods of analysis. 2013. www.sbu.se/handbook. Accessed 12 Dec 2016.

缩略语

AGENAS	National Agency for Regional Health Services（Italy）	国家区域卫生服务署（意大利）
AHP	Analytic hierarchy process	层次分析法
AIDS	Acquired immune deficiency syndrome	艾滋病/获得性免疫缺陷综合征
AIF	AItalian Medicines Agency	意大利药品局
AIJ	Aggregation of individual judgements	个人判断汇总
AIP	Aggregation of individual priorities	个人优先事项汇总
AR	Assessment report	评估报告
BC	British Columbia	不列颠哥伦比亚省
CADTH	Canadian Agency for Drugs and Technologies in Health（Canada）	加拿大药物和卫生技术局（加拿大）
CAT	Computer adaptive testing	计算机自适应测试
CBA	Cost-benefit analysis	成本效益分析
CDE	Center for Drug Evaluation（Taiwan）	药品审评中心（中国台湾）
CDR	Common Drug Review（Canada）	药品统一审评（加拿大）
CEE	Central and Eastern Europe	中东欧
CEO	Chief executive officer	首席执行官
CER	Comparative effectiveness research	比较效果研究
CFA	Confirmatory factor analysis	验证性因子分析
CFM	Federal Council of Medicine（Brazil）	医学理事会（巴西）
CHF	Consumers Health Forum of Australia	澳大利亚消费者健康论坛
CI	Consistency index	协调指数

CIHR	Canadian Institutes of Health Research	加拿大卫生研究所
CMF	Comprehensive management framework	综合管理框架
CNS	National Health Council（Brazil）	国家卫生委员会（巴西）
CONITEC	National Committee for Health Technology Incorporation into the SUS（Brazil）	将卫生技术纳入全民卫生系统国家委员会（巴西）
CORD	Canadian Organization for Rare Disorders	加拿大罕见疾病组织
COSMIN	Consensus-Based Standards for the Selection of Health Measurement Instruments	基于共识的卫生测量工具选择标准
CR	Consistency ratio	一致比
CUA	Cost-utility analysis	成本效用分析
D4D	Devices for Dignity	尊严设备
DACEHTA	Danish Centre for HTA	丹麦卫生技术评估中心
DBC	Drug Benefit Committee（Taiwan）	药物福利委员会（中国台湾）
DCE	Discrete choice experiment	离散选择试验
DoH	Department of Health	卫生部
ECHTA	European Collaboration for HTA	欧洲卫生技术评估协会
EFA	Exploratory factor analysis	探索性因子分析
EFNA	European Federation of Neurological Associations	欧洲神经学会联合会
EMA	European Medicines Agency	欧洲药品局
EPF	European Patients' Forum	欧洲患者论坛
EU	European Union	欧洲联盟
EULAR	European League Against Rheumatism	欧洲抗风湿联盟
EUnetHTA	European Network for Health Technology Assessment	欧洲卫生技术评估网络
EUPATI	European Patients' Academy on Therapeutic Innovation	欧洲治疗创新患者学会

EUR-ASSESS	Coordination and Development of Health Care Technology Assessment in Europe	欧洲卫生技术评估协调与发展
EURORDIS	European Organisation for Rare Diseases	欧洲罕见病组织
FDA		食品和药物管理局
FROM	Family Reported Outcome Measure	家庭报告结果指标
G-BA	Federal Joint Committee	联邦联合委员会
GRIPP	Guidance for Reporting Involvement of Patients and Public	患者和公众参与报告指南
HidroQOL	Hyperhidrosis Quality of Life Questionnaire	多汗症生活质量问卷
HIT	Headache Impact Test	头痛冲击试验
HIV	Human immunodeficiency virus	人类免疫缺陷病毒
HQO	Health Quality Ontario	安大略省卫生质量监督局
HRQoL	Health-related quality of life	健康相关生活质量
HST	Highly specialised technology	高度专业化的技术
HTA	Health technology assessment	卫生技术评估
HTAi	HTA international	国际卫生技术评估
IAPO	International Alliance of Patients' Organizations	国际患者组织联盟
IJTAHC	International Journal of Technology Assessment in Health Care	国际卫生保健技术评估杂志
IMI	Innovative Medicines Initiative	创新药物倡议
INAHTA	The International Network of Agencies for Health Technology Assessment	国际卫生技术评估机构网络
INESSS	Institut national d'excellence en santé et en services sociaux（Québec）	国家卫生和社会服务卓越研究所（魁北克）
IQWiG	Institute for Quality and Efficiency in Healthcare	卫生保健质量和效率研究所
ISPOR	International Society for Pharmacoeconomics and Outcomes Research	国际药物经济学和结果指标研究学会

IWG	Innovation Working Group（Italy）	创新工作小组（意大利）
MAPPs	Medicines Adaptive Pathways to Patients	患者药物适应途径
MBS	Medicare Benefits Schedule（Australia）	医疗保险福利方案（澳大利亚）
MCDA	Multi-criteria decision analysis	多准则决策分析
MHRA	Medicines and Healthcare products Regulatory Agency	药品和保健品管理局
MIC	Minimal important change	最小重要变化
MID	Minimal important difference	最小重要差
MoH	Ministry of Health	卫生部
MRS	Marginal rate of substitution	边际替代率
MSAC	Medical Services Advisory Committee（Australia）	医疗服务咨询委员会（澳大利亚）
MTA	Multiple technology assessment	多重技术评估
N/A	Not applicable	不适用
NHC	National Health Council（USA）	国家卫生委员会（美国）
NHIA	National Health Insurance Administration（Taiwan）	中国台湾地区健康保险局
NHS	National Health Service	国家医疗服务体系
NICE	National Institute for Health and Care Excellence（England and Wales）	国家健康与临床卓越研究所（英格兰和威尔士）
NIHR	National Institute for Health Research（UK）	国家健康研究所（英国）
OHTAC	Ontario Health Technology Advisory Committee	安大略省卫生技术咨询委员会
OMERACT	Outcome Measures in Rheumatology	风湿病预后指标
OPDP	Ontario Public Drug Programs	安大略省公共药品计划
OTA	Office of Technology Assessment（USA）	技术评估办公室（美国）
PBAC	Pharmaceutical Benefits Advisory Committee（Australia）	药品福利咨询委员会（澳大利亚）

PBRS	Pharmaceutical Benefits and Reimbursement Scheme	药品福利和报销计划
PBS	Pharmaceutical Benefits Scheme（Australia）	药品福利计划（澳大利亚）
PCDT	Clinical Protocols and Therapeutic Guidelines（Brazil）	临床方案和治疗指南（巴西）
pCODR	pan-Canadian Oncology Drug Review	加拿大肿瘤药物评审
PCOR	Patient-centred outcomes research	以患者为中心的结果研究
PCORI	Patient-Centered Outcomes Research Institute	以患者为中心的结果研究所
pERC	Expert Review Committee	专家评审委员会
PI	Patient involvement	患者参与
PICO	Population, intervention, comparator, outcome	人群、干预、对照、结果
PIP	Public Involvement Programme（England）	公众参与项目（英格兰）
PPRN	Patient-Powered Research Networks	患者支持的研究网络
PRO	Patient-reported outcome	患者报告的结果
PROM	Patient-reported outcome measure	患者报告的结果指标
PROMIS	Patient-Reported Outcomes Measurement Information System	患者报告结局指标信息系统
PRP	Patient research partner	作为研究合作伙伴的患者
PsAID	Psoriatic Arthritis Impact of Disease Score	银屑病关节炎的疾病影响评分
QALY	Quality-adjusted life-year	质量调整寿命年
QES	Qualitative evidence synthesis	质性证据整合
QOL	Quality of life	生活质量
RCT	Randomised controlled trials	随机对照试验
RETREAT	Review question, Epistemology, Time, Resources, Expertise, Audience and purpose, Type of data	回顾问题、认识论、时间、资源、专业知识、受众和目的、数据类型

RUM	Random utility maximisation	效用最大化
SBU	Swedish Agency for HTA and Assessment of Social Services	瑞典卫生技术评估和社会服务评估署
SDC	Smallest detectable change	最小可检测变化
SEED	Shaping European Early Dialogues	塑造欧洲早期对话
SHI	Statutory health insurance	法定健康保险
SHTG	Scottish Health Technologies Group	苏格兰健康技术集团
SiHTA	Society for Italian HTA	意大利卫生技术评估协会
SMC	Scottish Medicines Consortium	苏格兰药品协会
SPICE	Setting, perspective, phenomenon of interest, comparison, evaluation	背景、视角、兴趣现象、比较、评价
SPOR	Strategy for Patient-Oriented Research	面向患者研究的策略
STA	Single technology assessment	单一技术评估
SUS	Brazilian Public Health System	巴西公共卫生系统
TA	Technology assessment	技术评估
TDM	Tribunale per I Diritti del Malato（Italy）	患者权利法庭（意大利）
TLV	Swedish Dental and Pharmaceutical Benefits Agency	瑞典牙科和药品福利署
TTO	Time trade-off	时间权衡法
WCE	Wireless capsule endoscopy	无线胶囊内镜
WHO	World Health Organization	世界卫生组织
WTP	Willingness to pay	支付意愿